개원을 준비하는 의사를 위한 실전 가이드

치과개원 에센셜

이동권 · 정영화 · 이재일

데이터 분석을 통한
개원 후보지 조사

10년 후에도 사랑받는
병원개원 브랜딩

치과의사가 알려주는
실전 개원 노하우

The Essentials of Opening a Dental clinic

군자출판사

치과개원 에센셜

첫째판 1쇄 인쇄 2023년 04월 12일
첫째판 1쇄 발행 2023년 05월 10일

지 은 이 이동권, 정영화, 이재일
발 행 인 장주연
출판기획 한수인
책임편집 박은선, 신유빈
디 자 인 신지원
제 작 이순호
발 행 처 군자출판사(주)
등록 제4-139호(1991. 6. 24)
(10881) **파주출판단지** 경기도 파주시 회동길 338(서패동 474-1)
전화 (031) 943-1888 팩스 (031) 943-0209
www.koonja.co.kr

ISBN 979-11-5955-952-5

정가 60,000원

치과개원 에센셜

책을 시작하며

원래 책들의 서문을 유심히 보면, 해당 분야에 수많은 양서가 있음에도 왜 본서가 세상에 추가로 나와야 했는가에 대한 저자들의 그럴싸한 변명이 상당한 분량을 차지합니다. 이 같은 출판계의 유구한 전통에 발맞춰 저자들도 일종의 변명(?)으로 서문을 시작해 보려 합니다.

사람은 살아가며 읽는 책 속에서 살과 뼈를 취해 자신의 삶에 덧붙이고 조합하며 성장합니다. 저자들 또한 서로 다른 분야(치의학, 데이터사이언스, 브랜딩)에서 각 분야의 양서를 읽고 배우는 과정을 겪고 해당 업계의 전문가로서 성장하여 업을 이어가고 있습니다.

최근 들어, 저자들이 종사하고 있는 데이터사이언스, 브랜딩 분야의 지식들이 융합하여 의료 영역에도 많이 스며들고 있는 상태입니다. 자연스럽게 이러한 이종 학문 간의 지식을 치과개원에 녹여내는 서적도 필요하다고 느꼈습니다. 물론 책 한 권에 개원 과정의 수많은 스펙트럼을 모두 담을 수는 없는 일입니다. 그리고 치과개원과 관련하여 이미 기라성 같은 원장님들이 쓰신 멋진 서적들도 이미 많습니다. 그럼에도 불구하고 위 언급한 분야들의 전문적 관점을 녹여서 치과개원을 바라본 서적이 충분하지 못한 것 또한 사실입니다.

그래서, 본서는 치과의사, 데이터분석 전문가 그리고 브랜딩 전문가가 서로 다른 분야의 지식을 모아서 '치과개원'이라는 하나의 프로세스를 여러 각도에서 조망하기 위해 기획했습니다.

이 책은 크게 세 개의 파트로 구성되었습니다.

첫 번째 파트는 개원 후보지 선정에 필요한 기본적인 통계정보 및 진료 권역을 스스로 분석해 볼 수 있는 분석개론과 툴키트를 제시합니다.
두 번째 파트는 브랜딩 측면에서 병원과 대표원장의 컨셉을 구축하는 과학적 접근법과 병원 브랜딩 방법론을 풀어냅니다.
세 번째 파트는 실제로 개원을 한 치과의사의 관점으로 책의 전체 내용을 접목하여 활용한 실전 개원기 및 노하우를 설명합니다.

원고의 베타리더 중 한 분은 이렇게 이야기하시더군요. '병원에 브랜딩이 왜 필요한지도 이번에 처음 제대로 알게 되었는데 이 과정에서 수학기법이 이렇게 많이 쓰이는 걸 알고 놀랐다'라고요. 데이터를 기반한 개원 후보지 분석 파트와 그러한 이론들을 실제 개원에 적용한 실전개원 노하우 파트도 비슷한 반응이었습니다. 본서를 통해 '이렇게 접근할 수도 있구나'라는 관점을 알아 가시고, 그 안에서 필요한 살과 뼈를 취해가셨으면 합니다.

본서가 발간되기까지 도와주신 분들이 정말 많습니다. 한정된 지면에 모두 언급하기 어렵지만, 책 원고를 읽고 꼼꼼하게 수정사항과 추천사를 써주신 모든 분들께 감사의 인사드립니다. 아울러, 진료권 분석과 치과 브랜딩, 실전개원 팁을 한 서적에 담는다는 도발적인 기획을 멋진 서적으로 만들어주신 군자출판사의 한수인 팀장님을 비롯하여 신지원 과장님, 박은선, 신유빈 편집자님들께도 감사하다는 말씀을 드립니다.

본서를 통해 각 분야의 전문적인 시각과 노하우를 바탕으로 '치과개원'에 접근하였다고 자부합니다만, 그럼에도 불구하고 여전히 의료의 본질은 '진료' 그 자체입니다. 이 사실은 앞으로도 변함없을 것입니다. 어려운 개원 환경을 돌파하고 의료의 본질인 진료에 집중하기 위해, 본서의 저자들이 제시한 여러 인사이트가 원장님들께 유용한 무기로 활용되길 희망합니다.

추천사

파리바게트 메뉴에는 원래 커피가 없었습니다. 처음 파리바게트 이름에 카페를 붙이고 커피를 팔기로 했을 때 사람들은 파리바게트에 웬 카페냐며 의아하게 생각했죠. 그런데 결국 소비자 설득에 성공했습니다. 그리고 그 성공 이면에는 '직장인이 출근길 아침 메뉴로 빵과 커피 조합을 선호한다'는 데이터가 있었기 때문입니다. 빵만 파는 것보다 커피까지 함께 파는 것이 시너지가 나는 일이었고, 동시에 이것이 '바쁠 때 간단한 요깃거리'라는 기존에 확보해 놓은 파리바게트 소비 맥락을 거스르지 않았기 때문에 파바는 카페 브랜딩에도 성공할 수 있었습니다. 매장에 눌러앉아 시간을 오래 보내는 베이커리 카페가 아니라 아침이나 점심 휴게시간 등 소비자의 자투리 시간에 포지셔닝을 한 거죠.

브랜딩을 할 때는 아시다시피 기억에 남는 이름, 보기 좋은 로고, 감각적인 인테리어 같은 것들도 물론 중요하지만, 그것들이 어떤 일관된 한 가지 콘셉트에 반드시 부합해야 비로소 브랜드가 만들어집니다. 단순히 보기 좋은 디자인을 선택하는 것을 두고 브랜딩이라고 말할 수는 없다는 뜻이에요. 그러니 '좋은 것은 다 갖다 붙여야겠다!'는 생각은 오해입니다. 오히려 특별히 보기 좋지 않은 것도 적절한 설득만 이뤄지면 좋은 브랜드가 됩니다. 더러운 트럭 천막을 재활용해 만든 가방(프라이탁)이 사실 다른 가방보다 특별히 '좋은' 건 아니잖아요? 우리는 파리바게트처럼 근거 있는 데이터를 기반으로 '타겟'에 맞춰 프라이탁처럼 '설득력 있는' 브랜딩 스토리를 일관되게 쌓아 가야 합니다.

어려운 일입니다. 시간이 오래 걸리겠죠, 실패할 수도 있습니다. 혼자 한다면 말입니다. 그러니 이 책으로 시작해 보세요. 신규 개원하시는 예비 원장님들뿐만 아니라 이미 개원한 치과의 리브랜딩에도 분명 도움이 되실 거라고 감히 말씀드립니다. 책 속 전문가분들이 이야기하는 개원준비는 기존의 방식과 조금 다릅니다. 데이터, 그리고 브랜딩. 이 두 가지 무기를 치과에서는 어떻게 제대로 활용할 수 있을지 궁금하지 않으세요?

소현수 (치과의사, 책 〈재주좋은 치과의사〉 저자)

개원의 과정은 누구에게나 고통스럽습니다. 처음 하는 사람도, 여러 번 해본 사람도 그 누구에게도 개원이란 과정은 어렵다는 말로 표현되기 힘들 만큼 고통스럽습니다. 그리고 그 고통의 대부분은 불확실성에 있습니다. 이 자리가 정말로 많은 사람들이 지나는 자리인지, 내 치과가 잘 보일 만한 자리인지, 그리고 무엇보다도 이 많고 많은 치과들 중에서 사람들이 나의 치과를 선택해 줄 만한 자리인지. 그 무엇도 열어 보기 전까지는 알 수가 없고, 그렇기에 그 불확실성으로 인해 선택 과정이 하나하나 조심스럽고 고통스럽습니다. 무엇보다도 그런 선택 과정에서 도움을 얻을 만한 소스는 기껏해야 먼저 개원해 본 선배, 동기, 페이 때 대표원장님들 정도입니다.

하지만 모든 오프라인 사업의 특성과 마찬가지로 아무리 잘나가는 개원의라 하더라도 막상 새로운 지역은 잘 모르기 마련이고 그 누구도 정확한 답변을 해주기 어렵습니다. 한 번 개원해 보고 두 번째 개원을 준비하면서 이러한 불확실성을 과학적인 방법과 각종 데이터 분석을 통해 해소하고자 했던 저라는 사람은 이 과정에서 큰 난관에 부딪혔습니다. 역시나 일개 치과의사로서는 비전문가의 영역에서 이를 해결하기란 쉽지 않았습니다.

그 과정에서 만났던 것이 책의 저자들이 운영하는 브랜드본담이었습니다. 제가 고민했던 것들, 제가 생각했던 문제의식을 정확하게 그리고 명확하게 해결해 주어서 인연을 맺게 되었습니다.

치과의사들의 특성은 소위 "업자"들을 믿지 못한다는 것입니다. 하지만 브랜드본담과 함께 했던 결과는 사람마다 편차가 있을 수 있을지언정, 과학적인 방법론과 문제의식을 공유하는 것만으로도 충분히 개원 과정에서의 고통은 줄어들 수 있다고 생각합니다. 더 나아가 개원 이후의 병원 운영, 방향 설정, 그리고 브랜딩까지 저자들이 설명하는 서비스는 함께 해본 입장에서 말하자면 전문가 수준을 제공하고 있다고 판단합니다.

치과는 art and science이다. 이 말 많이 들어 보셨을 겁니다. 하지만 개원의 과정에서는 그 과학의 영역보다는 감과 운에 많은 것을 맡기고는 합니다. 하지만 아무리 운칠기삼의 영역이라 하더라도 과학을 조금만 더 곁들인다면 단언컨데 여러분들이 느끼셨던 그 좌절감과 고통은 줄어들 것이라 말하고 싶습니다.

이 책을 통해서 그런 과학적인 개원입지 선정과 운영에 대한 방법론에 대해 전부는 아니더라도 약간의 힌트를 얻어갈 수 있을 거라 생각합니다. 그것만으로도 많은 개원예정의들이 겪을 고통과 좌절감은 줄어들 것이라 생각합니다. 개원에 있어서 언제나 '중요한 것은 꺾이지 않는 마음'과 '과학적인 방법론에 대한 신뢰'이니까요.

권이서 (치과의사, 초지일관치과 대표원장)

전문의 취득 이후 계속 공직에만 있었던 저에게 개원이란 막연하게 두려운 미지의 영역입니다. 저를 포함하여 개원을 직접 경험하지 못한 선생님들은, 임상 경력과는 별개로 '개원'에 있어서 갓 졸업한 학부생과 다를 게 없을 것입니다.

추천사를 부탁받은 후, 이 책을 보게 될 여러 선생님과 마찬가지의 입장에서 책을 읽어 보았습니다.

선생님들께서는 성공한 치과의 비결을 무엇이라고 생각하시나요? 저는 의사의 실력과 친절한 태도라고 생각했습니다. 치과의 위치, 크기, 인테리어 등은 그저 부차적인 것들로 남들처럼 적당히 하면 되지 않을까 생각하였습니다.

이 책을 읽고 나서는 생각이 많이 바뀌었습니다. 그저 남들만큼만, 적당히 잘하면 된다고 생각했던 부차적인 것들이 어쩌면 정말로 중요한 요소일 수도 있겠다는 생각이 들었습니다. 나의 진료철학에 맞는 브랜딩을 하고, 입지와 진료권을 분석해서 나에게 맞는 개원지를 찾으며, 내원환자 통계를 참고하여 효과적인 광고를 하는 것까지.

그냥 적당히 잘하면 된다고 생각했던 것들이 사실, 이렇게까지 치열한 노력 끝에 나오는 것일 줄은 몰랐습니다. 새삼 개원가에 있는 원장님들이 존경스러워집니다. 치과가 성공하기 위해서 의사로서의 소양은 필수이지만 그에 못지 않게 오너로서의 능력도 중요하다는 것을 알게 되었습니다.

이재일 원장님의 개원 노하우를 보면서 예전 기억들이 새록새록 떠올랐습니다. 하남 쪽 상가를 계약했다고 해서 같이 둘러본 며칠 뒤 계약을 파기했던 일, 갑자기 120평짜리 대형치과를 한다고 했던 일, 일요일 진료를 하겠다고 했던 일, 1년 만에 확장 리모델링을 했던 일.

제 생각과는 다른 행보를 할 때마다 의구심이 들었지만 그저 응원을 해줄 수밖에 없었습니다. 책을 읽어보니 이재일 원장님 본인만의 원칙과 본담의 분석을 토대로 결정했던 일이었습니다. 역시 잘 되는 치과에는 이유가 있네요.

요즘 잘 지내냐는 인사에 일주일 전 먹었던 점심 메뉴까지 말하는 친구처럼, 이재일 원장님의 개원기는 당장 개원 생각이 없는 저에게는 TMI라고 생각될 정도로 너무 자세합니다. 그렇지만 지금 개원을 준비하는 선생님께는 꼭 필요한 정보일 것 같습니다. 중요하고 굵직굵직한 문제부터 어디에 묻기에도 애매한, 사소한 문제까지 이재일 원장님의 개원기를 보면 거의 다 해결이 될 것 같습니다.

신혼여행을 떠났을 당시에 이재일 원장님의 여행 블로그를 참고해서 여행을 계획했었습니다. 훗날 개원을 하게 된다면 이재일 원장님의 개원기를 토대로 하나하나 부딪쳐 봐야겠습니다.

좋은 책을 만들어 주신 본담과 이재일 원장님께 감사드리며 이 책을 보고 개원을 준비하시는 많은 선생님들의 앞날에 꽃길만 가득하시기를 바랍니다.

최석인 (치과의사, 강동성심병원 치과 교수)

경쟁이 심하지 않던 십수 년 전 다른 요즘, 개원 후보지를 물색하기 위해 직접 발품을 팔고, 부동산 중개인의 달콤한 말에 의지한다든지, 본인의 감을 믿고 운을 바란다든지, 개원한 선배의 조언을 믿는다든지 하든 예전 방식은 왠지 불안하고 부족합니다. 학창 시절부터 치과대학/치의학전문대학원을 졸업하기 전까지 오로지 학업에 몰두했던 우리 치과의사들은 사회에 발을 딛는 순간부터 전공과 무관한 일에 서툴 수밖에 없지요.

더구나 인생의 최대 중대사 중 하나인 개원의 순간이 왔을 때 감과 운이 아닌 데이터 기반으로 개원 후보지를 탐색할 수 있고 과학적으로 병원의 컨셉을 잡는 것은 점점 필요조건이 되어 간다고 느낍니다. 저자들이 제공하는 "진료권 보고서"는 개원 후보지 선정뿐만 아니라 개원 이후에도 운영 방향성을 잡고 전략을 세우는 데 매우 유용했습니다. "브랜딩 패키지" 서비스 또한 주변의 다른 병원과 차별화된, 나만의 병원을 만드는 데 큰 도움이 될 것입니다. 저자분들이 운영하는 브랜드본담이 설립된 직후부터 함께 해왔던 초창기 파트너로서 해당 서적이 출간된 것을 진심으로 축하드리며, 개원을 준비 중인 주변 동료분들에게 추천합니다.

정기현 (치과의사, 하늘리더스치과 대표원장)

4년 전, 작은 치과를 인수하여 첫 개원을 시작하였습니다.

제가 처음 만난 한 직원은 새로운 시작을 위한 치과 인테리어부터 톤앤매너까지 함께 고민하고 의견을 아끼지 않았습니다. 경영을 하다가도 위기가 있을 때나 혹은 너무 좋을 때도 항상 격려와 조언이 있었고 대표원장의 초심과 열정을 다잡아주었습니다. 여러 해를 거쳐 안정적인 경영을 이끌어가고 있는 지금도, 그리고 앞으로도 저와 함께 할 이 직원은 '브랜드본담'입니다.

이 책에는 제가 지금까지 함께한 본담의 내공이 고스란히 들어 있습니다. 개원을 앞둔 대부분의 원장님들께서는 이제는 마음을 다하는 진료만으로는, 아쉽지만 안정적인 경영에 도달하기는 쉽지 않다는 걸 몸소 느끼고 계실 것으로 생각됩니다. 당장 많은 신환의 유치와 노출, 이벤트가 목적이라면 이 책이 다루는 내용과는 맞지 않습니다. 개원가의 여러 악조건과 경쟁 속에서도 내 치과의 내실을 튼튼히 하고 '마케팅'이 아닌 '브랜딩'을 하고자 하신다면 꼭 한 번은 읽어 보시길 바랍니다.

과학으로 병원을 브랜딩하는 저자들의 인사이트를 간접적으로 체험하시고 준비된 개원, 실패하지 않는 개원을 하실 수 있기를 진심으로 기원합니다. 저자분들의 책 집필을 진심으로 축하드립니다.

박준호 (치과의사, 정직한탑치과 대표원장)

요즘 다들 병원에서도 브랜딩이 중요하다고 이야기합니다. 개원을 준비하면서 '환자에게 어필하기 좋은' 브랜딩을 해야겠다고 마음을 먹게 되고, 그러다 보면 빈 공간에 '있어 보이는' 그림을 만들어 내는 오류를 범하기 쉽습니다. 브랜드본담의 브랜딩이 특별한 이유는 본질적인 데이터를 바탕으로 브랜드를 쌓아 올리기 때문입니다.

본질적인 데이터란 '원장의 진료철학', '원장의 이야기'를 의미합니다. 원장의 사고와 언어로부터 추출한 데이터에서 의미 있는 연결고리를 찾아내고 이를 바탕으로 탄탄한 브랜드를 구축하는 것, 여기에서 저자의 브랜딩 시스템의 진가가 나타납니다. 대표원장을 주체로 한 브랜딩은 병원을 운영하면서도 지속적으로 유지되며 큰 힘을 발휘합니다. 개원을 앞두고 어떤 방향으로 브랜딩을 해야할지 고민하는 원장님들에게 이 책은 장기적으로 사랑받는 치과 브랜딩에 관한 인사이트를 제공해 줄 것입니다.

홍수연 (치과의사, 오르다치과 대표원장)

저는 개원 18년차인 치과의사이자 스타트업 엔젤투자를 하고 있습니다. 많은 분야의 스타트업에 관심을 가지고 투자를 하지만, 반쪽이 치과의사인 관계로 투자 유무를 떠나서 치과계의 발전을 도모하는 멋진 회사들에게는 무한 애정이 갑니다.

책 저자 중 한 분인 이동권 대표님은 첫 만남부터 상당한 인상을 주었으며, 동네에서 개원해서 지역 내 환자를 치료하는 일반 개원의로서, 진료권이라는 새로운 개념과 늘상 환자의 수와 매출 등에 일희일비하는 입장에서 본담의 접근법이 많은 도움이 됐습니다. 이에 저 뿐만 아니라 개원, 입지분석 및 운영하는 치과 주변의 변화에 따른 영향 등을 파악하고, 대처하고 싶어 하는 치과의사 선생님에게 좋은 길잡이가 될 것 같아, 책 출간을 기쁘게 생각합니다. 이 책으로 개원과 병원 운영에 늘 힘들어하는 동료 치과의사 분들에게 힘이 되었으면 하는 바람입니다. 감사합니다.

최성호 (치과의사, 최성호치과의원 대표원장)

본 책은 치과개원 과정을

(1) 개원 후보지 분석, (2) 브랜딩, (3) 개원준비 및 운영

으로 나눠, 각 단계마다 저자의 실전경험 기반의 노하우를 아낌없이 공유합니다.

개원 후보지 분석에선 본담이 개발한 데이터, 경제이론기반 입지분석 웹 "웨어히어"를 이용, 개원 트렌드와 개원 시 고려해야 할 점을 다양한 예시

로 설명합니다. 고급 분석 서비스인 "진료권 보고서"가 어떻게 만들어지는지도 미리 볼 수 있습니다.

책의 가장 인상 깊은 부분은 브랜딩이었습니다. K-POP 아이돌을 프로듀싱하는 느낌으로 세계관과 컨셉을 짜고, 개원 전 과정에 적용하니 원장님이 아이돌스타로 보이고 과정 자체가 예술로 느껴졌습니다. 원장님 본인의 내면을 분석해 진료철학을 구축하고 이를 브랜딩에 반영하니 원장님이 아티스트가 된 느낌입니다.

마지막은 위 과정을 통해 개원하신 이재일 원장님의 실전 노하우가 담겨 있습니다. 인테리어, 세무/회계, 장비, 홍보 등 개원의 전 과정에서 원장님이 직접 겪은 내용을 생생하게 공유해 주셨습니다.

본 책을 개원 필수 도서로 추천합니다.

김진섭 (예방의학 전문의, 의학연구지원법인 차라투 대표)

원고를 읽으면서 이재일 원장님과 함께 개원 준비를 했던 기간이 떠오릅니다. 고작 2년하고 개원의 모든 것에 대해 논한다고 하기는 조심스럽지만, 이 책에는 여러 면에 있어서 개원의 진행과정이 자세하게 설명되어 있습니다. 실제로 치과를 운영하며 해야 될 일들 중 많은 부분이 개원할 때 제대로 했으면 문제가 없거나, 그때 하지 않고 미뤄 두었던 일들인 것 같습니다.

그만큼 첫 단추를 잘 꿰는 게 중요한데, 어렵고 막막한 개원을 준비하는 원장님들께는 이 책이 분명 도움이 될 것이라 확신합니다. 이재일 원장이 본담을 처음 만나서 했던 일은 원장에 대한 인터뷰였습니다. 자신이 어떤 사람인지에 대한 고민을 통해 본인과 맞는 개원지, 개원 컨셉, 운영방식 등에 대한 계획을 세울 수 있고 치과의 명확한 아이덴티티를 가질 수 있는 것 같습니다.

책에서 설명하는 본담과 이재일 원장님이 추구하는 '브랜딩'이란 것도 그러하고요. 책을 보며 개원을 구체화하시면서 원장님들의 본질을 담은 브랜딩을 고민해 보시면 좋겠습니다.

늘 진심을 담아 열정을 다하는 이재일 원장님과 이동권 대표님, 정영화 이사님께 응원과 박수를 보내며 이 책과 함께하는 모든 원장님들의 성공 개원을 기원합니다.

김다빈 (치과의사, 닥터재일치과 치과보존과 원장)

개원은 선택의 연속이다.

많은 정보와 조언들, 그리고 영업 사이에서 개원예정의는 많은 선택을 해야 하고 책임을 져야 한다. 그리고 많은 개원의들은 그 선택에 후회를 하기도 한다. 개원예정의였던 이재일 원장님도 그랬다. 많이 고민했고 후회 없는 선택을 해야 했다.

이 책은 내가 생각하는 성공한 개원의인 이재일 원장님의 선택에 대한 이유가 담긴 책이다. 좋은 선택과 나쁜 선택이 있었을 것이고, 아직도 고민되는 문제들이 있을 것이다.

치과계의 개원 환경은 점점 더 열악해져 가고 있다.

개원예정의들은 더 많은 고민에 빠져 있을 것이다.

그런 개원 예정의들에게 유용한 길라잡이가 될 책이라 확신한다.

김택수 (치과의사, 위즈메디치과의원 대표 원장)

저자 소개

이동권

IT기업 카카오에서 데이터 모델링 및 기획 업무를 했으며, 현재 본담에서 대표이사 및 진료권 분석 총괄을 맡고 있다. '현상 속에 숨어있는 파라미터를 찾는 일'에 매료되면서 데이터 분석을 업으로 삼고 있다. 경제학으로 현실을 설명하는 걸 즐기는 경제학 덕후. 데이터 과학자들과 수식이 들어간 이야기를 나누는 걸 즐기면서도, 많은 의사들과 일하면서 배움을 나누고 있는 이중생활(?) 중. 서울시 빅데이터캠퍼스 자문 및 심사위원.

정영화

브랜드 전략기획, 디자인, 개발 등 매체와 업계에 경계를 두지 않고 브랜드를 전개하는 것을 즐기는 브랜딩 전문가. 데이터를 접목한 브랜딩 전개에 관심이 많아, 데이터 기반 컨설팅 스타트업 및 국내 3대 건축 회사의 브랜드팀 등을 두루 거쳤다. 현재 본담의 브랜딩 총괄이사를 맡고 있다. 치과의사인 가족의 개원에 손발 걷고 돕다 보니 많은 원장님들과 함께하게 됐다는 후문과 함께, 의료업계야말로 제대로 된 데이터 분석과 그에 기반한 브랜딩이 꼭 필요한 곳이라는 사명감으로 의료를 브랜딩하고 있다.

이재일

대한민국 구강외과전문의, 현재 20여 명의 직원들과 서울 강동에서 행복하게 '닥터재일치과'를 운영 중이다. 맛집을 너무 좋아해서 덴포라인에 맛집 연재기를 올리는 치과의사이자, 누적 방문객 수 1,800만 명의 '닥터자일리톨의 투스토리' 블로그를 운영 중인 행복한 치과의사. 5살 사랑스러운 채민이 아빠로서, 체어에 앉기 싫어하는 채민이의 구강건강주치의에 도전 중.

목 차

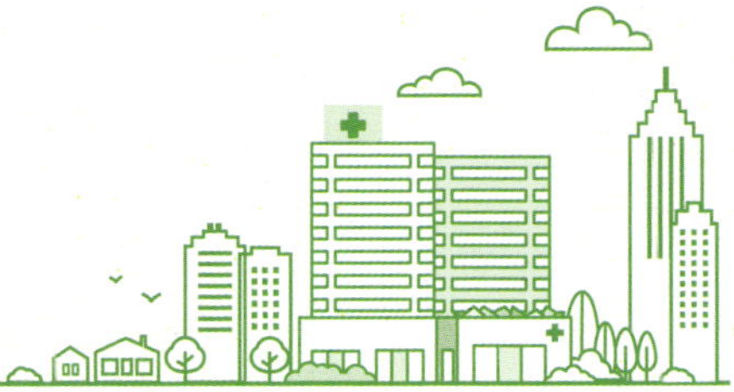

1부 데이터 분석으로 개원 후보지 조사하기 21

1부

데이터 분석으로 개원 후보지 조사하기

- 이동권 -

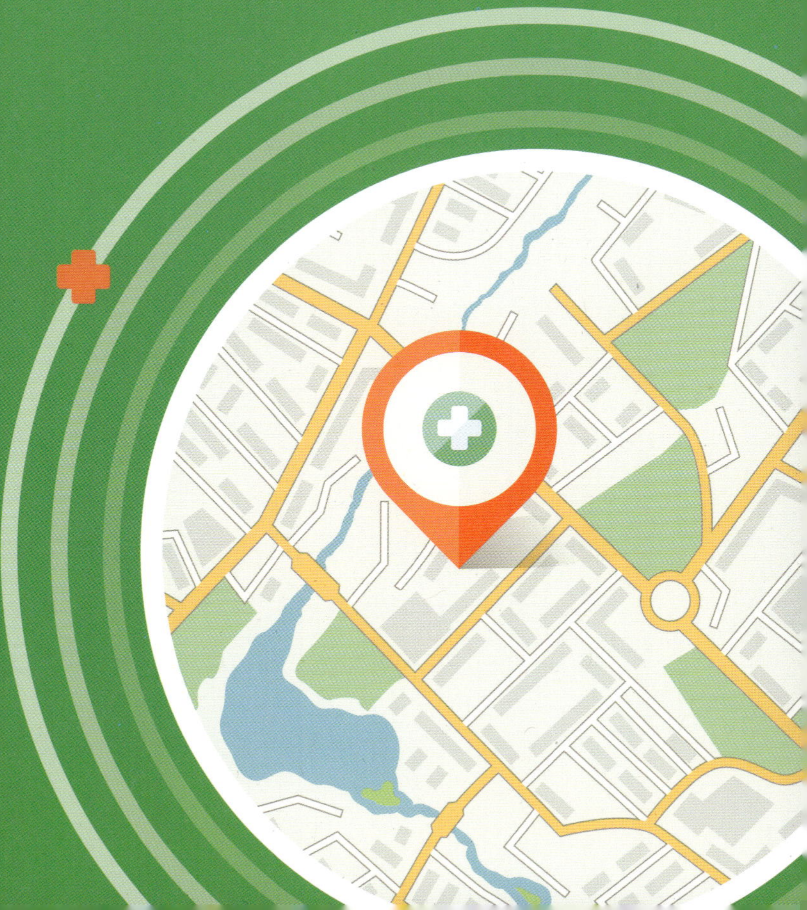

시작하며

개원이 더 과학적일 수 없을까라는 질문

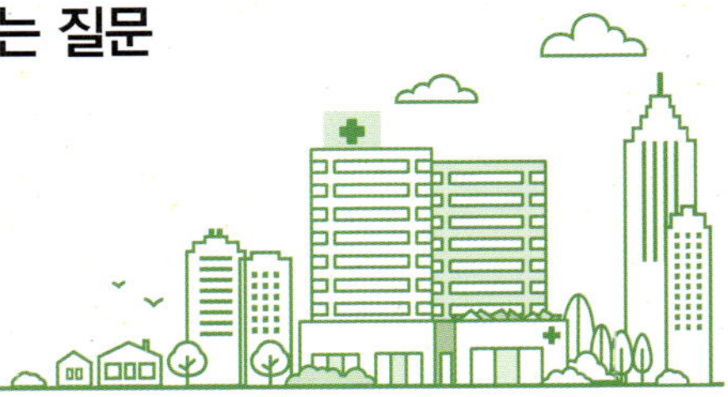

카카오라는 IT 회사에서 상당히 많은 이용자들의 데이터를 분석했던 경험이 있습니다. 수백, 수천만 명의 이용자들이 만들어낸 데이터를 분석하여 기술특허, 논문을 내고 이를 기반으로 좋은 서비스를 고민하는 일을 했었습니다. 아마 이 책을 읽는 원장님들도 의료 전문가로서 여러 직업적 고민과 난제를 가지고 계시겠지만, 데이터를 다루는 사람들은 주로 '데이터로 어떤 유용함, 인사이트를 만들어 낼 수 있을까?'라는 지점에 천착하게 됩니다.

데이터는 유용함을 제공해 주어야 합니다. 데이터 그 자체만으로는 큰 의미가 없기 때문입니다. 더 나은 판단과 결과를 가져다 줄 때, 데이터는 비로소 의미를 갖습니다. "더 좋은 개원, 더 좋은 병원 운영을 하기 위해 내가 참고할 내용은 없을까?"라는 생각으로 책의 책장을 넘기고 계실 원장님의 마음처럼 말입니다.

잘 활용한 데이터는 강합니다. 데이터는 단순히 숫자가 아니라 '사람들의 흔적'이며, 그 흔적에서 유용한 패턴과 인사이트를 발굴하는 방법론도 급부상하고 있습니다. 이를 데이터사이언스라고 부릅니다. 경제학, 통계학, 컴퓨터공학 등 다양한 분야에서 딥러닝, 머신러닝, 시계열 분석, 통계추론 등 다양한 기법이 활용됩니다. 많은 산업에서 이제 데이터 분석 모델링은 일상이 되었습니다. 하지만 병원 쪽은 이야기가 달랐습니다. 진료 권역에 대해 잘 모르는 상태에서 개원 판단을 하고, 원장님들 말로는 "주먹구구"에 가까운 방식으로 운영하고 있다는 개원가 현실이 다소 놀라웠습니다. '이렇게 똑똑한 분들이?'란 생각이 들었던 것도 사실입니다. 많은 의사 선생님들을 만나 속사정을 들어보니 납득이 갔습니다. 판단할 정보가 너무나 부족하다는 이야기였습니다. 빅데이터 시대니 AI 시대니, 이런저런 정보들이 공개되지만 '정말 내가 개원할 때 살펴봐야 하는 정보들이 무엇일까?'라는 지점을 속 시원하게 배운 적이 없기 때문에 갈팡질팡하게 된다는 답변이 많았습니다.

이 책의 첫 장은 바로 이런 질문을 조금이나마 해결하기 위해 준비된 것들입니다. 수학적인 설명을 최대한 배제하고, 기초적인 경제학 개념만을 사용하여 일관된 방식으로 진료권역을 살펴볼 수 있도록 설명드릴 예정입니다. 개원 준비의 첫 단계로서, 진료권을 바라보는 하나의 관점을 얻어 가신다면 책을 준비한 소기의 목적을 달성할 것 같습니다. 더불어, '분석' 이후 이어질 '브랜딩' 및 '실전 개원 노하우'라는 내용이 의사라는 직업적 소명을 멋지게 걸어가시는 데 작은 형광등 정도의 역할만 되어도 더없이 기쁠 것 같습니다. 그럼 시작하겠습니다.

데이터로 치과개원, 워밍업

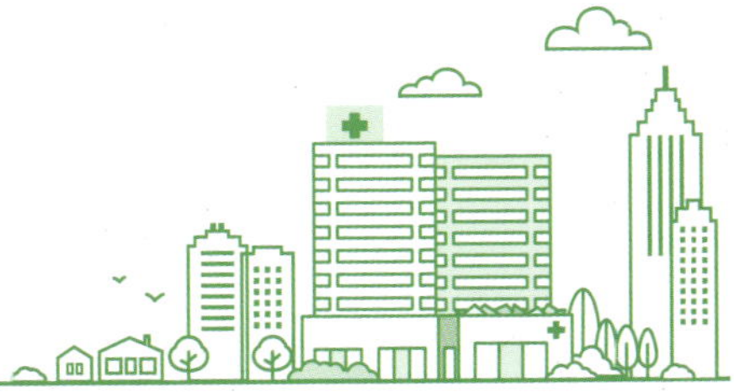

인류 최고의 조각가로 꼽히는 미켈란젤로는 대리석 덩어리 속에 숨어있는 조각상의 형태를 미리 보아내는 능력이 있었다고 합니다. 남들 눈에는 그저 대리석이지만, 미켈란젤로는 그 속에 숨어있는 다비드, 피에타 조각상 같은 걸작을 기획하고 조각해낸 것이지요. 그래서 혹자는 '조각가란 돌 속에 갇혀 있는 형상을 해방시키는 사람'이라 말하기도 했다고 합니다.

미켈란젤로처럼 인류사에 남을 천재는 아닐지라도, 책을 읽고 계시는 원장님과 저희도 개원 분야에서 비슷한 일을 해보겠습니다. 다만, 조각 대신 데이터 속에서 맥락을 발굴해 보려 합니다. '느낌적인 느낌'이 아닌, 숫자와 데이터로 원장님들이 처해 있는 개원 환경을 살펴보려 합니다.

치과경쟁이 치열한 이유, 수요와 공급을 보면 안다

재화와 서비스 가치는 수요와 공급이라는 프레임으로 보면 쉽게 풀리는 경우가 많습니다. 수요와 공급을 정밀하게 연구하는 학문이 '경제학'인데요. 우리가 경제학자가 될 것은 아니지만, 경제학적으로 생각하는 것은 개원에 도움이 됩니다. 의료도 재화와 서비스에 포함되고, 경제학 프레임에서 분석이 가능하기 때문입니다.

먼저 우리가 관심 있는 치과 분야에서 수요와 공급을 넓게 정의해 보겠습니다. '치과진료를 수요하는 대상'은 누구일까요? 진료받는 사람 즉 환자, 더 넓게는 치과 내원 환자가 될 수 있는 전체 인구 모수입니다.[1]

진료 수요 = 인구수

반면에 '치과진료를 공급하는 대상'은 누구일까요? 당연히 치과병의원, 바로 원장님일 겁니다.[2]

진료 공급 = 치과수

그렇다면, 개원을 준비하는 치과의사 선생님들에게 가장 행복한 상황

1 정확하게는, 진료받는 비율(수진율)과 객단가, 소득, 신규 입주 등 다양한 수요 변수도 포함될 수 있으나 이 장에서는 인구수만 간략화하여 고려하겠습니다.

2 공급의 경우도 치과수뿐만 아니라 병원 규모, 마케팅 경쟁도, 진료권 범위 등이 고려되어야 합니다만, 여기에서는 간단하게 치과 숫자만 고려하겠습니다.

은 무엇일까요?

'치과 공급이 적고, 치과 수요인 인구수가 많은 경우'가 됩니다. 치과 개원가의 상황은 과연 이러한 희망에 부합할까요? 결론부터 이야기하자면 그렇지 않습니다. 아래 표를 보시죠.

2012~2021년 인구 및 치과수 통계 (출처 : 통계청)

연도	인구수	인구 증감률	치과수	치과 증감률	치과당 인구	증감률
2012년	50,948,272		15,566		3,273	
2013년	51,141,463	0.38%	15,930	2.34%	3,210	-1.91%
2014년	51,327,916	0.36%	16,377	2.81%	3,134	-2.37%
2015년	51,529,338	0.39%	16,822	2.72%	3,063	-2.26%
2016년	51,696,216	0.32%	17,246	2.52%	2,998	-2.14%
2017년	51,778,544	0.16%	17,607	2.09%	2,941	-1.89%
2018년	51,826,059	0.09%	17,905	1.69%	2,895	-1.57%
2019년	51,849,861	0.05%	18,202	1.66%	2,849	-1.59%
2020년	51,829,023	-0.04%	18,496	1.62%	2,802	-1.63%
2021년	51,638,809	-0.37%	18,823	1.77%	2,743	-2.10%

먼저 표에 나와있는 인구부터 보겠습니다. 우리나라 인구는 2010년대 중반까지는 매년 0.3% 후반대의 성장률을 보이면서 근소하게나마 성장하다가, 5,184만 명을 정점으로 2020년부터 −0.04% 마이너스 성장률을 기록했습니다. 인구가 줄기 시작한 것입니다. 2021년은 −0.37% 감소하여 줄어드는 폭이 커졌습니다.

생각해 보면 인구 감소는 아주 근본적인 지점입니다. 인구가 늘어나면 그만큼 병원이 생길 여력도 늘어나지만, 반대로 병원이 늘어난다고

해서 없던 인구가 생기지는 않기 때문입니다. 의료기관의 수가 과연 인구 성장률과 비슷하게 늘어나는지가 관심사일 수밖에 없습니다.

치과수를 보겠습니다. 2021년 기준 18,823개입니다. 2013년부터 2018년까지 매년 2%대로 성장하면서 치과가 늘고 있었습니다. 2016년부터는 1.6~1.7%대로 증가율이 다소 낮아지긴 했으나, 인구가 감소세로 들어선 것에 비해 여전히 매년 300여 개의 치과가 늘고 있습니다. 즉, '의료 수요의 기반이 되는 인구는 지지부진하거나 감소하는데, 의료 공급인 치과 숫자가 꾸준히 늘고 있습니다.'

딱 봐도 좋은 상황은 아닙니다만, 더 확실하게 보기 위해 수요와 공급을 함께 고려하면 어떨까요? 가장 간단하고 직관적인 방법인 치과당 인구수(=인구수/치과수)를 보겠습니다. 하나의 치과가 진료를 커버하는 인구수를 의미하는 '치과당 인구수'는 인구가 증가할수록 커지고, 치과수가 많아질수록 작아지는 수치입니다.

$$\text{치과당 인구수} = \frac{\text{인구수}}{\text{치과수}}$$

표에서 '치과당 인구수' 지표만 봐도 치과개원 경쟁이 치열해지고 있는 이유를 알 수 있습니다. 매년 1~2%씩 치과당 인구수가 야금야금 줄어들면서, 10년 동안 총 22%가 감소한 것이죠. 10년 전만 해도 치과 하나당 평균적으로 3,273명의 인구를 커버했지만, 2021년에는 2,743명으로 줄었습니다.[3]

3 '치과당 인구수' 지표는 이후에도 중요하게 다뤄질 개념이므로 기억해두시면 좋습니다.

타 과목 대비 많은 치과, 더 빠르게 늘어나는 치과

내용을 따라오다 보니 이런 생각이 드실지 모르겠습니다. '아무리 그렇다 해도 인구가 줄어드는 건 국내 어떤 산업이든 겪고 있는 상황일 뿐이고, 병원이 늘어나는 거야 다른 과목도 마찬가지일 텐데 이게 특별히 치과만의 어려움이라고 할 수 있을까?' 이런 의문이 들었다면 데이터 분석에 재능이 있다고 생각하셔도 좋습니다. 아래 표를 보겠습니다.

2021년 종별 의료기관 현황 (출처 : 통계청)

합계	98,479		
의원	33,912	한방병원	479
약국	23,773	종합병원	319
치과의원	**18,589**	정신병원	250
한의원	14,526	보건소	243
보건진료소	1,903	**치과병원**	**234**
요양병원	1,464	상급종합병원	45
병원	1,397	조산원	16
보건지소	1,314	보건의료원	15

진료를 하지 않는 약국을 제외하면, 의원 다음으로 많은 수를 차지하는 의료 종목이 치과의원입니다. 어쨌든 의과에 해당하는 의원이 숫자가 더 많으니 의과보다 치과가 상황이 더 나은 것 아닐까요?

의과는 치과와 다릅니다. 치과는 세부 전문과목(보철과, 구강외과, 치주과 등)을 치과 이름에 표시하거나 그걸 보고 환자의 내원이 이뤄지진 않지만, 의과는 표시 전문과목(내과, 이비인후과, 정형외과 등)을 기반으로 환자들의 내원이 이뤄지므로, 같은 의과여도 비뇨기과와 안과가 경쟁하는 일은 일반적이지 않습니다. 따라서 의과는 표시과목별로 따로 살펴보는 게 좋습니다.

2021년 의과 표시과목별 의료기관 현황 (출처 : 통계청)

의원 합계	33,912		
전문과목 미표시	6,097	산부인과	1,313
내과	5,088	마취통증의학과	1,279
일반의	3,063	성형외과	1,106
이비인후과	2,572	비뇨의학과	1,076
정형외과	2,350	외과	1,018
소아청소년과	2,111	가정의학과	871
안과	1,663	신경외과	553
정신건강의학과	1,407	재활의학과	470
피부과	1,379	기타	496

전문과목 미표시한 의원을 제외할 경우 내과가 5,088개로 가장 많습니다만, 18,800여 개에 달하는 치과에 비해서는 숫자가 1/3가량밖에 되지 않습니다. 내과, 이비인후과, 가정의학과, 소아과를 함께 묶어도 10,642개로 치과수의 60%에도 못 미칩니다. 치과가 얼마나 많은지 실감이 나시지요?

치과가 많다는 건 알겠는데, 빠르게 늘고 있다는 말은 여전히 의심스러우니 더 살펴보겠습니다.

2013~2021년 의료기관 수 및 증가율 (괄호 안 숫자는 증가율, 출처 : 통계청)

연도	치과	한의과	내과	정형외과	전체(약국 제외)
2013년	15,930 (2.34%)	13,312 (3.15%)	4,052 (2.14%)	1,815 (0.95%)	64,081 (1.95%)
2014년	16,377 (2.81%)	13,654 (2.57%)	4,161 (2.69%)	1,848 (1.82%)	65,571 (2.33%)
2015년	16,822 (2.72%)	13,873 (1.60%)	4,284 (2.96%)	1,903 (2.98%)	66,896 (2.02%)
2016년	17,246 (2.52%)	14,150 (2.00%)	4,428 (3.36%)	1,974 (3.73%)	68,476 (2.36%)
2017년	17,607 (2.09%)	14,423 (1.93%)	4,553 (2.82%)	2,018 (2.23%)	69,808 (1.95%)
2018년	17,905 (1.69%)	14,602 (1.24%)	4,709 (3.43%)	2,083 (3.22%)	71,102 (1.85%)
2019년	18,202 (1.66%)	14,760 (1.08%)	4,855 (3.10%)	2,173 (4.32%)	72,372 (1.79%)
2020년	18,496 (1.62%)	14,874 (0.77%)	4,965 (2.27%)	2,257 (3.87%)	73,437 (1.47%)
2021년	18,823 (1.77%)	15,005 (0.88%)	5,088 (2.48%)	2,350 (4.12%)	74,706 (1.73%)

의료 종목 상에서 가장 병의원 수가 많은 치과와 한의과를 가져왔고, 의과에서는 내과와 정형외과를 가져와봤습니다.

병의원 숫자는 **치과**(18,000개) > **한의과**(15,000개) > **내과**(5,000개) > **정형외과**(2,300개) 순입니다. 사회나 자연계에서 관찰되는 많은 숫자들은, 그 숫자가 커지면 일반적으로 증가율이 로그곡선처럼 둔화되는 경향이 있습니다.

우리나라의 국내총생산(GDP)도 50년 전엔 증가율이 매년 7%에 달하는 초고속성장의 모습을 보였으나, 현재는 2%대 성장에 머물고 있는 것처럼 말입니다(경제규모가 큰 선진국들도 대부분 우리와 비슷한 성장률을 보이고 있습니다). 또 비슷하게, 전염병 환자 증가율도 비슷한 패턴을 띤다고 합니다.[4]

위 관점대로면, **병원 개수**가 '**치과 > 한의과 > 내과 > 정형외과**' 순서이므로 **병원 증가율**은 반대로 '**치과 < 한의과 < 내과 < 정형외과**' 순이 되어야 할 것 같습니다.

그런데 이상합니다. 병원수로 보면 **치과**(18,000개) > **한의과**(15,000개)로 병원 증가율은 한의과가 더 높을 것 같지만 실제로는 **치과**(1.6%~1.7%) > **한의과**(0.7~0.8%)로 치과가 더 높습니다. 치과 증가율이 한의과에 비해 두 배 가까이 높은 겁니다.

인구는 줄고 있는데 치과는 숫자도 많고, 증가율 역시 늘고 있다.

이것이 통계로 본 치과개원 상황입니다.

4 이론적으로 이런 패턴을 보이는 관측치를 모델링할 때는 로지스틱 방정식(logistic equation)을 활용합니다. 초기에는 급격하게 증가하다가 증가율이 서서히 둔화되는 모습을 설명할 때 도입되는 모델링으로 생태학에서 개체군 성장의 모델로 고안된 미분 방정식입니다. 현재는 생태학뿐 아니라 경제학, 컴퓨터공학, 역학 등 여러 분야에서 응용되어 쓰이고 있으며, 코로나 확진자 모델링도 기본적으로 로지스틱 방정식에서 출발합니다.

코로나 이후 치과개원 패턴

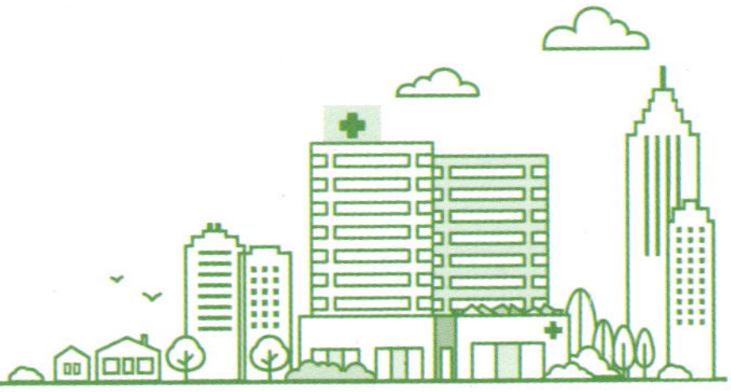

큰 틀의 추이를 이야기했는데요. 코로나19가 처음 터지고 벌써 해가 몇 번 바뀌었지만 여전히 코로나는 우리의 일상에 큰 영향을 주고 있습니다. 하다못해 코로나가 개원 패턴까지 바꾼 것 같습니다.

2018~2022년 상반기까지의 치과개원 트렌드를 간단하게 살펴보겠습니다.

결론 1 · 전국 치과개원은 큰 대세변동 없었다.

아래 표를 보겠습니다. 각 광역시도의 치과 신규 개원 수치를 보여줍니다. 신규 개원 숫자는 말 그대로 새롭게 개원한 치과의 추이를 볼 수 있습니다.

전국 치과 신규 개원 숫자

광역시도	2018	2019	2020	2021	2022	합계
강원도	11	10	18	19	9	67
경기도	190	195	166	220	99	870
경상남도	34	27	25	31	9	126
경상북도	25	29	12	17	5	88
광주광역시	25	25	21	14	12	97
대구광역시	34	15	15	23	14	101
대전광역시	21	17	16	14	4	72
부산광역시	54	36	35	42	26	193
서울특별시	159	150	153	131	57	650
세종특별자치시	9	5	7	6	3	30
울산광역시	10	10	10	7	4	41
인천광역시	35	23	29	37	29	153
전라남도	12	19	11	16	12	70
전라북도	21	18	10	16	8	73
제주특별자치도	6	7	7	13	12	45
충청남도	32	21	15	20	11	99
충청북도	18	22	20	27	10	97
합계	696	629	570	653	324	2,872

(2022년은 상반기만 포함)

상세하게 보면, 일단 표 하단에 초록 글씨로 '합계'라고 표기된 숫자는 전국 합계 수치인데요. 전국 치과 신규 개원 수는 큰 변화 없이 한 해마다 600여 개씩 준수하게 이어지고 있습니다. 2022년은 상반기(6월)까지만 324건의 신규 개원이 발생했으므로 상반기보다 하반기에 개원이 더 줄어든다고 가정하면, 2022년 합산 개원 수치는 600여 개 정도로 안착할 것으로 예상됩니다. 최근 5년간 신규 치과개원 숫자가 600개소 아래로 떨어진 해는 오직 코로나가 국내를 처음 강타한 2020년(570개)뿐입니다. 아무래도 개원을 뒤로 미룬 탓이 컸고, 그 때문에 다음 해인 2021년 신규 치과개원 숫자는 653개로 다른 연도 대비 뛰어오른 모습을 보입니다.

결론 2 · 하지만, 수도권은 변화가 컸다.

전국적인 추세는 크게 변동이 없다고 말씀드렸는데, 수도권만 보면 이야기가 다릅니다. 특히 코로나 이후, 수도권 내에서 치과개원지 선택의 패턴은 변화가 크게 보이는 상황입니다.

아래 표를 보면 서울의 경우, 매년 150여 개씩 신규 개원이 존재했으나 2021년 131개로 급감 후 2022년 상반기에도 57개로 여전히 회복을 못하고 있습니다. 2022년 상반기 개원한 만큼만 하반기에도 개원이 된다면 2022년 예상 개원치는 114개로 이미 많은 하락을 보였던 2021년(131개)에 비해서도 대폭 감소되었다고 할 수 있습니다.

전국 치과 신규 개원 숫자

광역시도	2018	2019	2020	2021	2022	합계
강원도	11	10	18	19	9	67
경기도	190	195	166	220	99	870
경상남도	34	27	25	31	9	126
경상북도	25	29	12	17	5	88
광주광역시	25	25	21	14	12	97
대구광역시	34	15	15	23	14	101
대전광역시	21	17	16	14	26	193
부산광역시	54	36	35	42	26	193
서울특별시	159	150	153	131	57	650
세종특별자치시	9	5	7	6	3	30
울산광역시	10	10	10	7	4	41
인천광역시	35	23	29	37	29	153
전라남도	12	19	11	16	12	70
전라북도	21	18	10	16	8	73
제주특별자치도	6	7	7	13	12	45

▸▸▸ 계속

충청남도	32	21	15	20	11	99
충청북도	18	22	20	27	10	97
합계	**696**	**629**	**570**	**653**	**324**	**2,872**

(2022년은 상반기만 포함)

전국 치과 순증가(개원-폐원) 숫자

광역시도	2018	2019	2020	2021	2022	합계
강원도	2	4	14	15	5	40
경기도	121	125	116	153	73	588
경상남도	17	12	12	21	2	64
경상북도	12	14	2	5	3	36
광주광역시	18	11	5	7	5	46
대구광역시	13	3	3	17	7	43
대전광역시	10	7	8	9	-3	31
부산광역시	12	8	19	15	16	70
서울특별시	12	36	44	18	-4	106
세종특별자치시	8	5	6	5	2	26
울산광역시	0	3	7	-2	0	8
인천광역시	22	11	23	24	14	94
전라남도	3	14	9	4	8	38
전라북도	15	14	4	2	2	37
제주특별자치도	3	6	2	9	10	49
충청남도	19	10	5	11	4	49
충청북도	9	15	11	17	8	60
합계	**296**	**298**	**290**	**330**	**152**	**1,366**

(2022년은 상반기만 포함)

그렇다면 서울의 개원 수요가 어디로 갔을까요? 경기도로 갔습니다. 상단의 표를 보면 '경기도'의 치과 순증가 수치는 2020년에 116개를 기록했지만, 2021년

153개의 치과가 늘어나면서, 전년과 비교 시 40여 개가 추가로 늘었습니다.

반면, 서울의 순증가는 2020년 44개의 치과가 늘어난 반면 2021년은 18개의 치과만 늘어 30여 개의 치과가 오히려 줄었습니다. 서울의 개원 수요 감소분을 대부분 경기도가 받아낸 것을 단적으로 확인 가능합니다.

서울의 경우, 2021년보다 2022년이 더 악조건인 상황으로 보입니다. 서울의 순증가를 보면 2022년 상반기 처음으로 마이너스(−4)를 기록하게 된 것입니다. 서울의 전체 치과 숫자가 오히려 줄어든 것이죠.

물론 상반기만을 대상으로 본 것이긴 하므로, 2022년 하반기에 다시 플러스로 돌아올 수도 있지만, 그렇다 하더라도 수치가 다른 연도 대비 상당한 감소를 기록하고 있습니다. '순증가'는 단순 신규 개원 숫자와 달리 개업과 폐업을 모두 고려했으므로, 상반기에 폐업이 상당히 많이 발생한 상황임을 보여줍니다.

결론 3 · 업무지구에 타격이 강했던 서울

서울 치과 순증가(개원-폐원) 숫자

시군구	2018	2019	2020	2021	2022	합계
서울특별시 강남구	-4	-4	-8	-8	-9	-33
서울특별시 강동구	0	5	9	8	1	23
서울특별시 강북구	1	5	4	3	0	13
서울특별시 강서구	10	4	5	6	4	29
서울특별시 관악구	-1	1	0	2	1	3
서울특별시 광진구	1	3	-1	0	0	3
서울특별시 구로구	0	0	4	2	2	8
서울특별시 금천구	2	2	1	-1	2	6
서울특별시 노원구	1	3	4	4	-1	11
서울특별시 도봉구	1	1	1	-3	1	1
서울특별시 동대문구	2	1	-7	3	-2	-3
서울특별시 동작구	2	3	1	1	-2	5
서울특별시 마포구	-3	5	4	0	-1	5
서울특별시 서대문구	1	2	-1	2	1	5
서울특별시 서초구	-11	4	-1	-1	-1	-10
서울특별시 성동구	0	-3	1	-3	0	-5
서울특별시 성북구	1	-2	-2	0	3	0
서울특별시 송파구	3	5	6	1	3	18
서울특별시 양천구	2	-2	5	8	0	13
서울특별시 영등포구	6	1	5	0	-4	8
서울특별시 용산구	0	-1	-1	1	0	-1
서울특별시 은평구	3	1	7	3	2	16
서울특별시 종로구	-2	-1	-4	-7	-3	-17
서울특별시 중구	-1	-1	2	-5	-1	-6
서울특별시 중랑구	-2	4	10	1	0	13
합계	12	36	44	18	-4	106

(2022년은 상반기만 포함)

서울의 치과 순증가를 상세하게 보겠습니다. 강남구는 매년 치과의 순증가가 마이너스를 기록했으며, 특히 2022년 상반기에 −9건의 치과 순증가를 보여주어 하락세를 주도했습니다. 이외에도 종로구와 중구가 2021년 들어 큰 폭의 감소세를 보여주었고, 국내 최대 업무지구 중 하나인 여의도가 속한 영등포구 또한 2022년 상반기에 치과 순증가 −4로 쉽지 않은 상황을 보여주고 있습니다.

요약하면, 코로나 이후 주로 업무지구에서의 치과 숫자 감소가 발생했음을 보여주고 있네요.

반대로, 2022년 상반기 서울에서 치과 순증가가 플러스를 기록한 곳은 강서, 송파, 성북 정도이고 주로 주거인구들도 탄탄한 지역이 많이 포함되어 있습니다. 하지만 서울 대부분의 지역이 마이너스 또는 소폭 증가를 기록하여 전체적인 힘을 잃고 있는 양상이네요.

결론 4 · 서울에서 경기도로

서울 업무지구의 치과개원 감소분이 경기도로 갔다고 언급했습니다. 그중에서 경기도 어디로 갔을까요?

경기도 치과 순증가(개원-폐원) 숫자

시군구	2018	2019	2020	2021	2022	합계
경기도 가평군	1	1	-1	1	-1	1
경기도 고양시 덕양구	2	-1	6	2	3	12
경기도 고양시 일산 동구	-3	-1	0	2	-1	-3
경기도 고양시 일산 서구	1	4	1	2	0	8
경기도 과천시	0	0	1	2	0	5
경기도 광명시	3	1	2	2	1	9
경기도 광주시	2	7	5	3	3	20
경기도 구리시	4	1	3	3	1	12
경기도 군포시	1	6	-3	2	1	7
경기도 김포시	10	5	12	11	-2	40
경기도 남양주시	4	17	2	11	6	40
경기도 동두천시	0	0	1	-1	0	0
경기도 부천시	3	1	5	4	3	16
경기도 부평구	0	0	0	0	0	0
경기도 서초구	0	0	0	0		0
경기도 성남시 분당구	6	3	1	-3	1	8
경기도 성남시 수정구	4	5	2	6	0	17
경기도 성남시 중원구	2	0	3	2	1	8
경기도 수원시 권선구	1	0	1	8	0	10
경기도 수원시 영통구	2	9	3	1	3	18
경기도 수원시 장안구	2	3	1	3	1	10
경기도 수원시 팔달구	2	0	1	2	3	8

▸▸▸ 계속

경기도 시흥시	9	12	3	9	7	40
경기도 안산시 단원구	1	-2	2	2	3	6
경기도 안산시 상록구	1	0	3	2	2	8
경기도 안성시	5	-1	3	0	2	9
경기도 안양시 동안구	3	3	2	6	1	15
경기도 안양시 만안구	0	1	1	-1	1	2
경기도 양주시	4	3	5	2	0	14
경기도 양평군	-1	0	0	-1	1	-1
경기도 여주시	-1	0	0	-1	1	-1
경기도 연천군	0	-1	1	0	0	0
경기도 오산시	0	1	4	0	0	5
경기도 용인시 기흥구	4	3	4	3	3	17
경기도 용인시 수지구	1	4	2	5	-1	11
경기도 용인시 처인구	4	4	4	3	1	16
경기도 의왕시	2	-1	0	3	0	4
경기도 이천시	2	2	8	6	5	23
경기도 파주시	1	-1	2	4	-1	5
경기도 평택시	3	3	5	2	5	18
경기도 포천시	7	8	5	9	6	35
경기도 하남시	17	2	6	11	2	38
경기도 화성시	8	23	9	23	6	69
합계	121	125	116	153	73	588

(2022년은 상반기만 포함)

2021년과 2022년 경기도에서 치과 순증가를 주도한 지역은 김포, 남양주, 하남, 시흥, 화성 등 신도시 지역(초록색 표시)입니다. 이 도시들은 동탄, 미사, 별내 등 신도시를 모두 포함하고 있습니다. 따라서, 코로나로 인한 방역 강화와 재택근무 등의 시행으로 인해 서울의 업무지구에 대한 선호도가 경기도의 신도시로 이전되는 모습을 관찰할 수 있습니다.

개원 조사 플랫폼 〈웨어히어〉를 통해 지도상에서 구체적으로 어느 위치에서 치과 개업과 폐업이 이뤄졌는지 보겠습니다. 붉은색 원이 개업을 한 치과 위치입니다. 경기 북부보다는 경기 남부 쪽의 개원이 확연히 많으며, 신도시의 경우는 붉은색 원이 특정 지구에 밀집되어 있는 것도 확인 가능합니다.

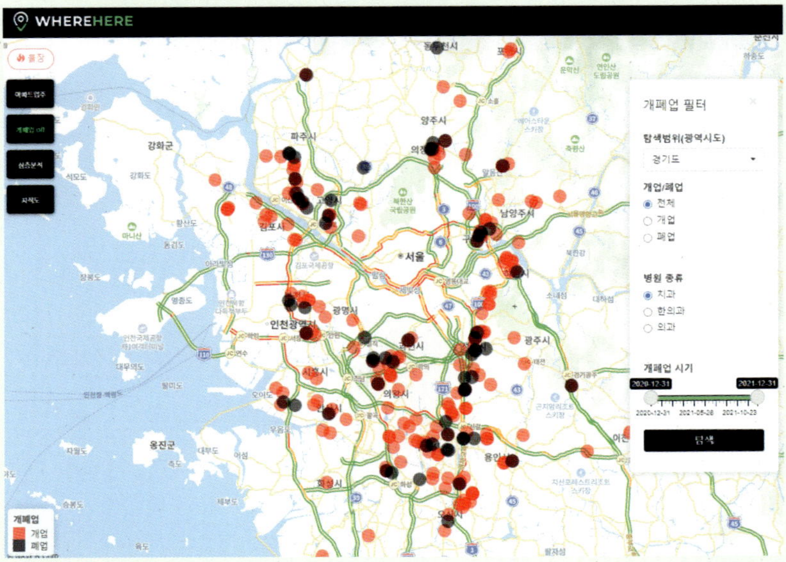

2022년 상반기로만 한정한다면 순증가가 가장 높은 도시는 시흥 > 평택 순(표에서 초록색 표시)이네요. 하남과 김포의 경우는 2021년까지는 매우 뚜렷한 개원 증가세를 보였지만 2022년 상반기에는 증가세가 주춤한 편입니다(이미 포화로 가고 있지 않은지 점검이 필요합니다).

결론 5 · 커져가는 개원 규모

코로나로 인해 서울의 개원이 경기도로 이전하면서 생긴 패턴 중 하나가, '개원 규모가 커지고 있다는 사실'입니다. 아래 〈광역시도별 평균 개원 규모〉 표를 보겠습니다.

광역시도별 평균 개원 규모

시도	2017	2018	2019	2020	2021	2022
서울특별시	48.00	46.00	46.00	49.00	49.00	47.00
대전광역시	50.00	51.00	48.00	69.50	51.50	47.00
강원도	54.00	48.00	58.50	56.60	52.00	51.00
경기도	52.50	53.00	52.50	57.00	59.00	64.00
전국	56.00	55.00	53.00	57.00	58.00	63.00
인천광역시	56.50	57.00	65.00	54.00	60.00	65.00
제주특별자치도	51.00	59.50	47.00	98.00	50.00	56.50
대구광역시	59.00	61.00	56.00	64.00	62.00	71.00
부산광역시	65.00	62.00	51.00	71.00	67.50	66.00
경상북도	61.00	78.00	56.00	46.00	58.00	88.00
경상남도	63.50	59.00	58.00	56.00	83.50	68.00
세종특별자치시	45.00	46.00	45.00	74.00	109.50	75.00
충청남도	55.50	72.50	59.00	70.00	82.00	57.00
광주광역시	67.00	61.00	47.00	57.00	62.00	118.00
전라남도	59.00	39.00	66.00	78.00	66.00	67.50
전라북도	67.00	85.00	60.00	70.00	69.00	67.50
울산광역시	61.00	74.00	122.00	70.50	56.00	69.00
충청북도	80.00	66.00	66.50	94.00	63.00	88.50

(2022년은 상반기만 포함)

수치는 개원 평수를 나타내는 것이고, 초록색 표시된 부분이 전국 평균 개원 규모입니다.

전국 수치부터 보면, 코로나가 터지기 이전인 2017~2019년까지는 56평에서 55평, 53평으로 평균 규모가 근소하게나마 줄어들고 있었습니다. 하지만 코로나 이후 2020년부터는 57평, 58평, 특히 2022년 상반기에는 63평으로 개원 평수가 급격하게 늘어난 모습을 보여줍니다.

왜 이런 일이 발생했을까요? 답은 경기도로 개원이 쏠리고 있기 때문입니다. 일단 비교군인 서울부터 보겠습니다. 최근 6년간 서울은 개원규모가 48평대에서 큰 변동을 보이지 않고 있습니다.

하지만 경기도의 양상은 다릅니다. 코로나 전에는 52평 정도에서 개원이 이뤄졌다면, 2020년부터는 57평, 59평, 64평으로 빠르게 늘고 있습니다. 코로나로 인해 경기도 신도시로 개원이 쏠리면서 대형화가 추구된 것으로 보입니다. 신축 건물에 넓은 평수로 진입하고 협진을 강조하는 대형화가 유리하다고 판단했기 때문으로 보입니다. 경기도의 치과개원 건수가 전국 치과개원 건수의 절반 가까이를 차지하기 때문에, 경기도의 이 같은 대형화가 전국의 평균 치과개원 규모를 끌어올린 것으로 볼 수 있습니다.

규모의 대형화와 코로나 인플레이션으로 인한 원자잿값 인상으로 인테리어 비용이 많이 높아진 것도 사실입니다. 세부 지역에 따라 어느 정도의 규모로 개원할지 고민하는 것 또한 코로나 이후 상당히 중요한 과제가 되었습니다.

결론 6 · 지방의 광역시로 쏠리는 치과

다른 비수도권 지역들은 치과개원 상황이 어떨까요? 대구, 부산, 제주 등 광역시에서 개원의 쏠림이 발견됩니다.

전국 치과 순증가(개원-폐원) 숫자

광역시도	2018	2019	2020	2021	2022	합계
강원도	2	4	14	15	5	40
경기도	121	125	116	153	73	588
경상남도	17	12	12	21	2	64
경상북도	12	14	2	5	3	36
광주광역시	18	11	5	7	5	46
대구광역시	13	3	3	17	7	43
대전광역시	10	7	8	9	-3	31
부산광역시	12	8	19	15	16	70
서울특별시	12	36	44	18	-4	106
세종특별자치시	8	5	6	5	2	26
울산광역시	0	3	7	-2	0	8
인천광역시	22	11	23	24	14	94
전라남도	3	14	9	4	8	38
전라북도	15	14	4	2	2	37
제주특별자치도	3	6	2	9	10	30
충청남도	19	10	5	11	4	49
충청북도	9	15	11	17	8	60
합계	296	298	290	330	152	1,366

(2022년은 상반기만 포함)

특히 부산은 2021년의 경우 폐업까지 고려한 치과 순증가 수치가 15개를 기록했으나, 2022년에는 상반기에만 치과가 16개 늘어나 쏠림 양상이 보입니다. 뒤에서 상세하게 다룰 개원 조사 플랫폼 〈웨어히어〉에서 구체적인 위치를 살펴보니, 남부지역보다는 주로 동래구 연제구 등 북동부 지역에서 개원이 많이 발생했습니다.

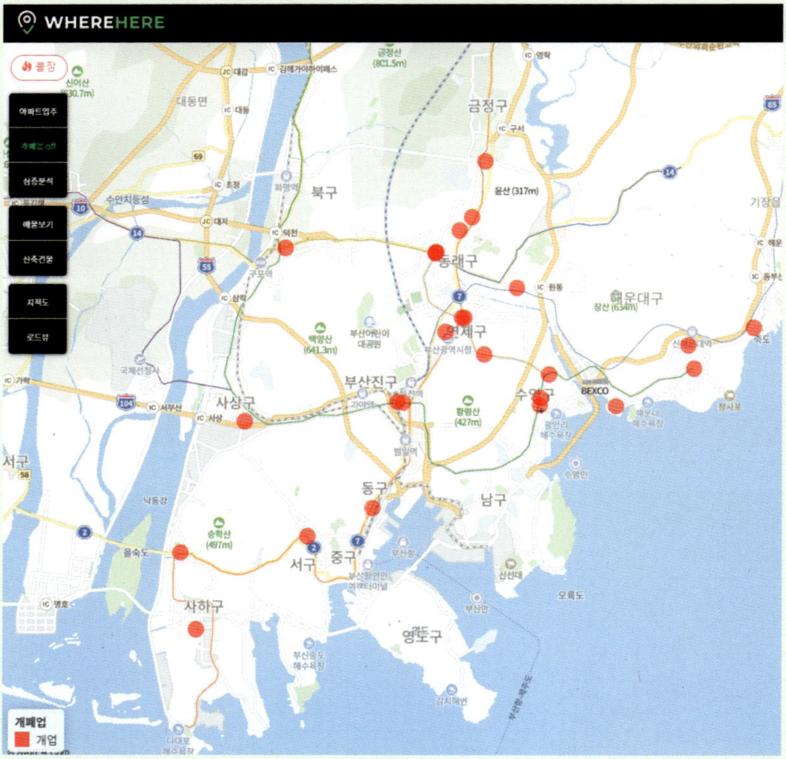

결론 7 · 치과개원 쏠림이 시사하는 바

결론을 내려보면, 코로나 이전에 비해 주로 경기도나 비수도권 광역시로 개원이 쏠리고 있는 양상이 보입니다. 그렇다면 지금 언급된 개원이 쏠리는 지역에서 개원을 하면 되는 걸까요? 주의할 부분이 있습니다.

서울을 예로 들면, 서울 개원 수요가 경기도 신도시로 쏠렸으나, 신도시의 경우 그만큼의 치과 공급을 감내할 수 있는 수요가 충분한지 따져봐야 합니다.

앞에서 언급한 대로 하남과 김포는 2021년까지 매우 뚜렷한 개원 증가세가 보였지만, 2022년 상반기에는 증가세가 주춤한 편입니다. 따라서 치과가 늘어나는 만큼 수요가 따라 올라가지 않고 점차 포화로 가고 있지는 않은지 점검이 필요합니다.

특히 하남의 개원을 주도했던 미사의 경우, 아래에서 보는 것처럼 수요공급을 전부 고려했을 경우 개원지수가 낮게 나옵니다. 추가로 치과가 진입하기 위해서는 상당히 강한 '경쟁도'를 감내해야 하고, 외부 유입인구를 끌어오기 위한 마케팅이 치열해 '인구 비중'면에서도 호락호락하지 않다는 의미입니다.

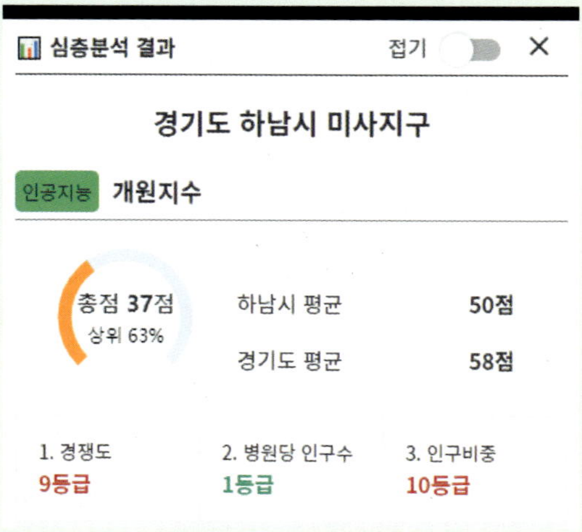
심층분석 결과
접기
경기도 하남시 미사지구
인공지능
개원지수
총점 37점
상위 63%
하남시 평균
50점
경기도 평균
58점
1. 경쟁도
9등급
2. 병원당 인구수
1등급
3. 인구비중
10등급

이처럼 신도시의 경우, 1) 안정적인 주거인구를 확보할 수 있다는 매력이 있지만, 반대급부로 2) 신규 치과가 많습니다. 이것이 의미하는 바는 '경쟁 치과가 신규

라서 모두 깨끗하고 대형인 경우가 많다'라는 이야기도 성립합니다.

신도시에 개원한다면 진료권역의 수요공급을 정밀하게 분석하여 이미 포화가 아닌지 살펴보는 대비가 필요하고, 오히려 개원 숫자가 크게 변동이 없는 지역 중 아직 파이가 존재하는 곳을 새롭게 발굴하려는 노력도 필요합니다.

만약 서울로 진입을 고려한다면 업무지구보다는 주거인구가 많이 확보된 곳 또는 1,000~3,000세대 아파트 단지가 새롭게 들어오는 지역에 상가동으로 진입하는 식의 안전장치 마련이 필요합니다. 예를 들어, 아래와 같이 아파트가 미리 입주할 곳들을 알 수 있다면 예정된 수요를 미리 파악할 수 있어 선진입에 유리합니다.

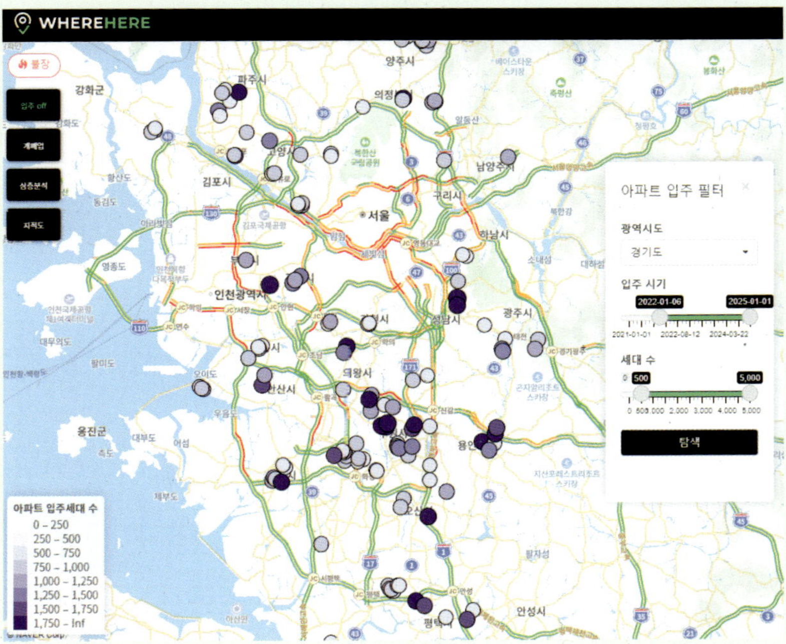

2022년 이후 경기도 내에서 500세대 이상의 아파트 단지가 입주하는 위치입니다. 상세한 탐색 방법은 이후 코너에서 차근차근 다뤄볼 예정입니다.

앞서 나온 내용들을 비틀어서 아래처럼 질문하는 방법도 있습니다.

'신도시에 치과들이 많이 들어갔을지라도, 아직 더 들어갈 여지가 있진 않을까'

이런 문제를 풀기 위해서는 '치과당 인구'와 개원 난이도를 의미하는 '경쟁도', 마케팅 난이도를 의미하는 '인구 비중', 진료권역의 범위 등 다양한 변수를 함께 고려해야 합니다.

데이터를 기반으로 코로나 이후 수도권의 치과개원 추이를 살펴봤는데요. 경기도가 사랑받은 이유를 웨어히어에서 탐색하여 공부해 보시는 것도 상당히 좋은 개원 준비가 될 것 같습니다. 다음 코너에서는, 〈웨어히어〉를 통해 후보지를 탐색하는 보다 자세한 기법들을 소개해 보도록 하겠습니다.

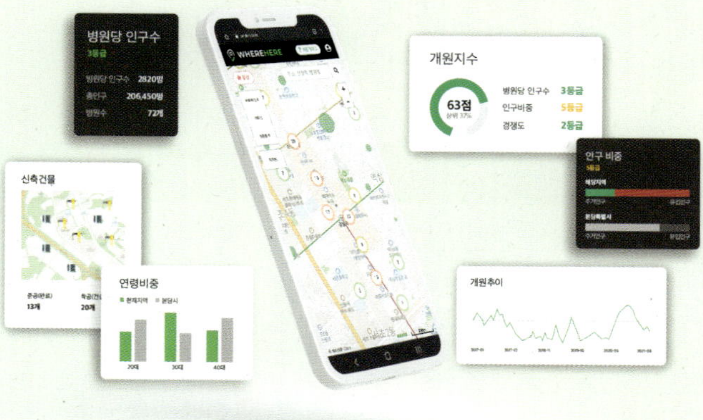

이어지는 부록에서는 수도권 외에 전국 데이터를 수록해 두었습니다.

부록 1 광역시도별 치과의원 수

(출처: 통계청)

연도	전국	서울	부산	대구	인천	광주	대전	울산	세종
2012년	15,365	4,581	1,127	752	744	518	475	337	20
2013년	15,727	4,582	1,155	777	776	534	488	346	24
2014년	16,172	4,634	1,184	802	800	562	505	352	36
2015년	16,609	4,693	1,206	826	830	577	509	361	51
2016년	17,023	4,751	1,233	850	855	586	515	370	60
2017년	17,376	4,797	1,256	868	881	600	513	379	72
2018년	17,668	4,807	1,265	882	900	614	523	381	80
2019년	17,963	4,836	1,273	883	911	625	530	383	85
2020년	18,261	4,879	1,292	886	933	629	539	389	91
2021년	18,589	4,902	1,306	903	956	635	547	388	96
연도	경기	강원	충북	충남	전북	전남	경북	경남	제주
2012년	3,385	331	334	438	468	403	555	744	153
2013년	3,491	339	345	462	489	413	576	766	164
2014년	3,596	351	368	479	510	428	594	796	175
2015년	3,716	366	380	499	533	439	622	820	181
2016년	3,860	372	391	514	548	450	628	843	197
2017년	3,956	383	407	528	560	465	640	865	206
2018년	4,082	382	417	548	573	469	652	881	212
2019년	4,204	388	431	560	588	482	670	896	218
2020년	4,331	401	442	565	592	493	673	907	219
2021년	4,481	416	458	576	592	498	678	928	229

부록 2 광역시도별 치과의원 증가율

(출처: 통계청)

연도	전국	서울	부산	대구	인천	광주	대전	울산	세종
2013년	2.36%	0.02%	2.48%	3.32%	4.30%	3.09%	2.74%	2.67%	20.00%
2014년	2.83%	1.13%	2.51%	3.22%	3.09%	5.24%	3.48%	1.73%	50.00%
2015년	2.70%	1.27%	1.86%	2.99%	3.75%	2.67%	0.79%	2.56%	41.67%
2016년	2.49%	1.24%	2.24%	2.91%	3.01%	1.56%	1.18%	2.49%	17.65%
2017년	2.07%	0.97%	1.87%	2.12%	3.04%	2.39%	-0.39%	2.43%	20.00%
2018년	1.68%	0.21%	0.72%	1.61%	2.16%	2.33%	1.95%	0.53%	11.11%
2019년	1.67%	0.60%	0.63%	0.11%	1.22%	1.79%	1.34%	0.52%	6.25%
2020년	1.66%	0.89%	1.49%	0.34%	2.41%	0.64%	1.70%	1.57%	7.06%
2021년	1.80%	0.47%	1.08%	1.92%	2.47%	0.95%	1.48%	-0.26%	5.49%
연도	경기	강원	충북	충남	전북	전남	경북	경남	제주
2013년	3.13%	2.42%	3.29%	5.48%	4.49%	2.48%	3.78%	2.96%	7.19%
2014년	3.01%	3.54%	6.67%	3.68%	4.29%	3.63%	3.13%	3.92%	6.71%
2015년	3.34%	4.27%	3.26%	4.18%	4.51%	2.57%	4.71%	3.02%	3.43%
2016년	3.88%	1.64%	2.89%	3.01%	2.81%	2.51%	0.96%	2.80%	8.84%
2017년	2.49%	2.96%	4.09%	2.72%	2.19%	3.33%	1.91%	2.61%	4.57%
2018년	3.19%	-0.26%	2.46%	3.79%	2.32%	0.86%	1.88%	1.85%	2.91%
2019년	2.99%	1.57%	3.36%	2.19%	2.62%	2.77%	2.76%	1.70%	2.83%
2020년	3.02%	3.35%	2.55%	0.89%	0.68%	2.28%	0.45%	1.23%	0.46%
2021년	3.46%	3.74%	3.62%	1.95%	0.00%	1.01%	0.74%	2.32%	4.57%

후보지 선정 시, 어떤 데이터를 봐야 할까?

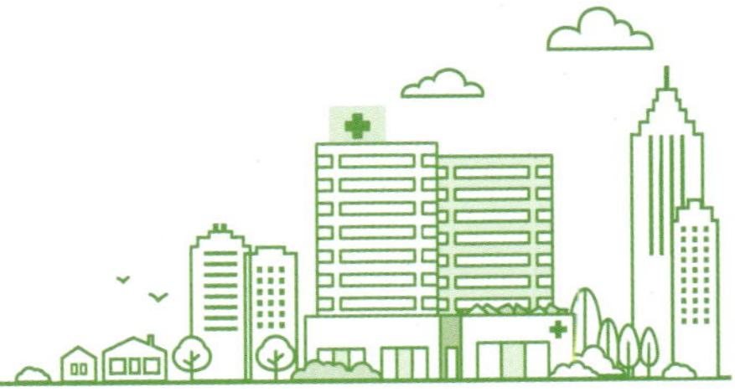

정말 중요한 코너입니다. 일부 이론적인 내용도 있고, 많은 선생님들과 이야기 나눠보면서 잘못 생각하시는 지점을 정리해놓은 내용이기 때문에 잘 읽어보시길 바랍니다.

개원 관련 서적들을 보면, 그리고 많은 세미나 또는 치과의사 선후배분들의 이야기를 들어보면 입지를 선정하는 나름의 방법이 많다는 걸 알 수 있습니다. 첫걸음으로서는 유용한 경우도 있지만, 데이터 분석 전문가 입장에서는 코끼리의 다리만, 코만, 엉덩이만 만지는 접근법이 꽤나 보입니다. 이번 챕터에서는 선생님들께서 흔히 하는 실수들을 소개하겠습니다. 하지 말아야 할 실수를 살펴보면, 반대로 어떻게 과학적으로 접근해야 하는지 알 수 있기 때문입니다.

인구(수요)만 고려, 치과(공급)은 미고려

후보지 500 m 반경 안에 '배후 세대 몇 세대, 몇만 명 항아리 상권이다' 등의 접근법을 먼저 이야기해 보겠습니다. 즉, '반경 500 m 또는 1 km 반경 내에 치과가 5개 있는데, 아파트가 1만 세대 있으니 하나의 치과가 2,000세대를 커버한다' 등등의 이야기가 골자입니다. 러프하지만 간단하고 명료합니다.

다만, 여기에는 함정이 숨어 있습니다. 반경 범위 밖의 외부 치과 영향력을 제대로 고려하지 않는 것입니다. 진료 인구가 유출될 수 있다는 것이죠.

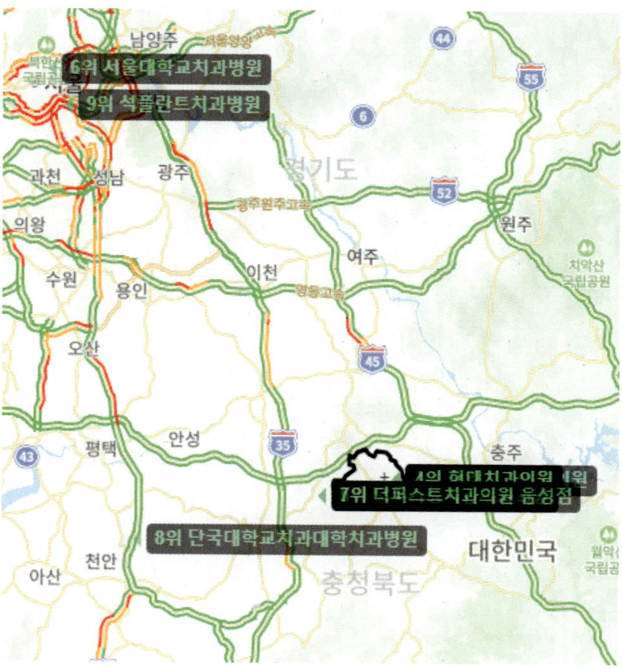

예시를 보겠습니다. 이전 페이지의 화면은 충북의 한 지역의 인구가 치과를 방문하는 범위를 보여줍니다. 읍내에 소규모 치과 네 곳이 존재하는데 치과 숫자 대비 인구는 16,000명으로 꽤나 많은 편입니다. 하지만 읍내 인구들은 타 지역의 거점 치과병원으로, 심지어 100 km라는 먼 거리를 감수하며 서울대학교 치과병원까지 찾아가 수술 진료를 받는 것으로 결과가 나옵니다.

이처럼 경쟁 치과가 인구 이동에 영향을 주는 경우는 도심지 곳곳에서 이뤄집니다. 하지만 이러한 데이터를 보여주지 못하고, 사용자에게 직접 반경을 그리도록 설정하는 상권 분석 서비스는 수요와 공급 측면을 포괄적으로 반영하지 못하여 보다 세밀하게 따져보기 위한 목적으로는 적합성이 떨어집니다.

주거인구(실제) **16,650명**	유입인구(적정) **-7,737명**

해당 지역의 경우 주거인구 16,600여 명 중 7,700여 명이 해당 지역 밖으로 진료를 받기 위해 유출되면서 진료권 내의 실제 유효한 인구는 9,000명으로 줄어들게 됩니다. 소규모 치과 네 곳으로 현재 유지되는 이유가 비로소 파악됩니다. 이처럼, 우리 진료권역에 영향을 줄 수 있는 치과 공급에 대한 고려를 하지 않고 주변의 인구만 고려하게 되면 코끼리의 코만 만지는 결과로 이어집니다.

지방 소도시만 그럴까요? 경기도의 구심 중 주거 밀집 지역 한 곳을 보겠습니다.

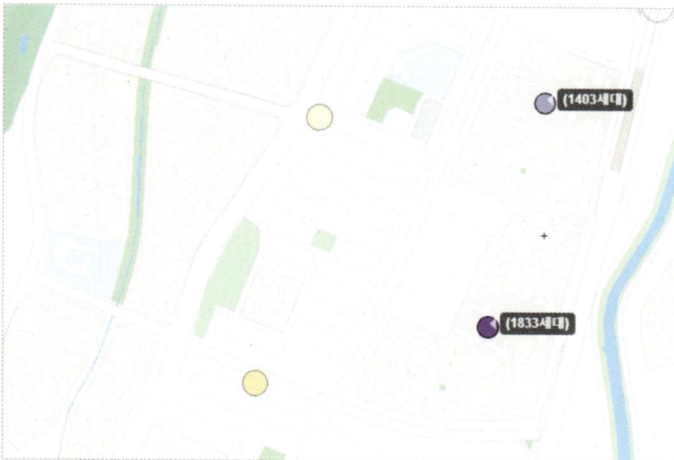

노란색, 주황색이 개별 치과를 표시한 것이고 주변에 아파트 단지들이 치과들을 둘러싸고 있는 속칭 '항아리 상권'입니다.

우측에 1,400세대, 1,800세대 아파트가 새로 입주했습니다. 총 3,200세대이니 입주만 완료된다면 8,000명에 달하는 인구를 확보할 수 있겠습니다. 치과가 하나 더 들어가도 되지 않을까요?

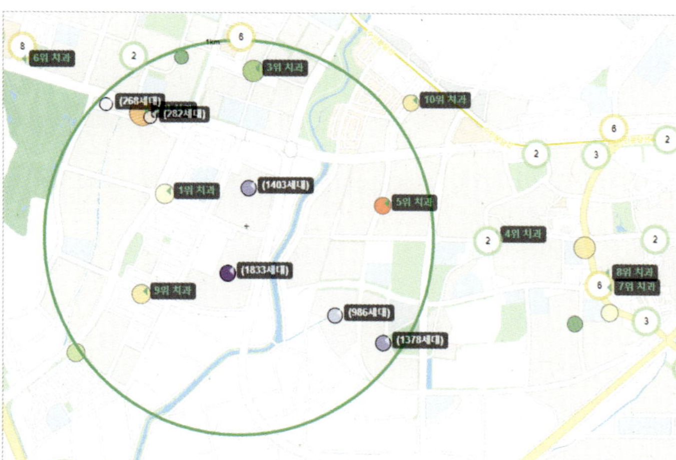

조금 더 줌 아웃 해보았습니다. 해당 아파트 위치에서 환자들이 치과를 찾는 순위를 초록색 글씨로 보여줍니다. 아파트의 반경 1 km 초록원 바깥으로 진료 수요가 유출되고 있습니다. 아파트 주변에 치과가 이미 있는데도 2 km 바깥 지점 치과까지 방문을 할 정도입니다.

특히 아파트 세대 가까이에 있는 치과는 10위를 기록하고, 오히려 멀리 떨어진 치과가 선호 순위가 높아 치과들의 경쟁력 면에서도 고려할 지점이 많다는 것도 알 수 있습니다. 처음 그림에서는 이상적인 항아리 상권이었지만, 이제는 완전히 다른 경쟁구도가 보이게 됩니다.

아파트 세대수만 보고 진입하면 경쟁 대상이 실제로는 훨씬 많다는 걸 뒤늦게 깨닫게 됩니다. 3,200세대에 달하는 아파트 입주 인구는 적어도 열 곳에 달하는 치과들로 유출되기 때문이죠. 반경 내의 인구수만을 고려하면, 부정확한 결과가 도출되는 이유입니다.

이 개념만 이해해도 진료권역 분석이 아예 다른 눈으로 보이기 시작합니다. 많은 원장님들이 잘못 생각했다며 무릎을 치는 이유가 여기 있습니다. 따라서, '치과 공급'을 제대로 고려해야 합니다. 해당 개념은 이후에 설명드릴 '경쟁도' 또는 '수진율'로 연결됩니다. 우리 동네에서 진료를 안 받고 외부로 인구가 유출되니 진료권역의 경쟁 압력이 높아지고, 수진율(인구수 대비 진료를 받는 비율)은 낮아지게 되는 것입니다.

치과(공급)만 고려, 인구(수요)는 미고려

이전 케이스가 치과(공급)의 영향력은 제대로 고려하지 않고 인구(수요)만 중요하게 생각하는 실수를 저질렀다면, 이번에는 치과의 공급만으로 괜찮은 후보지를 찾겠다는 실수입니다. 이 전략은 원장님들이 종종 사용합니다. 반경 500 m 내에 경쟁 치과 숫자가 적고, 속칭 오래된 '쩜방'들이 모여있는 동네 중 치과의사가 두 명 이상인 곳들이 많은 지역이나, 대형 치과가 없는 동네로 찾아서 들어가겠다고 하시는 경우입니다.

일면 말이 되는 것처럼 보이지요? 하지만 치과 수요(인구)를 고려하지 않고, 공급 상태만 고려하게 되면 전문용어로 생존편향(survivorship bias)[5]에 빠져 전혀 엉뚱한 판단을 하게 될 수 있습니다. 예시를 보겠습니다.

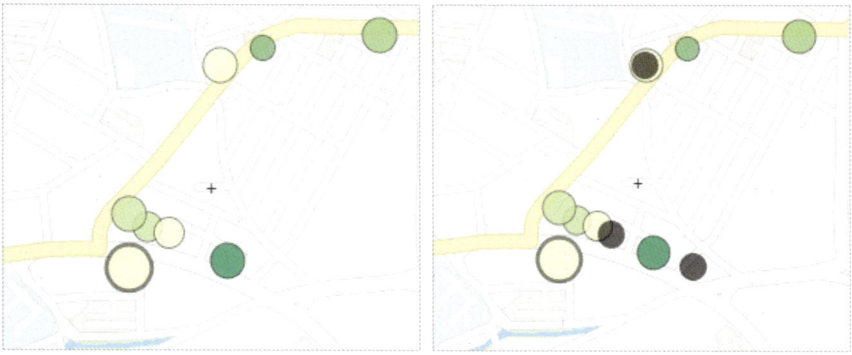

5 2차 세계대전 당시 미군 전투기가 격추되는 것을 줄이기 위해, 전장에서 돌아온 전투기들의 외상을 분석하여 취약 부분을 보강하는 계획을 세웠다고 합니다. 귀환한 미군 전투기들을 분석해 앞쪽 코 부리 부분이 집중 총격을 받았는데, 이 결과를 보고 코 부리 부근을 집중보강 하는 행동이, 바로 생존편향 오류에 빠진 결과가 됩니다. 왜냐하면, 코 부리를 맞은 비행기는 총탄을 맞았음에도 살아 돌아온 비행기들이기 때문에, 오히려 그 외의 부분을 격추당한 비행기들이 많을 것이고, 보강을 한다면 나머지 부분을 보강하는 게 오히려 맞기 때문입니다. 생존편향을 직접적으로 보여주는 일화입니다.

다음 그림은 운영기간이 대부분 10년 이상인 중소 규모 치과가 모여 있는 진료권역입니다.[6] 그림만 봤을 땐, 적당히 큰 치과도 있고, 환자도 적지 않을 것 같은 데다, 치과가 전부 오래되었으니 경쟁도 그리 심하지 않아 보입니다. 대형으로 치과 진입을 해보면 어떨까 싶기도 합니다.

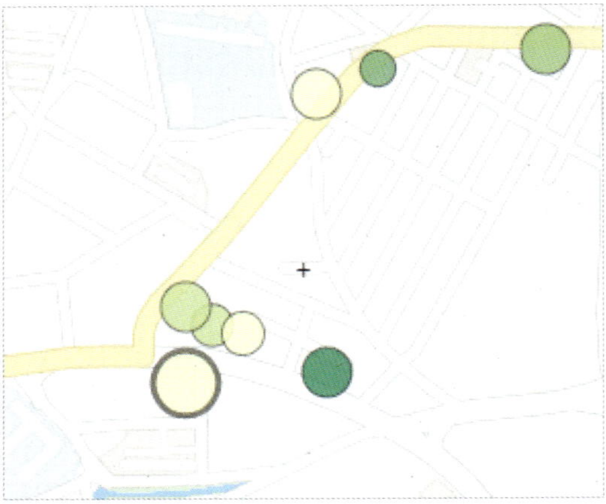

이번에는 동일한 그림 위에, 실제 이 지역에서 폐업한 치과들의 위치를 검정색 원형으로 표시했습니다. 치과가 세 곳이나 폐업했네요. 원래 11개에 달했던 치과의원이 8개소로 줄었습니다.

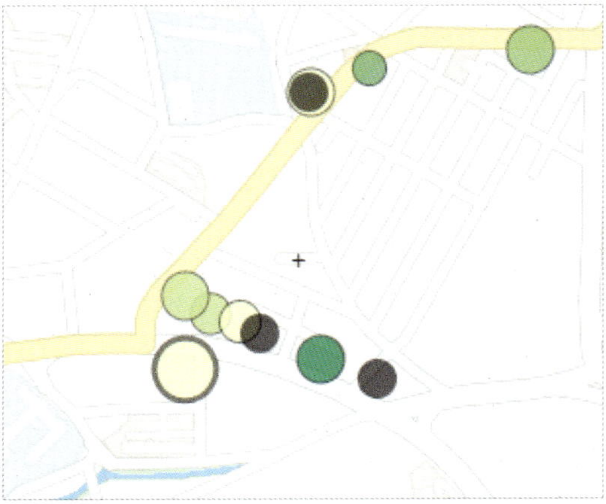

만약 살아남은 현재의 경쟁 치과만 보고 경쟁자가 적다고 진입하게 된다면 합리적인 선택일까요?

6 원 색깔이 초록색에 가까운 곳들은 20년이 넘은 치과인 것이고, 노란색에 가까우면 10년 이상된 치과들입니다. 원형의 크기는 치과 규모이구요. 원형 테두리가 두꺼운 곳은 치과의사가 두 명 이상인 치과입니다.

실제로는 진료권역이 쇠락하면서 폐업이 많이 나고 있는 것일 수도 있는데, 진입하게 되는 오류를 범할 수 있습니다.

그렇다면 폐업이 나지 않은 지역이면, 위와 같은 전략도 괜찮지 않을까요? 아닙니다. '진료 수요가 적게 나오기 때문에 치과들이 적은 것'인데, 이를 뒤집어서 '치과가 적기 때문에 내가 진입해도 매출이 괜찮을 것이다(?)'라는 결론으로 비약하게 될 수 있습니다. 전형적인 생존편향 오류입니다. 이렇게 논리가 정반대로 흐르게 되면, 저물어가는 진료권역에 과감하게 뛰어들게 될 위험성이 높아집니다. 오래된 터줏대감 치과 선배님들과 힘겹게 경쟁하면서 버텨야 하는 운명은 보너스입니다.

결국, '치과 수요'를 제대로 고려해야 합니다. 공급만을 고려하는 것은 코끼리의 엉덩이만 만지는 꼴이 됩니다. 해당 개념은 이후에 설명드릴 '객단가'로 연결됩니다. 지역 내에서 충분한 진료액을 발생시킬 수 있는 구매 수요가 발생되느냐 하는 문제이기 때문입니다.

답은 치과(공급)과 인구(수요)를 함께 고려하는 것

위의 두 가지 실수를 제대로 해결하려면 수요와 공급을 함께 고려해야 합니다. 수요만으로 작동하거나 공급만 존재하는 시장은 있을 수 없기 때문이죠. 여기서도 마찬가지로 공급(치과)에 걸맞은 수요(인구)가 발생하는지를 종합적으로 검토해야 합니다. 이후에서 본격적으로 다루겠지만, 간단하게 몇 가지 언급해 보겠습니다.

우선 수요와 공급을 함께 고려했을 때의 전반적인 수준을 봐야 합니다. 이때 손쉽게 사용하는 것이 치과당 인구수입니다.

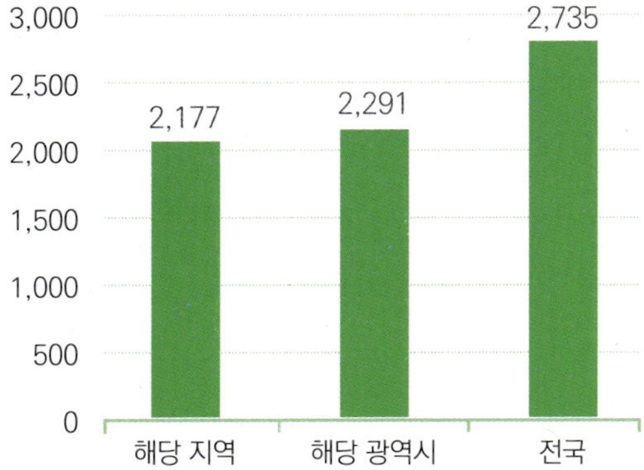

병원당 인구수	총 인구	병원수
2,177명	**14,062명**	**6개**

바로 앞에서 살펴본 지역의 경우 치과 하나당 인구수가 2,177명으로 전국 평균치에 비해 다소 떨어지는 것을 알 수 있습니다. 치과수가 적다는 게 매력이었는데, 인구수도 다소 적다는 이야기입니다. 아래에서 인구의 상세 구성을 살펴보면, 그마저도 외부에서 유입시켜야 하는 유입인구가 6천여 명으로 주거인구만큼이나 많았습니다.

주거인구(실제)	유입인구(적정)
7,008명	**6,054명**

또 하나의 판단 지표는 인구(수요자)의 진료비 지출을 살펴보는 것입니다. 다음 그림은 위 지역 근처 거주지역에서 유발되는 의료 진료비를

보여줍니다.

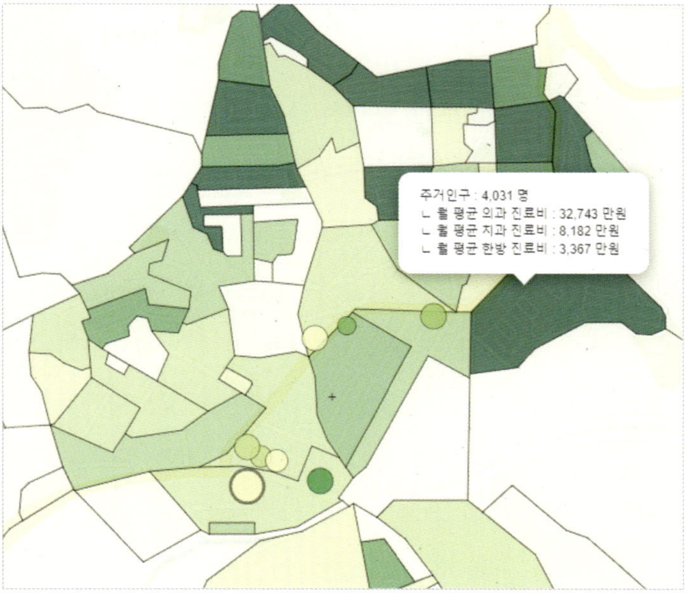
주거인구 : 4,031 명
ㄴ 월 평균 의과 진료비 : 32,743 만원
ㄴ 월 평균 치과 진료비 : 8,182 만원
ㄴ 월 평균 한방 진료비 : 3,367 만원

초록 색깔이 진할수록 유발되는 진료비가 많은 거주지역입니다. 지도상에서, 치과가 모여있는 지역 윗 부근 아파트 단지들이 진한 초록색을 띠고 있어 진료비를 많이 지출합니다만, 전체적으로 봤을 땐 노란색 또는 연두색처럼 진료 총액이 높지 않은 지역들이 많습니다. 그만큼 주거인구 수요가 충분하지는 않다는 의미인 거죠.

아파트 단지가 유발하는 진료비를 살펴본다? 낯설지요? 보통 원장님들은 공급자인 개별 치과의 매출에 관심이 있으실 텐데, 그렇게 접근하면 코끼리의 다리만을 만지게 됩니다.

예를 들어보죠. 'A' 지역의 아파트 단지에서 발생하는 거주민 진료비가 월 1억 원에 달하지만 근방에 'ㄱ' 치과 한 곳만 존재한다면, 거주민들은 해당 치과를 방문하거나 외부 지역 병원으로 유출되고 있을 가능성이 높습니다. 이때 'ㄱ' 치과의 매출이 월 3천만 원인 것을 알아냈다면, 내가 개원해도 3천만 원 정도만 발생하는 지역으로 오해할 수 있습니다. 하지만 실제 그런가요? 그렇지 않습니다. 'A' 지역 아파트 단지는 거주민 진료비가 월 1억인 곳으로, 'ㄱ' 치과가 끌어내는 3천만 원의 진료비 외에도 7천만 원가량을 추가로 끌어낼 수 있는 수요가 '숨겨져' 있습니다.

개별 치과 매출을 들여다보는 것은 크게 의미가 없습니다. 내가 진입했을 때 옆 치과들만큼 매출을 많이 끌어올릴 수 있느냐 아니냐는 옆 치과 매출을 본다고 알 수 있는 것이 아니라 이 주변에서 나오는 진료비 수준을 봐야 하기 때문입니다. 이 때문에 거주민들이 유발할 수 있는 '원천적인 진료비'를 살펴보는 것이 중요합니다.

반대로, 강남역 같은 곳을 생각해 볼까요? 매출액 기준 전국 최상위권 치과들이 즐비합니다만 강남에서 개원해야겠다고 바로 뛰어드는 의사들은 많지 않습니다. 왜일까요? 거주민이 유발할 수 있는 원천적인 진료비

주거인구(실제)	유입인구
35,404명	421,473명

가 치과 숫자 대비 매우 낮기 때문입니다.

강남역 부근은 주거인구의 10배가 훌쩍 넘는 42만 명가량의 외부인구를 유입시켜서 치과 운영이 되고 있는 진료권역입니다. 따라서 외부 유입인구를 우리 치과로 유인할 매우 강한 경쟁력(규모, 마케팅, 특화진료 등)이 해당 지역에서는 필요하게 됩니다. 이러한 경쟁력이 갖춰져 있는 치과들만 살아남아서 높은 매출을 기록하기 때문에, 단순히 개별 치과 매출액만을 보거나 치과 숫자만 보고 진입하면 생존편향에 빠져들게 됩니다. 과연 앞에서 살펴본 내용들을 공급 측 데이터인 개별 치과의 매출액만 가지고, 아파트 세대수만 가지고, 혹은 치과 개수만 세어서 알 수 있을까요?

이 때문에 수요와 공급을 함께 따져야 합니다. 데이터로 치과의 수요와 공급을 살펴보면 지역의 특성이 명확하게 보입니다.

SUMMARY

정말 중요한 개념들을 소개했기 때문에, 정리해 보겠습니다.

- 치과 수요(인구)만 고려하면, 인구가 유출되도록 만드는 외부 치과를 고려할 수 없음.
- 치과 공급(치과)만 고려하면, 잠재 수요를 고려할 수 없어 매출의 원인과 결과를 뒤집어서 오해할 수 있음.
- 따라서 수요와 공급을 함께 고려해야 함. 1) 치과당 인구, 2) 공급의 경쟁력을 고려한 유입 유출, 3) 수요의 풍부함을 고려하는 주거인구 비중, 4) 거주민 진료비 등을 추가로 고려해야 함.

어떤 데이터들을 살펴봐야 하는지 조금이나마 '느낌'만 갖게 되었어도 충분합니다.

본격적으로 데이터 기반의 개원조사를 시작해 보겠습니다.

개원 후보지 탐색
– 경쟁 병원 살펴보기

데이터를 활용해서 개원조사를 해보겠습니다. 여기서부터는 앞 장에서 잠깐 소개되었던 개원조사 플랫폼 〈웨어히어〉를 사용하여 데이터를 살펴볼 예정입니다. 웨어히어(https://bondam.co.kr/wherehere)는 의사라면 누구나 사용할 수 있는 오픈형 플랫폼으로, 후보지 탐색 시 살펴봐

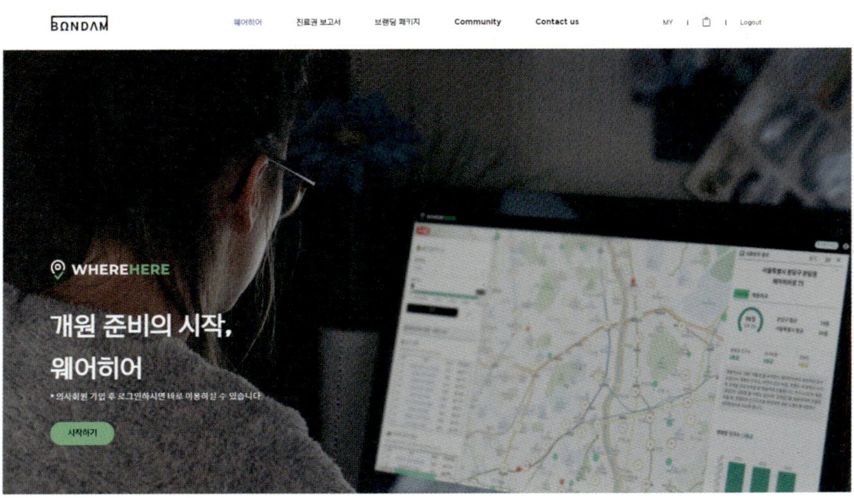

야 하는 경쟁 병원 정보와 개폐업 현황, 아파트 입주 정보부터 지역에 대한 AI 개원지수, 치과당 인구수, 신축건물 정보까지 일목요연하게 제공되어, 후보지를 조사할 때 유용하게 사용할 수 있는 서비스입니다.

웨어히어를 사용하기 위해서 의사회원으로 가입을 완료하면, 웨어히어를 시작할 수 있습니다. 접속하면 아래와 같은 화면이 보입니다.

지도 위에 여러 원형들이 보이는데 치과들이 뭉쳐있는 모습을 보여줍니다. 치과들이 바글바글 모여있는 곳은 원에 숫자가 적혀 있어 얼마나 많은 치과들이 모여있는지 알 수 있습니다. 스크롤 줌인에 따라 숫자가 변화해, 치과 개수를 편하게 묶어서 파악할 수 있습니다.

확대를 해서 보면 화면처럼 개별 치과들이 원형으로 표시됩니다. 해당 원으로 다음과 같은 정보를 쉽게 파악할 수 있습니다.

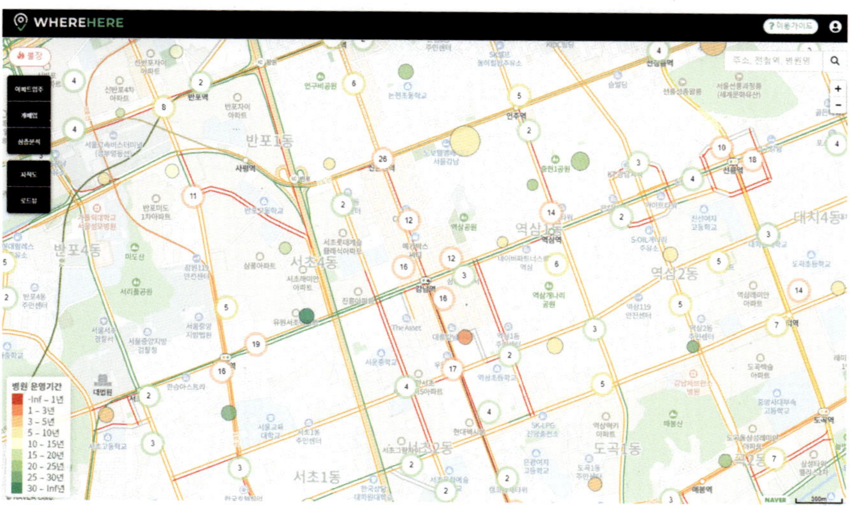

① 규모가 클수록 원이 크게 표시

② 최근에 개원할수록 붉은색으로 표시

③ 의사 2명 이상일 시 원 테두리 볼드 표시

아래 사진을 보면, 중앙 도로 위쪽으로는 건물마다 치과가 있는 것을 알 수 있습니다. 그중 롯데리아 건물의 치과는 의사가 두 명 이상입니다. 또, 원의 색상이 연두색에 가까운 걸로 봐서는 15년 이상의 중소 규모 치과들이 많은 것 같습니다(화면 좌측 하단 범례 참조). 반면, 도로 아래쪽 붉은색 큰 원이 존재하는데요. 큰 규모 치과가 개업한 걸 쉽게 알 수 있습니다. 원을 클릭하면 다음 페이지의 사진과 같이, m0 세부정보를 알 수 있는데, 여기서는 견본 사진으로 보여드리겠습니다.

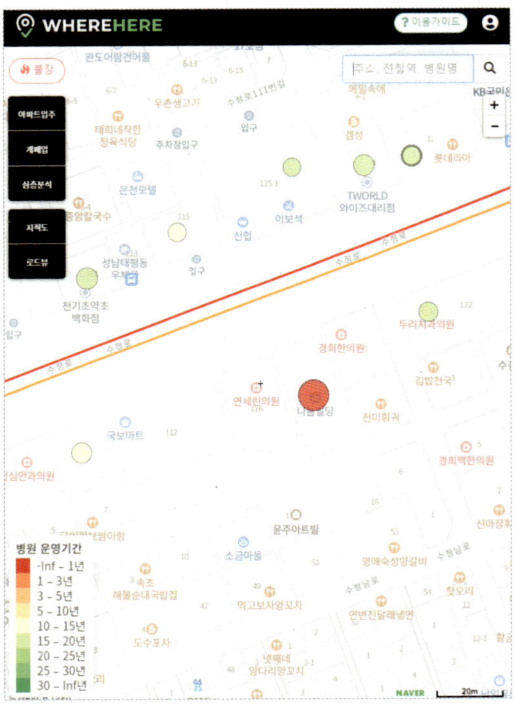

건물의 모습, 치과의 개업 일자부터, 규모와 주소, 의사수를 살펴볼 수 있고, 해당 치과가 있는 건물 내에 다른 과목 병원의 규모와 개업 날짜도 파악할 수 있습니다. 봉직의를 하고 있는 곳이나, 내가 잘 아는 동네의 이곳저곳을 눌러서 개업 현황 및 상세 정보를 살펴보는 것이 첫 번째입니다. 어느 모임에 가도 초반엔 분위기부터 살피는 게 우선이죠.

작고 오래된 치과들이 모여있는 동네가 있고, 비교적 크고 신규 개원 치과들이 모여있는 지역이 있기 때문에, 치과를 눌러서 건물의 컨디션도 살펴보고 몇 명의 원장님으로 운영되는지도 살펴보면 좋습니다.

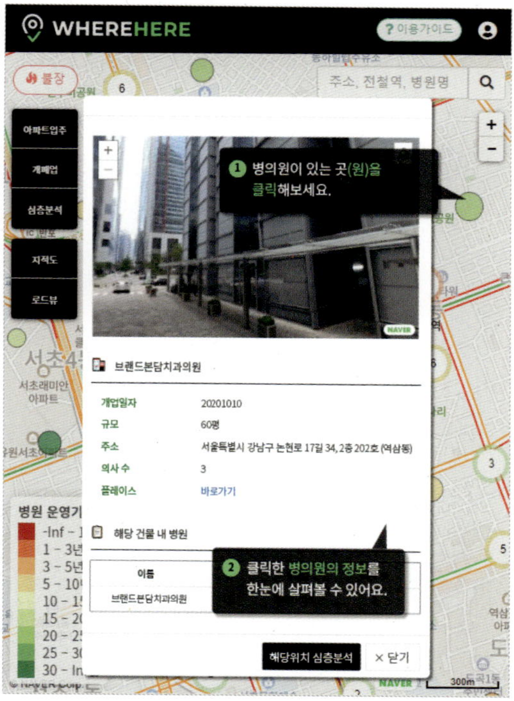
WHEREHERE
? 이용가이드
불장
주소, 전철역, 병원명
아파트입주
개폐업
심층분석
지적도
로드뷰
1 병의원이 있는 곳(원)을 클릭해보세요.
브랜드본담치과의원
개업일자 20201010
규모 60평
주소 서울특별시 강남구 논현로 17길 34, 2층 202호 (역삼동)
의사 수 3
플레이스 바로가기
해당 건물 내 병원
이름
브랜드본담치과의원
2 클릭한 병의원의 정보를 한눈에 살펴볼 수 있어요.
해당위치 심층분석
× 닫기

예시 1. 강남역

역을 기준으로 개업한지 3~15년 사이의 대형 치과들이 밀집되어 위치하고 있습니다. 특히 10번 출구, 11번 출구, 1번 출구에는 공통적으로 출구 바로 앞 건물에 치과가 2개 이상 진입되어 있는 상태입니다. 그중에서 10번, 11번 출구 부근 치과는 의사가 여러 명(원의 두께가 볼드)인 대형 치과입니다.

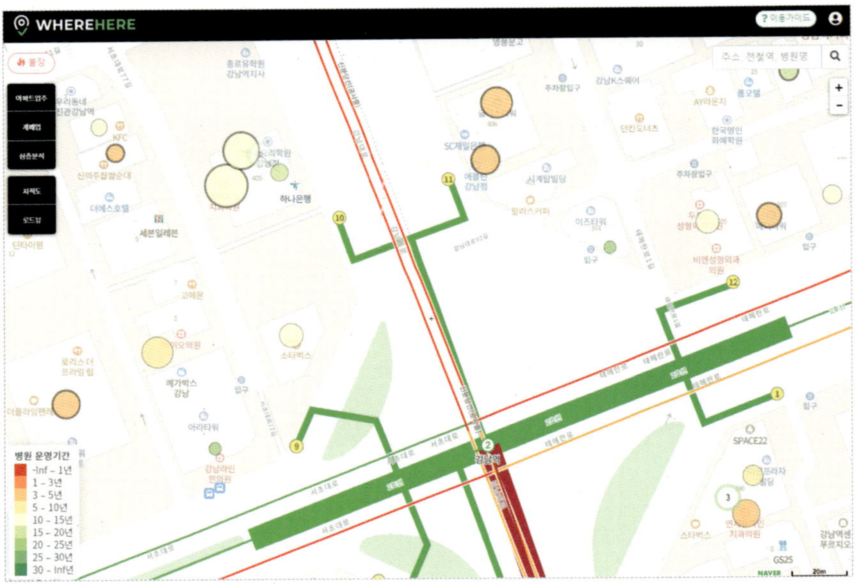

예시 2. 청주 용암동

신도시의 개원 패턴입니다. 새로 입주한 아파트 단지 앞쪽으로 1년 미만의 치과 네 곳이 일렬로 진입했습니다. 그보다 아래쪽에 주황색(개업 1~3년 미만) 치과 두 곳은 의사가 두 명 이상인 걸로 확인됩니다.

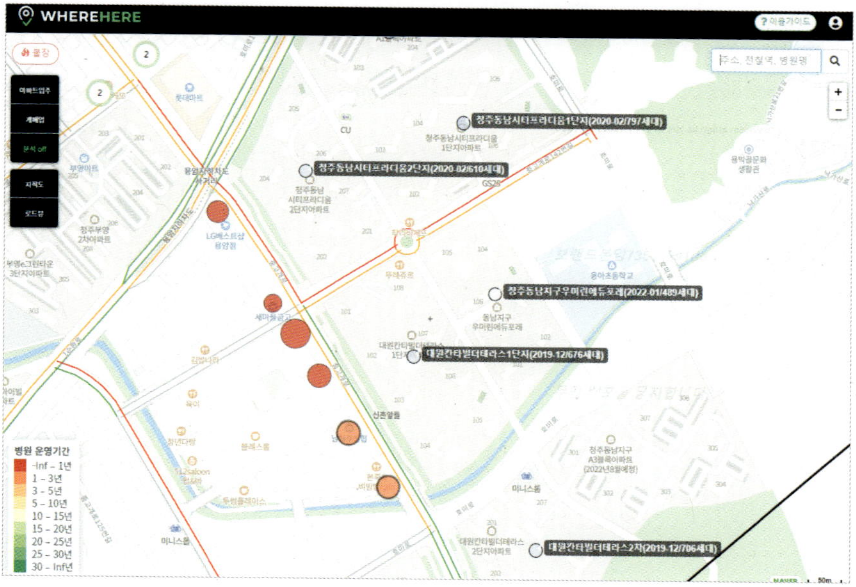

예시 3. 일산 주엽역

250평 규모의 치과 병원을 필두로 주변에 30~50평 내외의 치과의원들이 모여있는 진료권입니다. 원형의 색깔이 초록색이 많은 걸로 봐서는 대부분 10년 이상 된 치과들이 모여있는 진료권입니다. 의사 두 명 이상의 치과들이 꽤나 모여있습니다.

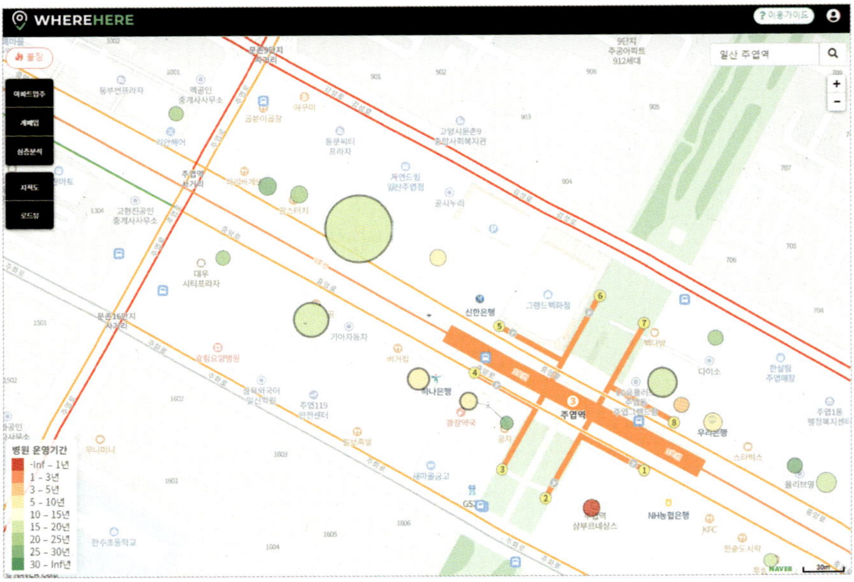

예시 4. 구도심 아파트 단지-산본

오래된 아파트 단지마다 작은 규모의 오래된 치과들이 하나씩 포진하고 있는 지역입니다. 치과 한 곳은 작은 규모임에도 두 명 이상으로 진료하는 것으로 보입니다.

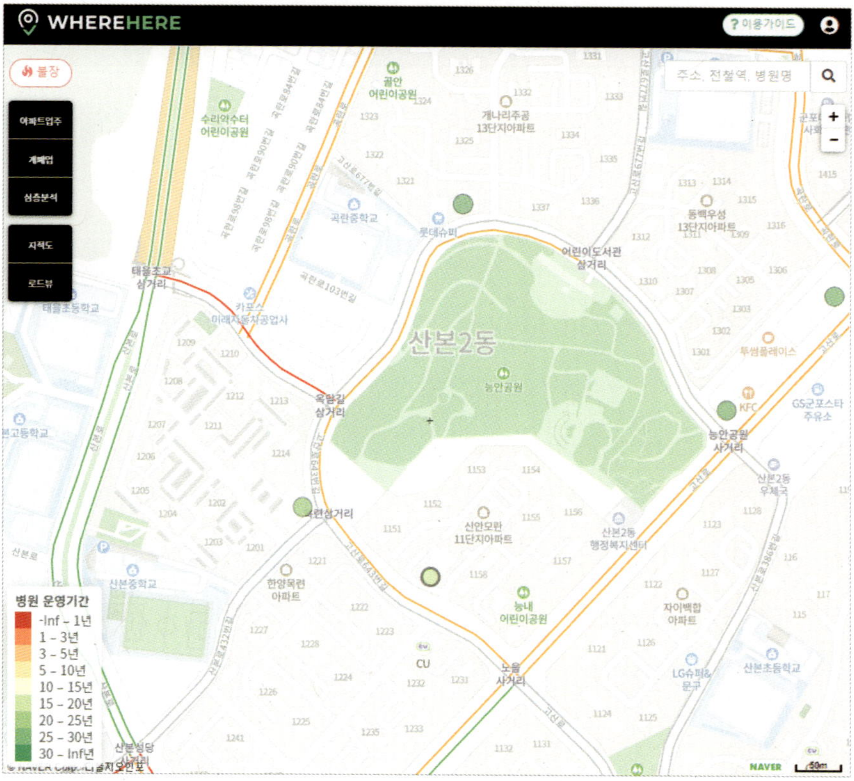

병원의 운영기관과 규모, 의사수만 보더라도 진료권의 특징이 쉽게 파악 가능합니다. 이제 본격적으로 후보지들을 탐색해 보도록 하겠습니다.

개원 후보지 탐색
– 몰랐던 지역 탐색하기

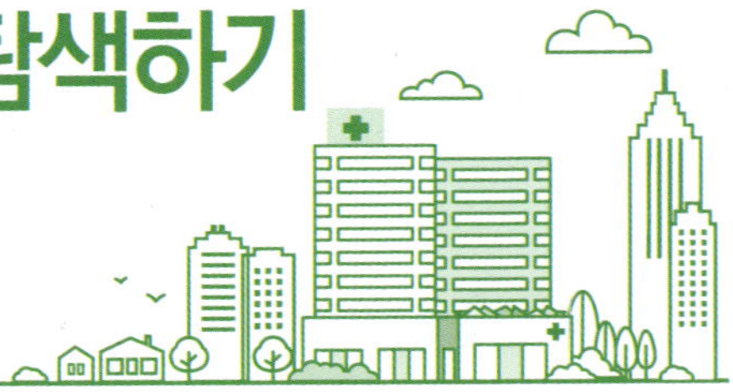

분석 도구도 생겼으니 데이터를 통해 어디든 분석해서 살펴볼 수 있을 것 같은데, 어디부터 보는 게 좋을까요?

혹시 주식을 구매해 본 적 있으신가요? 주식을 처음 입문할 때 어떤 종목을 사야 할지는커녕 어떤 종목이 있는지조차 감이 오지 않죠. 그래서 검색해 보는 종목들이 무엇일까요? 아마 모두가 공감할 겁니다. '삼성, 네이버, 카카오, LG, 하이닉스' 우리가 많이 들어 본 코스피 상위 기업들입니다. 주식을 처음 입문했는데 정치테마주, 선물옵션부터 하지는 않죠.

진료권역 탐색도 마찬가지입니다. 내가 잘 아는 지역부터 살펴보셔도 좋습니다. 예를 들어 나고 자란 지역, 봉직의를 했던 지역, 개인적으로 눈여겨본 지역 등이 좋은 예시입니다. 주변 치과들의 운영기간, 규모 등을 살펴보면서 이 동네에는 왜 치과가 많고 적은지, 왜 새로운 치과들이 많이 들어왔는지, 왜 치과들의 규모가 전부 작은지 등 나름의 추측을 하면서 논리를 세워가시는 것도 좋은 훈련입니다. 가설이 맞을 수도 틀릴 수도 있지만, 지식이란 원래 정반합 구조로 발전하는 것이니까요. 가설을 세우고 그것이 깨지고 다시 통합되면서 어떤 분야든 그렇게 시작하는 게 일반적입니다.

하지만, 내가 잘 몰랐던 지역도 발견해 보고 싶은 게 솔직한 심정입니다. 그래서 각종 개원자리를 전문으로 담당하는 회사들에게 의뢰해서 자리를 추천받는 경우도 개원과정에서는 일반적입니다. 여기서는 '의사인 내가 직접 데이터를 살펴보고 탐색한다'라는 관점에서 후보지를 탐색해 보고자 합니다. 그렇다면 무엇을 봐야 할까요? 이번 코너에서는 후보지를 탐색하는 방법 네 가지를 소개하겠습니다.

새로 입주할 아파트를 찾아보기

앞서 개원 트렌드를 살펴볼 때도 언급이 되었지만, 최근엔 경인권 신도시에 개원하는 경향이 보다 짙어졌습니다. 그런데 신도시를 다 알고 있는 것도 아닌데, 어느 지역의 구체적으로 어떤 위치를 살펴봐야 하나 고민이 되는 게 사실입니다. 그럴 때 웨어히어 내 좌측 상단의 〈아파트 입주〉 버튼을 누르면 아파트 입주 필터가 생깁니다. 여기서 관심 있는 지역과 입주시기, 세대수를 선택하고 탐색하면 2025년까지의 미래 입주 물량이 들어오는 위치를 한 번에 관찰할 수 있습니다. 다음 지도에는 경기도에서 2022년 이후 1,000세대 이상 진입하는 아파트 위치를 표시했습니다.

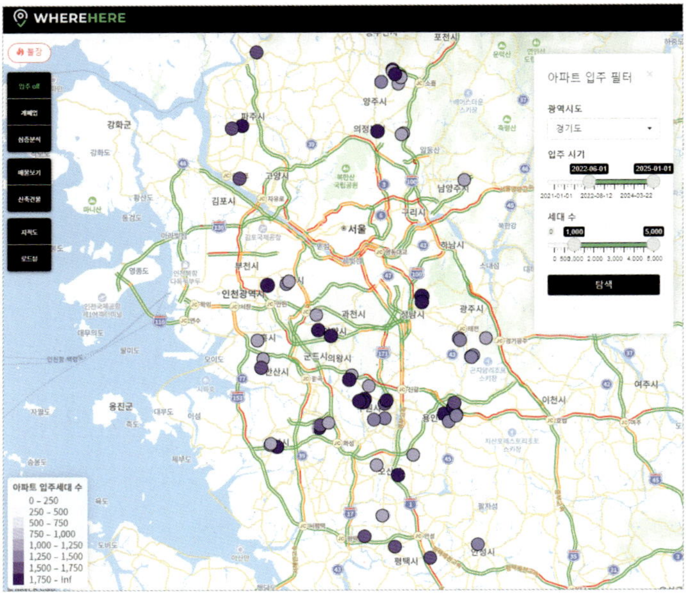

경기도 북쪽은 양주시가 눈에 띄고, 남부 쪽은 수원 매교 부근과 용인, 기흥, 화성 등이 입주가 예정되어 있습니다. 마우스를 갖다 대면 입주 일자와 세대수, 아파트 이름이 나옵니다.

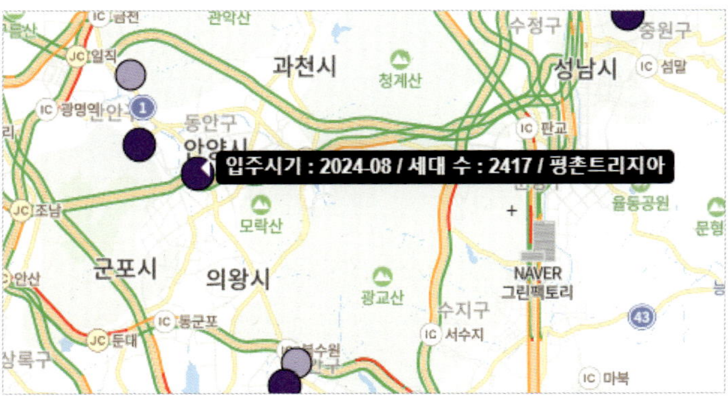

아파트를 조금 더 확대해 보면 다른 치과들의 위치와 비교해서 살펴볼 수 있습니다. 아래 지도는 인천 가정동 루원시티입니다.

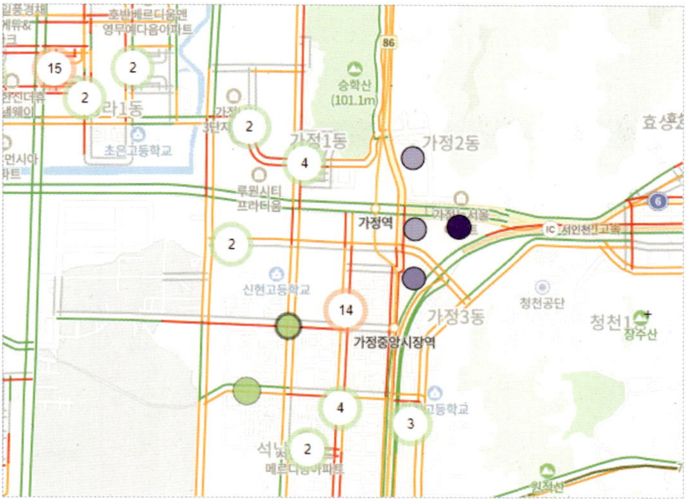

기존 치과들은 가정역을 기준으로 좌측과 하단에 집중 분포되어 있고, 새롭게 아파트가 입주하는 곳은 보라색으로 표시되어 있습니다. 치과가 없는 곳에 입주가 예정되어 있다는 사실을 알 수 있습니다. 아파트 입주 예정인 곳들은 의료뿐만 아니라 대부분의 업종에게 신규 수요 창출을 의미하기 때문에 기본적으로 검토하고 따져봐야 할 후보지들 중 하나입니다.

치과의 개업과 폐업 현황 살펴보기

이번에는 치과를 기준으로 살펴보겠습니다. 동료 혹은 개원 선배들이 선택한 위치를 살펴보는 겁니다. 이런 측면에서는 최근에 신규 치과들이 어느 지역에 개원했고, 어느 지역에서 폐업이 많이 나왔는지 살펴보는 것도 중요한 공부입니다. 〈개폐업〉 버튼을 누르고 마찬가지로 조건을 입력 후 탐색하면 개업한 치과는 붉은색, 폐업한 치과는 검정색으로 표시가 됩니다.

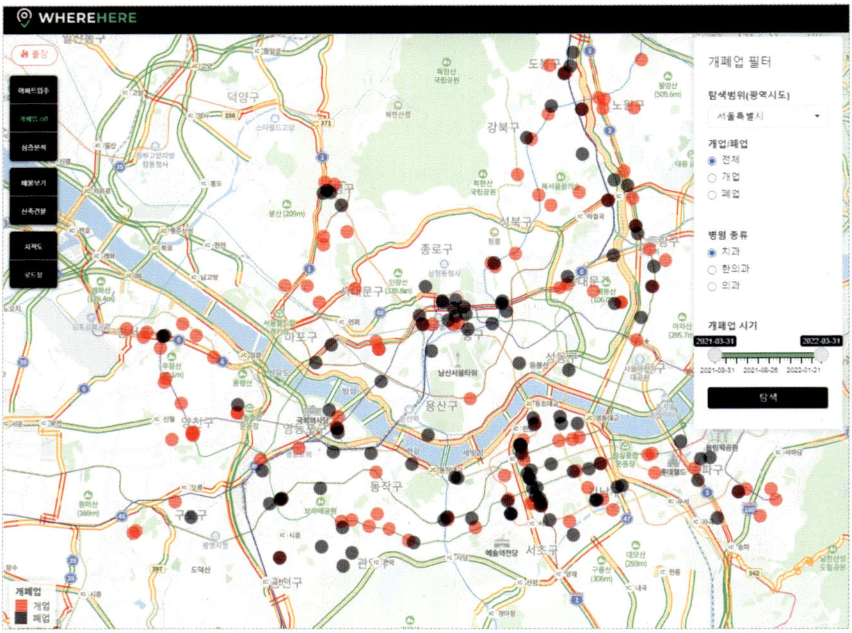

위 지도는 서울의 결과입니다. 대표적 업무단지인 종로와 강남에서 검정색 폐업이 많이 나왔습니다. 상대적으로 강서구와 서대문구에서는 개업이 많이 이뤄졌는지 붉은색이 조금 더 많습니다.

이제 충북으로 내려가보겠습니다.

대비가 뚜렷해집니다. 위쪽 지역은 폐업이 많았고, 아래쪽 지역엔 개업이 많았네요. 우측 하단에 붉은색 원들이 모여있는 걸 보니 개업이 대

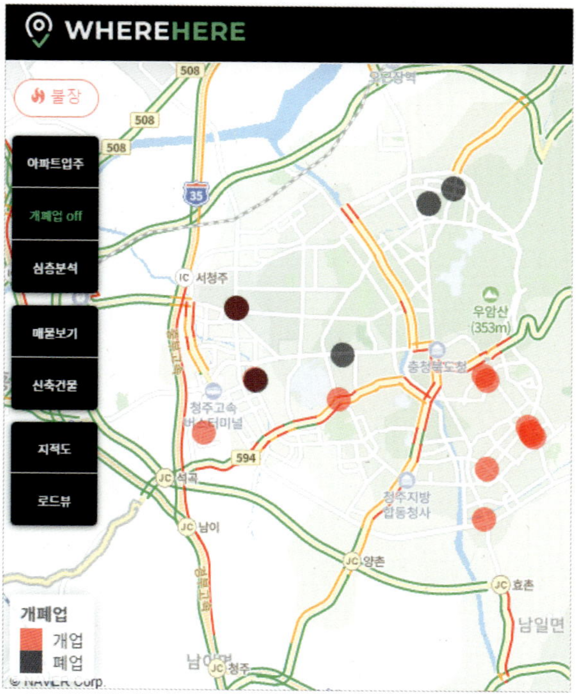

량으로 진행된 것 같은데요. 신축 아파트의 대규모 입주 때문이었습니다. 〈아파트 입주〉 코너와 원인을 따져보는 것도 당연히 필요합니다.

들어갈 신축건물을 살펴보기

들어갈 만한 건물이 있는지 살펴보는 것도 중요한 기준 중 하나입니다. 〈신축건물〉 버튼을 누르면 다음과 같이 하늘색 원형과 주황색 원형으로 둘러싸인 공사 아이콘이 보입니다. 주황색 원형은 현재 공사가 진행 중인 건물이고, 하늘색 원형은 공사가 완료된 신축건물입니다.

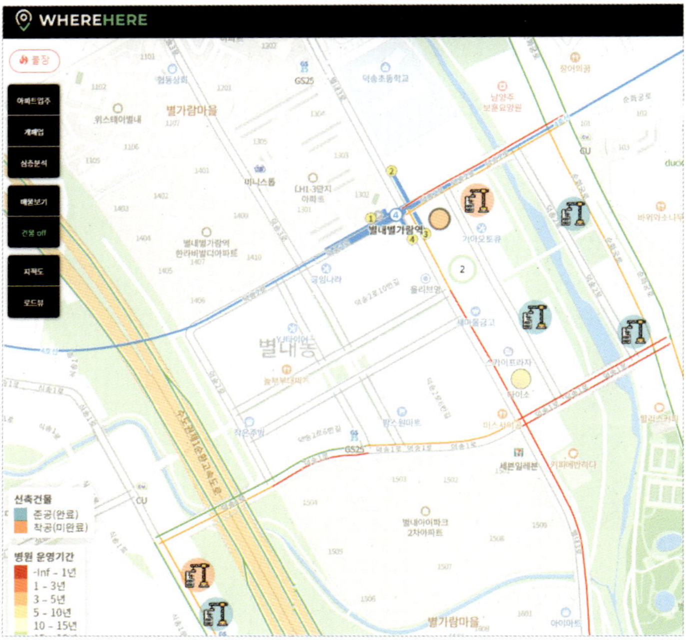
WHEREHERE
신축건물
준공(완료)
착공(미완료)
병원 운영기간
-Inf - 1년
1 - 3년
3 - 5년
5 - 10년
10 - 15년
별가람마을
별내별가람역
별내동

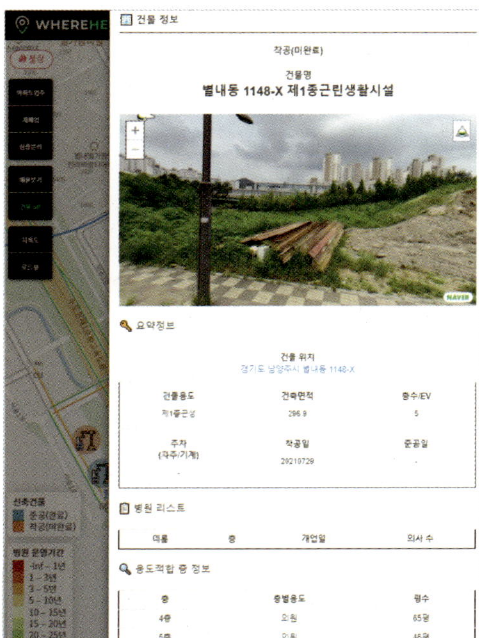
WHEREHERE
건물 정보
착공(미완료)
건물명
별내동 1148-X 제1종근린생활시설
요약정보
건물 위치
경기도 남양주시 별내동 1148-X
건물용도
제1종근생
건축면적
296.9
층수/EV
5
주차
(자주/기계)
-
착공일
20210729
준공일
-
병원 리스트
이름
층
개업일
의사 수
용도적합 층 정보
층
층별용도
평수
4층
의원
65평
5층
의원
46평
신축건물
준공(완료)
착공(미완료)
병원 운영기간
-Inf - 1년
1 - 3년
3 - 5년
5 - 10년
10 - 15년
15 - 20년
20 - 25년
25 - 30년

공사가 아직 진행 중인 건물을 한번 눌러보면 건물의 상세 정보를 확인할 수 있습니다.

건물 위치와 용도, 착공일 등 짓고 있는 건물 정보도 나옵니다. 4층과 5층에 각각 65평, 46평으로 의원이 들어갈 수 있는 용도로 인허가가 난 것 같습니다. 주변 부동산에 연락해서 이런 건물에 들어가 볼 수 있도록 하는 것도 상당히 좋은 개원 입지 발굴 방법이겠죠?

<개원현황>코너로 개원동력을 살펴보기

지금까지 유용한 탐색 방식들을 살펴봤지만, 도시의 변화를 조금 더 넓게 살펴보면 어떨까요?

최근 코로나와 금리인상 등의 여파로, 거시적인 개원변동 흐름을 먼저 파악한 후 세부적인 정보를 살펴보고 개원 후보 지역을 선정하는 방식이 보다 중요해지고 있습니다. 즉, 지역의 개원동력이 충분한지를 본다는 개념인데요. 〈전국 치과 수 한계 도달, 개원 동력 '상실 시대' 왔나〉[7]-치의신보(22.11.23) 기사처럼, 전국적으로 개원동력이 점차 내려가고 있다는 우려도 나오기 때문입니다.

그러면, 최근 10년 동안의 전국 전 지역의 도시별 병원 증가 양상의

7 https://www.dailydental.co.kr/news/article.html?no=122485

수준을 수치화해 보면 어떨까요? 한 도시 안에서도 과거와 현재의 개원동력을 비교할 수 있고, 같은 시점의 서로 다른 도시의 개원동력도 쉽게 비교하면 조금 더 거시적인 눈이 커질 것 같습니다.

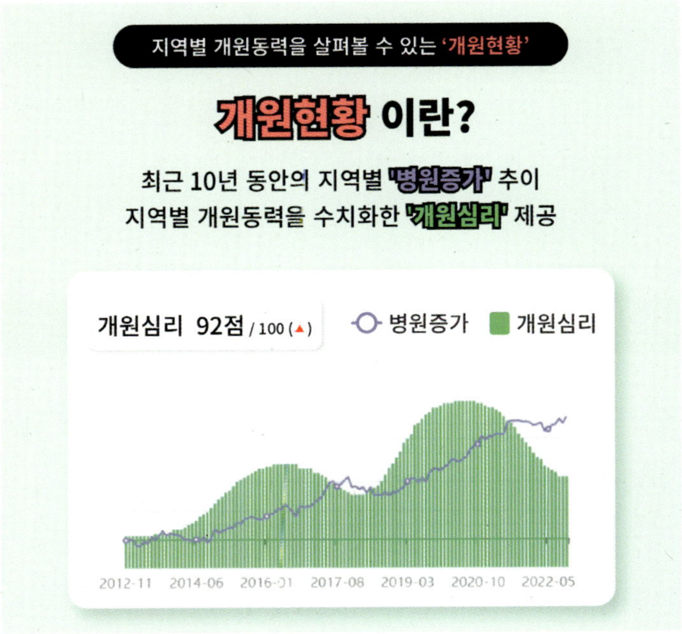

이를 보여주는 것이 웨어히어 〈개원현황〉 코너의 '개원심리' 점수입니다. 마치 주식과 부동산 시장에서 체결강도, 시장강도 지표를 사용하여 '시장 내의 특정 방향으로의 힘의 세기'를 관찰하는 것과 유사한 맥락입니다.

예시로, 서울의 개원동력을 '개원심리'를 통해 살펴보겠습니다.

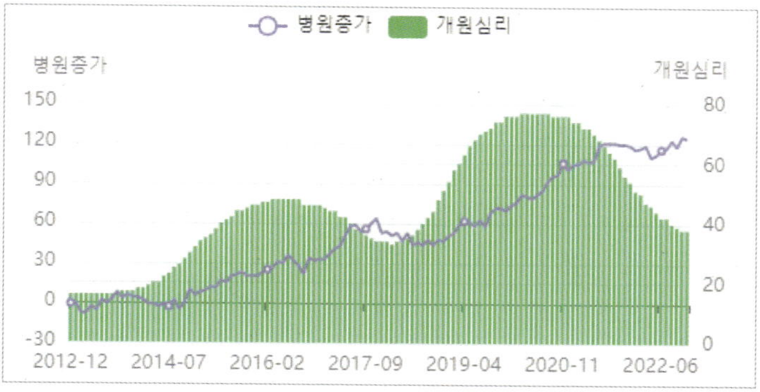

개원심리 38점/100(▼)	병원증가 124개	입주예정 23,564세대

그래프의 보라색 선은 최근 시점으로부터 10년 전을 기준으로, 치과가 얼마나 증가했는지를 표시합니다(개업에서 폐업을 뺀 순증가라고 보면 됩니다. 서울에서 지난 10년간 치과가 124개 증가했으니, 연간 12개가량 치과가 늘었습니다).

그래프의 초록색 영역이 서울의 치과개원 심리를 보여줍니다. 개원심리 그래프에서 알 수 있는 사실을 정리해보면 다음과 같습니다.

1. 지난 10년간 서울시의 치과개원 심리는 반복적으로 오르락내리락했는데, 4년을 주기로 사이클을 도는 상황
2. 개원심리가 바닥을 치고 반등한 후(ex. 2018년) 실제 병원증가 숫자가 뒤따라서 올라가므로, 개원심리의 방향 전환이 중요
3. 2020년 6월 서울 개원심리가 과거 10년의 기간 중 가장 높았음(보복 개원여파)

4. 이후 지속적으로 하락하여 가장 최근시점인 2022년 중순엔 많이 내려와서 바닥을 다지고 있는 상태

위 사실에서 많은 인사이트를 도출할 수 있습니다. 서울의 개원동력은 지속적인 sin (사인) 그래프 모양의 주기를 보여주고 있고, 그 시기가 4년마다 한 번씩 극댓값을 터치하고 있는데, 공교롭게도 지난번의 사이클에서 10년 중 가장 강력한 개원심리를 보여줬습니다. 최근 시점은 다시 하락주기에 도달한 상황입니다.

재밌는 점은, 서울의 치과 증가는 2020년부터 2021년까지 지속적으로 오르고 있었지만(보라색 선), 개원동력을 의미하는 개원심리가 이미 2020년 6월 이후부터 꺾이고 있었습니다. 개원심리가 꺾인 이후 서서히 병원이 증가하는 수준도 약해져서 2022년에는 서울 내에서 치과가 거의 증가하지 못한 모습을 보입니다.

과거처럼, 앞으로도 서울이 4년 주기의 사이클을 재연할까요? 확실하지 않습니다. 경제 데이터에는 언제든 코로나, 금리인상 등의 '외부충격'이 섞여서 발생할 수 있는데, 이 외부충격은 정규분포를 따르는 난수(random)[8]로 가정하는 게 보통입니다. 이러한 외부충격이 개원동력에 영향을 미치는 한, 과거의 패턴이 그대로 반복되어 미래가 100% 확정적으로 예측된다는 것은 불가능에 가깝습니다.

하지만, 개원동력(심리)이라는 불의 세기를 높이면 냄비의 물(병원증

8 코로나가 발생하기 전에 코로나라는 것이 발생할 확률을 모델링할 수는 없기 때문에, 통계학이나 경제학에서는 이러한 외부충격에 대해 ~ i.i.d $N(0, \sigma^2)$ 정규분포를 보여주는 난수로 가정합니다.

가)가 끓어오르기 때문에, 개원심리가 하락세에서 바닥을 터치하고 다시 상승으로 전환하는 시기를 세심하게 관찰할 필요는 분명히 있어 보입니다. 개원심리의 방향전환은 이후 병원증가의 향방을 예상할 수 있는 상당히 중요한 단초가 될 수 있기 때문입니다. 따라서, 앞으로 서울의 경우, 바닥을 다지고 개원동력(심리)이 서서히 올라가는 양상을 보여준다면 다시금 진입이 활발해질 것으로 보입니다.

이번엔 인천을 한번 보겠습니다. 서울의 그래프와 정확하게 대칭되는 모습을 보여줍니다. 최근 들어서 서울 개원심리의 상당 부분이 인천 또는 경기로 이전했음을 짐작하게 합니다.

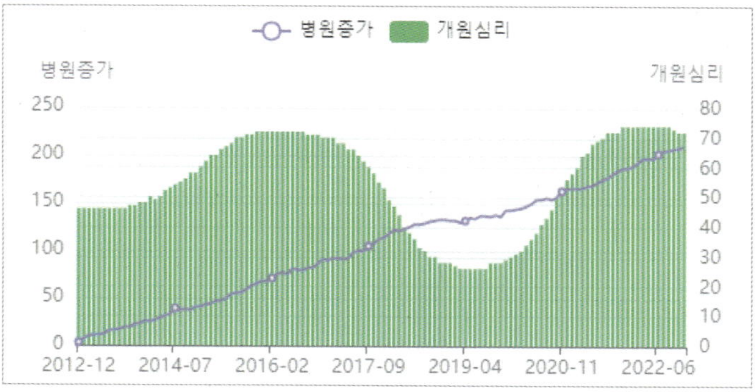

개원심리	병원증가	입주예정
72점/100(▼)	**210개**	**45,216세대**

또한 인천 안에서도 구 단위로 세분화해서 본다면 개원심리가 모두 다르기 때문에 보다 세부지역의 개원동력을 살펴보면 다음의 그래프처럼 또 다른 결과들이 나오게 됩니다. 검단신도시가 입주한 인천 서구를 보면 인천의 전체적인 개원심리보다 훨씬 달아올라 있음을 알 수 있습니다.

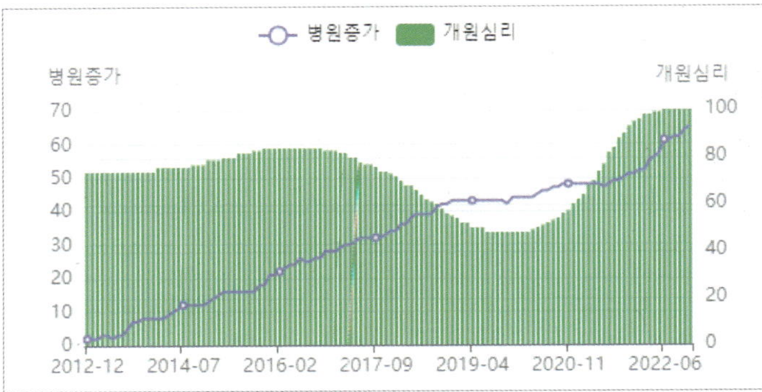

개원심리 **100점/100(▲)**	병원증가 **65개**	입주예정 **15,796세대**

인천 구 단위의 전반적인 개원심리를 보면 아래 표와 같습니다(아래 표의 내용 또한 개원현황 코너에서 쉽게 모두 살펴볼 수 있습니다).

시군구	개원심리	병원증가	입주예정	입주완료
서구	100	65	15,796	17,478
연수구	91	54	5,456	826
전체	72	210	45,216	30,005
부평구	68	7	12,748	3,447
계양구	64	11	670	0
옹진군	42	0	0	0
남동구	39	48	294	120
중구	30	7	1,929	3,857
미추홀구	29	12	8,323	4,177
강화군	21	2	0	0

2022년 하반기 시점에서 인천 전체의 개원동력(심리)은 72점에 해당하는데 서구와 연수구는 각각 100점, 91점에 달할 정도로 높습니다. 반면, 미추홀 강화군은 낮은 편입니다.

여기에서 추가 탐색을 해본다면 방법은 두 가지가 있을 것 같습니다.

1. 개원심리 수치 자체가 높고, 심리가 증가 추세인데 병원이 아직 많이 증가하지 않은 지역을 추린다.
2. 개원심리는 낮으나 바닥을 다지고, 상승세로 올라가는 지역을 찾은 후, 입주예정 세대를 함께 고려하여 지역을 추린다.

혹은 그 외에도 여러 기준을 조합하여 광역시도 → 시군구 → 읍면동 단위로 서서히 개원 후보지를 좁혀 나갈 수 있습니다. 거시에서 미시로 가는 방법론입니다.

정리하면, 이처럼 개원심리는 해당 지역 개원시장이 상승 추세인지 하락 추세인지 가치가 과대평가된 건지 과소평가된 건지 보여줍니다. 이러한 보조지표를 통해 나만의 분석방법으로 전략을 짜는 것은 다른 분야에는 굉장히 일반적이고 활발한 접근방법이나, 개원가에는 아직 많이 도입되지 않았습니다. 이 코너를 통해 후보지를 탐색해 보는 것도 좋은 개원준비 방법입니다.

개원 후보지 조사
– 웨어히어 〈심층분석〉

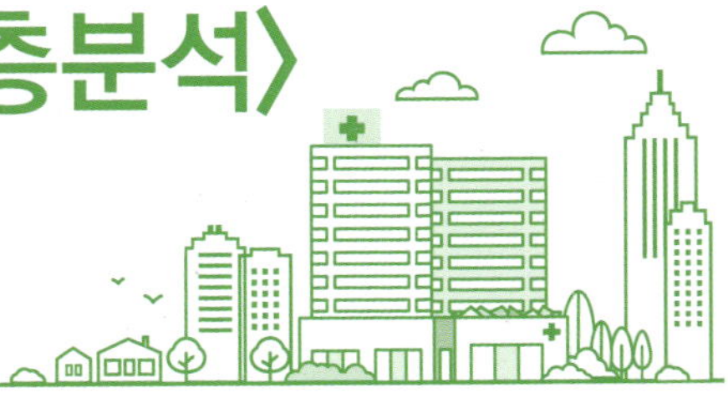

먼저 '누구에게나 백 점짜리인 개원지는 없다'는 대전제에서 시작하겠습니다. 꽤나 괜찮아 보이는 진료권 상황 하나를 예를 들어보겠습니다. 노령층이 기반이면서도 30~50대 주력 소비계층 또한 탄탄한, 즉 대형 치과가 진입하기 좋은 진료권이죠. 일반적으로는 특화진료(수면 임플란트)를 하실 수 있는 원장님, 공동개원으로 협진을 표방하는 원장님들에겐 좋을 수 있습니다만, 조용히 사부작사부작(?) 운영하고 싶은 원장님들께는 정말 쉽지 않은 지역일 겁니다. 대형치과가 진입하기 좋다는 말은 경쟁이 치열해진다는 뜻이거든요.

비슷하게, 젊은 원장님들이 노령층밖에 없는 진료권역에 호기롭게 진입해서 고생하다가 결국 수가 덤핑으로 전략을 선회하는 것도 흔한 실수 중 하나입니다. 어르신 환자분들과 라포를 자연스럽게 형성할 수 있는 경력과 연배가 되는 원장님한테는 노령층이 많은 지역이 수월하겠지요. 하지만 일부 어르신 환자분들의 보수적인 면으로 인해 여성 대표 원장님들이 고충을 겪는 경우도 많습니다. 비슷하게, 단순 마케팅적인 부분보다는 '제값' 받으면서 '소란스럽지 않게' 진료하고 싶어 하시는 원장님들에게는 구도심의 더 들어갈 자리가 없어 보이는 곳에 안착해서 조용히 안정적으로 운영하시는 게 나을 수 있습니다.

이처럼 후보지를 정할 때는 단순히 '후보지'만 좋은 곳인지 보는 게 아니라, '후보지 진료권이 어떤 특성을 지녔으며, 이러한 특성이 나의 성향과 진료 스타일에 적합한지'를 위주로 봐야 합니다. 그렇기에 A 원장님께는 최상의 후보지였던 곳이, B 원장님에겐 최악의 후보지가 될 수도 있는 것입니다.

그렇다면, 먼저 개원 후보지가 어떤 특성을 지녔는지는 어떻게 알 수 있을까요? 앞서 세 번째 챕터 〈후보지 선정 시, 어떤 데이터를 봐야 할까?〉에서 다룬 각종 정보들로 멋있고, 똑똑하게 분석하고 싶은데 말이죠. 후보지를 살펴볼 때 고려해야 하는 요소들을 계량화하여 데이터 기반으로 따져보기 위해 여기서는 〈웨어히어〉 툴 내 〈심층분석〉 기능을 활용해 보겠습니다.

AI 개원지수부터 각종 10가지에 달하는 세부 지표를 통해, 진료권의 수요, 공급 상태를 보다 세부적으로 리서치해 볼 수 있습니다. 〈심층분석〉은 웨어히어 화면에서 심층분석 버튼을 누른 후 원하는 분석위치를 선택하여 살펴볼 수 있습니다. 어떤 내용을 다루는지 살펴볼까요?

개원 수월성을 보여주는 종합 점수 <개원지수>

앞서 세 번째 챕터 내용의 결론을 복습하고 시작하겠습니다. 치과진료의 수요(인구) 정보만 고려하면 외부 경쟁 병원으로 인한 수요의 변동(환자 유출)을 포착할 수 없다고 이야기했었습니다. 이와 반대로, 치과 진료의 공급(치과)만 고려한다면 동네의 치과 수요가 낮아서 치과 숫자가 적은 건지, 아무도 발견 못한 좋은 지역이라 치과가 적은 건지 알 수 없다고 했습니다. 이 때문에 생존편향에 빠질 수 있다고 했죠.

따라서 '수요'와 '공급'을 모두 고려해야 한다고 결론지었습니다. 치과의 수요와 공급을 종합적으로 점수화하여 보여주는 것이 〈웨어히어〉 심층분석 코너에서 가장 먼저 제공되는 〈개원지수〉입니다.

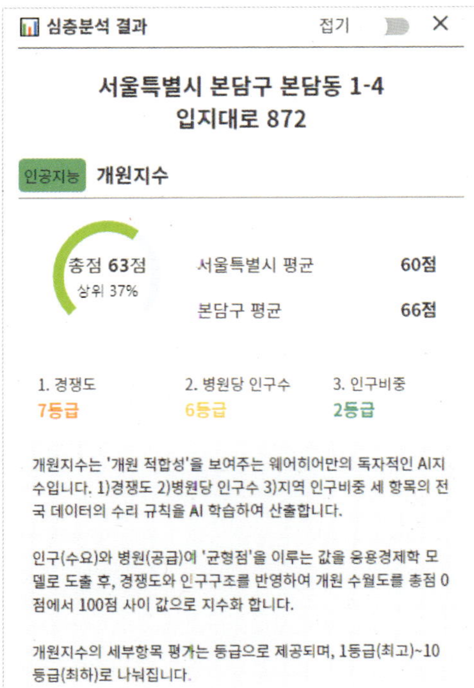

개원지수는 아래 세 가지 세부 항목 점수를 종합하여 개원이 얼마나 수월한지 산출하게 됩니다.

① 병원당 인구수: 환자와 경쟁 치과를 고려한 인구밀도가 얼마나 우수한지 → 치과 수요와 치과 공급을 함께 종합해서 보는 수치입니다.

② 경쟁도: 경쟁자가 얼마나 수월한 상대인지
→ 치과 공급을 담당하는 경쟁 치과들을 분석합니다.

③ 인구 비중: 환자들의 내원 유도가 얼마나 쉬운지
→ 치과 수요를 담당하는 인구 수요를 분석합니다.

즉, 개원지수는 수요와 공급의 균형(병원당 인구수), 수요의 충분함(인구 비중), 공급의 치열함(경쟁도)을 모두 고려한 점수라고 볼 수 있습니다. 개원지수의 총점은 0~100점 사이로 제공되며 해당 점수가 전국 상위 몇 퍼센트인지도 함께 표시됩니다. 더불어서, 해당 진료권역의 점수와 상위 시군구, 상위 광역시도의 점수를 함께 보여줌으로써 해당 지역의 개원지수가 지역 내에서 어느 정도 수준인지도 판단할 수 있습니다. 하지만 점수만 보여주면 아쉽지요. 왜 그러한 점수가 나왔는지 하나하나 뜯어보겠습니다. 개원지수를 구성하고 있는 요소 중 〈경쟁도〉부터 살펴보겠습니다. 아무래도, 내가 관심 있는 지역에 먼저 진입해서 진료를 하는 치과들을 리서치 해보는 게 시작일 테니까요.

치과 공급(경쟁 치과)의 강함을 살펴보는 <경쟁도>

개원지수의 세부 항목 〈경쟁도〉는 가장 먼저 체크해 봐야 하는 요소입니다. 경쟁이 수월할수록 1등급에 가깝고 경쟁이 치열하고 어려울수록 10등급에 가깝습니다. 뒤에서 살펴볼 다른 항목의 등급이 높더라도 경쟁도 등급이 하위에 머문다면, 지역 내의 평균적인 경쟁 강도를 유지하기 위해 많은 마케팅 비용과 경쟁 압력을 견뎌야 합니다. 즉, 〈경쟁도〉 등급이 낮을수록 초반 생존이 쉽지 않다고 보면 좋습니다. 그만큼 경쟁자가 강하다는 의미인 거죠.

– 〈경쟁도〉 코너는 세부적으로 아래의 요소들을 모델링합니다.

(1) 분석 위치로 주로 내원하는 지역의 범위(=진료권역)를 도출한 후, 진료권 범위 내에서 유입되는 인구(유입인구)를 산출하여, 이 수치가 적정 수치보다 높은지 낮은지 분석합니다. 만약 적정 수치보다 더 많은 인구를 주변 지역에서 끌어들이고 있다면, 해당 지역은 보다 강한 경쟁 강도를 지니고 있다고 판단할 수 있습니다.

(2) 경쟁병원의 선호도를 측정하여 경쟁병원 순위를 도출하고, 이들의 경쟁이 얼마나 치열한지를 여러 지표를 통해 종합적으로 계량화하여 〈경쟁도〉를 산출합니다. 만약, 후보지역 내 순위권에 드는 치과들의 규모가 크고, 이들의 마케팅도 치열하며, 수가마저 저렴하다면, 당연히 경쟁이 치열하다고 볼 수 있겠지요? 이처럼 경쟁도를 보

여주는 지표들을 종합적으로 반영한 것이 〈경쟁도〉 등급입니다. 자연스럽게 경쟁이 치열한 지역은 다른 지역의 경쟁 치과들 대비 경쟁력이 세기 때문에 그만큼 주변 인구를 끌어오는 '중력'도 강합니다.

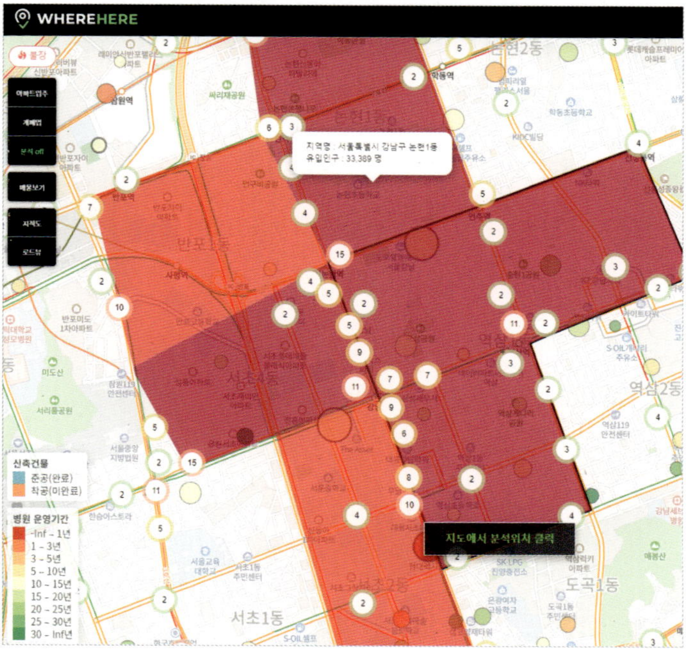

위 사진은 강남역 부근의 개원 후보위치에서 살펴본 '중력'입니다. 지도의 색칠 영역은 해당 지역 내 병원으로 내원하기 위해 유입되는 지역을 보여줍니다. 붉은색일수록 해당 지역에서 분석 지역으로 많은 인구가 유입됨을 뜻합니다. 강남역 부근의 치과들은 마케팅 수준과 경쟁력이 너무나도 강하기 때문에 상당히 넓은 주변 지역의 인구를 매우 강하게 끌어온다는 의미입니다.

위 지도의 팝업을 보겠습니다. 강남역에서 1 km가량 떨어진 논현1동에서 3만 명이 넘는 인구가 '치과'를 방문하러 강남역 부근으로 '끌려옵니다'. 강한 치과들이 많이 존재하면 그만큼 '중력'이 세져서 더 먼 곳의 인구가 끌려온다. 과학시간에 배운 중력의 법칙과 비슷하지요? 이처럼 진료권역 범위를 통해 어느 지역까지를 진료 범위로 삼고 브랜딩을 이어갈지 판단할 수 있습니다(경쟁도는 '경쟁 병원'의 힘을 측정하기 때문에, 같은 강남역 부근이라도 치과가 아닌 내과의 경우 다른 범위의 진료권역이 형성됩니다).

〈경쟁도〉는 당연히 지역마다 다른 모습을 보여줍니다. 아래는 경기도 이천시 신둔면의 경쟁도 지도입니다.

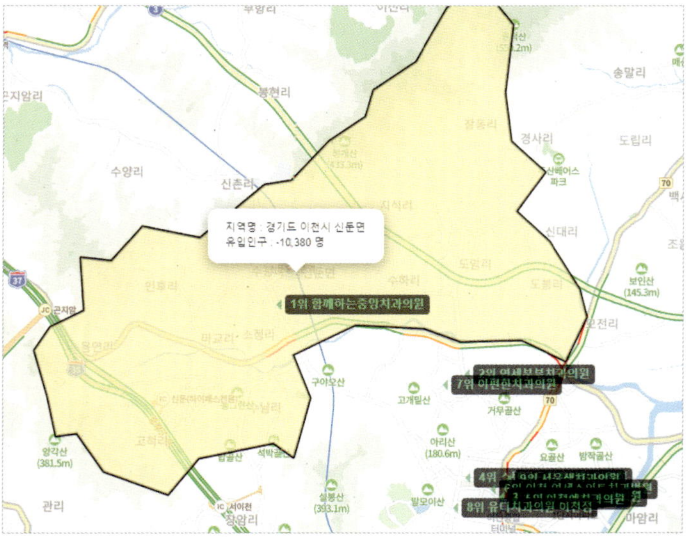

강남역과는 다르게 지도의 영역이 노란색에 가까울수록, 인구 유입이 적거나, 경우에 따라서는 유입은커녕 개원 후보 지역 내 인구들이 오히려 외부 지역의 치과를 방문하기 위해 유출되기도 합니다. 지도의 팝업을 보면 유입인구가 −10,380명으로 나옵니다. 유입이 마이너스라는 의미는 유출이라고 볼 수 있습니다. 즉 신둔면 인구 중 1만 명이 외부로 유출되고 있다는 뜻입니다.

지도를 보면, 신둔면의 경우 지역 내 치과가 1개인데요. 이렇다 보니 경쟁이 치열하지 않아 〈경쟁도〉 등급은 3등급으로 높은 편이지만 그에 따라 자연스럽게 주변 인구를 끌어들일 수 있는 '중력'은 약하고, 오히려 주변 지역에게 인구를 빼앗기고 있는 상황입니다. 지도에 표시된 치과 순위를 보니 이천시 중심지구인 '창전동' 부근 치과들로 '신둔면' 인구가 유출되고 있다는 사실도 알 수 있습니다.

이처럼 인구를 뺏기고 있는 지역에 진입해서, 외부로 유출되고 있는 인구를 흡수하는 것도 유용한 개원 전략 중 하나가 될 수 있습니다. 물론 〈경쟁도〉뿐만 아니라 〈인구 비중〉, 〈병원당 인구수〉와 같은 나머지 지표도 확인해야겠지만요. 수요와 공급을 측정하려면 이런 데이터를 보는 게 정석입니다. 계속 달려가 보죠.

앞서 '외부 지역의 치과들로 지역 내 인구가 유출되고 있다'고 이야기 했습니다. 유출이 된다면 어느 병원으로 유출되고 있는지를 알 수 있어야겠지요? 〈경쟁도〉 내 '경쟁 병원 순위' 코너가 바로 이를 보여줍니다.

'분석 위치'에 있는 사람들의 '병원 선호도'를 측정하여 표시한 순위입니다. 특정 위치에 있는 사람들의 데이터만 측정해야 하기 때문에 지리정보(GIS) 데이터를 수집하며, 이들의 병원 선호도를 측정하기 때문에 '진료데이터'와 '자연어처리' 기술을 종합하여 보여줍니다. 예를 들어 'A 분석 위치'와 그로부터 100미터 떨어진 'B 분석위치'에서 병원 선호도 순위는 당연히 다르게 나옵니다. 단순히 특정 치과의 매출 순위가 아닌, '후보지 위치에서 사람들이 방문하거나 관심을 보이는 치과'를 보여주기 때문에, 개원 후보지에 있는 사람들이 어느 정도 거리의 치과까지 유출되는지 효과적으로 탐색 가능합니다.

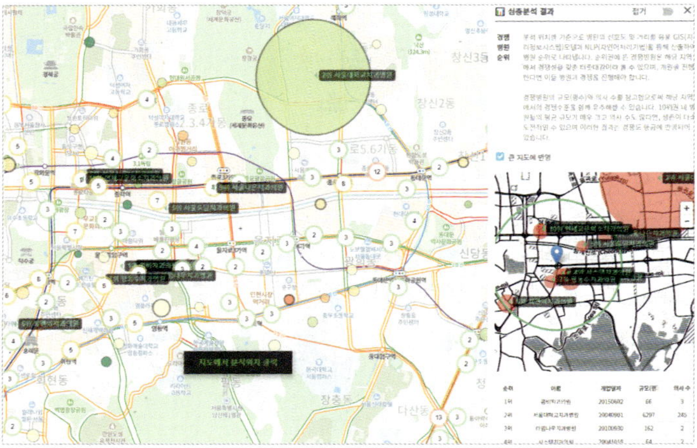

위 사진은 을지로역에서 선호하는 병원의 순위를 보여줍니다. 2 km 밖에 있는 서울대학교병원을 방문한다는 것이 자못 충격적이기까지 합니다. 단순히 반경 500 m 내 치과만 경쟁 상대로 고려하면 안 된다는 의미입니다(이 장의 세 번째 코너에서도 다뤘던 이야기입니다). 따라서 을지로역에서 치과를 운영한다면 경쟁자는 '서울대학교치과병원'까지 포함해야 한다고 봐도 무방합니다. '을지로역 부근의 환자들은 왜 대학병원까지 방문하는가?'라는 포인트에서 시작해서 '대학병원을 선호하는 환자들을 위해 두려움을 없애주는 수면 임플란트' 등의 특화진료를 구상한다면? 아주 올바른 활용 예시입니다.

다시 강남역으로 돌아와보겠습니다. 웨어히어 심층분석을 통해 살펴본 병원 선호도 순위입니다. 실제 서비스 화면에서는 병원명이 나오지만, 여기서는 병원 실명은 가리고 설명하겠습니다.

순위	이름	개업일자	규모(평)	의사수
1위	A치과의원	20080904	279	9
2위	B치과의원	20130807	36	2
3위	C치과의원	20140828	273	8
4위	D치과의원	20170823	154	5
5위	E치과의원	20140522	113	6
6위	E치과의원	20161226	141	3
7위	G치과의원	20080205	264	8
8위	H치과병원	20150713	225	5
9위	I치과의원	20110223	145	5
10위	J치과의원	20110608	230	5

너무나도 쟁쟁합니다. 규모도 대부분 100~200평이고 의사수만 해도 평균 5명이 넘습니다. 다시 말하지만 매출순위가 아닌 특정 위치에서 선호하는 순위이므로 강남역 북쪽, 강남역 남쪽 모두 순위가 다르게 나옵니다. 이를 통해 '내가 이곳에 개원할 때 나의 경쟁 병원들은 어떤 규모를 가졌는지' 손쉽게 탐색 가능합니다.

치과 수요(인구)의 퀄리티를 살펴보는 <인구 비중>

〈경쟁도〉가 공급 측면인 경쟁 치과와 진료권역을 보여줬다면, 이번에는 수요 측면인 인구에 대해서 뜯어보겠습니다. 즉, 환자의 구성이 개원 난이도와 어떤 연관이 있는지 따져본다는 이야기입니다.

주거인구 vs 유입인구 비중을 따져보자

〈인구 비중〉 등급은 개원에 유리하게 구성되어 있을수록 1등급에 가깝고, 반대의 경우에는 10등급에 가깝습니다. 〈인구 비중〉 등급이 높다면 그만큼 안정적인 운영이 가능합니다. 이번에도 역시 강남역을 보겠습니다.

주거인구	유입인구
35,404명	**421,473명**

강남역 부근의 치과에 방문하는 총 인구는 45만 명가량 됩니다. 그중에서 주거인구는 3.5만 명에 불과하고, 유입인구가 자그마치 42만 명이나 됩니다. 외부에서 유입되는 인구가 주거인구의 12배에 달하는 것이죠. 일반적으로 주거인구 비중이 높을수록 안정적인 운영이 가능합니

다. 주거인구는 안정된 배후 인구에 속하기 때문입니다. 반면 '유입인구'는 해당 지역 병원들이 안정적으로 운영되기 위해 외부에서 유입(수급)되어야 하는 인구수를 뜻합니다. 따라서, 유입인구 비중이 높을수록 외부에서 인원을 그만큼 많이 유입시켜야 병원 운영이 지속될 수 있음을 뜻하므로, 경쟁 과열 양상을 띠는 경우가 많습니다. 45만 명이 밀집하는 초거대 진료권 강남역의 인구 비중을 뜯어보면, 그중 42만 명에 달하는 인구를 외부에서 끌어오고 있는 상태인 거죠.

유입인구는 변동성이 큽니다. 예를 들어, 코로나가 발생하는 경우 해당 지역으로 유입을 줄이거나 재택근무를 시행하는 식으로 행동을 변화시키기 때문입니다. 우리 지역에 와글와글 모이다가도 주변 지역이 급부상하면 금방 발길을 돌리기도 합니다. 몹시 까다로운 인구들이죠. 따라서 상위 지역의 평균적인 주거인구와 유입인구 비율을 보면서 따져보는 것이 좋습니다.

반면에 유입인구가 마이너스인 경우도 있습니다. 즉, 외부에서 우리 지역으로 인구가 유입되기는커녕 우리 지역 주거인구가 외부로 유출되고 있다는 의미입니다. 다음은 앞서 이 장의 세 번째 코너에서 살펴본 적 있는 충북의 한 지역 결과입니다.

인구 비중 | 4등급(상위 32%)

주거인구	유입인구
16,596명	**-7,785명**

주거인구가 1.6만 명이지만 외부에 유출되는 인구가 7천 명으로, 전체 주거인구의 절반 가까이가 외부로 유출되고 있습니다. 왜 그럴까요? 지역 내 치과가 네 곳밖에 없기 때문입니다.

다음 지도는 앞서도 봤던 해당 지역의 병원 선호도 순위 지도입니다. 100 km 밖에 있는 서울 소재 치과까지 순위권에 잡힙니다. 이처럼, 인구가 유출되고 있기 때문에 〈인구 비중〉의 유입인구 또한 −7,785명으로 유출되고 있다고 진단되는 것입니다. 〈경쟁 병원 순위〉와 〈유입인구〉는 모두 수학적 모델링으로 연결되어 있습니다.

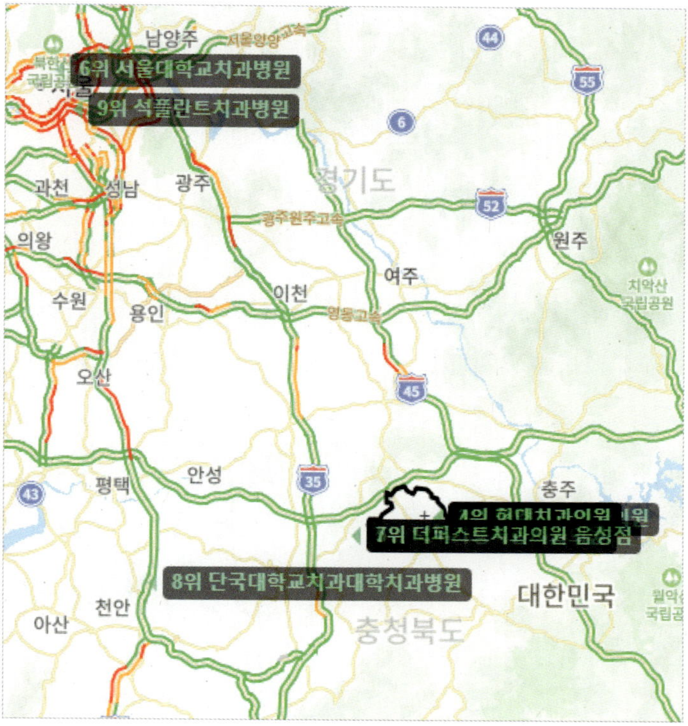

유입인구와 주거인구 중 어떤 것이 중요할까?

유입인구가 너무 많으면 강남역 같은 모양일 것이고, 유입인구가 너무 적어 오히려 유출된다면 앞에서 살펴본 충북의 도시와 비슷한 모양일 겁니다. 그러면, 주거인구와 유입인구가 어떤 비중을 가지고 있는 게 좋을까요?

일반적으로, 주거인구와 유입인구가 반반으로 섞여있는 것이 좋습니다. 일단은 주거인구 비중이 어느 정도 받쳐줘야 지역 내 인구만으로도 자체적으로 진료권이 유지될 테니 안정성이 높아질 수 있습니다. 더불어, 외부에서 인구 유입도 어느 정도 되면 좋겠죠. 외부 지역의 환자들이 치과를 방문할 때, 우리 지역을 쉽게 떠올린다는 뜻이기 때문입니다.

그러면, 유입인구가 극단적으로 높거나 극단적으로 낮은 둘 중 하나만을 선택해야 한다면 어떤 선택이 나을까요? '신규 개원'을 하는 입장에서는 유입인구가 극단적으로 높은 것보다는 차라리 낮은 것이 더 좋습니다. 유입인구가 극단적으로 낮은 경우는 아마도, 지역 내 인구가 오히려 외부로 유출되는 상황일 겁니다. 신규 치과한테는 지역 내 인구가 외부 유출되지 않도록 막는 것이 조금 더 쉬운 편이고, 외부에서 인구를 유입시키는 것이 더 어렵습니다. 그만큼 집토끼인 주거인구가 중요하다는 의미입니다.

이 때문에 주거인구는 병원 개원에서 중요한 위치를 차지합니다. 충성도가 높고 바이럴을 진행하는 계층이기 때문입니다. 맘카페에서 우리 치과를 바이럴하는 주부들도 주거인구일 것이고, 노인정에서 어느 치과가 낫다더라 품평회를 여는 어르신들도 결국 주거인구에 속하겠죠? 그렇다면 주거인구가 유발하는 진료비를 보는 건 어떨까요? 거주민 진료비가 높은 곳은 충성 환자들이 보다 많을 테니까요. 우리가 살펴보고 있는 〈인구 비중〉 코너 내 세부 분석 결과 중 하나인 〈거주민 진료비〉가 바로 이 내용을 다루고 있습니다. 거주민 진료비를 이미 언급한 적 있긴 합니다만, 본격적으로 소개해 보겠습니다. 앞에서 살펴본 적 있는 충북 특정 지역의 〈거주민 진료비〉입니다.

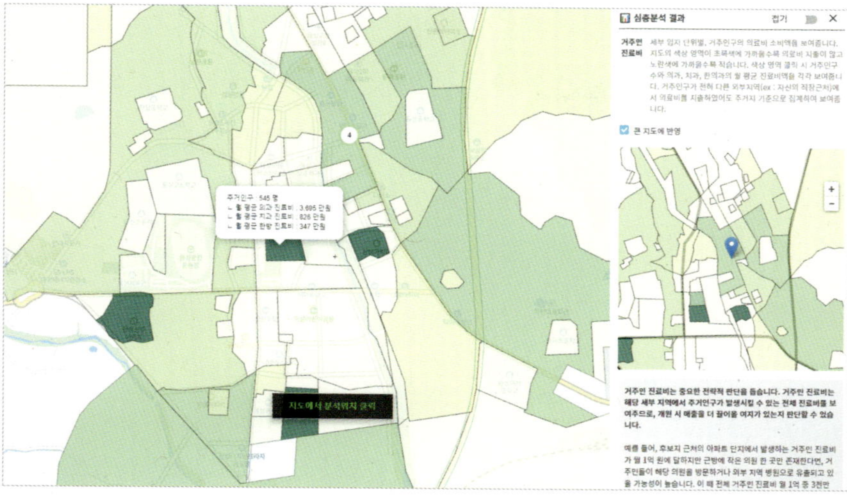
심층분석 결과
접기
거주민 진료비
세부 입지 단위별, 거주인구의 의료비 소비액을 보여줍니다. 지도의 색상 영역이 초록색에 가까울수록 의료비 지출이 많고 노란색에 가까울수록 적습니다. 색상 영역 클릭 시 거주인구 수와 의과, 치과, 한의과의 월 평균 진료비액을 각각 보여줍니다. 거주인구가 전혀 다른 외부지역(ex : 자신의 직장근처)에서 의료비를 지출하였어도 주거지 기준으로 집계하여 보여줍니다.
큰 지도에 반영
주거인구 : 545 명
ㄴ 월 평균 의과 진료비 : 3,695 만원
ㄴ 월 평균 치과 진료비 : 826 만원
ㄴ 월 평균 한방 진료비 : 347 만원
지도에서 분석위치 클릭
거주민 진료비는 중요한 전략적 판단을 돕습니다. 거주민 진료비는 해당 세부 지역에서 주거인구가 발생시킬 수 있는 전체 진료비를 보여주므로, 개원 시 매출을 더 끌어올 여지가 있는지 판단할 수 있습니다.
예를 들어, 후보지 근처의 아파트 단지에서 발생하는 거주민 진료비가 월 1억 원에 달하지만 근방에 작은 의원 한 곳만 존재한다면, 거주민들이 해당 의원을 방문하거나 외부 지역 병원으로 유출되고 있을 가능성이 높습니다. 이 때 전체 거주민 진료비 월 1억 중 3천만

지도에 표시된 개별 블럭은 주거지역 단위(아파트 또는 빌라 단지)를 나타냅니다. 색깔이 진한 초록색일수록 진료비가 높은 곳을 의미합니다. 지역을 클릭하면 해당 단지에서 발생하는 의과, 치과, 한의과 진료비도 상세하게 볼 수 있습니다. 블럭 색깔이 노란색에 가까울수록 거주민 진료비가 높지 않습니다. 이 지역은 주거인구 비중이 높긴 합니다만, 주거인구가 발생시키는 진료비가 그다지 높지 않다는 것을 알 수 있습니다. 이 경우 주거인구만으로는 충분치 않을 수 있으니 유입인구를 외부에서 어느 정도 끌어와야 할 텐데, 이 지역은 인구가 오히려 유출(=유입인구 -7천 명)되고 있는 지역이었으니, 개원 시에는 그만큼 더 환자들을 흡입할 수 있는 매력적인 요소를 발굴해야 함을 알 수 있습니다.

이처럼 거주민 진료비는 중요한 전략적 판단을 돕습니다. 거주민 진료비는 해당 세부 지역에서 주거인구가 발생시킬 수 있는 전체 진료비를 보여주므로, 개원 시 매출을 더 끌어올 여지가 있는지 판단할 수 있는 거죠.

개별 치과 매출보다는 거주민 진료비가 중요

개별 치과의 매출만을 보고 들어가면 오차가 심해집니다. 왜인지 설명해 보겠습니다. 예를 들어, 근처 아파트 단지에서 발생하는 거주민 진료비가 도합 월 1억 원에 달하는 A지역을 생각해 보겠습니다. 공교롭게도 이 지역에는 '○○치과의원' 한 곳만 존재하고 어찌어찌 그 치과의 매출이 월 3천만 원인 사실을 알아냈다고 해보겠습니다. 그렇다면, 어떤 상황인가요? 우리는 거주민 진료비가 월 1억 원가량 나온다는 걸 알고 있으니, 나머지 7천만 원의 진료비는 외부 지역의 병원에서 발생하고 있고, 이 매출만 끌어낸다면 7천만 원의 매출을 낼 수 있다는 사실을 알게 됩니다.

하지만, 개별 치과 매출 조사만으로는 전혀 엉뚱한 판단을 합니다. '○○치과의원'의 매출이 월 3천만 원이기 때문에 매출이 그 정도만 발생하는 진료권역으로 오해할 수 있습니다. 앞에서도 언급했지만 이 진료권에는 7천만 원의 '잠재 수요가 숨겨져 있습니다.' 7천만 원을 우리 지역이 아닌 외부 지역 치과에서 쓰기 때문에 포착되지 않았던 것입니다.

이 때문에 개별 병원 매출이 아닌, 근처 거주민이 발생시키는 총 진료비를 바탕으로 후보지를 살펴보는 것이 유용합니다. 각 주요 아파트 단지에서 유발되는 진료비 총액을 살펴보고 이를 근처의 병원들과 배분했을 경우 충분한 파이가 확보될지 검토해 보는 것이 좋습니다. 만약 주거인구수가 충분하다면, 거주민 진료비의 지도 또한 초록색을 띤 영역이 많이 포진되어 있습니다. 거주민만으로도 진료비 총액이 충분히 나올 수 있다는 의미이기 때문에 진료권 범위와 마케팅 범위 설정에 핵심적인 역할을 합니다.

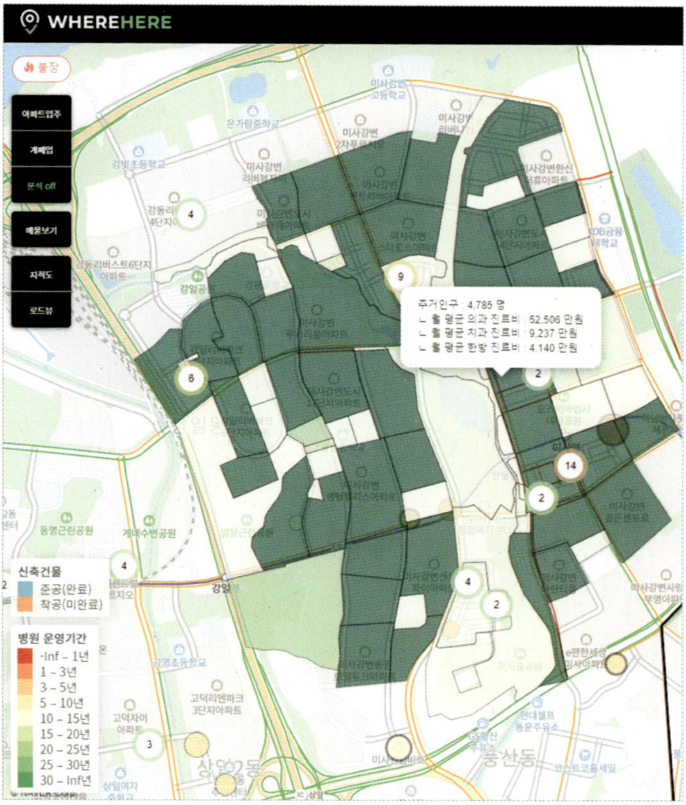

위 지도는 경기도 하남시 미사지구의 모습입니다. 대부분의 블럭이 짙은 초록색을 띠고 있고, 그중 한 아파트 단지는 월 9,230만 원의 치과 진료비를 유발하고 있습니다. 주거인구가 4,785명인 것을 고려하면 아주 높은 수치는 아니지만, 객단가가 낮은 소아와 30대 인구가 많기 때문으로 보이며 아파트 단지가 주변에 포진해 있으니 주거인구만으로도 수요가 상당히 많이 나올 것으로 보입니다. 이런 지역은 대형 치과들이 상당히 많이 진입할 수 있는 진료권역입니다. 아파트 단지 내 소아 인구와 부모 세대를 흡입하기 위해 지역 주치의를 표방하려면 대형 규모가 유리하기 때문입니다. 따라서 입주가 어느 정도 마무리된 현재의 경우 경쟁도가 상당히 강할 것으로 보이는데요. 실제 경쟁도를 살펴보니 8등급으로 경쟁이 매우 치열한 편입니다.

어떤가요? 이처럼 진료비만 봐도 운영 전략까지 간단하게 도출할 수 있습니다.

연령대 비중을 통해 특화 진료 대비

만약 해당 미사 지역에 진입한다면, 주거인구를 최대한 많이 포섭할 수 있는 위치와, 넓은 바운더리의 진료과목을 제공하기 위해 여러 명의 원장님의 협진을 내세우는 것이 필요해 보입니다. 특히 신규 입주한 아파트 단지가 이렇게 많다면 소아 진료 또한 당연히 필요해 보입니다. 신도시의 경우 인구의 연령 비중도 반드시 살펴봐야 합니다. 다음 그림은 인천의 한 신도시의 연령 비중인데요. 마찬가지로 〈인구 비중〉 코너 내에 있는 분석 결과입니다.

인천광역시 평균의 연령 비중(회색)에 비해 뚜렷하게 소아연령과 10대, 그리고 그 부모 세대인 30~40대 연령층이 유의하게 높다는 것을 알 수 있습니다. 이런 경우 임플란트를 주력으로 하는 원장님보다는 소아 진료 또는 일반 진료를 넓은 바운더리로 제공하는 게 필요하겠죠.

이처럼 수요의 세부적인 면을 따져 보면 지역마다의 특성이 다 다르게 나타납니다. 전문과목, 개원 희망 규모, 마케팅 수준을 고려했을 때 '잘 어울리는 지역'을 찾아낼 수 있습니다.

연령 비중 지역에 따라 연령대 구성이 다르기 때문에 주력 진료과목에 부합하는 연령대가 충분한지 확인하는 것이 좋습니다. 상위 광역시도의 연령대 비중과 비교함으로써 해당 지역의 특징적인 연령을 파악할 수 있습니다.

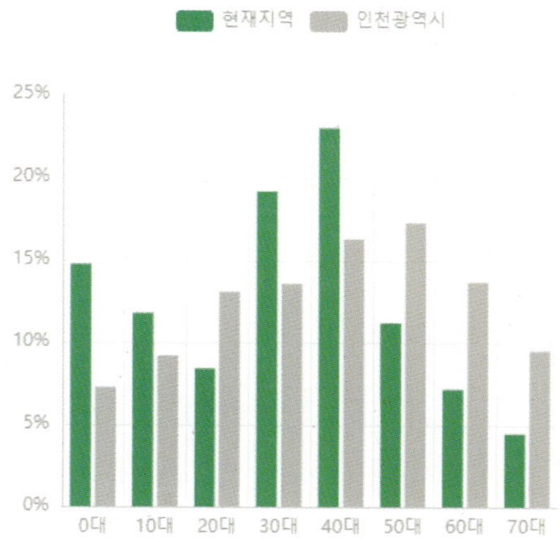

치과 수요와 치과 공급을 결합하는 <병원당 인구>

〈개원지수〉의 마지막 항목인 〈병원당 인구〉 코너입니다. 앞서 〈경쟁도〉와 〈인구 비중〉이 각각 공급과 수요를 세부적으로 살펴본 코너라면, 〈병원당 인구〉는 수요와 공급을 결합해서 수치화한 것이라고 보면 좋습니다.

〈병원당 인구수〉라고 하면 몸풀기 챕터에서 우리가 '치과당 인구'라고 살펴본 내용과 동일한 개념입니다. 즉, 지역 내 병원에 방문하는 총 인구수를 병원수로 나누어 한 병원이 담당하는 인구수를 계산합니다.

앞선 내용에서 살펴본 것처럼, 단순히 주변 아파트 세대수(주거인구)와 병원수를 나누는 개념으로 〈병원당 인구수〉를 계산하면 정확하지 않다고 했습니다. 지역 외부의 경쟁병원으로의 유출(공급)을 제대로 파악해서 경쟁병원을 추가로 포함시켜야 하고, 주변 지역에서 유입되는 인구(수요) 또한 정확하게 반영되어야 하기 때문입니다. 강남역 주변에 살고 있는 주거인구 배후세대로만 계산할 경우 강남역은 치과가 100개 이상 절대로 살아남을 수 없는 지역이지요. 여기서 살펴보는 〈병원당 인구수〉는 이러한 수요, 공급의 수치가 정밀하게 반영된 개념을 뜻합니다.

〈병원당 인구수〉 코너도 〈경쟁도〉, 〈인구 비중〉과 마찬가지로 등급으로도 제공됩니다. 등급이 높을수록 개원 및 운영에 유리합니다. 강남역 부근 결과를 다시 소환해 보겠습니다.

병원당 인구수 | 1등급(상위 7%)

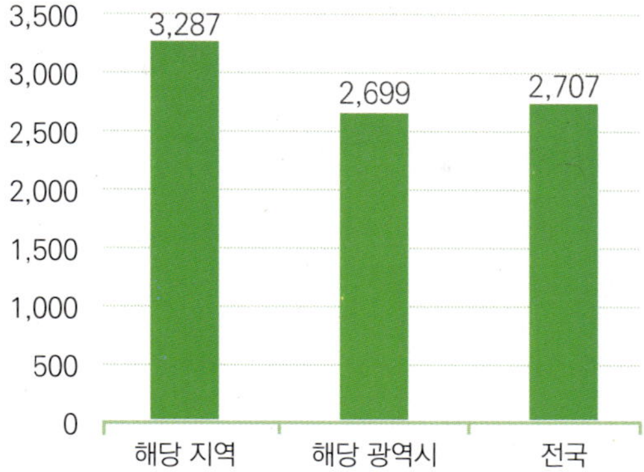

병원당 인구수	총 인구	병원수
3,287명	**456,877명**	**139개**

강남역 부근은 총 45만 명의 인구를 140여 개의 치과가 나눠서 진료하여, 병원당 인구수가 3,287명으로 나옵니다. 인구도 치과 숫자도 엄청나네요. 병원당 인구 등급상으로도 1등급으로 평균보다 높습니다. 즉, 치과 하나당 커버하는 인구 숫자는 매우 우수합니다. 다만 〈경쟁도〉에서 살펴본 대로 경쟁 치과들의 마케팅 수준이 너무나 강력했고, 〈인구비중〉에서 검토한 바와 같이 45만 명의 인구 중 대부분이 유입인구로서, 외부에서 대부분의 인구를 유입시켜야 할 만큼 강한 매력도를 가진 치과에게 유리한 진료권이었습니다.

인공지능 개원지수

총점 14점
상위 86%

강남구 평균	**32점**
서울특별시 평균	**54점**

1. 경쟁도	2. 병원당 인구수	3. 인구 비중
10등급	1등급	10등급

바로 이러한 요소 때문에 〈개원지수〉 총점은 상당히 낮았습니다. 물론, 강남에서 성공적으로 운영하고 있는 원장님들의 매출은 상당히 높을 겁니다. 이런 진료권에서 살아남았다는 것 자체부터 상당히 강한 〈경쟁도〉를 이겨내고, 〈인구 비중〉면에서도 외부 인구를 충분히 흡입했을 테니까요. 반면 경쟁에서 밀려나는 치과들은 금방 어려움에 봉착하게 됩니다.

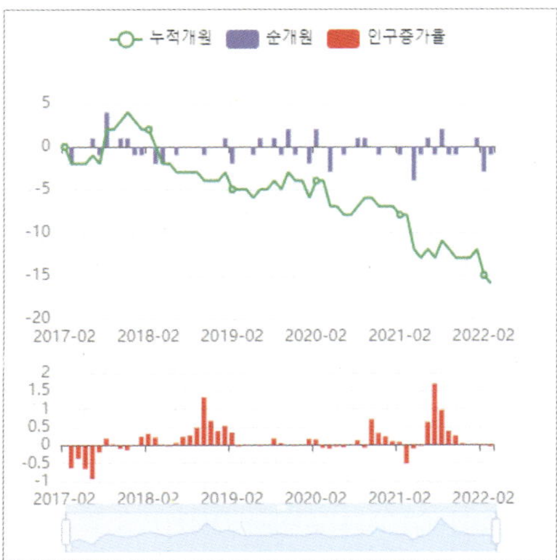

해당 그래프는 〈병원당 인구수〉 코너의 세부 분석 결과인 〈개원 추이〉 코너입니다. 강남역 부근의 치과 추이와 인구증가율을 보여주는데요. 2017년 초를 기준으로 치과 숫자가 늘었는지 줄었는지 보여줍니다. 2020년부터 초록색 누적 개원 숫자가 보다 급격하게 떨어지네요. 코로나 때문이라고 보면 좋습니다. 왜 코로나 효과가 컸을까요? 강남역은 주거인구보다 유입인구가 10배는 많은 진료권역인데, 코로나로 인해 외부에서 유입되는 인구가 많이 줄었기 때문입니다(〈인구 비중〉 코너에서 이 내용을 다뤘습니다. 외부 유입인구가 많을수록 평균적으로 경영 안정성이 떨어집니다).

강남역 부근은 2017년 2월과 비교할 때 2022년 2월 기준 자그마치 15개의 치과가 줄어들었습니다. 〈병원당 인구수〉뿐만 아니라 〈경쟁도〉와 〈인구 비중〉을 함께 봐야 하는 이유입니다.

수도권의 한 진료권역의 〈병원당 인구수〉 그래프를 보겠습니다.

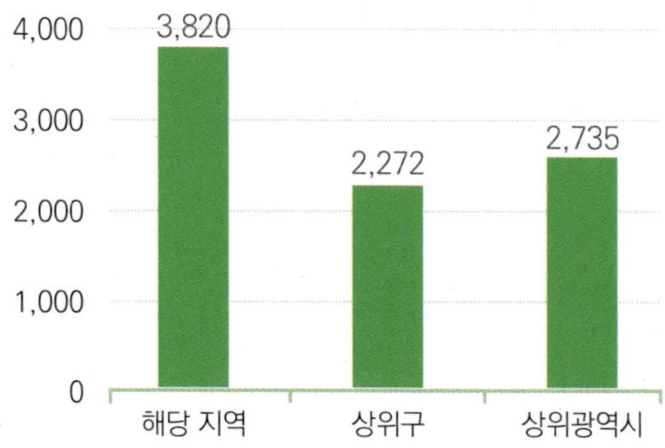

병원당 인구수	총 인구	병원수
3,820명	**11,461명**	**3개**

앞서 책 서두에서 전국 평균으로는 하나의 치과가 인구 2,700명 정도를 커버한다고 언급했습니다. 이 지역은 치과 하나가 자그마치 3,800명 가량을 커버합니다. 전국 1% 수준입니다.

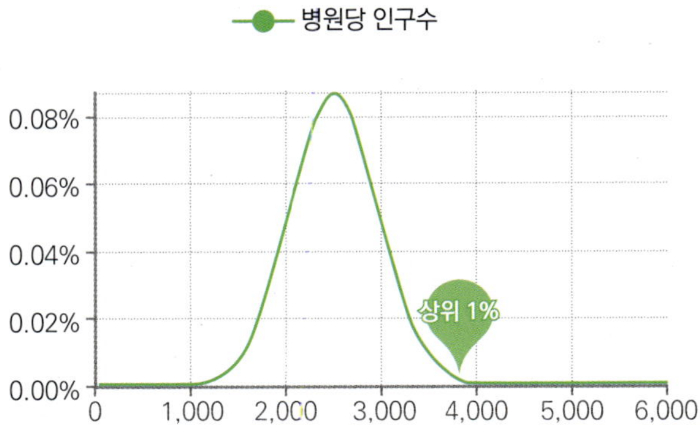

병원당 인구수도 높고, 치과도 많지도 않습니다. 외부 유입인구 비중이 적다면 운영도 안정적이고 아주 좋을 것 같습니다. 무엇을 봐야 할지 이제 감을 잡으셨나요?

미래의 가능성을 보려면, 아파트 입주도 꼼꼼하게

〈병원당 인구수〉라는 것이 결국 치과 개수와 인구 숫자의 조합인 건데요. 그렇다 보니 인구가 늘어나는 호재는 없는지도 살펴보고 싶습니다. 앞서 다룬 〈아파트 입주〉 코너를 통해서 탐색을 해볼 수도 있지만, 〈심층 분석〉 코너에서는 2017년 이후부터 2025년까지 후보지 근처 아파트 입주를 모두 보여줍니다. 다음은 하남 감일지구입니다.

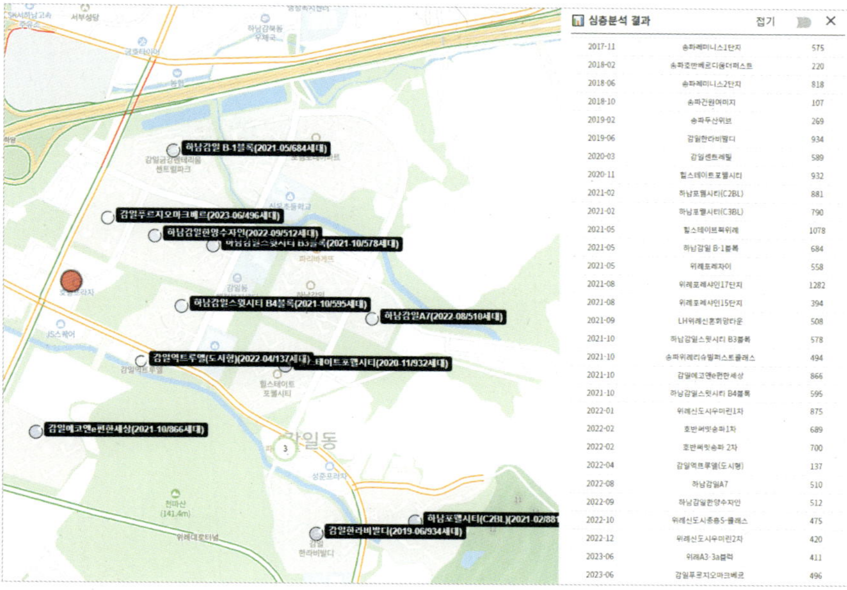
하남감일 B-1블록(2021-05/684세대)
감일푸르지오마크베르(2023-06/496세대)
하남감일한양수자인(2022-09/512세대)
하남감일스윗시티 B3블록(2021-10/578세대)
하남감일스윗시티 B4블록(2021-10/595세대)
하남감일A7(2022-08/510세대)
감일역트루엘(도시형)(2022-04/137세대)
감일에코앤e편한세상(2021-10/866세대)
감일동
감일한라비발디(2019-06/934세대)
심층분석 결과
접기
2017-11 송파레미니스1단지 575
2018-02 송파호반베르디움더퍼스트 220
2018-06 송파레미니스2단지 818
2018-10 송파건원여미지 107
2019-02 송파두산위브 269
2019-06 감일한라비발디 934
2020-03 감일센트레빌 589
2020-11 힐스테이트포웰시티 932
2021-02 하남포웰시티(C2BL) 881
2021-02 하남포웰시티(C3BL) 790
2021-05 힐스테이트북위례 1078
2021-05 하남감일 B-1블록 684
2021-05 위례포레자이 558
2021-08 위례포레샤인17단지 1282
2021-08 위례포레샤인15단지 394
2021-09 LH위례신혼희망타운 508
2021-10 하남감일스윗시티 B3블록 578
2021-10 송파위례리슈빌퍼스트클래스 494
2021-10 감일에코앤e편한세상 866
2021-10 하남감일스윗시티 B4블록 595
2022-01 위례신도시우미린1차 875
2022-02 호반써밋송파1차 689
2022-02 호반써밋송파 2차 700
2022-04 감일역트루엘(도시형) 137
2022-08 하남감일A7 510
2022-09 하남감일한양수자인 512
2022-10 위례신도시중흥S-클래스 475
2022-12 위례신도시우미린2차 420
2023-06 위례A3-3a블럭 411
2023-06 감일푸르지오마크베르 496

그동안 얼마나 입주가 되었고, 앞으로 얼마나 입주가 예정되는지 파악한다면 보다 손쉽게 지역의 발전 가능성을 점쳐볼 수 있겠습니다.

〈심층분석〉에서 마지막으로 체크할 것은 병원이 개원 가능한 신축건물입니다. 지방의 한 신도시를 보겠습니다.

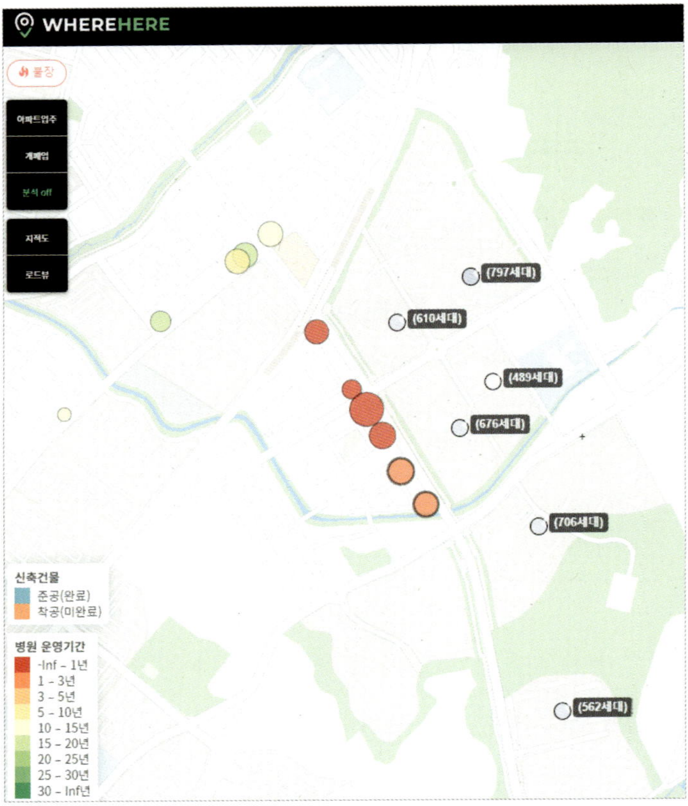

지도 중앙에서 좌측 부근에 기존 아파트들이 있고, 우측 부근에 신규 아파트가 많이 입주했습니다. 중간에 보이는 붉은색 원들이 1년 내 진입한 신규 치과들입니다. 아무래도 신도시 항아리 상권이다 보니 매력도가 높을 것으로 예상됩니다. 나도 개원해 볼까? 싶을 때 신축건물을 살펴보겠습니다. 다음 지도의 하늘색 원으로 새로 생긴 아이콘들이 병원 개원이 가능한 신축건물들입니다.

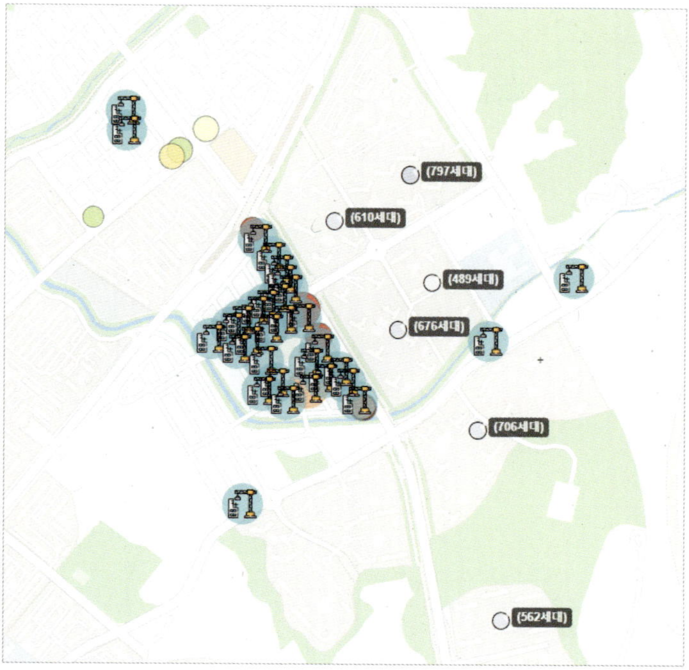

자리가 많아 보이기는 하는데, 너무나 많다는 생각도 살짝 듭니다. 그 중 하나를 클릭해서 살펴보겠습니다. 위치는 임의로 가렸습니다.

다음 그림을 보시면, 주차도 넉넉하고 새로 준공된 따끈따끈한 건물인데요. 의원이 진입 가능한 층이 굉장히 많습니다. 또한 해당 지역은 반경 3 km 내에 병원이 진입 가능한 신축건물이 자그마치 43개나 됩니다.

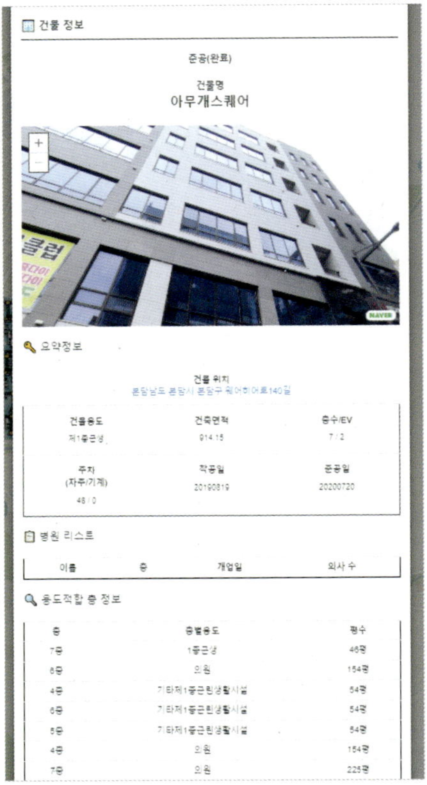

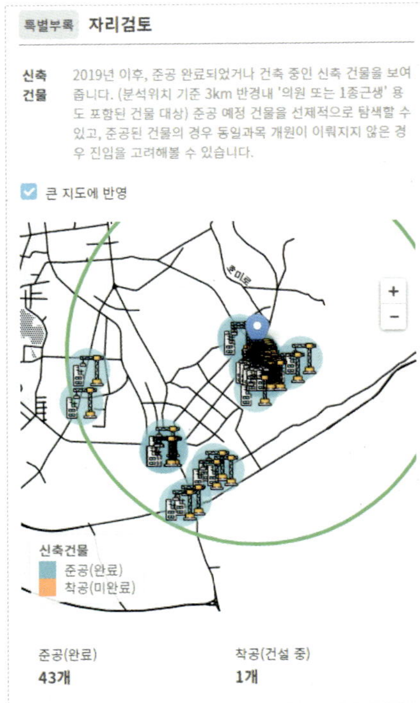
특별부록
자리검토
신축
건물
2019년 이후, 준공 완료되었거나 건축 중인 신축 건물을 보여줍니다. (분석위치 기준 3km 반경내 '의원 또는 1종근생' 용도 포함된 건물 대상) 준공 예정 건물을 선제적으로 탐색할 수 있고, 준공된 건물의 경우 동일과목 개원이 이뤄지지 않은 경우 진입을 고려해볼 수 있습니다.
큰 지도에 반영
신축건물
준공(완료)
착공(미완료)
준공(완료)
43개
착공(건설 중)
1개

아파트가 새로 입주하는 것은 좋은 일이지만, 내가 들어갈 건물은 있는지, 반대로 건물이 너무 많아서 경쟁자가 계속 진입하진 않을지 살펴보는 것도 중요한 분석 지점입니다.

심층분석을 마치며

후보지는 기왕이면 여러 곳을 살펴보는 게 좋습니다. 모든 것이 완벽한 후보지는 없기 때문입니다. 데이터의 도움을 받아 후보 진료권역의 특성을 파악하고, 대표 원장이 될 '나'의 진료철학 및 예산 수준 등으로 진입이 괜찮을지 고려해 보는 것이 순서입니다. 주먹구구의 리서치로는 후보 지역을 발굴하기도, 판단하기도 어렵기 때문에 데이터의 도움을 더 많이 받으시길 추천합니다. 지금까지 살펴본 내용만 잘 이해하셔도 진료권역을 보는 눈이 달라지셨을 거라 생각합니다.

개원 후보지 조사
– 건물 입지 조건

지금까지는 진료권역을 분석했습니다. '건물 위치가 여기냐 맞은편이냐'보다는 '이 진료권역이냐, 저 진료권역이냐'가 더 중요하기 때문입니다. 진료권역 자체가 우수하지 않은데, 그 안에서 제일 좋은 건물 위치에서 진료한다고 멋진 결과가 나오기는 쉽지 않습니다.

하지만 진료권역을 어느 정도 살펴봤다면, 세부적으로 위치도 따져보고 싶은 게 사람 마음입니다. 부동산 매물을 보유하는 업체 분들은 각자의 이유로 본인들의 매물이 최고라고 대부분 이야기합니다. 여기서는 〈웨어히어〉 지도를 활용해서 세부 입지를 따질 때 살펴볼 만한 지점들을 짚어보겠습니다.

지적편집도를 보면 도시설계가 보인다

〈웨어히어〉 지도에서 좌측 〈지적도〉 버튼을 누르면 정부, 지자체에서 각 지역을 어떤 용도로 사용하려고 조성했는지를 살펴볼 수 있습니다. 국토의 체계적인 발전과 효율적인 관리를 위해 이미 지역별로 지정해놓은 지역을 '용도 지역'이라 합니다. 주거 지역 옆에 유흥 시설이나 공장이 붙어있으면 유쾌하지 않겠죠? 이런 부분들을 고려해서 공무원들이 국토의 쓰임새를 설계해놓은 것이라고 보면 됩니다. 우리는 용도 지역만 잘 살펴봐도 건물입지에 대해 판단해 볼 수 있는 힌트를 얻게 됩니다. 다만, 우리가 공인중개사를 할 건 아니니, 모든 용도 지역을 상세하게 알 것은 아니고 개원에 참고하면 좋은 '상업 지역'과 '주거 지역'만 중점으로 보겠습니다. 강남역으로 가보겠습니다.

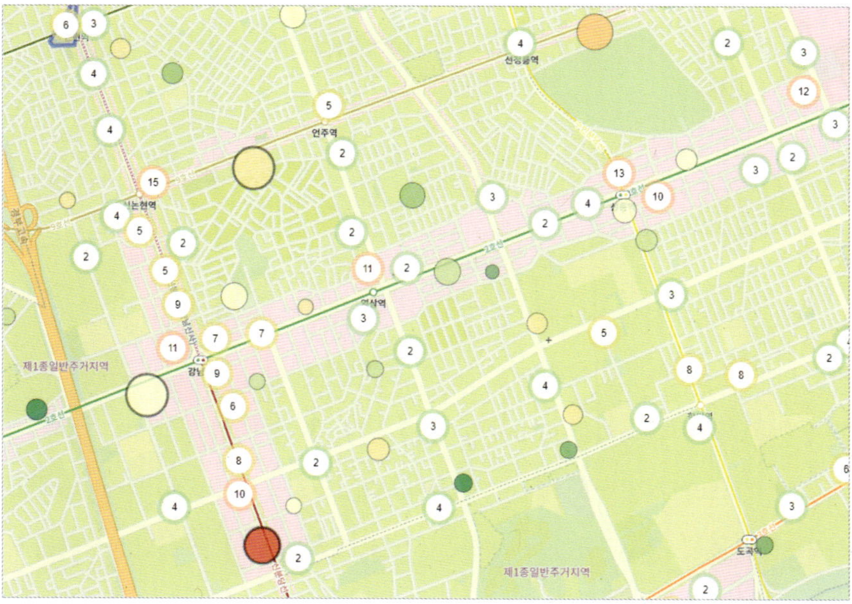

'주거 지역'은 위 〈지적도〉상에서 노란색 영역에 해당합니다. '상업 지역'은 지도상의 분홍색 영역입니다. 강남역 주변의 2호선 전철역 라인을 따라서 상업 지역이 주욱 펼쳐져 있고, 주변의 노란색 주거 지역 인구들이 상업 지역으로 몰려들도록 도시가 설계된 것을 한눈에 알 수 있습니다. 확실히 분홍색 지역에 치과가 많이 몰려 있습니다. 그렇다면 '주거 지역'과 '상업 지역'이 어떤 차이가 있을까요? 주거 지역은 말 그대로 거주 공간을 계획해 둔 지역이고, 주거 지역은 낮은 층만 지을 수 있는 '전용 주거', 중간 층을 지을 수 있는 '일반 주거', 고층을 지을 수 있는 '준주거' 지역으로 나눠집니다.

구분		국토의 계획 및 이용에 관한 법률	
		건폐율	용적률
전용 주거 지역	제1종	50% 이하	50~100%
	제2종	50% 이하	100~150%
일반 주거 지역	제1종	60% 이하	100~200%
	제2종	60% 이하	150~250%
	제3종	50% 이하	200~300%
준주거 지역	70% 이하	200~500%	

주거 지역은 사람이 사는 지역이기 때문에 주거 지역에 건물을 지을 때는 채광, 통풍 등의 기준을 충족하도록 정해놓게 됩니다. 예를 들어 건폐율은 땅의 면적이 100%라면 건물은 토지 전체 면적의 50~70% 정도에만 지으라고 지정해 놓는 개념입니다. 용적률은 '높게 짓지 마세요' 하면서 건물에 층수 제한을 해놓은 걸로 이해하시면 쉽습니다. 따라서 주거 지역에 있는 근린 생활 건물은 높을 수 없습니다. 예를 들어, 아파트 단지 근처 3층짜리 상가 건물들이 바로 주거 지역에 있는 근린 건물입니다. 그게 개원이랑 무슨 상관일까요? 층이 낮기 때문에 개원할 자리가 당연히 많지 않습니다. 오히려 이런 곳을 비집고 들어가서 안정적으

로 운영하시는 것도 전략 중 하나입니다.

반대로 상업 지역은 주거 생활의 목적이 아닌 상업 활동이 목적이기에 건물도 더 넓게, 더 높게 지을 수 있습니다. 상업 시설 지역은 근린 상업, 유통 상업, 일반 상업, 중심 상업 지역으로 나누어 놓았습니다.

아래는 위례신도시의 〈지적도〉입니다. 노란색의 주거 지역 중앙에 아주 작은 밀도로 분홍색 상업 지구가 있고 우측에 또 하나 작게 상업 지구가 존재합니다. 주거인구가 하나의 큰 상업 지구로 몰리게 해놓지 않고, 중앙과 우측 두 곳으로 분산되도록 설계하였습니다.

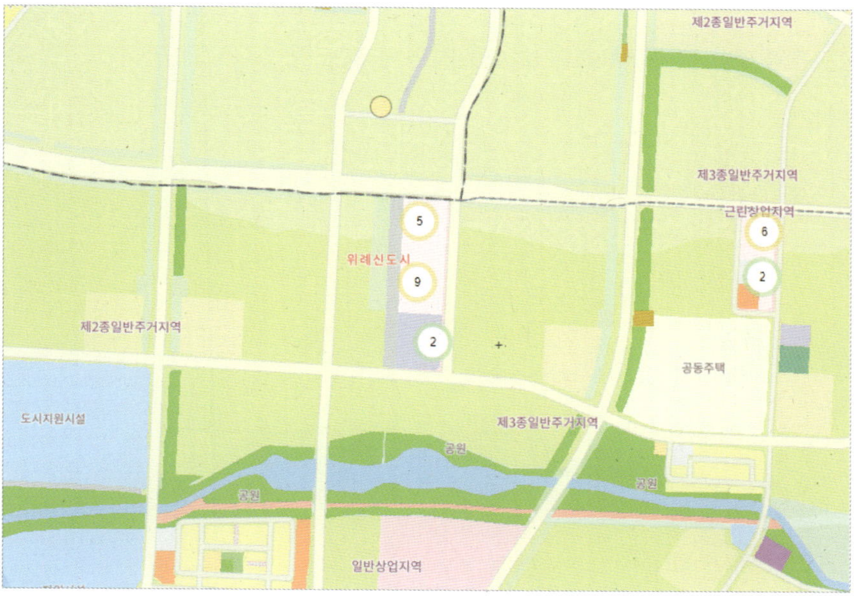

하지만 전반적으로 노란색 주거 지역 인구를 더 많이 포섭할 수 있는 지역은 우측 분홍색 상업 지역보다는 중앙의 분홍색 상업 지역일 것 같습니다. 주거 지역에 비해 상업 지역이 좁아 보이기 때문입니다. 지적도만 봐도 이 부분에서 감이 와야 합니다. 당연히 좁은 영역에 치과가 과밀하게 몰릴 수밖에 없는 구조입니다. 상업 지역이 좁게 형성된 탓에 자연스럽게 건물도 부족하고 한 건물에 치과가 여럿 들어올 수밖에 없는 구조입니다. 임대료도 높아지게 됩니다.

그다음은 우리나라의 대표 업무 지구 종로입니다. 분홍색 상업 지역이 지도의 대부분을 차지합니다. 상업 지역이 넓게 분포되어 있을수록, 오피스 비중이 높기 때문에 직장인을 타겟으로 한 진료가 굉장히 중요합니다. 또한 상업 지구의 건물은 일반적으로 층수가 높기 때문에 많은 치과들이 진입할 수 있는 지역이라고 볼 수 있습니다. 직장인을 잡기 위한 특화 진료가 필요한 대표적인 지역이라는 걸 〈지적도〉만 봐도 알 수 있습니다.

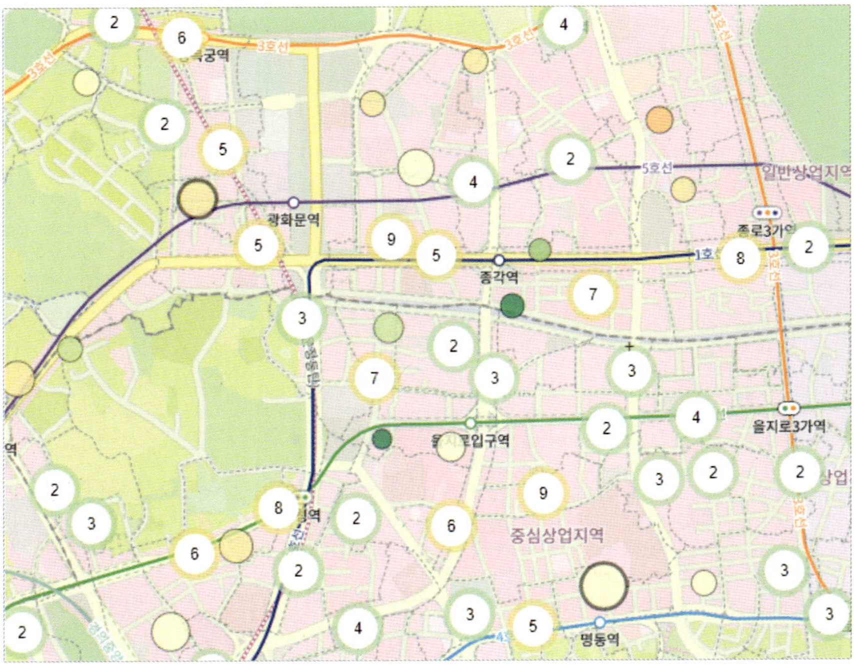

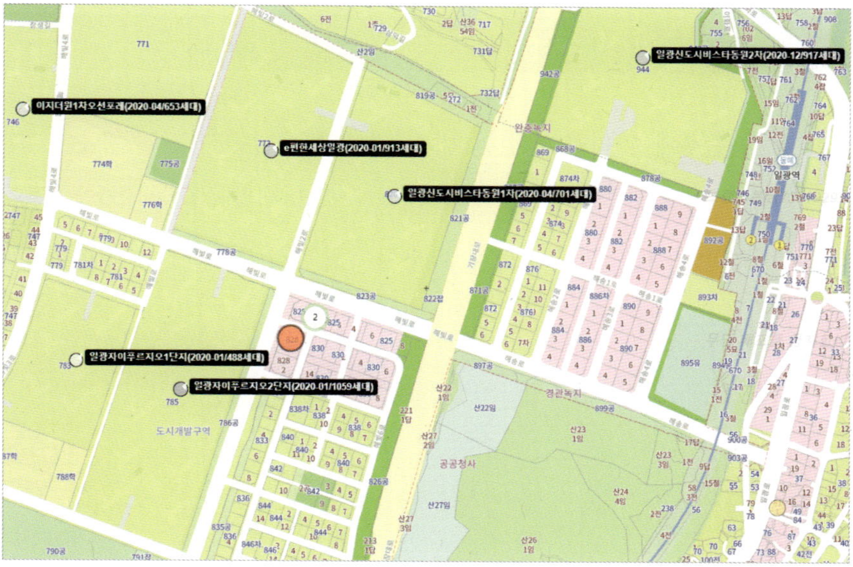

이번에는 부산의 일광택지지구를 보겠습니다.

지도를 보니 노란색 주거 지역의 대부분 아파트가 신규 입주한 것으로 보이는데요. 조금 특이합니다. 상업 지구의 전체 면적은 그리 작지 않지만, 상업지구가 지도 중앙, 일광역 좌측, 일광역 우측 총 세 곳으로 분산되어 있습니다. 당연히 신규로 들어가는 치과들은 지도 중앙 쪽 분홍색의 상업 지역(아파트 근처)을 선호할 겁니다. 실제로 세 곳의 치과가 곧바로 진입했습니다. 반면 우측의 상업 지구는 일광역(철로)과 녹지를 끼고 있어 조건이 떨어집니다. 그렇다고 중앙의 상업 지구에 추가로 진입하자니, 치과가 너무 좁은 밀도로 모여있는 것처럼 보입니다. 아마도 도시 설계 관점에서는 일광역 근처도 발달시키기 위해 상업 지역을 조성해둔 것으로 보이지만 결과적으로 보면 집객력이 분산되고, 선호도가 높은 아파트 근처의 상업 지역이 과밀화될 우려가 있습니다.

대로변은 버스 정류장 근처부터

대로변 곳곳에 위치하고 있는 버스 정류장은 낙하산과 같습니다. 하늘에서 환자분들이 낙하산을 타고 내려온다고 생각하는 게 가장 쉬운 비유입니다. 낙하산 근처에 있는 치과들이 일반적으로 더 유리한 건 당연합니다.

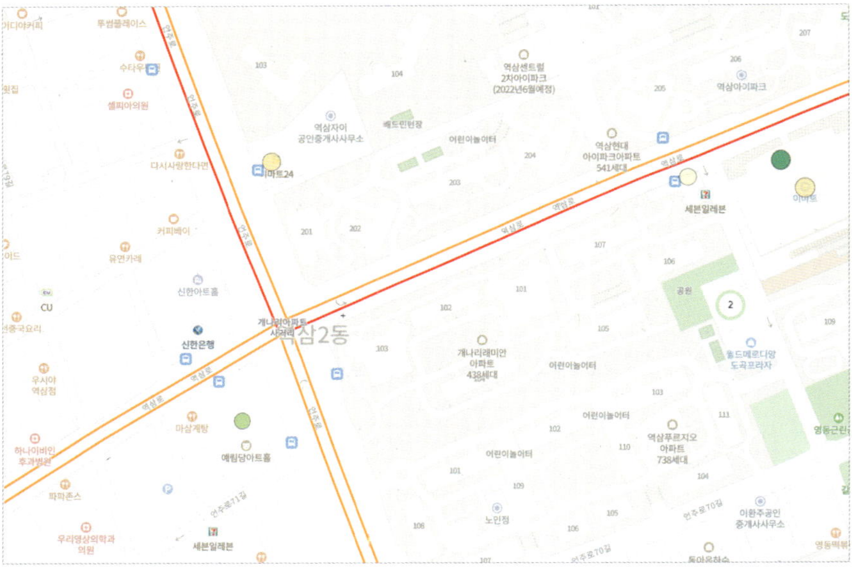

예시를 보겠습니다. 강남 역삼2동입니다. 지도상 원형으로 표시된 게 치과입니다. 치과가 그리 많지는 않고 듬성듬성 있습니다만, 이 치과들은 모두 공통점을 지녔습니다. 지도상에서 파란색 네모 사각형이 바로 버스 정류장인데요. 치과들이 모두 버스 정류장 근처에 있는 걸 알 수 있습니다. 대로변에 들어간다면 기왕이면 다홍치마이니, 정류장 근처 건물이 선호도가 높다는 의미입니다.

다음은 서울 마포구 신수동입니다. 이 진료권도 블럭당 하나 정도의 치과가 있는데, 자리 잡은 지점이 사거리이거나 모두 버스 정류장 바로 앞입니다.

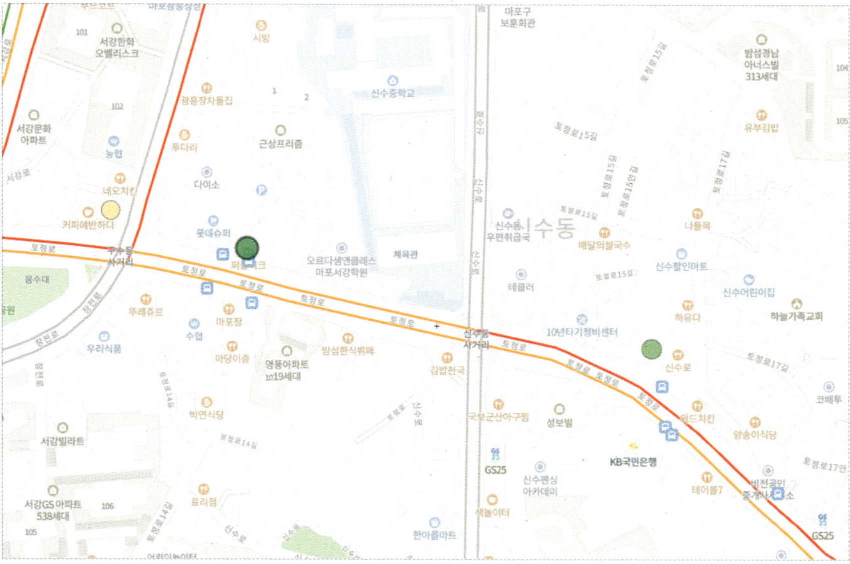

〈심즈〉, 〈롤러코스터 타이쿤〉 같은 시뮬레이션 게임을 하면, 우리가 유도한 동선대로 캐릭터들이 이동하는 모습을 볼 수 있는데 '버스 정류장 앞 치과'야말로 버스에 내려서 바로 치과로 가도록 유도하는 느낌이 물씬 풍기는 것 같습니다.

건물 컨디션도 입지만큼 중요하다

결정이 필요할 때는 그 대상이 무엇이든 간에, 평균치를 알아두는 것이 유용합니다. 개원 전 반드시 결정해야 할 것이 바로 개원 규모입니다. 국내 치과의원의 규모는 어떨까요? 평균 면적은 48.9평이며, 대표 원장을 포함한 총 임직원 수는 약 5~6명입니다. 생각보다 작은 규모지요? 물론 향후 체어 확장 등을 고려할 경우를 대비해서 넉넉한 크기로 개원하는 것도 추세이긴 합니다.

하지만 평균을 벗어나는 결정을 할 땐 늘 확실한 근거가 있는 것이 좋습니다. 특히 수도권은 최근 임대료가 많이 오른 상태이므로, 규모에 걸맞은 평균 매출액을 달성하기 전에 초기 고정비를 감당하지 못하는 경우가 생기지 않도록 비용 전략을 잘 수립할 필요가 있습니다.

또한 건물을 선정할 땐 환자의 입장에서 생각하는 자세도 꼭 필요합니다. 아래 기본 사항은 꼭 체크해 보는 것이 좋습니다.

(1) 엘리베이터 유무: 치과는 대부분 2~3층에 있습니다. 엘리베이터 없는 건물을 걸어 올라가는 것은, 치과 치료 그 자체만큼이나 두렵고 피하고 싶은 일입니다. 어르신이 많은 진료권인 경우 엘리베이터는 필수입니다.

(2) 남녀 화장실 구분: 최근에 지어진 건물은 남녀 구분이 되어 있지만, 오래된 건물들은 상황이 다릅니다. 여성 환자들은 이러한 문제에 민감하니 꼭 확인이 필요합니다.

(3) 주차 난이도: 기계식 주차장을 무서워하거나, 폭이 좁은 주차장을

두려워하시는 분들은 생각보다 많습니다. 한 번 긁고(?) 나면 그곳에 다시는 안 가고 싶은 것이 사람 마음입니다.

지금까지 다룬 입지 요인들을 잘 살펴보면서 건물 입지를 따져보시는 것도 좋은 공부가 될 것이라 생각합니다.

개원 후보지 확정
- 진료권 분석

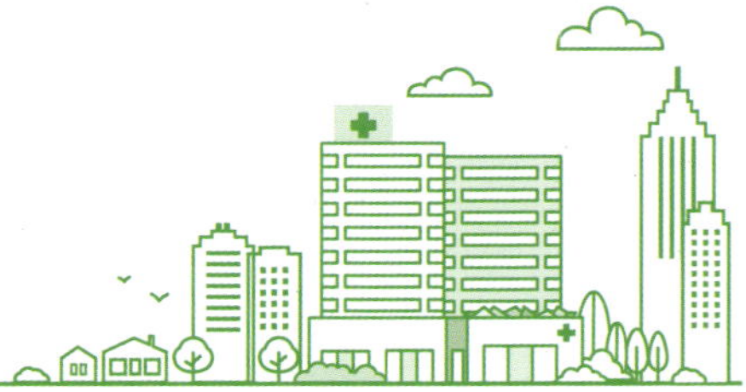

지금까지 〈웨어히어〉 개원 후보지를 탐색하고 조사하는 방법을 알려드렸습니다. 아직 다루지 않은 부분이 있습니다. 바로 매출 포텐셜 측정과 운영전략입니다. 매출을 가장 마지막에 다루는 이유는 간혹 주변 병원의 매출액만 건너듣고 잘못된 결정을 하시는 경우를 많이 봤기 때문입니다. 개별 병원의 매출 결과값을 취합하는 것보다는 해당 진료권역의 범위를 의료데이터 기반으로 설정하고, 진료비의 포텐셜(잠재력)을 측정하는 것이 보다 근본적인 접근입니다. 이러한 접근법을 진료권 분석이라고 이야기합니다. 주변 치과의 개별 매출부터 들여다보는 것은 크게 의미가 없습니다. 전체 파이가 10이 나오는 곳에서 주변 치과가 8을 하고 있다는 걸 확인하고, 나도 8을 할 거라 생각하고 진입하면 둘 다 5씩만 하게 됩니다. 전체 파이가 10인 걸 고려하지 않아서 그렇습니다.

또한 우리가 앞에서 다룬 것처럼 지역의 〈경쟁도〉, 〈인구 비중〉 등 치과의 수요 및 공급에 영향을 주는 지점을 보지 않고, 매출 결과값만 보면 제대로 된 판단을 내리기가 어렵습니다. 그래서 매출은 가장 마지막에 보는 것이 맞습니다. 여기까지 함께 오셨다면 이제 매출을 볼 차례입니다.

일반적인 상권 분석 서비스와 의료업종의 적합도는?

원장님들이 아시는 각종 지자체, 카드사 등에서 운영하는 상권 분석 사이트에 가면, 여러 업종들의 예상 매출액이 나옵니다. 상권 분석 서비스는 보통 소상공업종을 위한 카페, 식당 등의 업종의 분석에는 유용합니다만 병원 업종 분석에는 여러 요인으로 인해 정합성이 다른 업종 결과에 비해 떨어지는 게 일반적입니다. 이는 기존의 상권 분석 플랫폼이 의료데이터를 활용한 모수 기반의 수리통계 모델링에 기반한 것이 아닌, 카드사 결제액 기반 추정으로 이뤄지기 때문입니다.

상권 분석 서비스의 매출 추정은 카드 결제가 이뤄진 결과 데이터로 추정하는 것이라, 매출이 오르고 떨어졌을 때 그 원인이 무엇인지 설명하기가 어렵습니다. 내부적인 수리모델이 탑재되어 있어야 매출 등락의 인과를 설명할 수 있기 때문입니다. 또한 치과의 규모를 제대로 고려하지 않고, 단순 평균치 또는 상위 20% 병원의 매출을 보여주기 때문에, 내가 개원할 규모의 매출을 통계적 검증하에 파악하기 어렵습니다. 또한 소비자가 아니라, 정부가 의료기관에게 지급하는 보험진료비가 비율이 높은 의료업종의 특성상, 급여 비급여가 포함된 전체 매출의 분포를 상권 분석으로 정확하게 추정하기는 어렵습니다. 마지막으로, 카드를 소유하지 않는 소아와 10대의 경우 부모가 대신 결제를 해주기 때문에 정확하게 미성년의 진료수요와 부모의 진료수요를 분리하기가 어렵습니다. 소아진료의 수진율이나 교정진료를 많이 하는 10대의 수요 검증이 쉽지 않습니다.

어떤 지역의 경우 치과병원과 의원이 섞여 있고, 10인 이상 규모의 치과의원이 많다면 평균 매출은 당연히 다른 동네보다 높게 나오겠죠. 하지만 그것이 원장님이 개원한다고 얻게 될 실제 매출이 아니라는 게 핵심입니다.

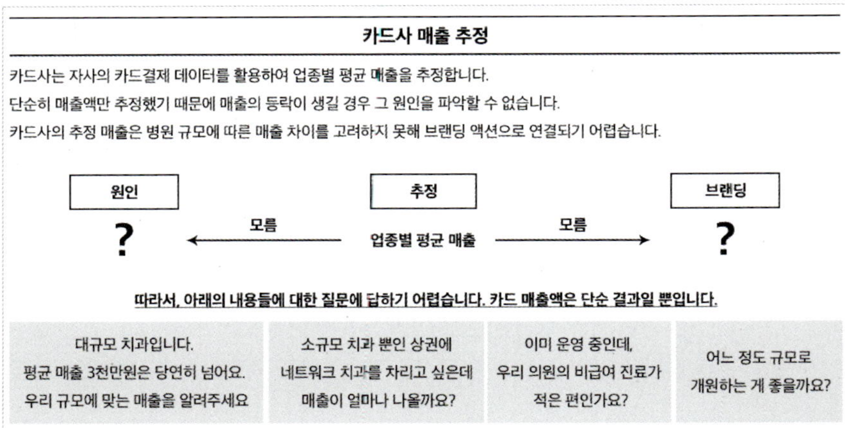

진료 데이터 기반 진료권 분석

개원 후보지의 각 연령대별 수진율과 객단가가 얼마인지, 그래서 매출이 연령대별로 어떻게 올랐고 떨어졌는지, 코로나 때문에 누가 치과 방문을 줄였는지 등을 통해 개원 전략을 잡을 수 있어야 합니다.

지역 내 전체 치과의 총 진료매출이 떨어졌다면 왜 떨어졌는지 이유가 있겠죠. 병원당 인구가 줄었는지, 수진율이 떨어졌는지, 객단가가 떨어졌는지, 그렇게 떨어진 게 어느 연령 때문이고, 앞으로 어떻게 될 것인지를 설명하려면 '수리적 모델'이 있어야 합니다. 그 모든 수리모델을 원장님들이 분석하고 해석하기 어렵기 때문에, 〈웨어히어〉를 통해서 간략 버전으로 후보지 조사를 했던 것이었습니다.

한 걸음 더 들어간다면 어떻게 해야 할까요? 매출을 계산하는 기본 토이 모형을 다뤄보겠습니다. 기본 토이 모형은 개별 치과 월 매출 = 치과당 인구 * 월 수진율 * 평균 객단가의 조합으로 구성됩니다.

초반의 코너에서 우리는 2021년 말 기준 전국 평균치로 '치과당 인구수'를 2,743명으로 구했습니다. 우리가 관심 있는 지역의 '치과당 인구수'는 분석을 해보니 3,000명이라고 가정해 보겠습니다. 해당 지역에서 치과 과목의 월 수진율(인구 수 대비 월 총환자 비율)은 진료 데이터를 통해 10%가량이라는 사실을 알아냈다고 해보겠습니다. 즉 3,000명의 치과당 인구수 중 10%인 300명이 하나의 치과를 방문한다는 의미입니다.

해당 지역은 신도시이고 환자군이 젊다 보니 평균 객단가가 18만 원밖에 되지 않는다고 보겠습니다.

개별 치과 월 매출 = 치과당 인구 * 수진율 * 평균 객단가
= 3,000명 * 0.10 * 18만 원
= 약 5,400만 원

개별 치과의 월 평균 총 환자수 = 치과당 인구 * 수진율
= 3,000명 * 0.1 = 약 300명

해당 지역의 치과는 월 평균 300명가량의 환자를 진료하며 환자 한 명당 18만 원 정도의 진료비를 수납하여 월 평균 5,400만 원가량의 매출을 발생시키고 있습니다.

만약, 관심 있는 지역 환자들을 성·연령별로 나눠서 진료 데이터를 통해 앞의 공식을 계산한다면, 아래의 내용을 알 수 있습니다.

(1) 핵심 타겟 연령층이 누구고 각 타겟층들이 발생시키는 진료매출이 얼마인지 파악할 수 있습니다.
(2) 경쟁 치과 의원수를 보다 심층적으로 모형에 포함해서 현재 치과가 얼마나 포화되어 있는지, 추가 진입이 가능한지도 가늠할 수 있습니다.
(3) 매월 초기 개원 투자비용을 갚는 데 사용되는 감가상각금, 인건비, 임대료, 원장님의 최소 인건비, 재료비, 기공료 등을 통계적으로 반영하면 원장님이 실제 가져가시는 수익액을 도출할 수 있습니다.
(4) 운영 컨셉은 어떠해야 하고, 인구구조가 앞으로 변한다면 앞의 공식의 결과인 매출은 또 어떻게 변화할지 분석하여, 어떤 방식으로 운영전략을 수립해야 하는지, 확장을 해야 하는지, 이전을 해야 하는지 등 모두 데이터에 기반하여 도출할 수 있습니다.

다시 식을 가져오겠습니다.

개별 치과 월 매출 = <u>치과당 인구 * 수진율</u> * 평균 객단가
= 3,000명 * 0.10 * 18만 원
= 약 5,400만 원

만약 같은 지역이라도, 내가 개원할 치과의 규모는 해당 지역 평균보다 훨씬 크다면, 공식의 세 가지 항목 중 어떤 부분이 증가해서 매출액이 늘어나야 할까요? 우리 지역 어르신들의 치과 수진율은 얼마나 나오고, 객단가는 어떻게 나올까요? 지역 내 수가가 낮아질 때 어르신들의 객단가는 어떻게 변화할까요? 이런 것들을 알아야, 해당 지역에 개원을 할지, 개원을 한다면 규모는 어떻게 해야 하고, 수가 전략을 어떻게 짜야 할지 판단할 수 있습니다.

위 질문에 대답하려면 수억 건에 달하는 해당 지역의 의료데이터를 봐야만 합니다. 의료데이터와 수리모델링이 정교하게 결합되어야 정확한 결과가 나오게 됩니다.

앞에서 살펴본 수치는 당연히 지역마다, 치과의 규모마다, 환자의 연령마다, 소득 수준마다 달라지게 됩니다. 〈진료권 분석〉은 앞서 언급된 '토이 모형'에 덧붙여 아래 요소들을 대규모 수리모델링식에 모두 반영해서 분석하는 방법론입니다.

(1) 거주하는 인구뿐만 아니라 직장 왕래 인구, 연고는 없지만 검색 등으로 직접 치과를 오는 인구를 고려해야 합니다.

(2) 인구수 또한 변합니다. 현재의 인구만 고려하면 안 되고 인구 변화를 고려해서 과거와 미래의 인구변화에 따른 매출 변동을 고려해야 합니다. 하루이틀 병원 운영할 게 아니기 때문이죠.

(3) 시기별로, 성·연령별로 치과를 찾는 빈도가 다릅니다. 앞의 모형에서는 수진율이 동일하다(월마다 인구의 10%가 치과치료를 받

는다)고 설명했지만, 모든 연령층은 서로 다른 수진율을 가지고 있고 겨울과 여름의 방문 패턴이 다를 수 있으며, 젊은 사람보다는 고령의 어르신이 인구수 대비 치과를 찾는 빈도가 더 높습니다.

(4) 사람마다 지출액이 다릅니다. 대부분이 급여 치료를 받는 고령층과, 비급여 비중이 높은 젊은 연령층의 지출액이 같을 수는 없습니다. 이 부분도 고려해야 합니다.

(5) 동네마다 구매력이 다릅니다. 생활수준이 어려운 동네의 경우 비급여 치료보다는 급여 치료 비중이 높을 수 있습니다.

(6) 치과 규모별로 매출액이 다를 수 있습니다. 같은 지역이라도 임직원 3~4인 규모의 치과 의원과 10명인 치과 의원의 매출은 다릅니다.

(7) 현재의 치과수만 고려하면 안 됩니다. 현재 매출액이 잘 나오는 지역일지라도, 치과 의원수가 너무 적다면 앞으로 경쟁 의원이 진입할 가능성이 매우 높기 때문입니다.

(8) 우리 진료권역에서 외부로 유출되는 인구들이 방문하는 치과들까지 고려해야 합니다. 매출을 떨어뜨리는 요인이기 때문입니다.

위 모든 항목을 ① 수리모델식에 반영하여, ② 의료데이터를 기반으로 매출액을 시뮬레이션 하는 것이 가장 정확한 방식이며, 이를 통해 전체 의료 파이를 구하고 개원 전략을 짜는 것이 제대로 된 '진료권 분석'입니다.

$$(1)\quad E_0 \sum_{t=0}^{\infty} (\beta_p)^t \left\{ \ln c_{p,t} + j_t \ln h_{p,t} - \frac{1}{1+\eta_p} \left((nc_{p,t})^{1+\xi_p} + (nh_{p,t})^{1+\xi_p} \right)^{\frac{1+\eta_p}{1+\xi_p}} \right\}$$

$s.t.$

$$\begin{aligned}(2)\quad (1+\tau_c)c_{p,t} + g_{h,t}h_{p,t} + \tau_{h,t}h_{p,t-1} + d_{p,t} + p_l l_t + \frac{k_{c,t}}{IST_t} + k_{h,t} \le\ & (1-\tau_{l1})\frac{wc_{p,t}}{X_{wc_{p,t}}} nc_{p,t} + (1-\tau_{l1})\frac{wh_{p,t}}{X_{wh_{p,t}}} nh_{p,t} \\ & + (1+R_{d,t-1})\frac{d_{p,t-1}}{\pi_t} + g_{h,t}(1-\delta_h)h_{p,t-1} \\ & + (p_{l,t} + r_{l,t})l_{t-1} + (1-\tau_f)\Pi_t^f + \Pi_t^b \\ & + \left(r_{c,t} + \frac{1-\delta_{k,c}}{IST_t} \right) k_{c,t-1} + (r_{h,t} + 1 - \delta_{k,h}) k_{h,t-1}\end{aligned}$$

여기에서, 치과당 인구수와 수진율, 객단가를 쪼개어 본다면, 같은 지역이라도 연령대별로 모두 값이 다를 것이며, 소득 수준, 유입, 유출의 조건이 지역마다 다르기 때문에, 수식은 수리적으로 상당히 복잡해지며 필요한 데이터 또한 전국의 패턴을 학습하기 위해서 조 단위의 숫자 데이터들이 AI 모델의 재료로서 필요합니다. 이러한 비선형성 안에서 패턴을 찾아내어 운영 전략을 수립하는 것이 필요하며, 공공기관이나 건설사, 제약 분야에서는 이러한 접근을 통한 분석 수요가 이미 많이 존재합니다. 개원가에서는 이제야 서서히 도입되는 것 같습니다.

이 분야는 응용경제학, 머신러닝, 딥러닝 등 계산과학 모델링이 발전하면서 더 각광받고 있습니다. 수리모델링을 주 업무로 하다 보니, 지자체 강연도 종종 불려 다닌 적이 있는데요. 서울시 주최했던 강연에서 분석가분들을 대상으로 〈진료권 분석〉 강연을 했었는데, 의료 쪽이 아닌 데이터 분석가분들이 의료데이터로 수요와 공급을 분석하는 진료권 분석에 대해 상당히 흥미롭게 들으셨던 기억이 납니다.

진료권 분석을 하게 되면?

〈진료권 분석〉을 전문적으로 한다면, 아래 내용을 알 수 있습니다.

(1) 진료권역에서 내가 희망하는 규모로 개원 시 진료 매출이 얼마인지가 나옵니다. 핵심 타겟층이 누구고 각 타겟층들이 발생시키는 진료 매출액이 급여, 비급여 모두 도출됩니다.

(2) 경쟁 치과의원수를 보다 심층적으로 모형에 포함하여 해당 지역에 치과가 얼마나 포화인지, 치과 몇 개가 더 진입 가능한지 수치적으로 도출할 수 있습니다.

(3) 매월 초기 개원 투자비용을 갚는 데 사용되는 감가상각금, 인건비, 임대료, 원장님의 최소 인건비, 재료비, 기공료 등을 통계적으로 예측하여 제외하면 원장님이 실제 가져가시는 수익액도 도출할 수 있습니다.

(4) 개원 후보지의 매출이 왜 오르고 떨어졌는지 속 시원하게 알 수 있기 때문에, 어떻게 방어하고 대비해야 하는지 전략을 짤 수 있습니다.

(5) 여러 후보 지역을 대상으로 진료권 분석을 하면, 내 전문과목과 가장 어울리는 지역이 어디인지 파악할 수 있습니다.

〈브랜드본담 진료권 보고서〉에서는 경제학 이론을 기반으로 위 진료권 분석을 orthodox한 방식으로 다음과 같이 제공합니다. 전체 60페이지 정도 되는 보고서의 일부입니다.

1. 매출 및 진료 수 시뮬레이션

브랜드본담 경제 모델링으로 도출한 진료권 분석의 핵심데이터로, 희망하는 개원 규모를 반영한 '제대로 된' 시뮬레이션으로 매출 및 진료 수를 도출합니다.

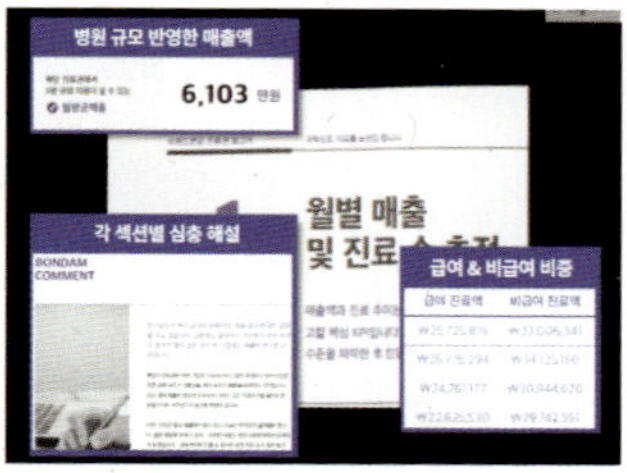

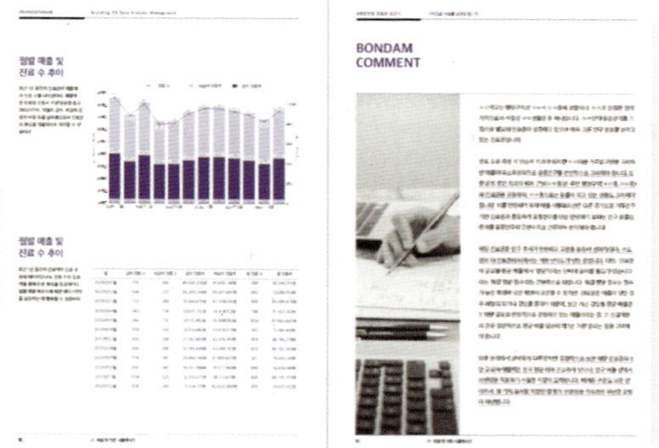

2. 매출 성장성 분석 및 포화도 측정

최근 3년 간의 매출 추세를 추출하여 진료권의 성장성을 검토 후 미래 예측을 합니다. 또한 진료권 포화도를 측정하여 추가 진입 가능 의원 수를 산정합니다.

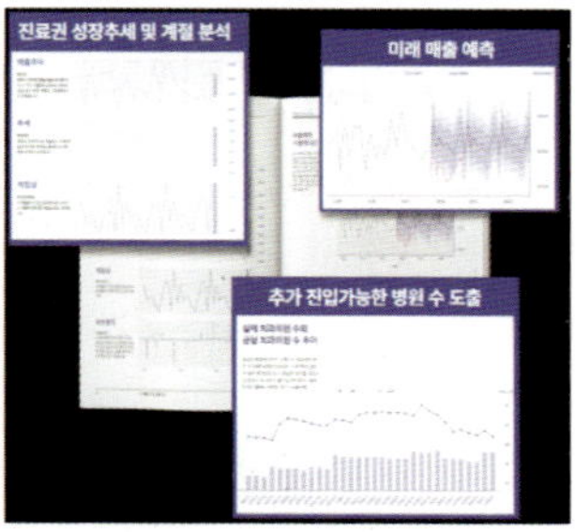

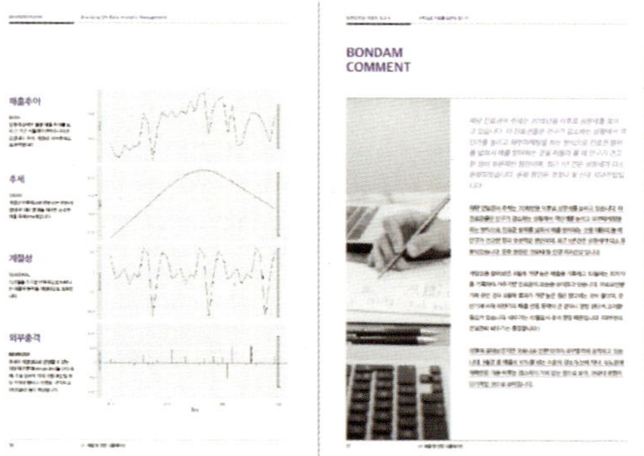

3. 비용과 최종수익까지 파악

매출액 중 인건비, 임대료 등 비용액의 비중을 파악하여, 최종 수익액을 도출합니다. 향후 개원 시 비용 관리의 목표치로서 활용할 수 있습니다. 또한 치과 규모에 따른 매출 및 수익액 변동을 시뮬레이션하여 가장 효율적인 치과 규모를 선정할 수 있습니다.

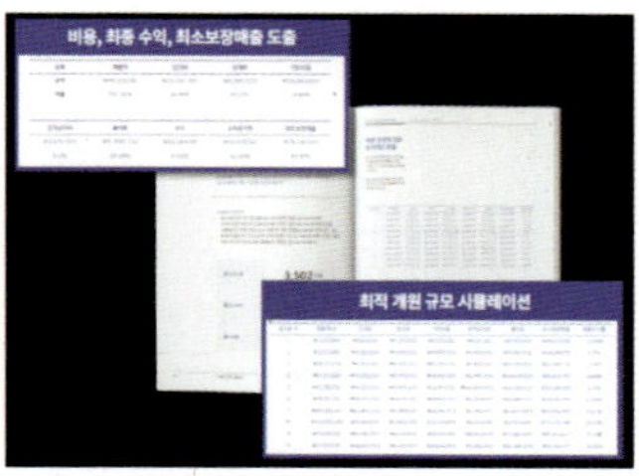

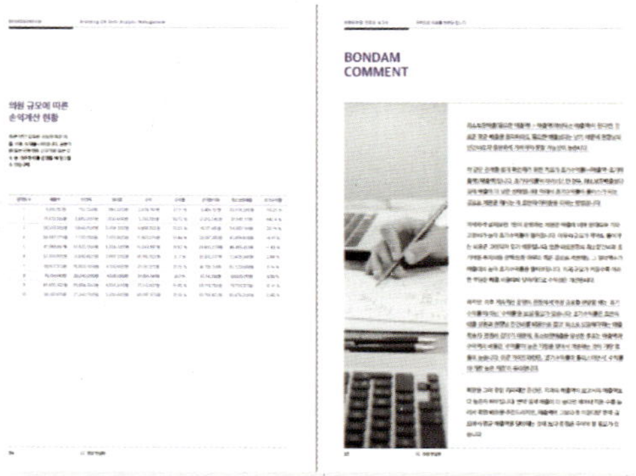

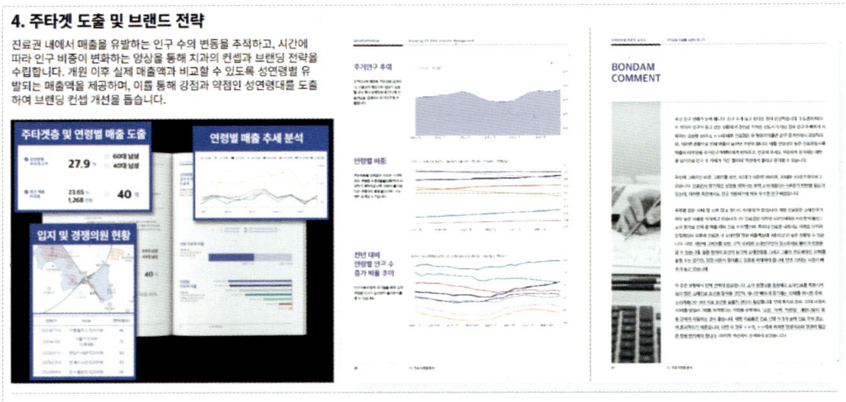

이러한 의사결정을 데이터 기반으로 하는 것이 요즘 기업들의 방법론입니다. 바로 이런 내용을 기반으로 우리 치과의 컨셉을 정하는 게 '데이터 기반의 브랜딩'이기도 하고요.

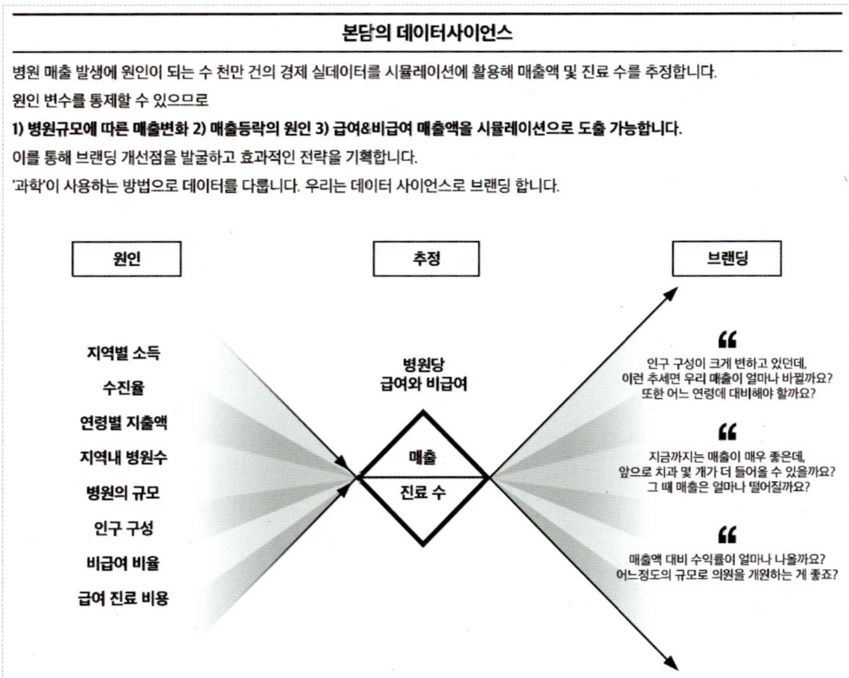

제가 일했던 대형 IT기업뿐만 아니라 대기업들은 이런 식의 분석을 매일 한다고 보시면 됩니다. 덕분에 '이런 접근방식이 있었나요?', '진료권 분석이라는 걸 제가 개원할 때 진작 알았으면 좋았겠다 싶어요'라는 종류의 이야기를 자주 들었습니다. 원래 정부나 지자체의 의료 수요공급 분석, 건설사, 제약사 등에 제공되는 B2B (Business to Business) 솔루션인데요. 개별 의사분들도 자신의 진료를 더 필요한 지역에 제공하기 위해서 이런 기술이 필요하기에, 개별 병의원에도 서비스가 되고 있습니다. 치과의사인 제 가족의 영향도 있었고요. 여기서는 개원 후보지를 최종 확정할 때의 〈진료권 분석〉이 무엇이고, 어떻게 접근하는 것이며 무엇을 알게 될 수 있는지만 원론적으로 살펴보았습니다.

실전 분석
– 체크리스트

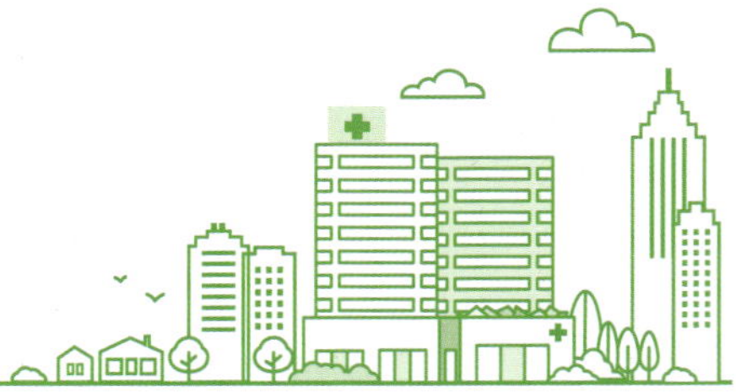

지금까지 개원 후보지 조사 시 무엇을 봐야 하는지 개론 형식으로 간단하게 살펴보았습니다. 주로 공과대학 출신 원장님들이 이러한 분석방법에 굉장한 관심을 보이시던 기억이 납니다.

상세한 내용으로 더 들어가면 수백여 개의 파라미터를 가진 미분방정식을 풀기 위해 칼만필터 등의 모수추정기법을 사용하여 파라미터의 변화에 따른 진료비의 변동 원인을 스토리텔링하는 여러 기법들이 있습니다만, 응용경제학, 머신러닝 등 별도의 학문에 대한 이야기로 넘어가게 되기에, 기회가 된다면 논문이나 세미나 등으로 더 풀어내는 것으로 하고, 여기서는 실전 체크리스트를 보겠습니다. 이론적 이야기는 실무로 연결될 때 비로소 가치가 있기 때문입니다.

후보지 조사 체크리스트

처음에는 후보 지역들을 많이 리스트업합니다. 만약 내 머릿속에 10개의 후보지가 있다면 그중 3개를 최종 후보군으로 추리고자 할 때 아래의 〈후보지 조사 체크리스트〉를 유용하게 사용해 보시면 됩니다. 실력은 원래 문제를 풀면서 느는 법이니, 귀찮아도 반드시 체크리스트로 후보 지역을 점검해 보시길 바랍니다. 이 과정으로 후보지를 제대로 거르기만 해도 훨씬 분명한 기준으로 후보지를 판단할 수 있게 되며, 판단의 시간도 단축됩니다.

아래의 〈후보지 조사 체크리스트〉에 나온 총 20개의 항목 중 동그라미가 15개 이상 나오면 최종 후보군으로 충분히 넣어 볼 만합니다. 동그라미가 10개 이상으로 나온다면 조금 더 상황을 지켜봐도 좋습니다. 제공해 드리는 체크리스트를 조합하여 나만의 체크리스트를 만들어보는 것도 아주 좋습니다. 〈후보지 조사 체크리스트〉는 진료권의 수요와 공급, 건물조건 항목으로 나눠져 있습니다.

진료권(수요)	응답		비고
치과당 인구수가 충분하게 확보되는가?	O	X	〈웨어히어〉 심층분석 – 병원당 인구수
외부에서 인구가 유입되고 있는가?	O	X	〈웨어히어〉 심층분석 – 인구 비중
총 인구 중 주거인구의 비중이 더 높은가?	O	X	〈웨어히어〉 심층분석 – 인구 비중
진료권역 인구 비중이 나의 주력 진료 과목과 부합하는가?	O	X	〈웨어히어〉 심층분석 – 연령별 비중
거주민 진료비가 충분하게 나오고 있는가?	O	X	〈웨어히어〉 심층분석 – 거주민 진료비
신규 입주가 예정되어 있는가?	O	X	〈웨어히어〉 – 아파트 입주

진료권(공급)	응답		비고
최근 폐업은 많이 없는가?	O	X	〈웨어히어〉 - 개폐업
경쟁이 수월한가? (경쟁 치과 규모, 마케팅 수준)	O	X	〈웨어히어〉 심층분석 - 경쟁도
경쟁 치과 10위 내 대형 및 수가 덤핑 치과가 세 곳 이하인가?	O	X	〈웨어히어〉 심층분석 - 경쟁병원 순위
나의 주력 진료와 겹치는 경쟁 치과가 적은가?	O	X	직접 확인
주변에 신축건물이 별로 없는가?	O	X	〈웨어히어〉 - 신축건물

건물 조건	응답		비고
지적도 상 장애요인이 없는가?	O	X	〈웨어히어〉 - 지적도
버스 정류장이 근처에 있는가?	O	X	〈웨어히어〉 - 지도상 버스 정류장
엘리베이터가 있는가?	O	X	직접 확인
주차장 유무(기계식 vs 자주식) 및 할당 대수가 적당한가?	O	X	직접 확인
남녀 화장실이 분리되어 있는가?	O	X	직접 확인
건물 앞 도로 차선이 적당한가? (< 왕복 8차선)	O	X	〈웨어히어〉 - 로드뷰
출퇴근 시간이 적당한가?	O	X	직접 확인
임대료가 원하는 수준인가?	O	X	직접 확인
건물 내 타 치과가 들어오지 못하는가? (혹은 없는가?)	O	X	〈웨어히어〉 - 지도상 치과

어째서 위의 항목들을 체크해야 하는지에 대해서는 앞에서 모두 설명했기 때문에 반복하지 않겠습니다. 바로 예시로 넘어가겠습니다.

경기도의 한 신규택지지구(신도시)로 진입을 고려하시는 실제 케이스를 원장님 동의하에 소개 드립니다. 〈웨어히어〉 신축건물 기능을 활용해 봤더니 주 도로변에 건물마다 치과가 하나씩 들어왔는데, 마침 아직 지어지지 않은 땅에 작년부터 건물이 올라오고 있다는 걸 알게 되었다고 합니다. 보철과 전문의로 90평 정도로 개원하고자 하셨습니다. 다음 예시를 살펴보겠습니다.

예시 1.

진료권(수요)	응답		메모
치과당 인구수가 충분하게 확보되는가?	(O)	X	상위 14%로 우수함
외부에서 인구가 유입되고 있는가?	(O)	X	외부 인구도 만 명대 단위로 유입됨
전체 인구 중 주거인구의 비중이 더 높은가?	(O)	X	3:1 정도로 주거인구 비중이 유입인구 대비 높아서 안정적임
진료권역 인구 비중이 나의 주력 진료과목과 부합하는가?	O	(X)	보철 전문의인데, 소아와 30~40대가 많음. 소아가 많은 것은 꺼려짐
거주민 진료비가 충분하게 나오고 있는가?	(O)	X	후보지 주변이 대부분 아파트 단지여서 충분하게 나오고 있음
신규 입주가 예정되어 있는가?	(O)	X	아직 4천 세대의 추가가 남은 상황

⋯› 기본적으로 수요가 충분하게 나오고 있습니다. 주거인구만으로도 충분하게 나오고 있고, 주변 지역 중에서는 가장 발달된 진료권이어서 외부에서 인구가 유입되는 것을 확인했습니다. 앞으로 4천 세대가 더 입주할 예정이라서 만 명 정도 인구가 늘어나는 걸 생각하면 나쁘지 않아 보입니다. 다만, 소아 진료를 꺼려 하는데, 소아 인구 비중이 높은 걸 확인했습니다. 소아 페이 원장님을 써야 하나 고민스럽네요.

예시 2.

진료권(공급)	응답		메모
최근 폐업은 많이 없는가?	(O)	X	최근 1년 사이 폐업 없음
경쟁이 수월한가? (경쟁 치과 규모, 마케팅 수준)	O	(X)	상위 60%로 경쟁도 평균보다 강한 편
경쟁 치과 10위 내 대형 치과가 두 곳 이하인가?	O	(X)	100평 이상 치과 세 곳으로 다소 경쟁이 필요하긴 함
내 주력 진료와 겹치는 경쟁 치과가 적은가?	O	(X)	많지는 않음
주변에 신축건물이 별로 없는가?	(O)	X	신축건물은 많은데 장애요인 있는 건물을 제외하면 들어갈 자리 많지 않음

⋯› 경쟁은 수월하진 않아 보입니다. 그래도 경쟁도가 상위 60%로, 신도시인 걸 감안하면 중간보다 조금 더 힘든 수준입니다. 〈웨어히어〉 내 경쟁 치과 순위 10위권 중 세 곳이 100평 이상으로 상대적으로 쉽지 않은 싸움이 될 것 같습니다. 다행히 보철 전문의가 많지는 않은데, 경쟁 치과 중 가장 큰 치과의 대표 원장님이 보철과 전문의인 점은 살짝 신경 쓰입니다. 신도시라 신축건물은 많은 편인데, 다행히도 대부분 이면 도로에 있는 건물들이 많아서, 지금 고려하는 건물만 중앙대로변에 있습니다.

예시 3.

건물 조건	응답		메모
지적도 상 장애요인이 없는가?	(O)	X	중심 대로변으로 치과들이 이미 많이 밀집되어 있고 지적도 상으로도 주거 지역 안에 상업 지역으로 선정되어 있음
버스 정류장이 근처에 있는가?	(O)	X	건물 바로 앞 버스 정류장 있음
엘리베이터가 있는가?	(O)	X	신축건물이므로 있음
주차장 유무(기계식 vs 자주식) 및 할당 대수가 적당한가?	(O)	X	자주식 100대에 기계식도 가지고 있음 할당 대수가 많진 않은데 나쁘지 않음
남녀 화장실이 분리되어 있는가?	(O)	X	신축건물이므로 분리되어 있음

건물 앞 도로 차선이 적당한가? (< 왕복 8차선)	ⓞ	X	왕복 6차선 도로로 차선이 좁다고는 볼 수 없는데, 맞은편으로 가기 어려울 정도로 넓지는 않음
출퇴근 시간이 적당한가?	O	ⓧ	50분 정도로 조금 멀게 느껴짐
임대료가 원하는 수준인가?	O	ⓧ	임대료가 평당 13만 원으로 많이 높아서 렌트프리 등 협의가 더 필요함
건물 내 타 치과가 들어오지 못하는가? (혹은 없는가?)	ⓞ	X	독점으로 가능함

⋯› 건물 컨디션은 대부분 적절하고, 들어만 갈 수 있으면 좋은데 임대료가 너무 비싸네요. 90평으로 진입하면 월 1,000만 원 가까이 나옵니다. 체크리스트 20개 중 15개가 동그라미로 나쁘지 않은 조건입니다. 살펴본 다른 지역들은 8~11개 사이로 동그라미가 나왔고, 대부분 건물 조건이 제대로 맞지 않고, 경쟁이 훨씬 강한 편이어서, 해당 지역이 가장 좋은 후보 지역이었습니다. 그럼 높은 임대료, 50분의 출퇴근 시간, 소아 인구 비중이 높은 걸 감안하고도 90평 정도로 진입하면 매출이 어떻게 나오겠는가, 지금 들어가도 괜찮을까, 앞으로의 관심사입니다.

TIP! **컴퓨터에서 쉽게 정리하고 싶고, 노션 등의 툴을 활용할 줄 아신다면, 〈개원입지 시크릿노트〉를 무료로 받아서 활용해 주세요.**

앞에서 살펴본 체크리스트와 동일한 구성의 체크리스트를 쉽게 만들 수 있고 여러 후보지 관리도 수월하게 진행할 수 있습니다.

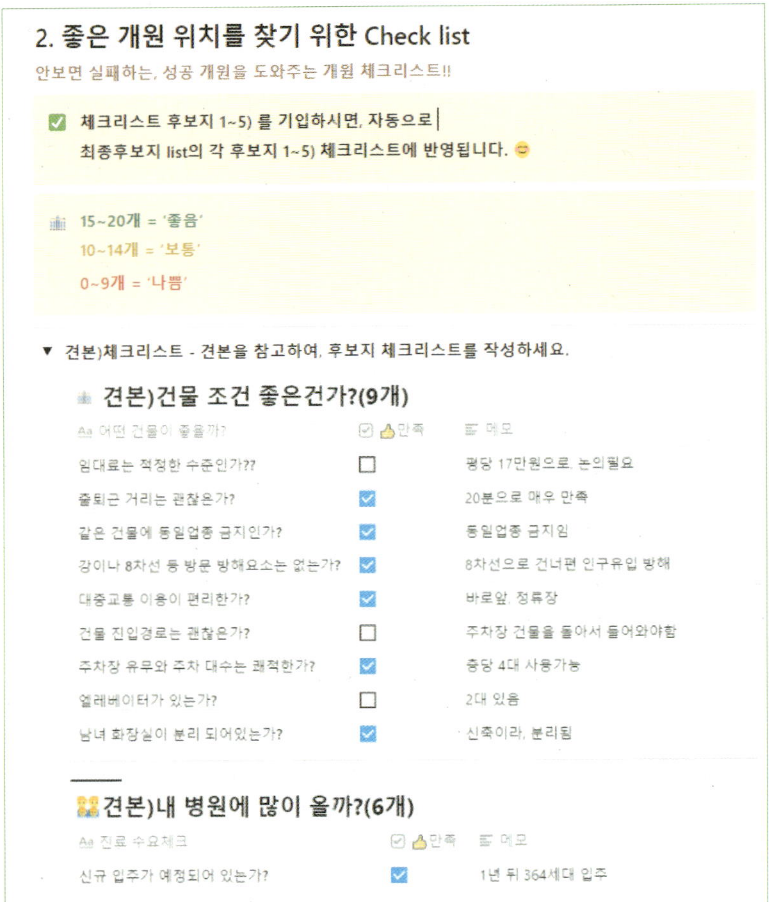

2. 좋은 개원 위치를 찾기 위한 Check list

안보면 실패하는, 성공 개원을 도와주는 개원 체크리스트!!

✅ **체크리스트 후보지 1~5) 를 기입하시면, 자동으로**
최종후보지 list의 각 후보지 1~5) 체크리스트에 반영됩니다.

15~20개 = '좋음'
10~14개 = '보통'
0~9개 = '나쁨'

▼ 견본)체크리스트 - 견본을 참고하여, 후보지 체크리스트를 작성하세요.

견본)건물 조건 좋은건가?(9개)

Aa 어떤 건물이 좋을까?	만족	메모
임대료는 적정한 수준인가??	☐	평당 17만원으로, 논의필요
출퇴근 거리는 괜찮은가?	☑	20분으로 매우 만족
같은 건물에 동일업종 금지인가?	☑	동일업종 금지임
강이나 8차선 등 방문 방해요소는 없는가?	☑	8차선으로 건너편 인구유입 방해
대중교통 이용이 편리한가?	☑	바로앞, 정류장
건물 진입경로는 괜찮은가?	☐	주차장 건물을 돌아서 들어와야함
주차장 유무와 주차 대수는 쾌적한가?	☑	층당 4대 사용가능
엘레베이터가 있는가?	☐	2대 있음
남녀 화장실이 분리 되어있는가?	☑	신축이라, 분리됨

견본)내 병원에 많이 올까?(6개)

Aa 진료 수요체크	만족	메모
신규 입주가 예정되어 있는가?	☑	1년 뒤 364세대 입주

접속 주소는 하단 QR코드 또는 아래 주소로 접속 가능합니다.

https://bondam.notion.site/eb8838309ffe4208b9736e95809fd6bc

후보지 확정 체크리스트

후보 지역들을 추리고 나면, 이제 개원지를 확정해야겠죠. 기본적으로 〈후보지 조사 체크리스트〉를 통과했다면 괜찮은 후보지는 맞겠으나 최종적으로 '나의 전문과목으로, 이 정도 규모로, 지금 이 시점에' 이곳에 개원해도 문제가 없을지, '어떻게 진료 과목을 운영해야 하는지'를 최종적으로 점검하려면 아래와 같은 내용을 추가로 살펴봐야 합니다.

매출 및 경영전략	응답		비고
희망 규모 치과 매출이 동일 규모의 전국 치과 평균 매출액보다 높은가?	O	X	〈진료권 보고서〉 - 매출 시뮬레이션
최근 5년간의 매출 추세는 상승 중인가?	O	X	〈진료권 보고서〉 - 매출 시계열 분해
진료권역에 치과가 추가 진입할 여지가 있는가?	O	X	〈진료권 보고서〉 - 경쟁 균형 모델링
코로나로 인한 타격이 준수하게 회복되었는가?	O	X	〈진료권 보고서〉 - 매출 시계열 분해
최근 5년간의 인구 변동이 신규 개원에 유리한가?	O	X	〈진료권 보고서〉 - 주요타겟층 분석
연령대별 매출이 신규 개원에 유리한가?	O	X	〈진료권 보고서〉 - 성연령별 매출분포
특정 연령대로 매출이 쏠리지 않는가?	O	X	〈진료권 보고서〉 - 성연령별 매출분포
연령대별 수진율에서 5년간 특이사항이 없는가?	O	X	〈진료권 보고서〉 - 매출요소분해
연령대별 객단가가 5년간 준수하게 상승했는가?	O	X	〈진료권 보고서〉 - 매출요소분해

앞서 살펴본 경기도 신도시 케이스를 이어서 살펴보겠습니다. 원장님은 진료권 확정을 위해 〈브랜드본담 진료권 보고서〉를 의뢰하셨는데요. 원장님 허락하에 간단하게 체크리스트 결과를 공개합니다.

예시 1.

매출 및 경영전략	응답		메모
희망 규모 치과 매출이 동일 규모의 전국 치과 평균 매출액보다 높은가?	(O)	X	원장 포함 10명 정도 운영할 예정이고 동일 규모 전국 평균 대비 15%가량 매출이 높음
최근 5년간 매출 추세는 상승 중인가?	(O)	X	입주 이후 꾸준하게 상승했고, 의외로 어르신 매출이 나쁘지 않은 곳임. 이 때문에 치과들이 많이 들어왔음에도 여전히 매출 상승 추이가 강함

진료권역에 치과가 추가 진입할 여지가 있는가?	ⓞ	X	현재로서는 3개 정도 추가진입 여지가 있으나, 최근 들어 개원이 조금 많아진 점은 리스크
코로나로 인한 타격이 준수하게 회복되었는가?	ⓞ	X	시계열 분해를 보면 코로나 영향을 거의 받지 않음
최근 5년간의 인구 변동이 신규 개원에 유리한가?	O	ⓧ	소아 비중이 높긴 하지만, 점점 떨어지고 있고 60대 이상 노령층이 빠르게 증가하고 있음
연령대별 매출이 신규 개원에 유리한가?	ⓞ	X	대부분 젊은 편이어서 오프라인보다는 온라인 브랜딩으로 승부를 걸어 볼 만함
특정 연령대로 매출이 쏠리지 않는가?	ⓞ	X	매출이 연령대별로 고르게 퍼져 있음
연령대별 수진율에서 5년간 특이사항이 없는가?	O	ⓧ	다만 노령층 수진율이 다소 낮아, 수술 치료의 외부 유출이 의심됨
연령대별 객단가가 5년간 준수하게 상승했는가?	O	ⓧ	객단가 오르고는 있는데, 다른 지역에 비해 낮은 편

···› 매출이 예상보다 높고, 진료권의 매출이 몇 년간 상승했던 원인을 살펴보니, 아파트 입주만큼이나 어르신들의 영향력이 강한 곳이었습니다. 즉, 신도시임에도 노령층의 영향력도 꽤나 강한 곳이라는 것을 알게 되어 승부를 걸어 볼 만하겠다는 계산이 나왔습니다. 왜 그런가 봤더니 노령층 인구 비중이 시간이 갈수록 매우 빠르게 늘고 있고, 소아 비중은 입주 이후 오히려 서서히 줄고 있어, 초반에 소아를 대응하고 오히려 힘을 점점 빼는 게 좋겠다는 생각이 듭니다. 신도시 중에서도 특이한 모습을 띠고 있었습니다. 이렇다면 임대료가 높아도 해 볼 만하겠다는 생각도 들었습니다. 진료권역 내 치과가 더 들어갈 수 있는 여지가 많지는 않고 3개 정도 추가 진입분이 남아있지만, 근처의 건물입지들이 다들 좋지가 않아 원장님 외에 추가로 더 개원을 할 자리가 마땅치 않다는 생각도 듭니다. 어르신들이 다른 지역으로 유출되고 있다는 사실도 알게 되었고, 신도시임에도 어르신들에 대한 케어가 더 필요하다는 걸 진료 데이터로 도출하였습니다. 결과적으로 수면 임플란트를 주력으로 노령층에서 진료권 평균 매출의 두 배를 달성하도록 목표하면서도, 아파트 거주 인구를 잡을 수 있도록 소아 진료와 일반 진료까지 병행하며 바운더리를 넓게 가져가려고 합니다. 이에 맞춰서 홈페이지 코너를 세팅할 계획입니다.

실전 체크리스트 작성은 이 정도로 마무리하겠습니다. 이 책의 마지막 장인 3장 첫 번째 코너에서 이재일 원장님이 입지 탐방기를 설명해 둔 부분을 같이 읽어보시면 보다 뚜렷한 감을 잡으실 수 있을 것이라 생각합니다.

이후부터는 개원 시 참고할 팁들을 소개해 드리겠습니다.

데이터로 살펴보는 개원 팁

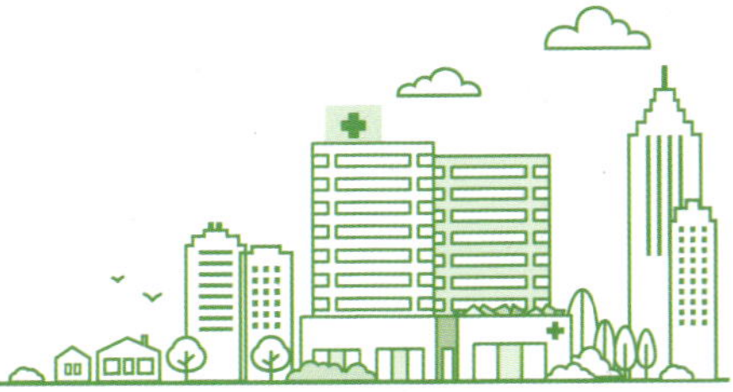

신규 개원치과는 더 큰 규모로 개원할까?

치과개원 패턴 중 규모에 대한 데이터를 간단하게 살펴보겠습니다.

- 신규 개원치과들의 규모와 기존에 운영 중인 치과의 규모는 차이가 날까요?
- 차이가 난다면 얼마나 날까요?

운영 중인 전국 치과 규모별 히스토그램

그래프의 쉬운 인지를 위해 200평 이상의 치과는 200평으로 처리하였습니다. 다음의 그래프를 보면 정규 분포가 아니고 우측으로 꼬리가 긴 것을 확인할 수 있습니다(로그정규분포에 가깝습니다).

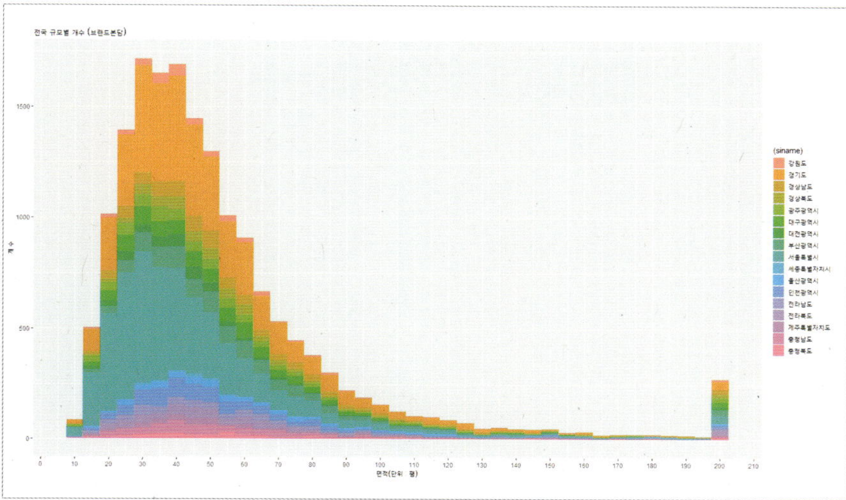

y축이 가장 높은(=가장 흔히 보이는) 규모는 30평 구간(5평 단위이므로 30~35평 포함)이며, 1~3위까지가 전부 30~45평으로 몰려있습니다. 생각보다 운영 중인 치과들의 규모가 작다고 느껴지시지요? 분위수(quantile)를 더 살펴보겠습니다.

최소값	하위 25%	중앙	평균	상위 25%	최대값
11평	31평	44평	56평	62평	8,493평

위 표에서 볼 수 있듯이, 전국 치과 규모의 중앙값(median)은 44평입니다. 중앙값은 전체 치과수가 100개라고 봤을 때 규모로 등수를 매긴 후 절반 등수(50등)의 값을 의미합니다. 평균(mean)의 경우는 56평입니다. 중앙값보다 평균값이 높다는 이야기는 일부 큰 평수 치과(70평 이상의 치과, 대학병원급의 치과)들이 평균을 끌어올리고 있음을 의미합니다.

따라서 44평 정도가 딱 중간이라고 볼 수 있으나, 타 치과들과의 경쟁이라는 관점에서는 56평 정도가 산술평균치인 상황입니다.

이런 상황에서 개원을 하신다면 원장님들은 어느 정도 규모로 하시겠습니까? 아마도, 경쟁이 치열한 지역일수록 중앙값보다는 조금 더 큰 규모로 개원하고 싶어할 것 같습니다. 2020년 기준 한 해 동안 개원한 치과들의 규모를 이어서 보겠습니다.

2020년 신규 개업 치과 규모별 히스토그램

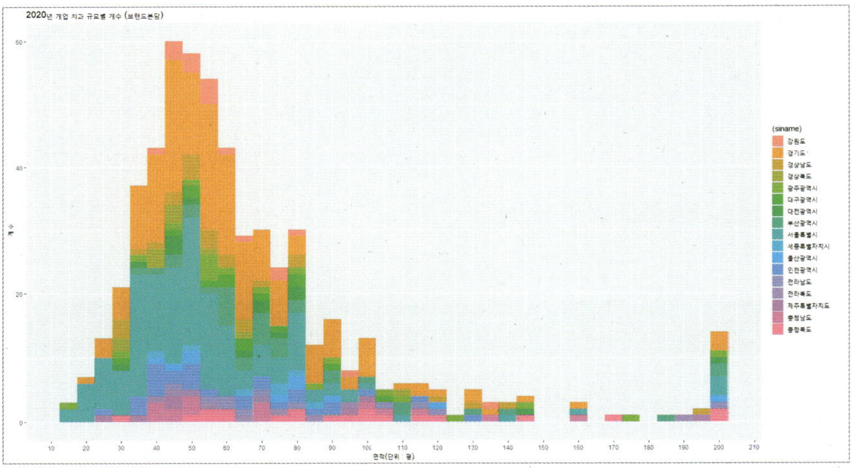

새로 개업한 치과 규모의 중앙값은 56평이고, 평균값은 67.75평입니다. 그래프상으로도 확연히 그래프가 우측으로 옮겨진 것을 알 수 있습니다.

① 전국 평균

최소값	하위 25%	중앙	평균	상위 25%	최대값
11평	31평	44평	56평	62평	8,493평

② 2020년 신규 개원 평균

최소값	하위 25%	중앙	평균	상위 25%	최대값
13평	44평	56평	67평	77평	497평

- 신규 개업 치과들의 중앙값이 56평, 평균 규모는 70평에 달하기 때문에 기존 운영 중인 치과들보다는 확실히 큰 규모로 개원하는 것을 알 수 있습니다.
- 결론: 신규 치과는 기존 개업치과 대비 10평 정도 더 크게 개원함을 알 수 있습니다. 개원 시 참고하시기 바랍니다.

치과개원 입지 및 진료권 선정 시, 원장님의 실수

많은 원장님들을 만나서 이야기를 나눠보면, 치과개원 입지를 선정할 때 잘못된 판단을 바탕으로 진료권 진입을 하시는 경우를 많이 봅니다. 흔히 잘못 생각하시는 부분을 간단하게 소개해 보겠습니다.

어디는 월 매출 2억 나오던데?

보통은 주변의 몇몇 잘 되는 케이스만 듣고 치과개원 진료권 후보지를 고려하기 마련입니다. '학교 선배는 이쪽에 개원해서 월 2억을 찍었더라고요', '포화되어 있는 거 같긴 한데, 마케팅 좀 세게 해서 하면 승산

있지 않을까요? 아, 제가 개원할 치과 규모는 작긴 합니다.'

이러한 원장님들의 생각 속에는 함정이 숨어있습니다. 잘 나간다는 해당 치과가 얼마나 큰 규모인지 등은 고려하지 않거나(규모와 매출은 당연히 비례합니다), 그 치과가 진료권의 평균적인 매출을 보여주고 있는지 아니면 상위 10% 선두권인지 등의 백분율 분포를 전혀 고려하지 않는 경우가 상당히 많다는 것입니다. 비교를 통해 우수한 대상을 고르기 위해서는 먼저 비교 기준을 일치시켜야 합니다.

예를 들어 보면, 전교 1등이 우리 반에 있더라도 학급 평균 점수가 40점이라면 해당 반은 우수하다고 볼 수 없는 것과 마찬가지로, 한두 곳의 치과 매출이 높아도 진료권의 평균 매출이 낮다면 그만큼 경쟁이 치열하고 운영의 난이도가 높아집니다. 따라서, 원장님이 하고 계신 생각은 아래의 고민과 유사합니다.

'전교 1등(월 매출 5억)이 있는 반(진료권)이니까 나도 저기로 전학 가면 점수(매출)가 잘 나오겠지?'

합리적인 판단인가요? 그렇지 않습니다. 반 평균이 40점 대이니 당연히 상황이 좋을 수 없습니다. 원장님이 들어가려는 진료권에 있는 경쟁 병의원의 매출이 아닌, 해당 진료권에서의 특정 규모(규모의 일치)의 평균 매출액(분포의 일치)을 알아야 하는 이유도, '비교 기준을 일치시켜 정확하게 진료권을 평가하기 위함'입니다. 다른 변인을 통제하고 관심 있는 특정 변수가 다른 변수에 끼치는 영향만 분리해서 보는 것이 통계학의 전통적 방법이듯, 진료권도 규모와 매출 분포를 통제한 채로, 특정 규모에서 평균적인 분포의 매출을 비교해 보아야 치과개원 시 정확한 진료권의 상태를 알 수 있는 것입니다. 일반적으로 진료권 분석이 상권 분석과 다를 수밖에 없고 정확도가 높은 이유 중 하나입니다.

오로지 임플란트 바라기?

두 번째는 주력 진료에 대한 잘못된 접근입니다. 봉직의 시절, 임플란트 환자 경험이 많고 어르신 상대하는 것도 곧잘 하신 원장님들이 많이들 하는 실수입니다. 임플란트 진료를 주로 고려하다 보니 어르신 비중이 높은 격전지에 큰 규모로 치과개원을 하시는 경우를 종종 보는데요. 문제는 어르신들은 신규 개원한 치과에서 수술치료를 하시는 것에는 소극적인 경우가 많습니다. 이미 라포가 형성되어 있고, 진료 이력이 전부 보관되어 있는, 오랫동안 다니던 단골 치과를 선호하시기 때문입니다.

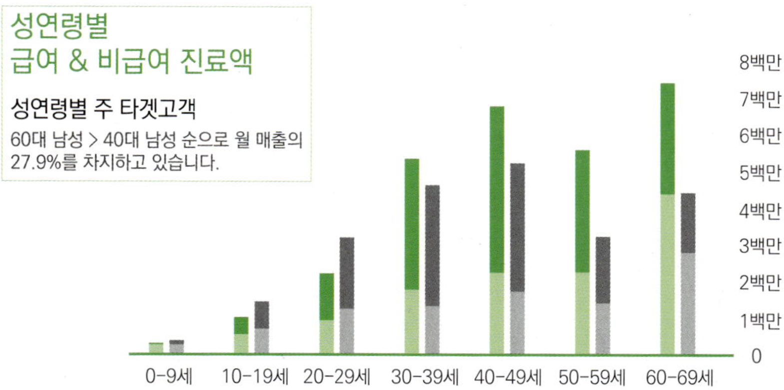

노령층 진료비가 많다고 바로 진입하는 것은 위험할 수 있습니다. 신규 개원한 치과는 구환이 없기 때문에, 신환으로만 초반을 버텨내야 합니다. 하지만 어르신의 비중이 높은 진료권에서 치과개원 초반을 견디는 것은 원장님들의 생각보다 더 어렵습니다. 온라인 마케팅을 하더라도 효과가 크지 않은 경우도 많습니다. 1년여에 걸쳐 서서히 자리를 잡고 입소문도 나야, 비로소 서서히 움직이시는 게 시니어 환자라는 점을 기억해두시는 것이 좋습니다.

오히려, 초반에는 젊은 층의 검진 및 스케일링 진료들을 통해, 얼굴을 익히고 신뢰도를 쌓아나가는 과정이 필요합니다. 젊은 연령층 환자들은 대부분 인터넷에서 검색해 보고 치과를 방문하기 때문에, 섣불리 주력 치료를 권하거나 과잉진료를 하는 인상을 주는 것은 정말 위험하며, 오히려 이때 브랜드 이미지를 잘 쌓아 두면 주변 소개를 많이 하는 연령층이기도 합니다.

신규 개원 VS 인수 개원, 어떤 것이 좋을까?

개원 시 많이 고민하는 부분 중 하나가 개원 형태입니다. 신규 개원인지 인수 개원인지 여부를 뜻합니다. 각각의 장단점과 개원 형태를 정하기 전 미리 살펴봐야 할 부분을 다뤄보겠습니다.

구환의 존재감

초반 운영 리스크를 싫어하신다면 인수가 보다 안정적입니다. 구환의 존재감이 생각보다 크기 때문입니다. 치과의 신규 개원의 경우, 구환이 존재할 수 없기 때문에 개원 초반의 총 환자수는 기운영되고 있는 다른 치과의 20~30% 정도인 것이 일반적입니다. 당연히 매출도 낮을 수밖에 없습니다.

초반에 고전하지 않는 게 중요하다면, 손익분기점에 도달하지 않았을 때 몇 개월간 고정 비용을 버틸 수 있는지 따져봐야 하며, 비용 전략이 도출되지 않는다면 구환차트를 넘겨받는 인수가 보다 안정적일 수 있습니다. 또한 어르신이 많은 진료권은 신규 개원 시 더 고전할 가능성이 높습니다. 이에 대해서는 이전 칼럼(치과개원 진료권 선정, 원장님의 흔한 실수)에서 다룬 바 있습니다. 의외로 많은 원장님들이 개원 컨설팅 업체 없이 스스로 인수 매물도 검토하고 진행하시는 경우도 꽤 많이 보았습니다.

인수의 단점은?

그렇다면, 인수가 무조건 좋은가? 하면 꼭 그렇지만은 않습니다. 인수의 단점도 존재합니다. 대표 원장이 바뀐 느낌을 강하게 주지 않기 위해 치과명을 어쩔 수 없이 유지하는 경우가 많거나, 치료가 마무리되지 않은 환자에 대한 케어, 그리고 미수금이나 선결제금 이슈가 생길 수 있습니다. 양도를 하는 측에서 인수 비용을 더 받기 위해, 매출 그로스를 과하게 올린 상태로 넘기는 경우도 있습니다. 따라서 인수 고려 시에는 ① 양도 사유, ② 진료권의 성장 추세, ③ 덤핑치과 존재 여부, ④ 치과에 대한 평, ⑤ 건물주와의 관계, ⑥ 임대료 등을 신규 개원에 비해 더욱 꼼꼼하게 파악해야 합니다.

마무리하며

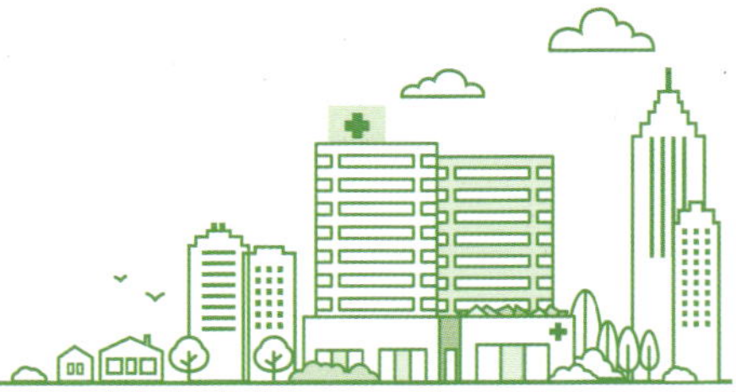

지금까지 데이터를 통해 개원 후보지를 조사하는 방법과 팁에 대해서 살펴봤습니다. 그간 여러 원장님, 건설사, 제약사들의 분석을 진행하면서 느낀 건, 주변에 어느 병원이 잘 되더라 못 되더라 하는 '카더라' 케이스들로 인해 혼란스러워하시는 경우가 정말 많다는 점이었습니다. 모든 지역별 수치에는 분포라는 게 존재하고, 그 분포의 평균과 편차 등 통계적 수치를 비교함으로써 유의한 영향이 있는지를 봐야 하는 게 정석이지만, 분포 상 아웃라이어에 해당하는 케이스를 가지고 해당 지역을 단정하는 경우가 많이 보였기 때문입니다.

이런 현상의 바탕에는 개원을 이미 경험하신 원장님들의 실제 성공 케이스와 실패 케이스 데이터가 집대성이 될 수 없는 개원가의 특성이 한 몫했을 것입니다. 바로 이 점 때문에, 진료권역이라는 개념과 환자의 유입유출, 수요공급, 주거유입 등 분석적으로도 사용되고 개원가에서도 유의해서 봐야 하는 개념을 소개해 드렸습니다. 수리적 설명을 최대한 배제한 채, 150여 페이지의 짧은 분량에 기본적인 개념을 설명드리다 보니, 심화 내용까지 지면에서 모두 소개 드리지 못하고 개론으로 다룬 점은 아쉽지만, 어떤 방식으로 지역의 특성을 파악해야 하는지에 대한 감을 잡기에는 첫 시작점으로 유용하셨을 것이라 생각합니다. 더 나아간다면 진료권의 심화적인 수준의 분석과 전문가의 도움이 필요하겠지만, 그보다 중요한 것은 '나만의 합리적인 판단'입니다. 내가 개원할 위치에 대한 지역 특성을 데이터에 기반해서 '스스로' 조사하고 이해해 보고, 나와 궁합이 잘 맞는 지역인지 '자가진단'할 수 있는 정도가 된다면 막막함이 훨씬 덜어질 것입니다. 그 과정에서 데이터와 과학적 접근법을 활용하시길 바라는 마음이었습니다. 물론, 과학적인 접근이라고 100%를 보장할 수는 없겠지만, 과학적이지 못하면 그러한 퍼센테이지조차 산정할 수 없기 때문입니다.

이후 홈페이지나 블로그를 통해 지속적인 정보들을 제공할 것을 약속드리며, 이어지는 브랜딩 파트의 내용에도 데이터 분석 접근법이 접목되니 유용하게 읽어나가 보시길 바라겠습니다.

2부

10년 후에도 사랑받는 병원개원 브랜딩

- 정영화 -

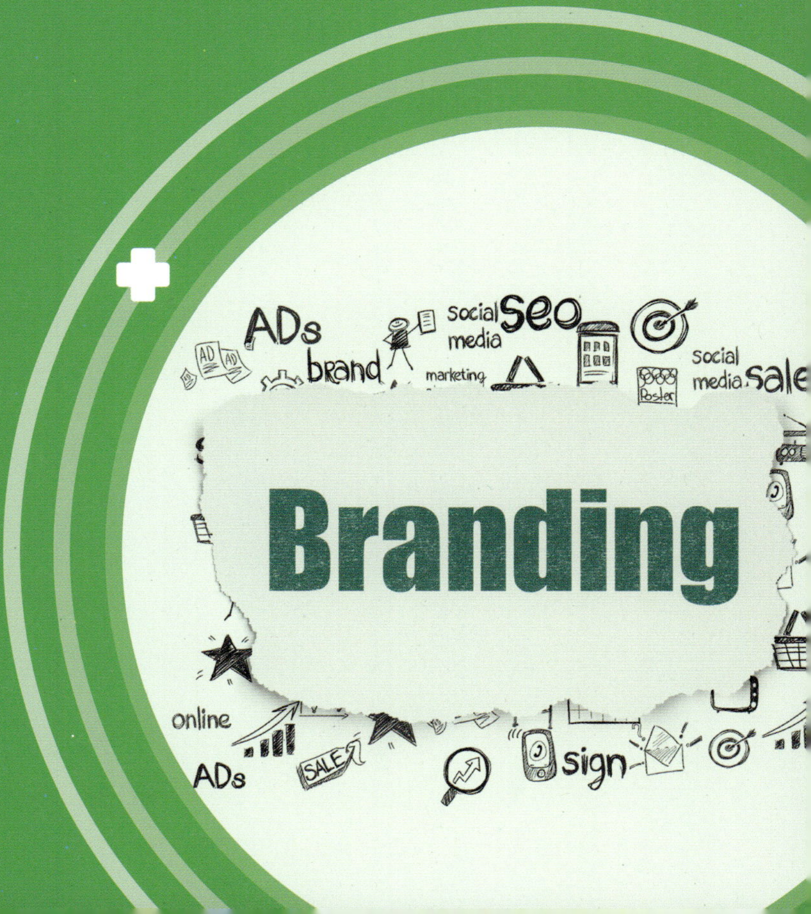

시작하며

우리 병원에 맞는 브랜딩을 찾아가는 과정

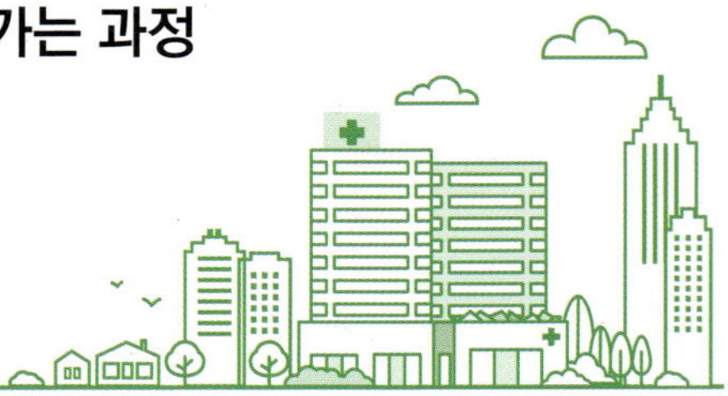

병원도 '마케팅'이 아닌, '브랜딩'이 필요하다는 것을 느끼고, 브랜딩을 적극적으로 시도해 보고자 하는 원장님들이 점점 많아지고 있는 것 같습니다. 하지만 병원 브랜딩에 참고할 만한 내용이 적어 시작하기 어려워하는 원장님들이 많습니다. 서점에서, 온라인에서 보이는 '브랜딩'을 다루는 컨텐츠들은 주로 소상공인이나 개인(퍼스널 브랜딩)을 대상으로 하기에 병원과는 동떨어진 이야기처럼 들려 와닿지 않고, 좀 더 실무적인 내용을 다루는 컨텐츠 등은 초보 마케터를 대상으로 한 내용이거나 대기업에서 시행할 법한 방법론적인 내용을 다루는 번역본이 많은 것이 사실입니다.

이 파트에서는 병원이라는 특수 업계에서 브랜딩하는 방법을 상세히 다뤄보고자 합니다. 비교적 전문가의 도움을 받기 쉬운 수도권 지역의 치과뿐만 아니라, 지방권의 치과에서도 브랜딩을 시도해 볼 수 있도록 병원이라는 특화된 영역에서, 업력을 쌓아가고 있는 브랜딩 전문가의 노하우를 아낌없이 담았습니다.

5년 후, 10년 후에도 흔들리지 않고 오히려 더욱 굳건하게 병원을 운영하고 싶으신 원장님들이라면 이 책을 가이드 삼아 브랜딩을 적극적으로 시도해 보시길 바랍니다.

병원에 브랜딩이 왜 필요한가요?

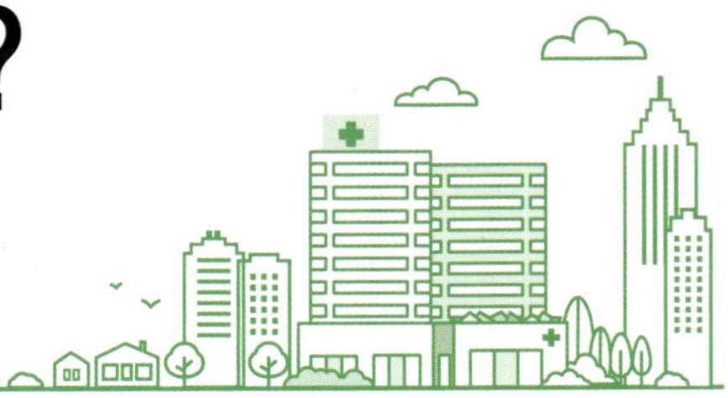

브랜딩이 무엇인지는 뒤에서 더 설명하도록 하고, 병원에서 브랜딩이 필요한 이유는 간단합니다. 충성도(loyalty)를 올려주기 때문입니다. 치과는 이미 포화라는 말이 몇 년 전부터 있었지요. 그 덕에 임플란트 수가만 해도 56이니 49니 몇 년 전에는 상상도 할 수 없는 가격대로 출혈 경쟁이 이뤄지고 있습니다.

마케팅 비용도 어마어마합니다. 강남의 모 치과는 마케팅 비용으로만 월 2, 3천만 원을 쓴다고 하니, 원장님 입장에서는 수가 경쟁과 마케팅을 적극적으로 하기도 부담스럽고, 그렇다고 안 하기도 불안할 수밖에 없습니다. 이런 상황은 치과에만 해당하지 않습니다. 피부과, 성형외과, 이비인후과 할 것 없이 경쟁도는 포화되고 있습니다. 매년 의료기관이 10%씩 많아지고 있기 때문입니다. 이렇게 점점 경쟁이 심화되는 의료 시장에서 돌파구는 브랜딩이 될 수 있습니다.

브랜드가 잘 구축되면 출혈 경쟁으로부터 자유로워집니다. '벤츠'와 '스타벅스'처럼 강력한 브랜드 이미지가 있는 경우 출혈 마케팅을 하지 않아도 충성 고객이 항상 존재합니다. 우리 동네에 치과가 한두 곳밖에 없다면 브랜딩은 필요 없을 수 있습니다. 하지만 점점 포화되는 상황에서는 '우리 치과의 고유한 이미지', 즉 브랜드를 만드는 것이 문제 해결의 핵심입니다. '저 치과는 과할 정도로 필요한 치료만 하더라' 등의 브랜드 포인트가 생기면, 마케팅에 안달 내지 않아도 입소문이 자연스럽게 이뤄지며 수가 경쟁이 아닌 진료의 퀄리티 경쟁을 자유롭게 시도할 수 있습니다.

요즘 개원을 준비하시는 원장님들을 보면 '초반에 브랜딩은 당연히 해야지' 생각하시는 분들이 많아진 것을 느낍니다. 그래서 입지를 선정하기 전부터 병원 이름을 고민하고, 크몽이나 라우드소싱 등에서 로고를 먼저 제작해 두시기도 합니다. 하지만 브랜딩은 저급해서는 안 됩니다. 단순히 저렴한 비용을 말하는 것이 아니라 탄탄히 구축되지 않은 브랜드와 저급하게 쏟아내는 마케팅은 밑 빠진 독에 물 붓기입니다. 크몽이나 라우드소싱을 통해 로고를 만드시는 것은 좋으나, 브랜딩 전략이 부재한 그저 괜찮아 보이는 '시각적 결과물'에만 포커스를 두어서는 안됩니다.

원장님의 진료 강점을 환자들에게 제대로 알릴 수 있도록, 그리고 그 강점을 우리 병원 핵심 타겟층의 환자들에게 잘 어필할 수 있도록 '객관적 사실 및 데이터에 기반'하여 브랜딩 전략을 촘촘히 설계하는 것이 중요합니다. 브랜딩은 단순히 '로고를 만드는 것'이 아니기 때문입니다.

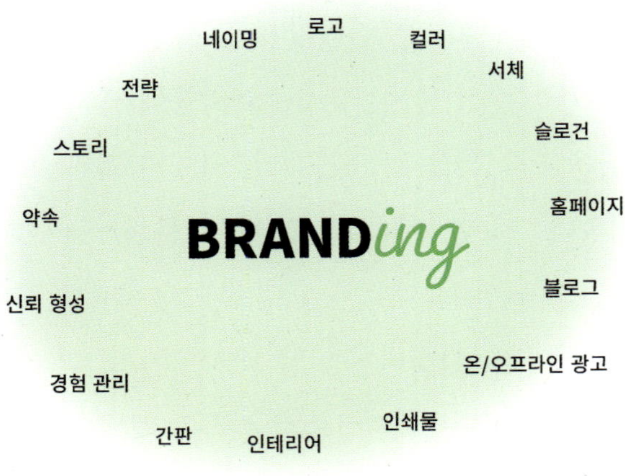

브랜딩의 요소

우리 치과의 철학과 가치를 치과명과 로고에 잘 담아내고, 홈페이지, 블로그, 간판과 인테리어, 인쇄물 등 온오프라인에서 환자가 바라보는 모든 접점에 일관된 브랜드 가이드를 적용하고, 의료진과 병원의 전 직원이 같은 철학을 공유하고 환자를 대하는 것. 그리고 이 모든 것들이 통합적으로 환자에게 제공되었을 때 환자들의 머릿속에 우리 치과만의 어떤 상(=브랜드 이미지)이 만들어지는 것. 그것이 바로 브랜딩입니다. 브랜딩은 점점 포화되어 가는 의료시장에서 환자들에게 첫인상에 각인될 만한 강력한 무기입니다. 우리 치과를 특별하게 생각하는 환자들이 많아질수록 브랜드 파워가 세지고, 파워가 센 브랜드라는 무기는 결국 원장님을 생존 경쟁으로부터 자유롭게 만들 것입니다.

병원 브랜딩이란?

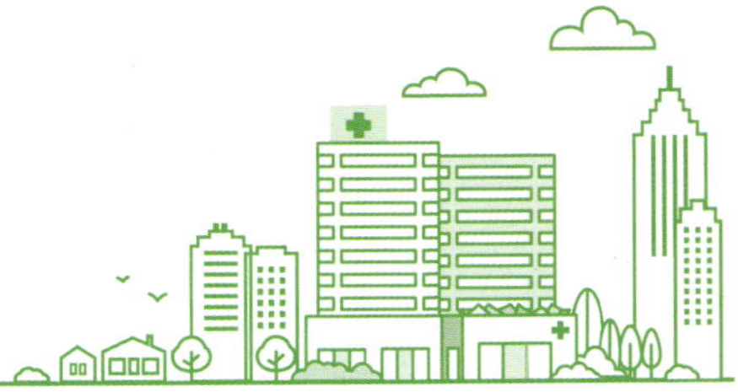

전설적인 광고인이라 불리는 데이비드 오길비는 브랜드에 대해 이렇게 말했습니다.

"브랜드는 복잡한 상징이다. 그것은 한 제품의 속성, 이름, 포장, 가격, 역사, 그리고 광고 방식을 포괄하는 무형의 집합체다."

스타벅스는 커피를 팔지만, 고객은 브랜드를 삽니다. 스타벅스에서 커피를 마시는 구매 행위는 스타벅스라는 브랜드가 가지고 있는 가치, 분위기, 소속감, 컨셉을 사는 것이지, 커피 그 자체만을 사는 것은 아닙니다. 그렇기 때문에 조금 더 비싸더라도 우리는 수많은 카페 중 스타벅스를 찾습니다.

'브랜딩'은 'BRAND'에 'ING'가 붙은 현재 진행의 의미입니다. 즉, '브랜딩'은 브랜드의 품질 좋은 서비스와 가치를 소비자에게 제대로 전달하기 위해 이미지를 만들어가는 '과정 = ING'입니다. 그렇다면, 브랜딩과 마케팅의 차이점은 무엇일까요?

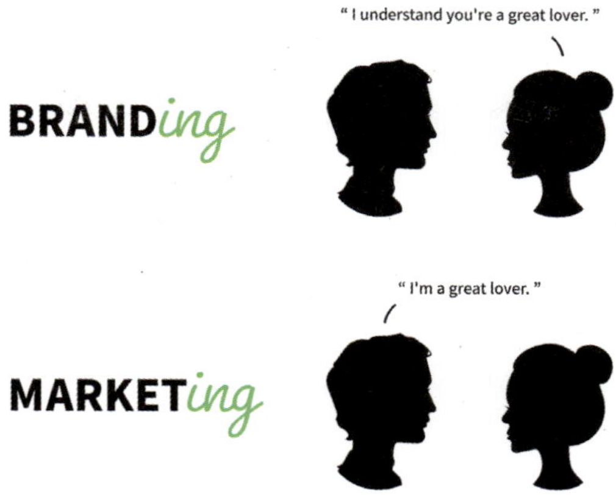
" I understand you're a great lover. "
BRANDing
" I'm a great lover. "
MARKETing

마케팅은 우리가 얼마나 좋은지 직접적으로 홍보하는 과정이라면, 브랜딩은 소비자 스스로 이 브랜드는 이렇구나 생각하도록 만드는 과정입니다. 이 부분이 마케팅과 브랜딩이 크게 다른 지점입니다. 브랜딩은 '우리가 제공하는 서비스 또는 제품을 충성도 있게 사용하도록 만드는 모든 활동'이며 '이 모든 활동이 한 군데로 향하도록 만드는 과정'이므로, 브랜딩은 비즈니스 그 자체라고 할 수 있습니다.

그렇다면, 병원도 이와 같을까요?

내가 제공하는 것은 진료지만, 환자들이 구매하는 것은 진료와 그것이 제공되는 맥락, 즉 브랜드입니다. 처음에는 수많은 병원 중 우리 병원이 환자에게 줄 것으로 기대되는 가치-편리함, 신속함, 전문성, 꼼꼼함 등을 진료와 함께 구매하고자 방문합니다. 기대가 실제와 같거나 그 이상이라면 이후에는 굳이 다른 곳을 알아보기보다는 내가 산 가치를 안전하게 다시 구매하기 위해 해당 병원을 재방문합니다. 기대가 실제와 다르거나 그 이하(불편함, 긴 대기시간, 비전문적인 답변 등)라면 더 나은 가치를 제공하는 곳을 물색하겠지요.

환자들은 이미 병원이 제공하는 총체적인 경험, 즉 브랜드를 구매하고 있습니다. '병원 브랜딩이 잘 되었다'라는 의미는 이런 겁니다.

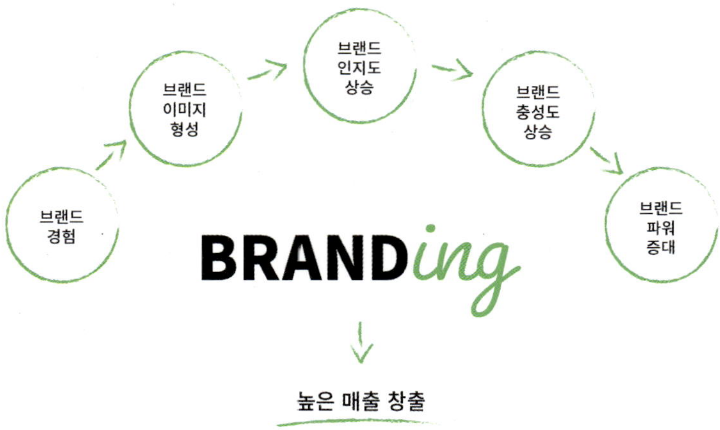
브랜드 경험
브랜드 이미지 형성
브랜드 인지도 상승
브랜드 충성도 상승
브랜드 파워 증대
BRANDing
높은 매출 창출

"환자들이 우리 병원에 대해 보고, 듣고, 느낌으로써(브랜드 경험) 어떤 이미지를 갖게 되어(브랜드 이미지 형성), 더 쉽게 방문하고 진료 동의도 더 잘 되고, 동의액도 더 높으며(브랜드 인지도 & 충성도 상승), 우리를 신뢰하기 때문에 다른 병원으로 잘 바꾸려고 하지 않는다(브랜드 파워 증대 및 높은 매출 창출)."

병원 브랜딩이 잘 될수록 진료 동의율과 동의액이 높은 충성 환자가 늘어나고, 이러한 충성 환자들은 온오프라인에서 자발적으로 우리 병원에 대한 긍정적인 이미지를 전파합니다. 이를 통해 지속적으로 신환이 창출되고, 신환은 다시 충성 환자가 됩니다.

이처럼 좋은 병원 브랜딩은 특별한 마케팅 없이도 매출 증가에 직접적인 영향을 줄 뿐만 아니라 매출 증대의 선순환을 만들어 수가 경쟁 및 생존 압박에서 벗어나게 합니다. 이를 위해서는 병원 브랜딩을 단순히 예뻐 보이는 시각적인 모습에만 포커스를 두어서는 안되겠지요. 우리 병원에 방문한 모든 환자들이 충성 고객이 될 만큼 환자들의 총체적인 경험을 지속적으로 관리하는 것이 병원 브랜딩의 핵심임을 잊지 말아야 합니다.

병원 브랜딩, 잘 하려면

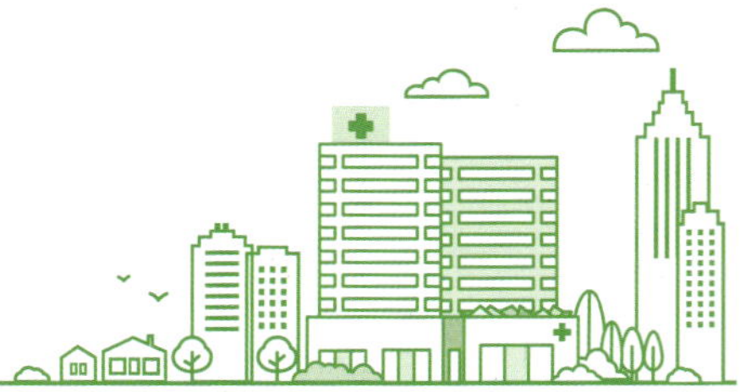

병원 브랜딩의 핵심, 환자들의 총체적인 경험을 잘 관리하기 위해서는 어떻게 해야 할까요? 온오프라인에서 환자가 병원을 만나는 모든 접점에서, 만족스러운 경험을 할 수 있도록 설계해야 합니다. '접점'이라는 단어가 어렵게 느껴질 수 있으나, 우리가 평소 물건을 구매하는 단계를

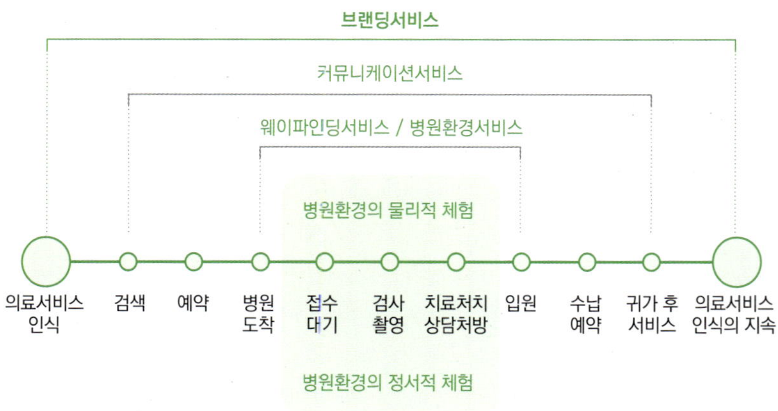

모든 서비스의 범위를 포괄하는 브랜딩 영역
(출처: 중소 병원 서비스 디자인 가이드라인)

생각해 보면 금방 이해되실 겁니다. 상품을 검색하고, 결제하고, 배송받고, 제품을 사용하고, 혹시 문제가 생겼을 때 고객센터의 응대까지 만족스럽다면, 다음번에 기회가 생기면 또 구매하는 것은 물론 주변 지인분들에게 추천하게 되지요. 결제하고, 배송받고, 제품을 사용하고, 전화하는 모든 것이 브랜드와 만나는 접점입니다.

병원의 경우, 검색, 예약, 접수, 진료, 수납, 귀가 후 문자 서비스 등 환자가 병원과 만나는 다양한 접점이 있습니다. 이러한 각 접점에서 만족과 감동을 느낄 수 있도록 하는 것이 병의원뿐만 아니라 모든 서비스 브랜딩의 핵심입니다.

원장님의 경험을 한번 떠올려 보세요. '온라인에서 정보도 부족했고, 결제 경험도 최악이었으며, 고객 응대도 별로였으나 제품을 받아보니 쓸만하더라.' 과연 이 제품을 다른 이에게 추천하거나 재구매하고 싶어질까요? 심지어 그 제품과 비슷한 품질의 상품을 판매하는 곳이 열 곳도 넘는다면? 예시가 불편하셨다면 죄송합니다만, 진료의 영역도 방금 든 예시와 큰 틀에서는 맥락을 같이 합니다.

예외적으로, 정말 진료만 잘하면 될 때도 있습니다. 주변에 경쟁 병원이 없어서 환자들이 이런저런 불만이 있지만 어쩔 수 없이 그 병원을 가야만 하는 경우입니다. 하지만 이마저도 주변에 경쟁 병원이 진입하는 순간 어려워질 수밖에 없습니다.

"그럼 저희 병원 브랜딩은 브랜딩 회사에 모두 맡기겠습니다."

이런 접근법은 틀렸습니다. 환자는 병원과 만나는 모든 접점에서 깐깐하게 점수를 매기고 있다고 보아도 과언이 아닙니다. 그렇기 때문에 병원 내부 관여자(대표 원장, 봉직의사, 진료 스태프)와 심지어 고객인 내원 환자들까지 브랜딩의 주체가 됩니다.

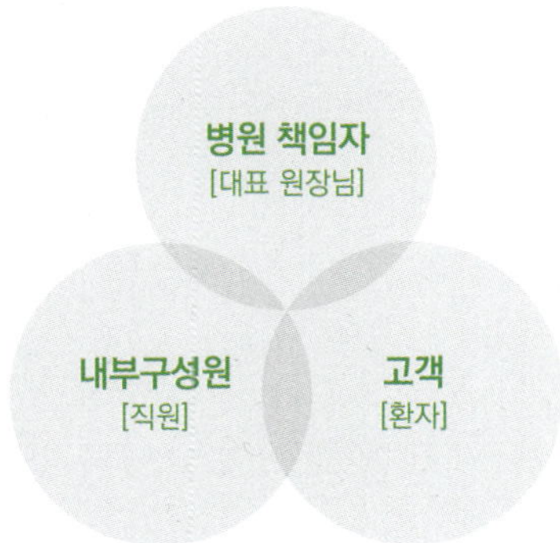

병원 브랜딩의 세 가지 주체

아무리 브랜딩 초반에 브랜드 아이덴티티 시스템(철학, 이름, 로고, 슬로건, 컬러, 폰트 등)을 잘 잡아 놓았다 할지라도, 원장님 스스로 약속한 미션, 가치를 이행하지 못하거나 또는 직원분들이 브랜딩을 이해하지 못하고 전혀 다른 목소리를 내는 등 브랜딩 관점에서 병원 운영이 지속되지 못한다면, 그 브랜드는 결코 성공할 수 없습니다.

브랜딩은 초반 구축만으로 '완료'되는 것이 아닌 '지속하는 과정' 그 자체이기 때문입니다. 내부 구성원의 잘못 또는 미숙 등으로 불만을 느낀 환자가 좋지 않은 소문을 퍼뜨리게 되면 우리 병원은 부정적인 이미지로 각인될 수 있습니다. 하지만 해당 환자에게 제대로 된 사과 또는 조치를 취하여 오히려 '제대로 개선하기 위해 노력하는 병원'의 이미지로 전환시킬 수도 있습니다. 이처럼 브랜딩은 '지속하는 과정'이므로 원장님뿐만 아니라 병원의 모든 구성원 및 환자가 모두 브랜딩의 주체라 할 수 있습니다.

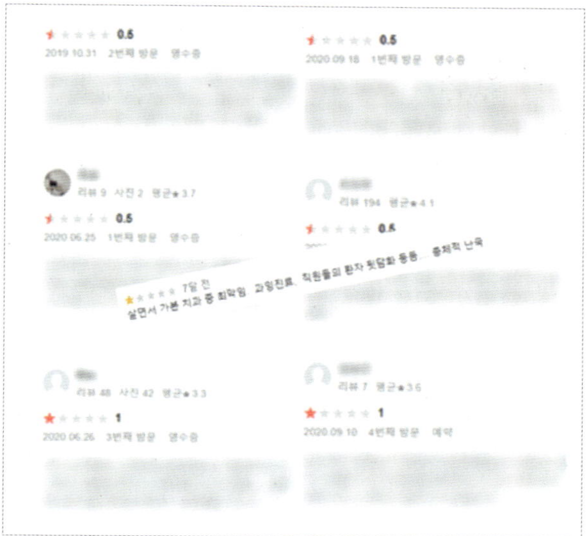

그러므로 병원 브랜딩을 잘 하기 위해서는 무엇보다 대표 원장님의 의지가 가장 중요합니다. 브랜드를 지속적으로 관리하고 발전시켜 가기 위해서는 병원 내부 구성원들이 대표 원장님의 진료철학에 동의하고, 운영 방향성에 대해 충분하게 이해하고 있어야 합니다. 구성원들의 동의를 이끌어 내는 것은 대표 원장님 외에는 누구도 대신할 수 없는 일이므로, 대표 원장님 스스로 브랜딩에 대한 충분한 이해를 바탕으로 좋은 병원 브랜드를 만들고자 하는 확고한 의지가 필요합니다.

어느 분야, 어느 업종이든 가장 중요한 브랜딩 주체는 최고책임자입니다. 병원에서의 최고책임자는 다름 아닌 대표 원장님이지요. 최고책임자만이 브랜드의 미션(우리 브랜드가 존재하는 가장 상위 목적)을 정할 수 있고, 그에 맞춰 내부 구성원, 유관 업체(브랜딩, 마케팅 업체 등)들이 한 목소리를 낼 수 있도록 컨트롤할 수 있습니다. 따라서, 병원에서의 최고책임자인 대표 원장님 스스로 브랜딩을 이해하고 중요성을 인지하여 강한 의지를 가지고 운영하는 것이 무엇보다 중요하다 말할 수 있습니다.

정리하면, 병원 브랜딩은 환자가 병원에 방문해서 치료받고 떠나기까지의 모든 경험을 설계하고 제공하는 것입니다. 따라서 원장님, 내부 구성원이 모두 함께 적극적으로 시행해야 하며, 진료권 선정, 병원의 이름, 비전과 미션, 병원 동선과 시설, 진료 및 서비스, 직원 문화 등 모든 요소에 대표 원장의 철학을 반영해야 합니다. 이 과정에서 '대표 원장님의 브랜딩에 대한 이해와 적극성'이 병원 브랜딩을 위해 무엇보다 중요합니다.

병원개원을 위한 브랜딩 프로세스

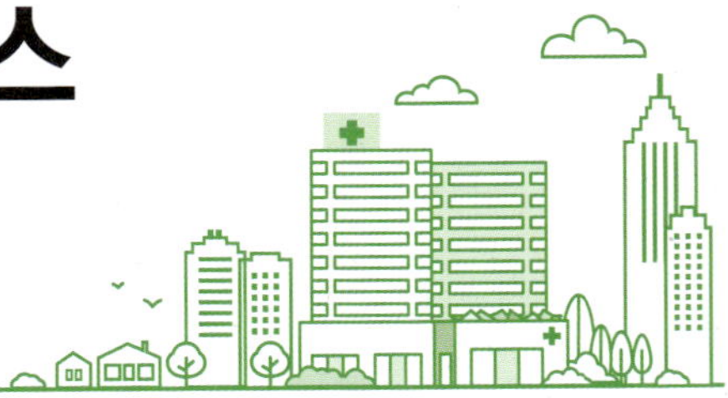

이 책에서 제시하는 브랜딩 프로세스는 '개원을 준비하는 병원'에 보다 포커스를 맞추었습니다. 브랜딩을 위한 프로세스는 업종에 따라, 기업의 규모에 따라 무척 다양하기 때문에 모든 브랜딩 프로세스가 이와 같지는 않으나 이 책의 주 독자인 개원을 준비하는 원장님들께 적합한 방식으로 소개해 드리고자 합니다.

이미 병원을 운영 중인 원장님들 또한 병원 확장 또는 이미지 쇄신을 위한 리브랜딩 시 충분히 적용해 볼 수 있는 과정이므로 많이 참고해 보시면 좋을 것 같습니다.

[개원을 위한 병원 브랜딩 프로세스]

① 진료권 분석
② 브랜드 아이덴티티 수립을 위한 출발점, 진료철학 도출하기
③ 브랜드 아이덴티티 시스템 수립의 첫걸음, 네이밍
④ 브랜드 정체성의 화룡점정, 로고 디자인

⑤ 브랜드 아이덴티티 수립의 마무리, 브랜드 가이드
⑥ 인테리어와 간판 진행하기
⑦ 브랜드 가이드에 맞춘 개원 필수품 준비하기
⑧ 한 방에 병원 잘 담아내기, 촬영
⑨ 브랜드 아이덴티티를 가장 잘 담아낼 수 있는 홈페이지 제작
⑩ 개원 막바지 준비

'개원을 위한 병원 브랜딩 프로세스'는 '브랜딩'의 큰 범주 안에서도, 초반에 해당하는 '브랜드 아이덴티티'를 구축하는 것에 보다 중점을 두고 있습니다.

튼튼한 집을 짓기 위해서는 설계도면부터 제대로 그려야 하듯, 탄탄한 브랜드를 만들기 위해서는 첫 단추인 브랜드 아이덴티티를 제대로 구축하는 것이 중요하기 때문입니다. 브랜드 아이덴티티를 구축한 이후의 브랜딩에 대해서는 본 파트 후반부의 '브랜딩은 한 번 구축으로 끝나지 않는다'에서 상세히 다뤄 보겠습니다('개원을 위한 병원 브랜딩'은 편의상 '개원 브랜딩'으로 표기하도록 하겠습니다).

앞서 제시한 개원 브랜딩 과정은 약 3~4개월 정도 소요됩니다. 각종 디자인물들을 제작하기 이전에 우리 병원이 위치해 있는 지역의 특징을 분석하여 전략을 세우고, 그에 걸맞은 우리 병원만의 명확한 정체성(Brand Identity, 브랜드 아이덴티티, B.I)을 수립하는 데까지 약 2개월 정도 소요됩니다. 이후 병원 운영에 필요한 인쇄물, 홈페이지 등을 만드는 데에는 약 1~2개월 정도의 기간이 소요됩니다.

그런데, 브랜드 아이덴티티가 뭐길래 이걸 제일 먼저 하나 싶으신가요? 그냥 바로 인쇄물을 만들면 될 것 같은데요. 디자인물을 제작하기

전 B.I를 먼저 수립해야 하는 이유는 흔히들 사용하는 병원 이미지–출신학교 로고나 치아 모양 로고, '우리는 과잉진료하지 않습니다'와 같은 카피 및 슬로건 등으로 환자들에게 어필하기엔, 너무 많은 병원들이 동일한 모습을 하고 있기 때문입니다. 우리 병원만의, 그리고 나만의 차별점이 무엇인지 파악하고 브랜딩하지 않으면, 아무리 로고나 인테리어를 세련되게 만들었다 해도 환자들에게는 비슷비슷한 모양새일 뿐 기억되는 소구 포인트가 없습니다. 다른 곳과 차별화된 가치를 얻을 수 있을 거라 기대되지 않으므로, 결국 '싸거나, 리뷰에 별점 높은 곳'으로 몰리는 선택을 하게 됩니다.

따라서, 병원 브랜딩은 '원장님만의 특별함을 찾아내는 것'이 방점입니다. 그래야 환자들에게 '구체적인 어떠한 가치'를 제공하는 곳으로서 병원이 선택되고 기억되겠지요. 병원 브랜딩을 통해 왜 우리 병원을 찾아야 하는지, 왜 나에게 치료를 받아야 하는지를 설명해 주어야 합니다. 문제는 어떻게 그것을 설명하고 설득하는가입니다. 이를 위한 구체적인 방법을 하나씩 설명해 보겠습니다.

실전 병원 브랜딩

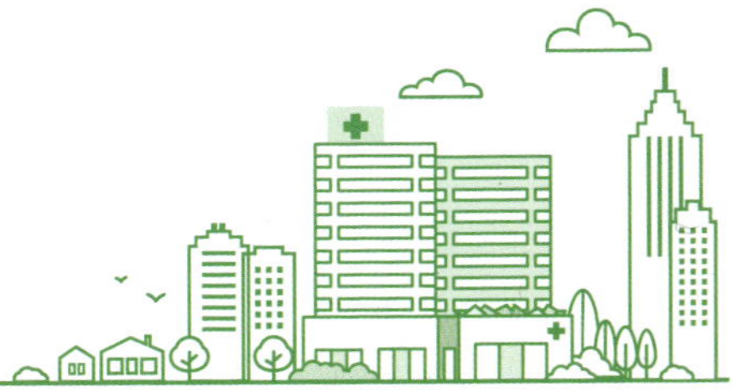

진료권 분석

진료권 분석에 대한 방법은 이 책의 초반에 충분히 다루었으니 반복하지 않도록 하고, 브랜딩 과정에서 왜 진료권 분석이 가장 먼저 시행되어야 하는지에 대해서 짚고 넘어가고자 합니다.

본격적인 브랜드 아이덴티티 수립 전에 진료권을 먼저 분석하는 까닭은 진료권마다 효과적인 운영 전략이 다르기 때문입니다. 예쁘게만 만드는 것이 브랜딩이 아니기에 개원 전 데이터에 기반하여 우리 병원의 운영 전략과 함께 브랜딩 전략을 탄탄하게 수립해두는 것이 중요합니다.

우리 병원의 진료권은 젊은 연령대의 유동인구가 매출을 리드하는 곳인데, 어르신들을 위한 임플란트를 주력으로 진료하기 위해 어르신들에게 어필될 만한 치과 이름을 짓고 어르신 사진 위주의 홈페이지를 제작한다면? 개원 후 생존이 어려울 수밖에 없습니다. 이같은 실수를 사전에 방지하고 어떻게 병원을 운영해야 하는지 최고 의사결정권자인 원장님 스스로 명확하게 파악하기 위해서 브랜딩의 첫 단계로 진료권에 대한 분석은 필수적입니다.

이때 병원이라는 특수한 업종을 고려한 데이터를 사용한 분석 방법이 아닌, 소매 업종에서 발생하는 데이터와 분석 방법을 병원 업종에도 그대로 적용하여 예측하는 일반적인 상권 분석 서비스만을 이용하여 우리 병원의 전략을 세워서는 안됩니다. 병원의 이름과 컨셉 등은 한번 정하면 바꾸기 어렵기 때문에, 본격적인 브랜딩 전 충분한 시간과 자원을 배분하여 병원 업종에 적합한 데이터를 사용하여 분석하고, 우리 병원의 진료권에 가장 효과적인 개원 및 운영 전략을 먼저 수립하시길 바랍니다.

브랜드 아이덴티티

앞서 언급했듯이, 브랜딩에서 가장 중요한 과정은 브랜드 아이덴티티(정체성)를 구축하는 것입니다. 브랜드 아이덴티티는 우리 병원 브랜드의 차별점이자 출발점입니다. 브랜딩의 결과물이 결국 다른 병원과 비슷하다면 그것이 과연 남들과 달라 보이기 위한 '브랜딩'이라고 말할 수 있을까요? 차별화를 위해서는 원장님의 진료철학에서 보석 같은 뾰족함을 찾아내고 가장 반짝일 수 있도록 잘 다듬어야 합니다. 그 뾰족함이 브랜드 아이덴티티이며, 뾰족함을 잘 다듬어가는 과정이 브랜딩입니다.

그렇다면 브랜드 아이덴티티만 잘 잡으면 끝일까요? 그렇지 않습니다. 브랜드 아이덴티티가 중요한 것은 그 자체가 대단해서라기보다는 앞으로 전개될 모든 시각적인 결과물과 의사결정의 근간이 되기 때문입니다. 법으로 비유하자면 모든 법의 상위법인 '헌법'에 해당합니다.

예시 1.

브랜드 아이덴티티

Mission

모두에게 이로운 선순환을 만듭니다.

원장님만이 보유하고 있는 전문성과 이타성을 강조하여 타 치과와 구분되는 뚜렷한 컨셉의 브랜드 이미지를 구축합니다.
독보적인 실력에서 오는 부드러운 카리스마로 '모두에게 이로운 선순환을 만든다.'를 Mission으로 삼습니다.

Core Keyword

독보적인 실력,
부드러운 카리스마

Brand Value

전문성 - 양질의 진료
이타성 - 지식과 일상 나눔

브랜드 아이덴티티 시스템

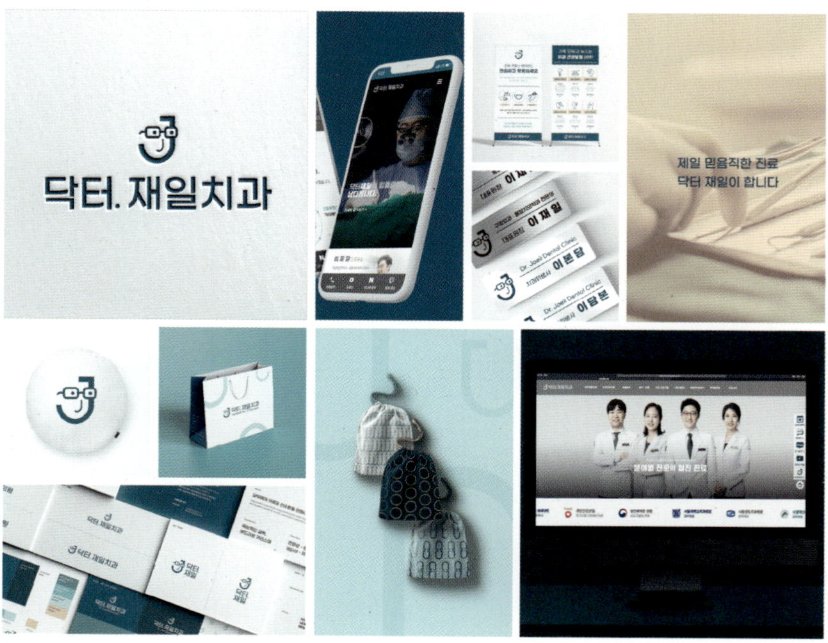
닥터. 재일치과
제일 믿음직한 진료
닥터 재일이 합니다

예시 2.

브랜드 아이덴티티

BRAND MISSION

100% 그 이상을 생각합니다

원장님은 구강 문제를 완벽하게 치료하는 것을 넘어 전신을 고려한 진료, 나아가 마음까지 고려한 진료를 제공합니다. 100%를 넘어 그 이상을 생각하며 끊임없이 발전하는 모습, 지역사회에서 환자를 케어하는 평생주치의가 되고자 하는 원장님의 진료철학을 담아 브랜드 아이덴티티를 수립합니다.

BRAND MISSION	BRAND VALUE	SLOGAN	KEYWORD
100% 그 이상을 생각합니다	구강뿐만 아니라, 환자의 몸 상태까지 그리고 마음까지 고려한 진료를 제공합니다.	구강에서 마음까지 100% 그 이상을 생각한 진료 더 나아가 마음까지 생각한 진료 사람을 생각한 진료	확장 연속성

브랜드 아이덴티티 시스템

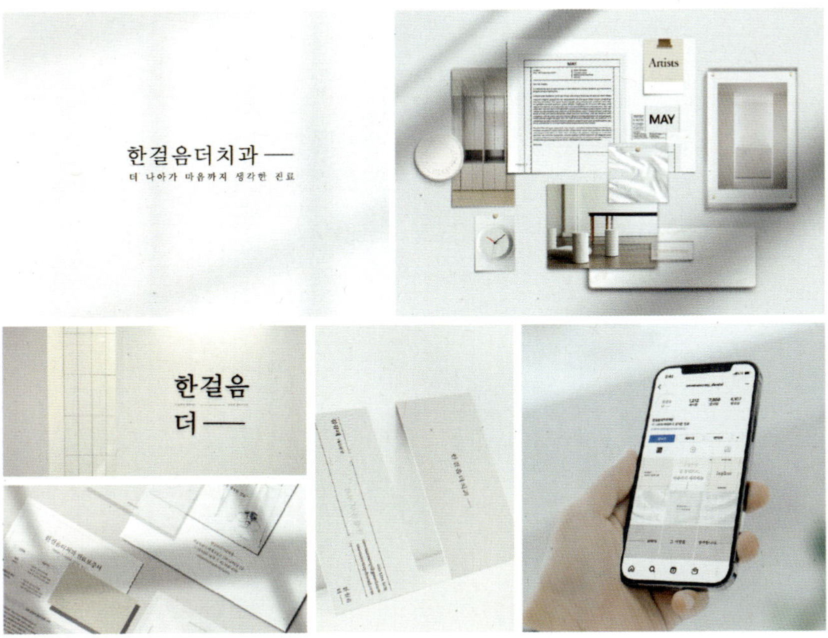

예시 3.

브랜드 아이덴티티

BRAND MISSION

분명함이 주는 편안함

원장님은 전문가(치과의사)로서의 역할에 충실하여 환자들에게 확신을 주는 진료를 제공하고 편안함을 느낄 수 있도록 합니다.
흔들림 없는 진단과 효율적인 치료를 통해 환자에게 확신을 주는 진료를 제공하고자 하는 원장님의 진료 철학을 담아
브랜드 아이덴티티를 수립합니다.

BRAND MISSION	BRAND VALUE	SLOGAN	KEYWORD
분명함이 주는 편안함	의사로서의 본분을 다하여 확신을 주는 진료를 제공합니다.	확신있는 진단, 흔들림 없는 편안한 진료. 분명함이 주는 편안한 진료. 흔들림 없는 마음으로 진료하겠습니다, 초지일관치과	흔들림 없는 효율적인

브랜드 아이덴티티 시스템

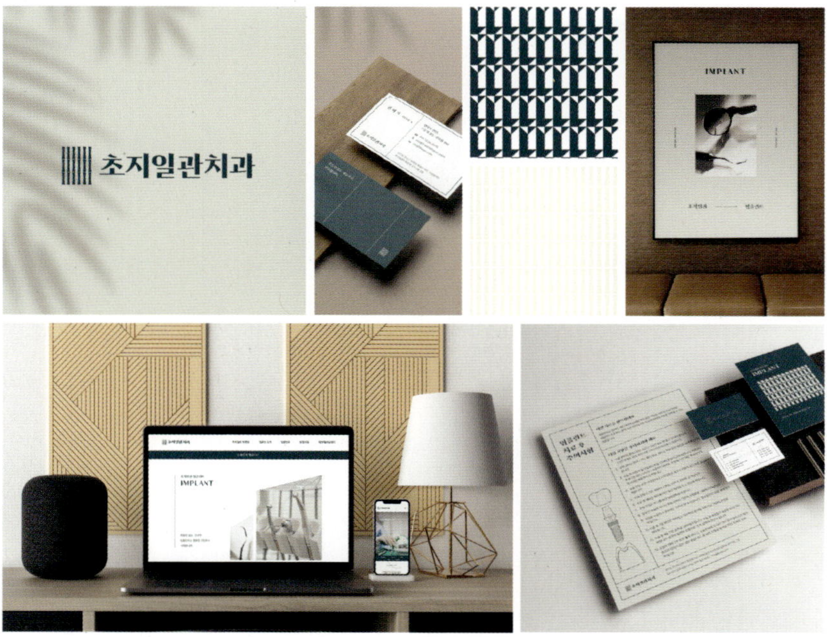

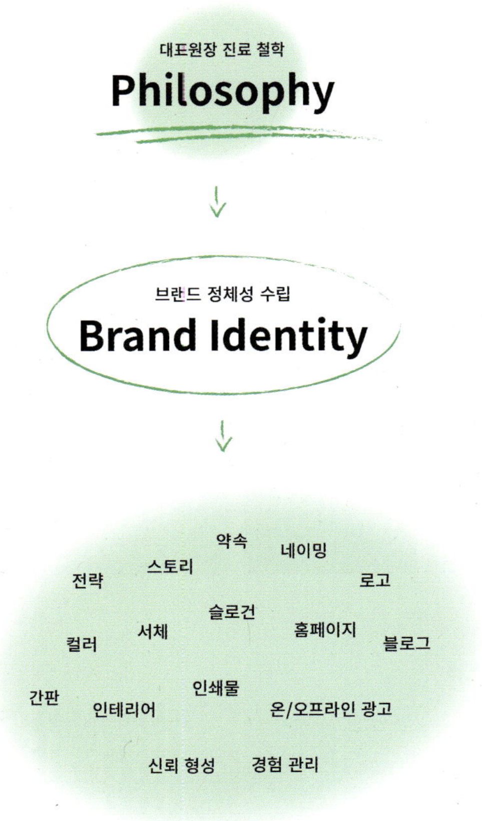

브랜딩의 출발점이자 근간이 되는 브랜드 아이덴티티는 병원 운영의 최고 책임자인 대표 원장님의 진료철학에서부터 출발해야 합니다. 브랜딩은 시각적 결과물뿐만 아니라, 환자와 내부 구성원들의 경험적인 측면에서도 일관된 이미지를 쌓아가는 것이라고 설명했습니다. 대표 원장의 철학을 바탕으로 브랜드 아이덴티티가 구축되어야만 병원 이름과 로고뿐만 아니라 병원의 운영 목표인 비전과 미션, 진료 스타일, 상담 시스템, 진료 상품 구성, 병원 동선과 시설, 직원 문화 등 실제 병원에서 환자와 내부 구성원들이 경험하는 부분과도 잘 맞물려 일관된 브랜드 이미지를 만들어갈 수 있습니다.

나는 굉장히 이성적이고 냉철하게 진료하는 타입인데, 나의 성향이나 생각과는 무관하게 브랜드 이미지는 무조건 따뜻하고 친절한 컨셉이 좋다? 대표 원장의 생각과 결이 다른, 그야말로 포장에만 신경 쓴 브랜드 이미지는 환자들에게 거부감을 줍니다. 이렇게 되면 원장님 입장에서도 스스로 거부감이 듭니다. 브랜딩을 거짓말로, 아름답게 포장하는 단계로만 인식하게 되면, '나는 진료가 더 중요하다고 생각하기 때문에 브랜딩은 필요 없다'라고 생각하는 오류에 빠지기도 하는 것이죠. 그렇다면 어떻게 대표 원장, 즉 나의 철학을 도출해야 하는지 다음 장에서 상세하게 알아보겠습니다.

인터뷰를 통해 대표 원장의 진료철학을 도출하는 방법

지금부터 브랜드 아이덴티티를 본격적으로 수립해 보도록 하겠습니다. 나의 핵심 철학을 도출하기 위해서는 먼저 원장님 스스로의 업을 정의하는 것에서부터 시작해야 합니다.

> '치과의사는 당연히 아픈 이를 치료해 주고 치아를 건강하게 만들어주는 거죠. 별게 있나요?'

차별적인 나만의 브랜드 정체성을 수립하기 위해서는 위 예시처럼 일반적인 정의만으로는 부족합니다. 남들도 다 하는 생각이 아닌, 나만의 생각을 이끌어내기 위해서 사용할 수 있는 가장 간편하고 유용한 방법은 '인터뷰'입니다. 인터뷰를 진행하기 위해서는 최소 2명이 필요하며, 인터뷰어가 질문을 하면 인터뷰이가 질문에 답하고 그 답변에서 더 궁금한 부분이 있다면 인터뷰어가 추가적인 질문을 하는 방식으로 진행됩니다. 인터뷰어의 질문하는 능력이 좋을수록, 인터뷰이의 진짜 생각과 내면의 가치관을 표현할 수 있도록 답변을 잘 유도하므로, 질문하는 능력은 인터뷰를 업으로 하는 방송기자나 신문기자의 자질을 평가하는 중요한 기준이기도 합니다. 길지 않은 인터뷰 시간 동안 단편적인 생각이 아닌 심도 있는 생각을 인터뷰이 스스로 고민하고 답하게 하려면 인터뷰에 대한 전문성을 지닌 인터뷰어가 필요합니다. 좋은 질문을 하고, 좋은 답변을 유도하는 인터뷰 능력은 당연하게도 많은 인터뷰에 참여하고 진행해 본 경험이 필수입니다.

치과의 브랜드 아이덴티티 수립을 위한 인터뷰 내용 중 일부를 예시로 간략하게 소개해 보겠습니다. 아래 인터뷰 예시를 보시면 어떤 방식으로 진행되는 것인지 감을 잡으실 수 있을 거라 생각합니다.

인터뷰 예시

Q1. 치과의사가 된 이유 & 계기는?

A1. 고등학교 때 꽤 성적이 잘 나와서 성적에 맞추어 진학하였다.

⋯→ 위 답변에서는 아무런 정보값이 없습니다. 성적에 맞추어 진학할 수 있는 많은 과들이 있었을 텐데 나는 그중 '왜 치대를 선택했는가?'하는 관점으로 꼬리를 물고 다시 물어보아야 합니다.

Q2. 왜 많은 과들 중에서 치대를 선택했는가?

A2. 의대는 피도 많이 보아야 할 것 같고, 수련생활이 너무 힘들 것 같아서 보다 나은 선택을 찾았고 그것이 치대였다.

⋯→ 한정적인 답변입니다. '많은 과들 중에서'라고 물어본 질문에 '의대와 치대'만 고려

한 답변입니다. 한 번 더 질문해 봅니다.

Q2′. 공대나 건축학과 등 많은 과들도 고려 대상일 수 있었을 텐데, 왜 의료 분야 내에서 진학을 해야겠다고 생각했는가?

A2′. 공부를 가장 잘한다는 친구들의 1순위는 의대였기 때문이다.

⋯› 나의 생각을 명확하게 답변하는 대신 타인의 이야기로 답변했습니다. 질문과 답변은 '나'에게 초점을 맞추어야 합니다.

A2″. 공부를 가장 잘하는 친구들은 대부분 의대 진학을 희망했는데, 나도 가장 잘하는 편에 속했기 때문에 의료 분야 쪽으로 진학하는 것이 맞다고 생각했다.

Q3. 왜 맞다고 생각했는가?

⋯› 이 질문쯤에서 중요한 키워드를 도출해 낼 수 있겠습니다. 예를 들어, '굳이 하향으로 지원하게 되면 성적이 남으니 효율적이지 않으므로'라는 답변에서는 '효율성'을, '공부를 잘하는 학생 중에서도 인정해 줄 수 있는 타이틀이니까'라는 답변에서는 '인정'이라는 키워드를 도출할 수 있겠지요.

A3. 주변의 사람들에게 인정받을 수 있기 때문이다.

Q4. 왜 다른 사람들에게 인정받는 것이 나에게 중요한가?

A4. 어렸을 때부터 그랬던 것 같다. 가족이나 친구들에게 인정받으려 굉장히 애썼던 것 같다. 왜 그런지는 아무리 생각해도 잘 모르겠다.

⋯› 왜 그런지 이유를 찾을 수 없을 때도 있습니다. 하지만 어렸을 때부터 그랬고, 굉장히 많은 노력을 했다는 사실까지는 알아냈습니다. 이럴 때에는 질문의 방향을 조금 틀어서 실제로 해당 키워드가 지금도 중요한 키워드인지 알아보는 질문을 하는 것도 좋습니다. 이때의 질문은 '현재도 주변의 인정이 나에게 중요한 고려 대상으로 작용하고 있는가?'와 같이 Yes or No로 물어보기보다는 '실제 경험'으로 대입하여 물어보는 것이 효과적입니다.

Q5. 최근의 나의 선택과 결정에서도 주변의 '인정'을 위해 선택한 것이 있는가?

A5. 생각해 보니, 전문과목을 선택할 때에도 그랬던 것 같다. 가장 점수가 높은 과목으로 선택하고 싶었으나 그러지 못했다.

⋯› 지금도 '인정'은 중요한 키워드라고 보아도 합리적일 것 같습니다. 두 번째 질문으로 '전문과목이 있다면 해당 과목을 선택한 이유'에 대해 질문하려 했으나 자연스럽게 답변하게 되었네요. 그렇다면 질문을 계속 이어가 봅니다.

Q6. 가장 점수가 높은 과목으로 선택하고 싶었던 이유는 무엇인가?

A6. (...)

⋯› 정말 '인정'만을 위해서였을지, 다른 이유 때문이었는지 아직 잘 모르겠다면 다른 방향에서 질문을 던져도 좋습니다. 다른 방향에서 던진 질문이라도 파고 들어가다 보면 처음 키워드와 만나기도 하고, 그보다 상위의 키워드를 알게 되기도 합니다. 다른 방향에서 질문을 던지기가 어렵다면 다음 질문(질문2)으로 넘어가도 좋습니다. 다른 질문에 답변을 하다 보면 만나는 지점이 생기기도 하니까요. 여기서는 A5 답변에서 물어보고 싶었던 질문을 이어서 해보겠습니다.

Q7. 다른 과목으로 선택하고 나서의 경험은 어땠나? '인정'받지 못하는 선택으로 인해 괴로웠나?

A7. 처음에는 아쉬움이 컸지만, 나름대로 재미를 찾을 수 있었다. 좋은 교수님, 선후배 선생님들을 만났던 것이 행운이었다. 내가 전공한 과목은 특히 예민한 손이 중요한 과목인데, 주변에서 나의 손기술을 인정해 주어서 필드에서 연차 대비 많은 케이스를 경험해 볼 수 있었다. 어려운 케이스도 많이 접하다 보니 자신감도 생겨서 이 분야에서만큼은 꽤 잘하는 것 같다.

'왜 치과의사가 되기로 결심했는가'라는 뻔해 보이는 질문일지라도 답변의 꼬리에 꼬리를 물고 질문을 이어가다 보면 원장님조차 '내가 그렇게 행동했던 이유'를 처음으로 고민해 보고 생각을 정리하게 됩니다. 이와 같은 방식으로 여러 방향성에서 질문을 던지고 답변하는 과정을 통해 키워드를 도출하고, 각 키워드 간의 연결고리와 위계를 정리하여 원장님의 핵심 진료철학이 무엇인지를 찾아가게 됩니다.

앞의 내용에서는 '인정'이라는 키워드가 주요하게 등장합니다. 마지막 답변에서도 전공과목의 커뮤니티 내에서 인정받았던 경험을 이야기하고 있습니다. 그렇다면 '인정'이라는 키워드가 원장님의 가치관을 보여주는 중요한 키워드가 정말 맞는가? 라는 질문에 답을 얻기 위해서는 다음과 같은 질문이 도움이 됩니다.

Q. 최근 진료를 하며 가장 즐거웠거나 보람되었던 에피소드가 있는가?

'인정'이 원장님에게 있어 정말 중요한 키워드라면 위 답변에서 '인정' 받아 기쁘고 보람되었던 에피소드가 나올 수 있습니다. 그럴 경우, '인정'이라는 키워드는 원장님의 철학을 표현해 줄 핵심 키워드로 보아도 좋습니다. 반대로, '인정'이라는 가치가 나에게 그다지 중요하지 않다면 위 질문에서 인정과는 상관없는 다른 내용의 답변이 나올 수도 있습니다. 이 경우에는 '인정'보다 상위 개념이 나온 것일 수도 있고, 사실 '인정'을 중요하게 생각하지 않는 것일 수도 있습니다(A7 답변에서 언급한 것처럼, '인정'을 받고자 했던 이유는 '자신감'을 얻기 위해서 일 수도 있습니다. 그렇다면 또다시 '자신감'이라는 키워드에 대해 파고들어야 합니다. 왜 '자신감'을 얻고자 하는지, '인정'을 통해 얻은 '자신감'으로 내가 결국 하고자 했던 것은 무엇인지 등 또 다른 질문들을 통해 알아보아야 합니다). 또는 '인정'과 비슷하지만 다른 개념을 중요하게 생각하는 것일 수도 있고요(ex. 성과).

실제 인터뷰 진행 시에는 최소 10개에서 20개의 질문 리스트를 준비하므로, 위와 같이 인터뷰이를 설명하는 핵심 키워드를 최대한 많이 이끌어 내기 위해 인터뷰를 진행하게 되면 최소 1시간에서 2시간가량이 소요됩니다. 처음 대면한 사람이 묻는 낯선 질문에 처음부터 깊숙한 생각을 말할 수 있는 사람은 없습니다. 따라서 인터뷰이가 인터뷰를 편안하게 느낄 수 있도록 일상적이고 일반적인 질문을 시작으로 점점 깊은 사고의 과정으로 이끌고, 말하고, 이해하고, 정리하고, 서로 같은 생각인지 확인하며 진행할 수 있도록 충분한 시간이 필요합니다.

인터뷰의 이러한 특성 때문에 프리랜서 디자이너, 소규모 디자인 스튜디오에서는 로고 디자인을 위해 인터뷰까지 진행하기 어려운 것이 사실입니다. 반면, 예산이 큰 기업에서 브랜딩 프로젝트를 진행할 때에는 해당 기업의 이해관계자들과 인터뷰(또는 의견을 수집할 수 있는 다른 방식의 프로세스)를 프로젝트 시작 시 진행합니다.

그렇다면 이렇게 디자인 프로세스에 인터뷰를 적용하기 까다로운 지점이 많음에도 불구하고 병원 브랜딩 시 인터뷰를 꼭 진행해야 하는 이유는 무엇일까요? 기업의 가고자 하는 방향성, 더 나아가 기업의 존재 이유를 디자인을 진행하는 업체나 디자이너의 생각에 따라 정해서는 안 되므로, 대표 원장님의 경험과 생각 속에서 가장 원장님다운 생각을 찾아내기 위해서는 인터뷰만큼 효과적인 방법이 없기 때문입니다.

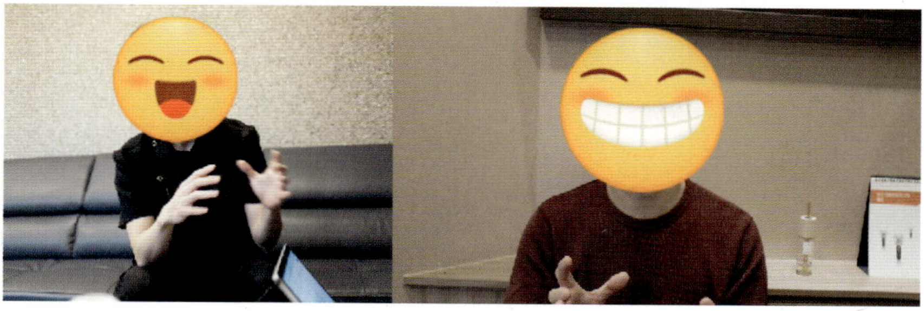

인터뷰 중인 원장님들

가장 원장님다워야 가장 남다를 수 있습니다. 가장 원장님다운 차별화된 핵심 진료철학을 찾아, 앞서 살펴본 진료권 특성과 전략을 더하여 브랜드 아이덴티티를 수립해야 합니다. 이를 위해서는 전문가를 통한 심도 있는 인터뷰를 진행하는 것이 좋습니다. 만약 브랜드 아이덴티티 수립을 위한 업체를 찾고 계시다면 브랜딩 전문가가 프로젝트 시작 시 인터뷰를 진행하는지 사전에 확인해 보는 것도 좋은 방법입니다. 단순히 '세련되게?', '빈티지스럽게?', '좋아하는 컬러는?', '귀엽게?', '여성스럽게?' 정도를 사전 기입 받거나, 몇 가지 단편적인 질문의 설문지를 작성 받아 기업 또는 병원의 철학을 담아낸 로고를 만드는 방식으로 제작되는 브랜드가 얼마나 일차원적인 결과물이 될 수밖에 없는지 잘 이해하셨을 것이라 생각합니다.

만약 병원 아이덴티티의 근간이 되는 나의 진료철학만큼은 시간과 노력을 들여서라도 타인의 도움 없이 스스로 수립해 보고자 하는 원장님들은 '5 why' 분석법을 활용해 보세요. '5 why' 분석법은 어떤 문제가 발생했을 때 근본적인 원인을 찾는 문제해결 기법이지만, 피상적인 개념을 체계적, 논리적으로 보다 근본적인 부분까지 접근하여 고찰할 수 있게 만들어 주기 때문에 스스로 인터뷰를 진행할 때 효율적으로 활용할 수 있습니다.

5 why 예시

Q1. 치과의사가 된 이유 & 계기는?

A1. 고등학교 때 꽤 성적이 잘 나와서 성적에 맞추어 진학하였다.

Q2. 왜 많은 과들 중에서 치대를 선택했는가?

A2. 의대는 피도 많이 보아야 할 것 같고, 수련생활이 너무 힘들 것 같아서 보다 나은 선택을 찾았고 그것이 치대였다.

Q3. 공대나 건축학과 등 많은 과들도 고려 대상일 수 있었을 텐데, 왜 의료분야 내에서 진학을 해야겠다 생각했는가?

A3. 공부를 가장 잘하는 친구들은 대부분 의대 진학을 희망했는데, 나도 가장 잘하는 편에 속했기 때문에 의료 분야 쪽으로 진학하는 것이 맞다고 생각했다.

Q4. 왜 맞다고 생각했는가?

A4. 주변의 사람들에게 인정받을 수 있기 때문이다.

Q5. 왜 다른 사람들에게 인정받는 것이 나에게 중요한가?

일반적인 인터뷰 방식과 크게 다르지 않지만, 더 이상 '왜'라는 질문을 할 수 없을 때까지 생각의 틀을 깨나가며 스스로에게 질문해 나가야 하므로 생각보다 어려우실 수 있습니다. 하지만 그동안 단편적으로만 생각했던 나의 업에 대한 정의, 그리고 진료를 대하는 나의 태도 등을 스스로 돌아볼 수 있는 귀중한 시간이 될 것입니다. 만약 생각이 막혀 더 이상 진행되지 않는다면 그동안 스스로 고찰하고 정리한 내용을 전문가에게 전달하세요. 브랜드 아이덴티티를 수립하는 데 좋은 출발점이 되어 원장님의 생각을 더 잘 이해하고 담아내는 데 소중하게 활용될 것입니다.

'나'의 진료철학에서 '우리 병원'의 진료철학으로

인터뷰 과정을 통해 도출될 수 있는 키워드의 예시는 다음과 같습니다.

정직, 안정, 공헌, 긍정, 균형, 모험, 발전, 배려, 성실, 성장, 신념, 즐거움, 윤리, 겸손, 의지, 인내, 자비, 자유, 자율, 절제, 정의, 사랑, 존경, 성취, 진실, 지식, 지혜, 창의, 충성, 탁월, 평화, 책임, 혁신, 감사, 성공, 열정, 공헌, 성찰, 정돈, 기회, 독창성, 봉사, 미래, 현재, 경험, 풍요, 휴식, 명예, 부유, 매력, 기여, 근면, 멋스러움, 믿음, 아름다움, 효율, 최적화, 편안, 안락 등

이제부터는 제각기 다른 키워드들 간의 맥락을 찾아 위계를 정리해야 합니다. 키워드들 간의 연관성은 없는지, 상위 개념으로 또는 하위 개념으로 연결되지는 않는지, 새로운 키워드와 이전에 등장한 키워드가 사실 유사한 맥락은 아닌지, 정반대되는 개념은 아닌지 살펴보는 것입니다. 인터뷰 내용을 토대로 원장님 또는 디자이너의 개인적인 판단에 따라 정리할 수도 있고 키워드 간 위계를 정리하는 데 도움을 주는 다양한 방법론을 사용하여 정리할 수도 있습니다. 이때 데이터 분석을 활용한다면 데이터에 근거하여 보다 정확하고 신속하게 결과를 도출할 수도 있습니다(자세한 방법이 궁금하다면 206 페이지 'TIP! 브랜드 아이덴티티 수립 시 수학을 활용하는 방법'을 참고하세요).

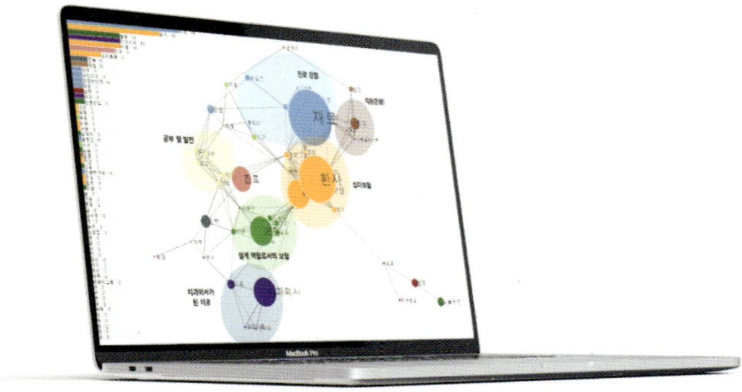

이 과정은 도출된 키워드의 표면적인 의미에서 더 나아가 해당 키워드의 정확한 뉘앙스를 찾아가는 과정입니다. 각각의 키워드마다 저마다의 색깔은 다를 수 있습니다. 누군가에게 '인정'은 타인의 '인정'을 통해 '자신감'을 채우는 수단을 의미할 수도 있고, 다른 누군가에게는 부족함에 대한 '인정'과 '겸손'을 발판 삼은 지속적인 '발전'을 의미할 수 있는 것처럼요.

ex **'발전, 인정, 자신감, 기여'** → 나는 끊임없는 '발전'을 통해 실력을 '인정'받고 '자신감' 있는 태도로 사회에 '기여'하는 사람이 되고자 한다.

'인정, 겸손, 성장, 즐거움' → 나는 나의 실력을 스스로 '겸손'하게 '인정'하고 '성장'하기 위해 '즐거운' 태도로 항상 노력한다.

하나의 맥락으로 묶이는 키워드들이 있다면 문장으로 정리해 보세요. 모든 키워드들이 하나의 맥락으로 묶이지는 않을 겁니다. 여러 개의 문장으로 정리되기도 합니다. 여기서 중요한 점은 이전에 스스로 질문에 답했던 맥락을 바탕으로 묶어야 한다는 점입니다. 의미 없는 문장 만들기를 해서는 안 됩니다.

이렇게 정리된 문장은 '나다움'이란 무엇인지를 정의한 것입니다. 이제부터는 이전에 살펴본 '진료권 분석의 결과'와 '나다움'을 융합해 '우리 병원다움'을 만들어 볼 차례입니다.

내가 중요하게 생각하는 키워드들을 통해 '내'가 이 병원에서 함께 일하는 '사람들'과 함께 해당 진료권의 '환자들'에게 줄 수 있는 가치는 무엇일까를 연결지어야 합니다. 그 지점이 원장님의 진료철학, 즉 우리 병원의 존재 이유가 됩니다. 나의 '인정'받고자 하는 욕구 자체가 치과 운영의 목적이 될 수는 없습니다. '인정'받는 것을 중요하게 생각하는 치과의사로서 환자들에게 줄 수 있는 것은 무엇인지, '인정'받는 것을 중요하게 여기면 진료적으로는 어떤 영향을 줄 수 있는지, 우리 병원에서 일하는 직원들과 함께 '인정'이라는 가치는 어떻게 내재화하여 발전시켜 나갈 수 있을지, '나'에서 '우리 병원'으로 연결지어 생각해 보아야 합니다.

1. 나의 핵심 키워드가 환자들에게 줄 수 있는 가치는 무엇인가?
2. 나의 핵심 키워드가 내부 구성원들에게 줄 수 있는 가치는 무엇인가?
3. 왜 환자와 구성원에게 그 가치를 전달해야 하는가?

예시

Q1. 나에게 중요한 '인정'이라는 키워드는 환자들에게 무엇을 줄 수 있는가?

A1. '인정'을 받는 것은 곧 '자신감'을 얻게 되는 것이다. '자신감' 있는 태도로 환자들에게 치료과정을 설명하고 치료하면 환자들은 믿고 맡길 수 있겠다는 '안정감'을 얻게 된다. 또한 의료진의 '자신감'은 곧 '실력'이므로, 치료의 결과에 대한 만족도도 높아진다.

Q2. 의료진에게는 무엇을 줄 수 있는가?

A2. '실력'이 뒷받침된 의료진의 '자신감'은 환자들의 불안감을 낮춰주므로 불필요한 커뮤니케이션 비용을 줄일 수 있어 내부 구성원들의 업무에도 효율적이다. 또한 나뿐만 아니라 우리 병원 구성원들의 발전 또는 공로에 대한 '인정'과 '보상'을 중요하게 생각하고 이를 시스템화한다면, 구성원들의 '자신감'과 '자부심'을 고취시키고 나아가 개인과 병원 모두에게 발전적인 문화를 만들 수 있을 것이다. 이러한 문화는 결국 구성원들이 환자들에게 보다 프로페셔널하게 응대할 수 있게 될 것이며 환자들에게도 우리 병원에 대한 긍정적인 브랜드 경험을 제공할 수 있게 될 것이다.

Q3. 우리 진료권의 핵심 타겟층인, 20~30대 환자들에게는 어떤 차별화된 가치를 줄 수 있는가?

A3. 외모를 중요하게 생각하는 해당 연령층의 환자들에게 나의 '자신감' 있는 치료로 외모에 대한 '자신감'을 줄 수 있으면 좋겠다. 더불어 외적인 부분에서의 자신감뿐만 아니라 심리적인 '자신감'에도 도움을 주고 싶다. '인정'을 받는 것이 나의 '자신감'의 재료였으나 꼭 남들에게 인정을 받는 것이 아니어도 스스로 사랑할 줄 아는 내면의 '자신감'을 줄 수 있다면 치과의사인 내가 이룰 수 있는 큰 행복이지 않을까.

이 정도까지 생각이 전개되었다면, 거의 다 왔습니다. 지금까지의 결과물을 하나의 건축물로 만들어 볼 차례입니다. 브랜딩 업계에서는 이를 '브랜드 플랫폼'을 만든다고 합니다. 어렵지 않습니다. 다음 장에서 이어서 설명해 보겠습니다.

브랜드 플랫폼으로 병원 브랜드 구조 완성하기

지금까지 스스로 질답하며 얻어낸 결과물이 곧 우리 병원의 브랜드의 아이덴티티이며 그 내용을 구조화하여 정리한 것이 아래에 보이는 브랜드 플랫폼Brand Platform입니다.

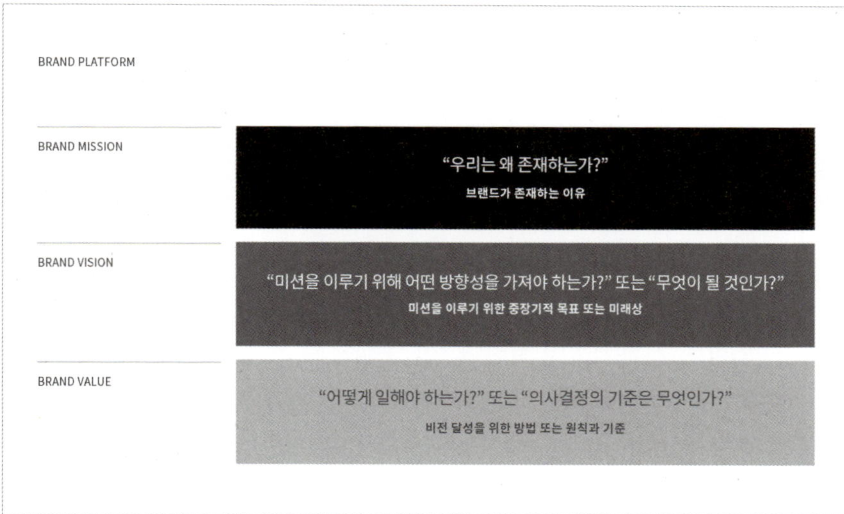

브랜드 플랫폼은 브랜드가 존재하는 이유인 '미션Mission', 미션을 이루기 위한 중장기적 목표 또는 미래상인 '비전Vision', 비전 달성을 위한 방법 또는 원칙과 기준인 '가치Values' 등 세부 요소를 피라미드 형상처럼 구조화한 것으로, 모든 브랜딩 활동의 근간이 됩니다. 브랜딩의 일관성을 유지하기 위한 지도와 같은 역할을 하는 것이지요.

(제품, 기업 브랜딩 프로젝트 진행 시에는 보다 복잡한 브랜드 플랫폼을 사용합니다만, 병원 브랜딩 초반 아이덴티티 구축 시에는 미션, 비

전, 가치 세 가지만 확실하게 잡아 두셔도 충분합니다.)

브랜드 플랫폼을 바탕으로, 앞으로 수립해 갈 브랜드 아이덴티티 시스템(네임, 로고, 슬로건, 컬러, 폰트 등)과 이에 따른 브랜드 경영(가격, 광고, 판촉 등), 브랜드 경영 진단(브랜드 리서치, 브랜드 평가) 등을 진행하게 됩니다.

아래의 순서대로 우리 병원의 철학을 브랜드 플랫폼으로 정리해 보세요.

1. 우리 병원의 진료철학을 표현하는 키워드 중 핵심적인 2~4개의 키워드를 뽑습니다. 그 키워드를 '가치Values' 란에 넣습니다.
2. 왜 우리 병원, 그리고 나는 그 '가치Values'들을 환자들에게 제공하고자 하나요? 우리 병원이 그 '가치Values' 들을 통해 이루고자 하는 궁극의 목적은 무엇일까요? '가치Values'에 해당하는 키워드들을 아우를 수 있는 최상위 키워드를 도출하여, 한 문장으로 표현해 보세요. 그 문장이 '우리 병원이 존재해야 하는 목적'이며, 이는 우리 병원의 '미션Mission'에 해당합니다.
3. 우리 병원의 '미션Mission'을 이루기 위해서 우리는 무엇이 되어야 하나요? 2~5년 후에 우리 병원이 달성해야 하는 목표를 '비전Vision'에 작성해 보세요.

미션: "우리는 왜 존재하는가?"

비전: "미션을 이루기 위해 어떤 방향성을 가져야 하는가?"
또는 "무엇이 될 것인가?"

가치: "어떻게 일해야 하는가?", "의사결정의 기준은 무엇인가?"

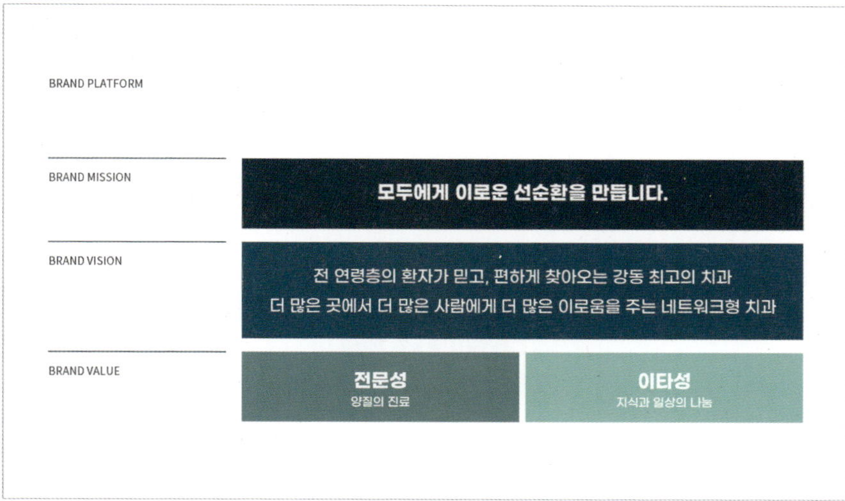

예시 – 닥터재일치과 브랜드 플랫폼

브랜드 플랫폼으로 정리된 우리 병원의 브랜드가 마치 사람처럼 느껴지지 않으시나요? 한 사람의 '아이덴티티'가 그 사람의 성격이나 가치관을 의미하는 것처럼 브랜드 '아이덴티티'도 우리 브랜드의 정신, 즉 병원의 철학을 의미합니다. 우리 병원을 한 명의 캐릭터라고 생각하세요. 이 캐릭터의 성격과 가치관을 어떻게 설정하고 싶은지, 설정한 캐릭터는 무엇을 좋아하고 싫어해야 하는지, 그 캐릭터는 무엇을 이루기 위해 주변 사람들에게 어떤 노력을 할 것인지 앞서 살펴본 나의 철학과 환경(진료권 분석)을 대입해 생각해 보세요.

'미션'을 예를 들어 설명하면, 어떤 사람이 스스로 생각하는 '존재의 이유(미션)'가 '우리나라 최고 치과의사가 되기 위해서'라고 한다면 그다지 친하게 지내고 싶은 마음은 들지 않듯이, 미션에는 멋있는 내용보다는 오히려 힘을 빼고 'ㅇㅇ치과'라는 사람이 이 세상을 살아가는 이유,

이 세상에 내가 기여할 수 있는 것은 무엇일까를 생각하며 작성해 보세요. 오히려 어깨에 힘을 뺀, 자연스러운 태도가 사람들의 마음을 움직이는 법이니까요. 코카콜라의 미션은 '세상을 산뜻하게!'랍니다.

회사 또는 병원		개인
BRAND MISSION "우리는 왜 존재하는가?"	**WHY**	BRAND MISSION "나는 왜 사는가?"
BRAND VISION "미션을 이루기 위해 어떤 방향성을 가져야 하는가?" "무엇이 될 것인가?"	**WHAT**	BRAND VISION "무엇이 될 것인가?"
BRAND VALUE "어떻게 일해야 하는가?" "의사결정의 기준은 무엇인가?"	**HOW**	BRAND VALUE "어떻게 살 것인가?"

브랜드 아이덴티티를 구조화한 브랜드 플랫폼을 수립할 때에는 아직 병원의 이름이나 로고, 컬러 등에 대한 고민은 잠시 접어 두는 것이 좋습니다. 캐릭터의 정신에 해당하는 브랜드 아이덴티티를 구축한 이후에야 그 아이덴티티에 걸맞은 이름과 얼굴, 헤어스타일과 패션 등 보여지는 외형을 디자인할 수 있으니까요. 이러한 이유로 브랜드 아이덴티티에 대한 고민 없이 만들어진 병원 이름과 로고 등은 빈껍데기일 수밖에 없습니다.

앞으로 잘 나아갈 준비 완료!

이렇게 우리는 진료철학을 도출하고, 브랜드 아이덴티티를 수립하는 모든 과정을 마쳤습니다. 생각보다 어렵다고 느끼셨을 것 같습니다. 실제로 이 과정은 혼자만의 힘으로는 굉장히 어려운 일임에 틀림없습니다. 하지만 충분한 시간을 들여 깊은 사고의 과정을 거친다면 더욱 진솔한 브랜드 아이덴티티를 수립할 수 있기에, 원장님 혼자서도 진행해 보실 수 있도록 최대한 자세하게 풀어 설명해 보았습니다.

브랜드 아이덴티티를 수립하는 과정은 브랜딩의 전 과정 중 가장 중요한 부분이라 해도 과언이 아닙니다. 우리 병원의 핵심철학을 수립하기 위한 과정에 시간을 아끼지 말고, 충분한 시간 동안, 충분하게 고민해 보세요. 5년 후에도, 10년 후에도 우리 병원이 가야 할 길을 비춰주는 소중한 자산이 될 겁니다.

만약 혼자서 진행하는 것이 어렵거나, 혼자서 진행하는 것보다 더욱 단단하고 힘 있는 브랜드 아이덴티티를 구축하고 싶다면 전문가의 도움을 받아 보시는 것도 좋습니다. 브랜딩 전문가와 함께 진행할 경우에는 브랜드 아이덴티티를 수립하는 과정까지 약 한 달 정도 소요되며, 원장님께서는 한두 시간가량 인터뷰를 하고 의견을 주고받고, 결과를 공유받는 시간 정도만 할애해 주셔도 충분하므로 효율적으로 브랜드 아이덴티티를 구축할 수 있습니다.

다만, 브랜드 아이덴티티 구축 과정을 원장님 스스로 자세하게 알고 있을수록 좋은 전문가를 구별하고 수준 높은 결과물을 받아 볼 수 있는 것은 물론이고, 실제 병원을 개원하고 운영해 나가는 데에도 더욱 잘 활용하실 수 있을 겁니다. 브랜드 아이덴티티 수립의 목적은 지도를 만드는 것이 아닌, 그 지도를 활용하여 잘 걸어나가기 위함이니까요.

TIP! 브랜드 아이덴티티 수립 시 수학을 활용하는 방법

앞에서는 직접 인터뷰를 하고 B.I를 뽑아내는 방법을 간단하게 다루었는데요. 디자인도, 브랜딩도 데이터를 활용한다면 실질적으로 매출에 주요하게 영향을 주는 훨씬 강력하고 멋진 결과물을 만들어 낼 수 있습니다.

병원 브랜드 아이덴티티 구축 시에도 데이터를 활용할 수 있습니다. 데이터 기반 브랜딩은 원장님의 진료철학 및 강점과 약점을 도식화하여 이해하고, 과학적으로 브랜드 정체성을 수립할 수 있다는 이점이 있지만, 디자인을 제공하는 회사는 보통 데이터 분석 전문가를 따로 채용하기는 어렵기 때문에 진행하는 프로젝트에 데이터 분석을 접목하는 것은 현실적으로 어려운 일입니다.

우리나라 디자인 업계에서 이처럼 수학과 네트워크 이론을 활용하여 데이터에 근거한 브랜드 아이덴티티를 구축하는 시스템을 보유한 곳은 전무하지만, 제가 속한 곳에서는 이러한 접근법으로 병원의 브랜딩을 잡고 있기 때문에 여기서 대략적 과정을 소개해 보겠습니다.

① 원장님과 인터뷰 진행

인터뷰를 통해 의사가 된 이유부터 진료철학, 병원문화, 경영전략 등에 대한 원장님의 다양한 생각을 듣게 됩니다. 인터뷰 내용은 실시간으로 텍스트로 변환되어 분석 재료로 쓰입니다. 짧은 시간이지만 최대한 원장님의 생각을 정확하게 들여다볼 수 있도록 질문 리스트와 그에 대한 꼬리 질문을 사전에 치밀하게 준비하고 인터뷰를 진행합니다.

② 데이터 분석 1 – 네트워크 생성

수집한 원장님 인터뷰 텍스트를 네트워크로 변환합니다. 여기서 네트워크란 행위자(node)와 관계(link)로 이뤄져 있는 사회 구조의 결과물입니다. 인터뷰 텍스트 또한 단어와 단어가 연결되어 있는 관계를 나타내고 있기 때문에 연결망(network)으로 표시할 수 있습니다.

아래의 예시는 실제 인터뷰 내용을 네트워크로 변환한 결과입니다. 둥근 원이 하나의 '단어'를 뜻하고, 단어들이 하나의 이야기 주제에서 같이 언급될 경우 단어끼리 서로 연결됩니다.

이처럼, 인터뷰 내용을 네트워크로 표현하면 함께 등장한 단어 간의 상관관계를 한눈에 파악할 수 있습니다. 수학적으로는 공분산행렬(covariance matrix)과 유사하다고 생각할 수도 있습니다. 더 나아가 이

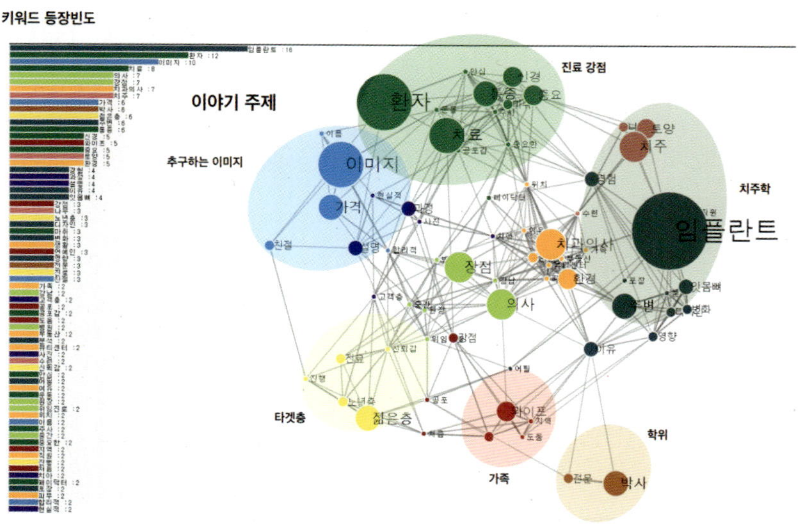

원장님 인터뷰를 네트워크로 표현한 예시

야기의 주제를 cluster (묶음)로 추출하는 방식도 가능합니다(각 단어들에 색깔이 부여되어 있는 것이 클러스터가 된 결과입니다).

예를 들어 "원장님이 '임플란트'를 말씀하실 때 본인도 모르게 함께 언급하시는 게 '잇몸 건강'"이며, "'치과의사'에 대한 스스로의 생각을 언급할 땐 '기술자'가 아닌 '설계자'라는 프레임이 자주 등장한다", 혹은 "치과의 '전문성'이라는 건 치료적인 전문성은 기본이고, 환자에게 치료를 제대로 설명해주는 '친절함'이 갖춰졌을 때 완성된다"와 같은 독특한 맥락도 쉽게 포착할 수 있습니다. 개별적으로 어떤 단어를 많이 이야기하셨는지도 쉽게 확인 가능합니다.

③ 데이터 분석 2 - 행렬분해

앞의 그래프만 봐도 어떤 이야기 주제가 나왔고, 단어의 빈도는 얼마나 높은지 알 수 있지만 이것은 원장님의 발화를 단순히 네트워크로 시각화한 것에 불과합니다. 중요한 것은 다음 스텝입니다.

원장님 인터뷰에는 여러 이야기 주제가 나오는데 그중에서 '핵심 주제'와 '핵심 귀결 키워드'를 추출해야 합니다. 하지만, 단순히 많이 언급한 단어를 추출하는 것으로는 곤란합니다. '치과', '생각', '치료', '진료', '임플란트' 등의 의미적인 역할이 낮지만 자주 언급되는 '뻔한 단어'가 나오기 때문입니다. 이때 활용하는 것이 선형대수학(linear algebra)에서 다루는 PCA (Principal Component Analysis)인데요. 이를 적용하기 위해, 원장님 인터뷰 네트워크를 adjacency matirx (인접행렬)로 만듭니다.

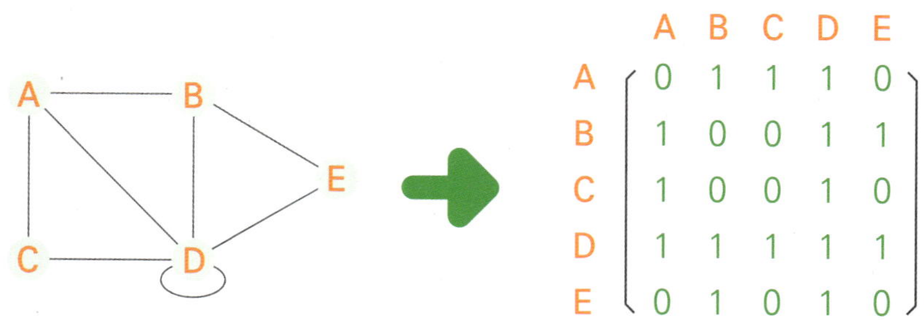

노드 A, B, C, D, E는 원장님이 발화한 개별 단어를 뜻합니다.

원장님의 인터뷰는 이제 단어들의 연관관계가 입력된 수학적인 행렬로 변환되었습니다. 원장님이 사용한 단어가 A, B, C, D, E 다섯 개라면 행렬은 5×5 인접행렬이 되며, 함께 연결된 횟수에 따라 값을 갖게 됩니다. 여기서 관점의 전환이 필요합니다. 행렬이 함수의 사상(mapping)을 의미한다고 볼 때 원장님의 인터뷰 행렬 또한 함수적 맵핑이라고 간주할 수 있으며, 그 함수의 근본 구조(latent axis or latent variable)를 추출하는 것 또한 선형대수학의 기법을 통해 가능합니다. 이 방법 중 하나가 고유벡터를 활용한 PCA기법입니다.

공분산행렬(우리 분석에서는 단어 인접행렬)에서 주축(principal axis)이 되는 고유벡터(eigen vector)를 선택하는 것인데요. 아마 의학 분야에서도 환자의 데이터를 가지고 regression을 진행할 때, 예측에 사용하는 환자의 여러 특성을 담은 관측치 컬럼에서 다중공선성(multicollinearity)이 발견되면, 관측치의 분산이 잘 설명되도록 새로운 축(근본구조)을 뽑아내서 데이터의 차원을 줄이는 작업을 하실텐데, 이때도 고유벡터 기반의 PCA를 씁니다. 의학 영상 이미지를 인식할 때도 얼굴이나, 암 부위 등 주요 관심

부위(근본구조)를 찾을 때 PCA를 씁니다(그래서 차원축소기법이라고도 부릅니다).

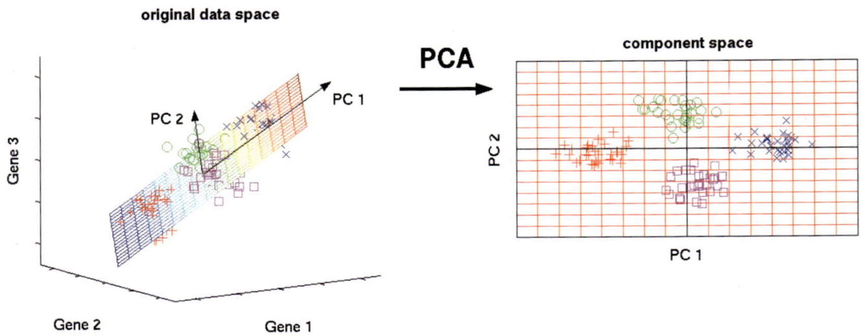

출처: http://www.nlpca.org/pca_principal_component_analysis.html

어쨌든 이것을 쓰는 이유는 '여러 이야기 주제(여러 차원) 중 중요한 이야기 주제(하나의 차원)를 고르려는데 데이터 분산의 손실을 최소화하면서 핵심 이야기 주제(차원)를 추리려면 어떤 키워드의 조합으로 새로운 축이 만들어져야 하는가?'라는 문제를 풀기 위해서입니다.

원장님 인터뷰 내용이 담긴 행렬을 고유값분해(eigen decomposition)하여 eigen value가 높은 eigen vector를 찾았다면 이것이 원장님 인터뷰에서 heavy하게 나타나는 주된 이야기 주제 축이라고 생각할 수 있습니다. 그리고 이 축을 다시 원래의 인접행렬과 곱하여 나온 새로운 축의 좌표가 eigenvector centrality (고유벡터 중심성)이며, 이것을 핵심 주제에 대한 키워드 점수로 간주할 수 있습니다. 이 같은 수학적 방식으로 핵심 주제를 포착합니다.

예시로, 실제 인터뷰를 진행하신 원장님의 네트워크를 가지고 핵심 이야기 주제를 점수화한 뒤, 상위 키워드만 살펴보면 다음과 같습니다.

환자	치료	교정	라미네이트	케이스
1.000000000	0.946173114	0.769106490	0.763909073	0.534221796

심미성	해결	생활	진단	교합평면
0.462444276	0.377332723	0.346140430	0.344906612	0.327814325

뿌듯	치열	만족	이유	치아삭제량
0.300315822	0.297361900	0.287187965	0.269646802	0.264646818

보시는 상위 점수 키워드가 실제 인터뷰 내에서 쓰인 맥락은 다음과 같습니다. '환자 개개인의 교정 케이스에서 치열을 심미적으로 개선하는 것, 교합평면을 고려하여 치아 삭제량을 최소화하는 라미네이트를 도입하여 환자가 생활에 불편함이 없도록 치료하는 것에 뿌듯함을 느낀다.' 실제 인터뷰 네트워크에는 굉장히 다양한 이야기 주제가 나왔지만, 원장님이 강조하여 이야기한 핵심 주제는 위처럼 도출이 되었습니다.

병원브랜딩 관점으로 볼 땐, 환자에게 줄 수 있는 가치(value), 즉 치료적 강점이 도출된 모습입니다. 이처럼 행렬분해 과정에서는 '원장님이 주고 싶은 가치, 수단, 치료적 방법'에 대한 어필이 수학적으로 흔하게 포착됩니다.

④ 주제의 핵심 귀결점 포착

위 과정으로 주된 이야기 주제를 선정하였어도, 아직 남은 과정이 있습니다. 즉, '중요한 주제'는 위에서 뽑았지만, 해당 이야기 주제가 결국 어떤 말로 귀결되는지를 봐야 합니다. 다시 말해 '왜 그러한 이야기 주제가 중요한가?, 왜 그러한 가치를 주려고 하는가?'를 대답하는 것이 무엇보다 관건인데요. 이는 병원이 가진 미션(mission or core value)을 보여주는 경우가 많기 때문입니다.

이 과정에서는 단어 묶음(이야기 주제)끼리 연결된 관계를 통해 귀결점을 찾습니다. 행렬을 마르코프 체인(markov chain)으로 보고 해당 행렬이 제곱, 세제곱, 거듭제곱 순으로 갈 때 무한으로 갈 경우 값이 어느 지점으로 수렴하는지 수치적으로 도출합니다.

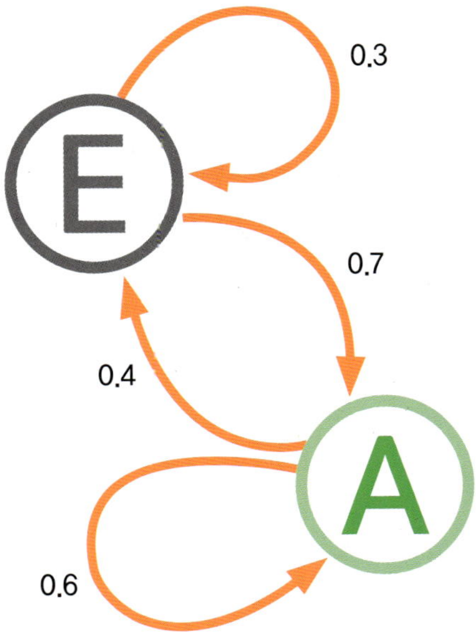

마르코프 체인 예시
연결관계를 따라 네트워크를 순회할 경우 최종적으로 어떤 지점으로 귀결될까?

자세한 수학 모델링은 다루지 않겠습니다만, 다음과 같은 flow chart를 활용하여 쉽게 도식화하여 원장님들께 설명드리곤 합니다.

진료, 전공, 강점 등의 주제는 '설계'라는 매우 특이한 키워드로 귀결되며,
이는 최상위 위계를 점하는 대표원장 철학의 핵심 키워드.

키워드 흐름 차트

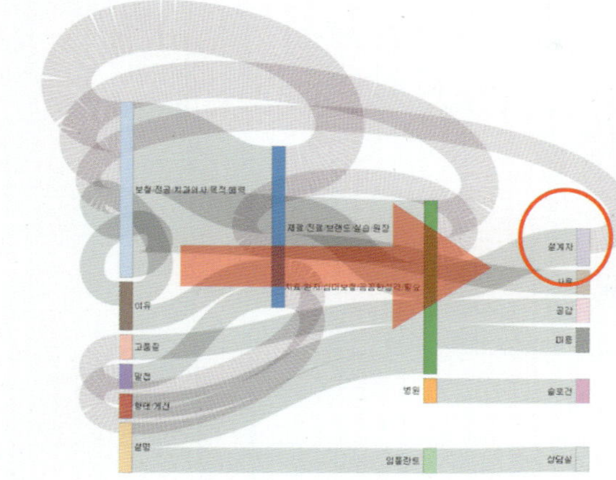

"

치과의사는
단순 기술자가 아닌
치아 역학구조를 다루는
설계자

이야기 주제의 핵심 귀결점 포착

⑤ 브랜드 아이덴티티 수립

이제 본격적인 병원브랜딩 정체성 작업을 '시작'할 준비가 끝났습니다. 원장님의 '말'에서 살펴본 '핵심 이야기 주제'와 '최종 귀결점'이 위에서 도출되었는데요. 이 데이터들이 병원의 Mission과 Vision, Value에 적합하게 들어맞는지 검토합니다. 이때 '원장님의 핵심 진료철학(Mission)은 분명하나 구체적인 방법(Value)이 미션과 연결되지 않는 등' 브랜딩 관점에서 개선 사항이 있다면 개선 작업을 함께 진행하여, 브랜드 플랫폼을 완성합니다.

많은 원장님들이 "저는 철학 같은 거 없습니다. 그냥 진료만 하는 거에요"라고 겸손하게 말씀들을 하십니다. 하지만 실제 인터뷰 및 분석을 해보면 똑같은 생각과 신념을 가진 원장님들은 단 한 분도 없었습니다.

사람마다 자라온 환경이, 경험이 다르기에 같은 '친절함'을 중요하게 생각하더라도 맥락은 미묘하게 다르기 때문입니다. 그 포인트가 바로 우리 병원의 차별점, 브랜드 아이덴티티가 될 수 있으며, 그 미묘한 결을 포착하고 컨셉을 확장, 융합시키는 제대로 된 전략을 설계하는 것이 바로 브랜딩 전문가의 진가가 발휘되는 순간이기도 합니다.

⑥ 과정 요약

a. 원장님과 인터뷰 진행
b. 데이터 분석 – 네트워크 생성 & 행렬분해
c. 주제의 핵심 귀결점 포착
d. 브랜드 플랫폼 수립

브랜드 아이덴티티에 대표 원장의 생각과 철학이 담겨야만, 환자들에게 '우리 병원, 의료진의 장점'이 잘 전달될 수 있습니다. 또한 병원 내의 여러 가치들이 서로 상충되는 상황이 생길 때, 병원의 '브랜드 철학'이 분명하다면 충돌하는 가치 사이에서 우선순위를 손쉽게 정리할 수 있습니다. 임직원들도 모두 이러한 '회사의 철학과 신념'에 따라 움직여야 하기에 '가장 상위의 규칙', 수학으로 따지면 '공리(axiom)'를 선언하는 것과 같은 무게감이라고 볼 수 있습니다.

이처럼 브랜드본담은 브랜드 아이덴티티 수립 과정에 데이터를 접목한 방식을 사용하여 브랜드 아이덴티티를 보다 논리적으로 구축하고 있습니다. 물론, 이러한 데이터 분석은 하나의 도구일 뿐입니다. 다만, 이 세상에 단 하나뿐인, 원장님의 인생이 담긴 브랜드 아이덴티티를 디자이너 개인의 능력에만 의존하여 제작하지 않도록 새로운 기술을 빠르게 습득하고 제대로 접목시켜 병원 운영에 실질적인 도움을 주는 결과물을 만들어 내는 것이 우리가 해야 할 일이라고 생각합니다. 그래서 브랜드 본담의 슬로건이 '과학으로 의료를 브랜딩하다'랍니다.

Brand 브랜드 아이덴티티 시스템 수립의 첫걸음, 네이밍

이전까지는 우리 병원의 정신에 해당하는 부분을 수립한 것이라면, 지금부터는 우리 병원의 외형적인 부분에 해당하는 병원의 이름, 로고, 컬러, 슬로건, 즉 '브랜드 아이덴티티 시스템'을 수립할 단계입니다. 가장 먼저 우리 병원의 독보적인 이름을 만들어 볼 차례입니다.

우리는 이미 이 세상에 하나밖에 없는 우리 병원의 아이덴티티를 수립했습니다. 이름과 컨셉에도 그 아이덴티티를 온전히 담아낼 수 있도록 이름을 지어보세요. 단순히 '독특한' 이름만을 쫓아서도 안 되며, 이미 많은 병원에서 사용하고 있는 '차별성 없는' 이름도 곤란합니다. 차별성 없는 이름은 아래에 나열한 기준에 해당하는 경우입니다.

① 수가를 암시하는 이름

진료 수가를 암시하는 이름은 치의신보에서도 기사로 다룰 만큼 이슈가 되기도 했었습니다.

법적인 부분에서는 의료법을 피해가서 규제 방안이 현재로선 없긴 하지만, 브랜딩 측면에서 볼 때에는 최대한 피하시는 것이 좋습니다. 환자들이 치과명을 봤을 때 수가를 떠올리기 쉽기 때문에 오로지 가격으로 승부를 보는 느낌을 강하게 주기 때문입니다. 5~10년 후에도 수가를 표현한 병원 이름이 정말 괜찮을지 한번 생각해 보셨으면 좋겠습니다.

② 기억이 나지 않는 이름

이름은 불리기 위해 존재합니다. 잘 불리려면 '기억이 잘 나야' 합니다. 그렇다면 기억나지 않는 이름은 어떨까요? 이름으로서의 가치가 떨어집니다. 너도나도 쓰는 단어나 명칭은 기억이 안 날 가능성이 높습니다.

기억이 나지 않는 대표적인 이름은 '학교명'입니다. 많은 원장님들께서 졸업한 학교를 강조하기 위해 '서울○○치과', '연세○○치과'처럼 고유치과 이름 앞에 학교 이름을 넣길 원하시는데요, 학교명이 들어간 치과명이 무조건 안 좋은 것은 아니지만, 주변 치과들 대부분이 이러한 학교명을 사용하고 있다면, 과감하게 학교명은 제외하고 보다 차별화된 이름을 선택하시는 것이 현명합니다. 실제로 환자분들은 '서울○○치과'의 '서울'은 빼고 '○○치과'로 기억하시거나 이야기하시는 경우가 많습니다. 그만큼 '서울'과 '연세' 등 학교 이름은 치과의 고유 이름으로는 잘 기억되지 않는다는 의미입니다.

그럼에도 원장님들이 학교 이름을 병원명에 넣고 싶으신 이유는 약력을 강조하고 싶기 때문입니다. 하지만 꼭 해당 학교 출신이 아니더라도 '서울' 등의 이름은 누구나 사용 가능하고, 이를 남용하고 있는 병원이 많은 것도 사실이지요. 최근(22년 9월 기준)에는 서울대학교를 필두로, 대학교 재학생이나 졸업생이어도 허가 및 사용료 지불 없이 학교 로고를 상표로 사용할 수 없도록 대학교 및 대학병원들이 적극적인 규제에 나서고 있습니다. 만약 이를 위반하여 신고 당하거나 적발 시, [국립대학법인 서울대학교 설립·운영에 관한 법률] 및 [부정경쟁방지 및 영업비밀보호에 관한 법률] 및 [상표법]에 의거 "고발 등"의 조치가 취해질 수 있으므로 각별히 주의해야 합니다.

이러한 소식은 얼마나 많은 병원들이 경쟁적으로 대학교 이름과 로고를 상표로 사용하고 있는지를 가늠하게 합니다. 따라서, 단순히 치과명에 들어간 학교 명칭만으로 내원을 유도하는 전략은 더 이상 효과적인 방법이 아닙니다. 무수히 많은 '서울○○병원', '연세○○병원'들 사이에서 한 번에 눈길을 끄는 차별화된 병원 이름과 브랜드 이미지로 환자들에게 궁금증을 유발하여 클릭을 유도하고, 이때 주로 살펴보는 홈페이지나 네이버 플레이스, 블로그 등에 약력을 제대로 어필하는 것이 더 효과적일 수 있습니다.

기억이 나지 않는 또 다른 대표적인 이름으로는 포털 사이트에 병원 이름 검색 시, 같은 이름으로 운영되고 있는 곳이 많은 이름입니다. 너도나도 생각해 내는 이름이라는 뜻이기 때문에, 그만큼 무난하지만 차별성은 떨어집니다. 마케팅 관점에서도 우리 병원 이름을 검색했을 때 단 한 곳의 병원이 뜨는 것이 유리한 것은 당연하겠지요.

③ 대표 원장의 철학이 담기지 않은 이름

예를 들어서 이야기해 보겠습니다. 국밥집이라고 해볼까요?

맛있는 국밥집 – 우리 국밥은 맛있어요.

정말 맛있는 국밥집 – 우리 국밥은 정말 맛있어요.

부산 국밥집 – 부산 국밥골목에서 왔어요.

서울 국밥집 – 서울식 국밥 드셔보세요.

따뜻함 한 그릇 – 소중한 사람과 나누고 싶은 따뜻함 한 그릇

최신식 국밥집 – 최신식 기계로 만드는 국밥

퓨전 국밥집 – 퓨전식 국밥을 추구합니다.

다른 모든 이름은 '국밥' 자체에 대해 어필을 한다면, 단 한 곳만큼은 우리 국밥을 통해서 '전달하고 싶은 가치, 브랜딩 소구점(소비 맥락)'을 말하고 있습니다. 소중한 사람과 나누는 국밥에는 재료도 좋은 것을 쓸 것 같고요. 따뜻하고 정겨운 느낌, 오랜만에 만난 친구를 데려가도 괜찮을 것 같은, 고급스러운 요리 전문점에서도 쓸 법한 이름입니다. 국밥집을 치과로 대입해 생각해 보세요. 주변에서 많이 보는, 바로 그 뻔한 치과 이름들이 생각나실 겁니다.

대표 원장의 진료철학과 병원의 브랜드 아이덴티티를 이름에 담게 되면 다양한 상상력을 불러일으키는 힘이 생깁니다. 이름을 억지로 외우려 하지 않아도 환자들의 기억에 훨씬 쉽게 남게 됩니다. 맥락으로 기억하는 것, 스토리가 가진 힘이기도 하지요.

④ 진료권 특성을 고려하지 않는 이름

기억나지 않는 이름을 피하려면 '진료권'의 특성 또한 고려해야 합니다. 예를 들어 60대 이상 어르신들은 생활 반경의 수많은 치과 중 한두 개 정도의 치과 이름을 기억하시며, 근처를 지나가다 발견한 치과 또는 가족이나 주변 지인이 추천해 주는 치과를 주로 방문하십니다. 따라서, 어르신 위주의 진료권에 있는 치과라면 지나가면서 보아도, 누군가 흘러가듯 말해도 한 번에 기억하기 쉬운 치과 이름일수록 유리합니다.

젊은 층의 환자들이 많은 진료권에서는 주로 온라인 검색을 통한 리뷰, 전체적인 치과의 인테리어 느낌 등을 중요하게 생각하고 방문합니다. 하지만 온라인에서 검색 결과로 노출되는 수많은 치과들의 정보를 모두 확인하기는 어렵기 때문에, 의식적 또는 무의식적으로 효율적인 방식으로 정보를 탐색하게 됩니다. 이때 눈에 띄는 이름으로 다른 병원을 클릭하기 전에 우리 병원을 가장 먼저 클릭하게 유도하는 것이 좋습니다. 젊은 층 수요가 높은 사랑니나 턱관절 관련 특화점이 들어간 치과명이 하나의 좋은 예시가 될 수 있습니다.

⑤ 상표권 보유가 어려운 이름

얼마 전 '골목식당'이라는 TV 프로그램에 나온 '덮죽'을 개발한 식당이 상표권을 등록하기 이전에, 타인이 '덮죽'의 명칭을 먼저 상표 등록해 버리는 바람에 '덮죽'을 개발한 곳에서 해당 명칭을 사용하지 못하게 되었다는 이야기 들어보셨나요? 상표권은 원칙적으로 먼저 등록을 한 사람이 권리를 갖게 됩니다. 따라서, 누가 먼저 등록하느냐 하는 시간 싸움이기 때문에 등록이 가능한 상태라면 무조건 빨리 등록하는 편이 유리하며, 반대로 내가 지금 결정하려고 하는 치과 이름이 이미 상표권 등록이 되어 있는 상태인지를 먼저 체크하는 것이 중요합니다.

상표권 등록은 나의 브랜드를 지키기 위한 필수 사항입니다. 우리 치과 이름을 누군가 함부로 도용하여 사용하거나, 나와 같은 이름으로 운영하는 치과가 좋지 않은 소문이 나거나, 의료사고 등으로 폐업한 경우에 환자들이 우리 치과와 같은 치과라고 오해하지 않도록, 그래서 우리 치과의 브랜드 이미지를 망가뜨리지 않도록 미리 조치를 취하는 것입니다.

반대로, 누군가 상표권 등록해 놓은 이름을 내가 함부로 사용해서도 안 됩니다. 비록 고의는 아니었다 하더라도, 상표권 보유자가 추후 사용 금지 경고 또는 소송을 진행하게 될 경우 병원 이름을 바꿀 수밖에 없습니다. 병원 이름을 바꾼다는 것은 사업자등록증을 변경해야 한다는 의미로 간판도 다시 제작해야 하고, 그동안 온라인에 쌓아 놓은 자산들도 모두 삭제 또는 변경해야 함을 의미하므로 병원 운영에 큰 타격을 줍니다.

TIP! 이름을 짓기 전 반드시 상표권을 검색해 보세요.

- 특허정보검색서비스 키프리스 http://www.kipris.or.kr/
- 상품분류 44류(의료업)로 '등록' 완료되어 있는 상표는 쓸 수 없습니다.

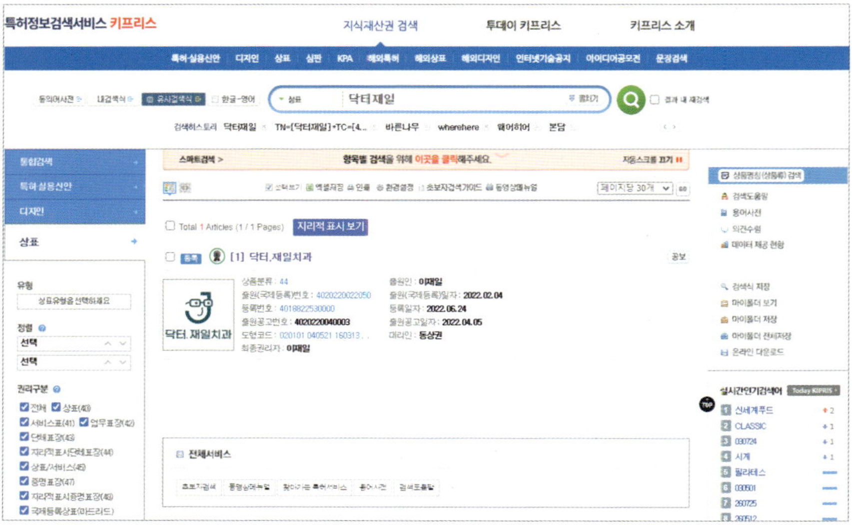

위 내용을 참고하여 적합해 보이는 이름 몇 개를 변리사에게 먼저 검토 받아 보시는 것도 좋습니다. 상표권은 담당 변리사 역량에 따라, 심사관의 주관적인 해석에 따라 등록 여부가 결정되므로, 등록 가능 여부를 100% 예측하는 것은 어렵지만 등록 가능성이 보다 높은 이름을 선택하시는 것도 좋은 방법입니다.

병원의 이름을 짓기가 너무 어렵다면, 이때에도 앞서 상상했던 캐릭터를 다시 떠올려 보세요. 내가 설정한 캐릭터의 정신과 가치관(=브랜드 아이덴티티)에 따라 그 사람은 어떤 옷을 입고, 어떤 신발을 신고, 어떤 스토리를 가지고 있으며, 어떤 헤어스타일을 하고 있을까요? 그러한 외형을 가진 캐릭터의 이름은 무엇일지 상상해 보세요.

반대로, 우리 병원의 진료철학이 잘 담겨 있으면서도, 아무도 사용하고 있지 않아 상표권 등록도 가능한 이름을 여러 개 지었는데, 그중 어떤 이름이 가장 좋은지 모르겠다면? 며칠 동안 소리 내어 불러도 보고 포스트잇에 써서 계속 쳐다도 보고 가족들에게도 알려줘 보세요. 특히 우리 진료권의 핵심 타겟층과 동일한 지인분들에게도 알려줘 보세요. 일주일 후에 가장 먼저 기억나는 이름은 무엇인가요? 가족과 지인들도 비슷한 의견인가요? 그렇다면, 그 이름이 가장 좋은 이름입니다. 그만큼 애써 기억하려 하지 않아도 저절로 기억될 만큼 차별성이 높다는 의미이기 때문입니다.

Brand 브랜드 정체성의 화룡점정, 로고 디자인

그 다음으로는 우리 병원의 브랜드 아이덴티티와 이름에 담긴 핵심 철학을 가장 잘 표현하는 로고를 디자인할 차례입니다. 너도나도 사용하는 치아 모양이나 출신 학교의 로고로는 우리 병원의 차별화된 정체성을 담아낼 수 없습니다. 브랜드 정체성이 담기지 않은 로고가 왜 브랜딩 관점에서는 부족한지 그 이유에 대해서는 충분히 이해하셨을 것이라 생각합니다. 그렇다면, 로고는 어떻게 만들어야 할까요?

먼저 브랜드 정체성을 극대화하여 표현할 수 있는 디자인 컨셉을 수립해야 합니다. 브랜드 플랫폼의 키워드에 해당하는 단어나 미션, 슬로건, 네이밍 등에서 파생되는 키워드를 디자인 키워드로 정의하고 그에 걸맞은 디자인 컨셉을 수립합니다.

우리 병원의 핵심 가치를 표현하는 키워드가 '편안함', '효율적인'이라는 가정으로 설명해 보겠습니다. '편안함'이라는 키워드만 생각하면 하늘, 구름, 집 등의 이미지를 생각할 수 있겠지만 이러한 일차원적인 발상은 차별적인 컨셉이라고 보기 어렵습니다. 더 나아가 '효율적인 편안함'은 어떤 느낌과 어울리는지를 찾아 컨셉화한다면 더욱 차별적인 컨셉을 찾을 수 있습니다. 환자들에게 효율적인 진료를 제공하고, 체계화된 진료 시스템을 제공함으로써 주는 편안함을 컨셉화한다면? 시원하게 뚫린 도로, 개인에게 맞춤형 서비스를 제공하는 고급 호텔 서비스, 알아서 일을 처리해 주는 비서 등의 이미지가 생각납니다. 왜 이러한 단어가 생각날까요? '효율적이어서 편안함'을 준다는 이유로 '신속함', '맞춤' 등의 키워드가 연상되기 때문입니다. 신속하려면 디테일이 많고 무거워 보여서는 안되니, 날렵하고 심플한 디자인이 좋을 것 같습니다. 전문적이어야 개개인에 '맞춤'형 서비스를 제시할 수 있으니 컬러의 사용에 있어 너무 가벼워 보이는 컬러보다는 조금은 톤 다운된 컬러를 사용하는 것이 좋을 것 같네요.

Keyword **편안함 / 효율적인**

효율적인 편안함

→ **신속함** 날렵하고 가벼운 디자인

→ **맞춤** 톤 다운된 컬러 사용

이렇게 디자인 키워드를 정의하고 나니, 저는 '맞춤형 정장'이라는 컨셉이 떠오르는데 어떠신가요? 기성형 정장이 아닌, 나의 몸 형태와 분위기에 딱 맞춘 맞춤형 정장이 기성 양복에 비해 훨씬 편안함을 주는 것은 당연하겠지요. '맞춤형 정장처럼 편안함을 주는 치과'를 디자인 컨셉으로 날렵하고 심플하지만 톤 다운된 컬러로 로고 시안을 만들어 보면 좋을 것 같습니다. 반대로, '신속함'을 가볍고 경쾌한 컬러로 표현하고, '맞춤'을 디테일이 살아있는 섬세한 디자인으로 컨셉을 잡고 시안을 만들어 보아도 좋겠네요.

이처럼, 디자인 컨셉과 로고를 만드는 것에 정답은 없지만 너무 많은 병원에서 사용하는 컨셉은 차별성을 떨어뜨리므로 우리 병원의 키워드에서 출발하면서도 브랜드 아이덴티티의 방향성에서 벗어나지 않는지 지속적으로 확인하며 컨셉을 수립해야 합니다.

글로는 재미있게 읽으셨을지 모르겠지만, 원장님들께서 직접 컨셉을 수립하고 그에 맞는 로고를 디자인하는 것은 어렵겠지요. 물론 디자인 프로그램을 능숙하게 다루지 못하더라도 요즘에는 다양한 온라인 플랫폼에서 로고를 쉽고 간단하게 만들 수 있도록 서비스를 제공하기에 직접 제작하는 것도 불가능한 것은 아니지만 디자인은 디자인 전문가에게 맡기시는 것이 좋습니다. 원장님의 시간은 소중하니까요. 더불어 로고는 아주 작은 공간에 들어가는 경우에서부터, 아주 큰 간판에까지 들어가므로 벡터 기반의 디자인 제작 프로그램(그중 대표적인 프로그램이 어도비 일러스트레이터입니다)으로 섬세하게 디자인되어야 합니다. 화면상에서 보았을 때는 문제없어 보일지라도 간판용으로 몇 미터가 넘는 사이즈로 로고 크기를 키워 확인해 보면 디테일에 문제가 있어 로고와 간판까지 다시 제작하는 경우도 있기 때문입니다. 그렇다면, 우리 병원의 브랜드 아이덴티티를 잘 표현해 줄, 제대로 된 브랜드 디자인 전문가는 어떻게 찾아야 할까요?

제대로 된 브랜드 디자인 전문가라면 이름이나 로고를 디자인하기 전 필수적으로 브랜드 아이덴티티 수립을 진행합니다. 만약 원장님께서 직접 브랜드 아이덴티티 수립까지 진행하였다 하더라도 그 과정에서 오류는 없었는지, 더욱 명확하게 정리할 필요는 없는지 확인 후 필요하다면 보강 작업을 진행하기도 합니다. 적어도 전달받은 브랜드 아이덴티티를 디자이너가 제대로 이해한 것인지 디자인 작업 전 충분한 시간을 들여 원장님과 이야기 나누는 시간은 필요합니다. 그래야 우리 병원의 브랜드 아이덴티티를 온전히 담아낸 이름과 로고를 디자인할 수 있겠지요.

요즘에는 로고 디자인을 제공하는 개인 프리랜서나 회사를 연계해 주는 인터넷 서비스가 많습니다. 공모전을 개최하여 여러 개의 로고를 받아보고 그중 마음에 드는 로고를 구매할 수도 있지요. 이러한 서비스를 통해 디자인을 제공하는 사람이나 회사들 중에는 분명 실력자분들도 있겠습니다만, 문제는 그러한 서비스의 특성입니다. 일반적으로 이러한 서비스들은 저렴한 가격으로 제공되며, 최종 선택된 디자이너에게만 비용이 지급됩니다. 이러한 환경에서 디자이너는 여러 디자인을 동시에 진행하면서 하나의 디자인에 최소한의 시간만 사용할 수 있기 때문에, 이해의 난이도가 높은 의료라는 특수 업계에서의 진료철학을 온전히 담아내면서도 수준 높은 퀄리티의 결과물을 제공하는 것은 현실적으로 어려울 수 있습니다.

우리 병원의 가장 중요한 철학을 수립하고, 한번 만들면 다시는 바꿀 수 없는 이름과 얼굴을 만드는 것에 너무 적은 비용을 책정하지는 않으셨으면 합니다. 브랜딩, 그리고 디자인이라는 창작 행위와 전문성에 정당한 대가를 지불하고 그에 걸맞는 만족스러운 결과물을 받아 보실 수 있길 바랍니다. 제대로 된 브랜드 디자인 전문가를 찾기 위해 아래의 체크리스트를 참고하여 포트폴리오를 꼼꼼하게 살펴보세요.

브랜드 아이덴티티 수립 전

- ☑ 실제로 원장님과 심도 깊은 인터뷰를 통해 핵심 아이덴티티를 찾아내는지
- ☑ 브랜드 아이덴티티를 수립하는 과정이 논리적이고 객관적인지
- ☑ 브랜딩의 기본적인 요소인 브랜드 플랫폼을 탄탄하게 수립하는지

브랜드 아이덴티티 수립 후

- ☑ 로고의 모양새를 만드는 것에 그치지 않고 철학을 제대로 담아낸 컨셉으로 디자인하는지
- ☑ 포트폴리오 상의 모든 디자인에 차별성이 있으며, 여러 병원의 로고를 치아 모양과 같은 동일한 모티브로 디자인하지는 않았는지
- ☑ 로고를 포함한 브랜드 가이드까지 정립하고 이를 문서화하여 원본 파일과 함께 제공하는지

한번 만들면 바꾸기 어려운 로고는 꼭 제대로 된 전문가를 통해 제작하셨으면 좋겠습니다. 포트폴리오에서 확인 가능한 사항 외에도, 먼저 해당 업체와 진행해 본 경험이 있는 곳 또는 지인을 통해 커뮤니케이션은 원활한지, 기한 엄수는 철저한지 등 진행 과정상의 만족도도 함께 체크해 보시면 더욱 좋습니다.

Brand 브랜드 아이덴티티 수립의 마무리, 브랜드 가이드

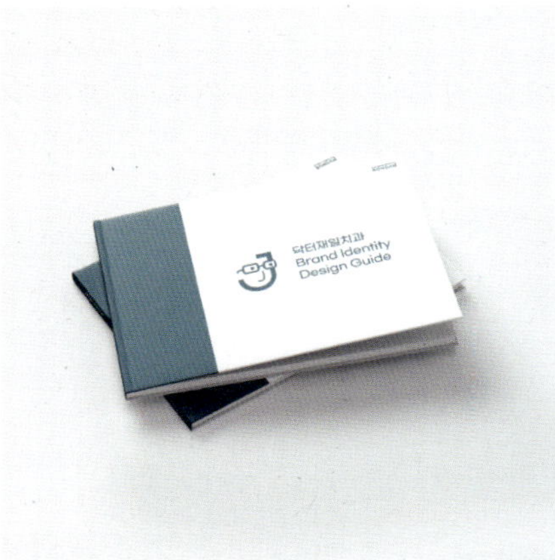

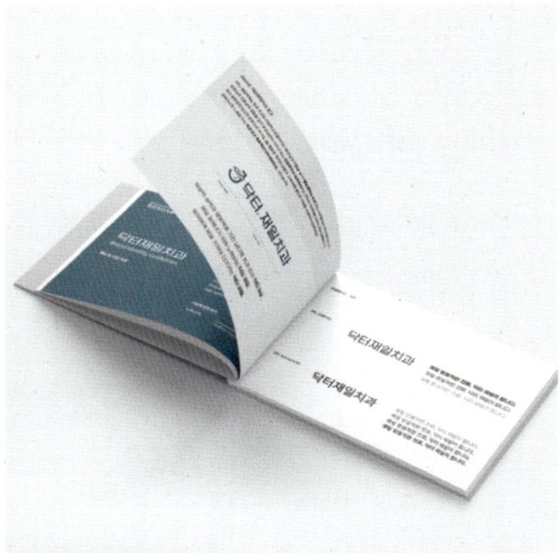

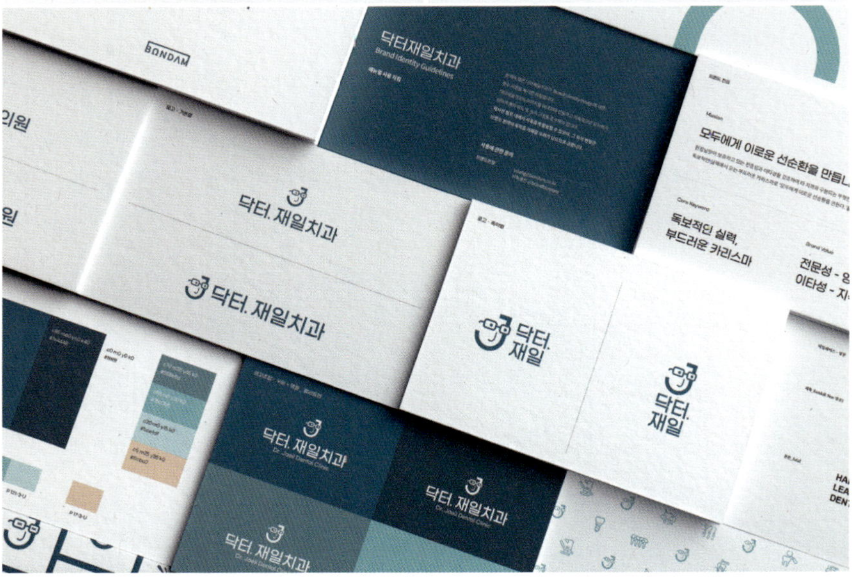

병원에는 많은 디자인물이 필요하지요. 간판, 내외부 사인물, 명함, 소봉투, 대봉투, 주의사항 안내문, 초진진료지, X 배너, 데스크 위에 비

치할 미니배너 등 원내에서 꼭 필요한 항목은 기본이고, 홈페이지와 블로그, 인스타 등 우리 병원을 온라인에서 홍보해 줄 여러 매체에도 다양한 디자인물이 필요합니다. 개원 시에는 동시에 여러 업체들이 우리 병원의 모습을 만들어가기 때문에 폰트나 컬러, 슬로건 등이 중구난방으로 제작되어 우리 병원의 브랜드 정체성이 훼손되지 않도록 로고/컬러/폰트/패턴 사용의 예시 및 조합을 엮은 가이드라인이 꼭 필요하며, 이를 '브랜드 가이드'라 부릅니다. 법률로 치면 헌법에 해당하는 각종 시각물의 최상위 가이드를 정리해 둔 문서라고 보시면 됩니다.

브랜드 가이드는 치과개원 시 만나는 여러 업체(마케팅, 인테리어, 간판 등의 업체)와 커뮤니케이션하고 방향성을 조율하며, 폰트, 컬러 등의 디테일한 부분까지 통일성 있게 디자인할 수 있도록 할 뿐만 아니라, 개원 이후에도 브랜드 구축 및 관리를 용이하게 도와줍니다.

이를 위해서 로고를 포함한 브랜드 가이드 디자인은 반드시 비트맵(.jpg, .png 등)이 아닌 벡터(.ai, .eps 등)로 제작되어야 합니다. 벡터는 점과 점을 연결해 수학적 원리로 그림이 그려지기 때문에 이미지를 키우거나 줄여도 깨지는 현상이 나타나지 않습니다. 따라서 로고나 서체 등 다양한 곳에 자유롭게 응용될 제작물은 벡터 기반으로 디자인되어야 하며, 간판, 인테리어, 인쇄물 제작 시에도 반드시 벡터 파일이 필요합니다. 또한 브랜드 가이드를 실물 책으로 만들어 두신다면 업체 미팅 및 협의 시에 더욱 유용하게 사용하실 수 있으며, 개원 이후에는 대기실에 비치하여 환자들에게도 우리 병원의 진료철학에 대한 내용을 알릴 수 있으므로 적극 추천드립니다.

브랜드 가이드 내에는 다음과 같은 사항들이 필수로 포함되어야 합니다.

로고의 다양한 상하, 좌우 조합

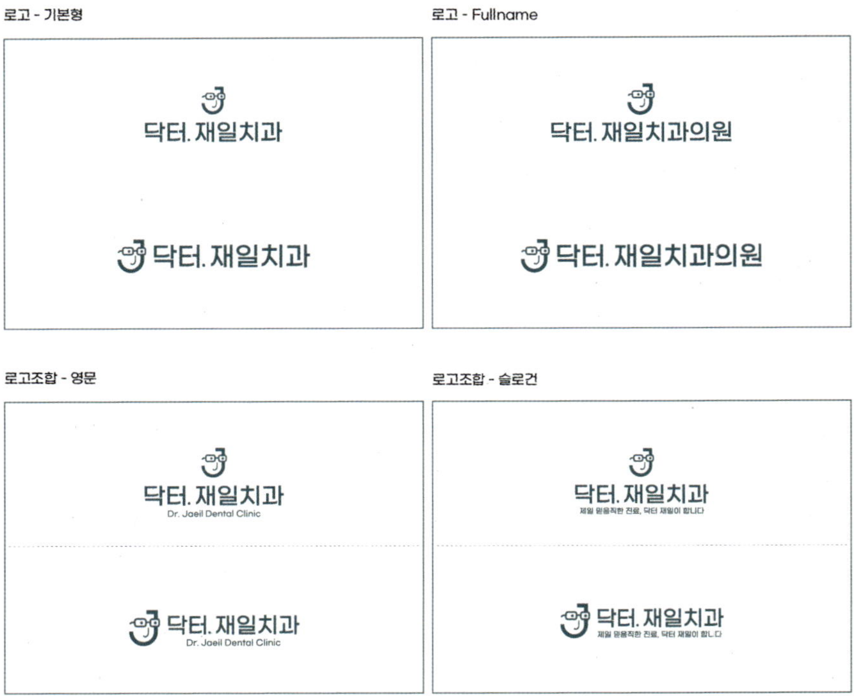

① 심볼 + ㅇㅇ치과

② 심볼 + ㅇㅇ치과의원(외부에 설치하는 간판에는 '의원'이 필수로 기입되어야 합니다)

③ 심볼 + 치과명 + 영문 치과명 또는 슬로건을 함께 표기한 상하, 좌우 조합

우리 병원의 얼굴이라 할 수 있는 로고를 다양한 조합(상하좌우, 영문, 한글 슬로건 조합 등)으로 사용하게 될 때에도 일관된 느낌을 유지할 수 있도록 심볼과 네이밍, 슬로건이나 영문명을 일정한 기준에 따라

최적의 비례로 조합하여 정립해 두는 것이 중요합니다. 만약 로고의 사용 규정이 없어 각 업체에 따라 로고와 폰트의 비율을 임의로 조절하여 사용하게 되면, 결국 환자들에게 정돈되지 않은 이미지를 주어 일관된 브랜드 이미지를 구축하기 어려워지기 때문입니다.

컬러 시스템

컬러시스템

컬러는 브랜드의 아이덴티티를 형성하는 핵심 요소 중 하나입니다. '빨간색'이라는 컬러도 수만 가지의 색상으로 표현될 수 있으므로 브랜드 가이드에 정확한 색상값을 기입하여 우리 브랜드에서 사용되는 컬러가 온라인, 오프라인의 다양한 매체에 정확하게 표현되도록 세심하게 관리해야 합니다. 이를 위해서는 메인 컬러와 더불어 우리 병원의 브랜드 아이덴티티를 한층 풍성하고 다양하게 표현해 줄 수 있는 몇 가지 서브 컬러의 정확한 색상값이 기입되어 있는 '컬러 시스템'이 필요합니다. 컬러 시스템에는 온라인에서 사용하는 색상 표기 형식(HEX 또는 RGB)과 오프라인에서 사용하는 색상 표기 형식(CMYK)의 값을 별도로 지정해 두어야 합니다. 모니터 화면상에서 보이는 색상을 그대로 출력해 보면 상당히 다른 컬러로 인쇄되는데, 이는 모니터의 컬러 표현 방식과 인쇄의 컬러 표현 방식이 다르기 때문입니다. 따라서, 온오프라인에서 정확하게 동일한 컬러를 사용하여 일관된 브랜드 이미지를 형성하기 위해서는 HEX(또는 RGB) 및 CMYK 색상값을 규정한 '컬러 시스템'을 수립하고, 각 매체별 알맞은 색상값으로 디자인하는 것이 중요합니다.

서체

흔히 말하는 폰트 역시 브랜드의 아이덴티티를 표현하는 중요한 요소 중 하나입니다. 우리 병원의 브랜드 아이덴티티를 가장 잘 나타낼 수 있는 서체를 선정하고, 각종 시각 매체에서 일관된 브랜드 이미지를 유지하기 위해 반드시 지정된 전용 서체를 사용하도록 해야 합니다. 텍스트를 사용할 때 지정 서체를 사용하지 않거나, 정확한 가이드를 따르지 않을 경우 어딘가 어설프고 퀄리티가 떨어지는 것 같은 느낌을 받기 쉽습니다. 비슷해 보이는 폰트를 사용했다 하더라도, 각각의 폰트가 주는 느낌과 뉘앙스는 미묘하게 차이가 나기 때문입니다.

타입페이스 - 국문

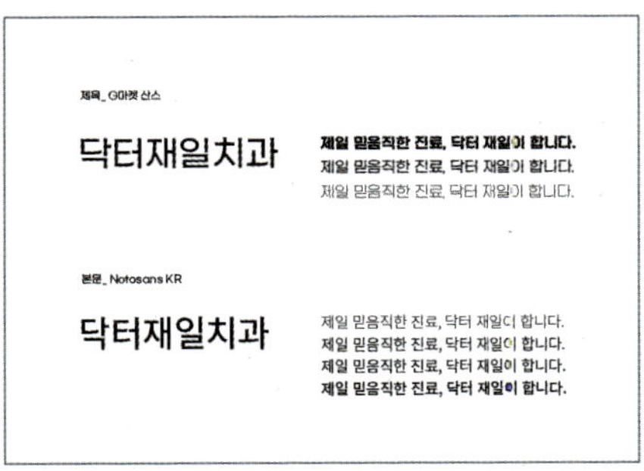

타입페이스 - 영문

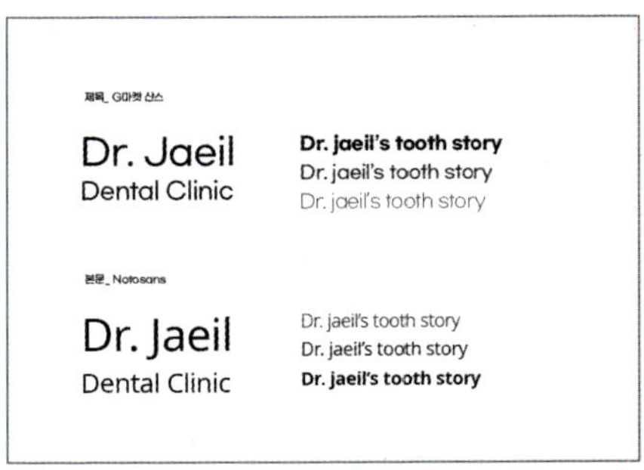

그 밖에도 우리 병원의 브랜드 가치를 보다 풍성하게 표현하고, 왜곡, 변형, 오남용 등 어떠한 이미지 손상도 발생하지 않도록 다음과 같은 내용도 브랜드 가이드에 포함되면 더욱 좋습니다.

① 우리 병원의 아이덴티티에 대한 설명
② 아주 작은 공간에도 로고를 사용할 수 있도록 간략화한 형태로 표현한, 축약형 로고
③ 로고와 주변 요소와의 구분을 명확히 하기 위해 필요한 최소한의 여백을 규정한, 최소 공간 규정
④ 로고와 컬러를 임의로 바꾸어 사용하지 못하도록, 로고 사용 금지 규정
⑤ 로고에서 파생된 디자인적 요소들을 다양한 그래픽 모티프로 활용할 수 있도록, 브랜드 요소 규정
⑥ 브랜드 가이드에 맞춰 디자인한 인쇄물, 간판, 웹 등의 애플리케이션 적용 예시(목업)

브랜딩은 일관성이 생명입니다. 따라서 강력한 브랜드 이미지 구축을 위해서 브랜딩은 브랜드 가이드에 따라 다소 엄격하고 세심하게 관리되어야 합니다. 어떤 경우에는 이렇게까지 지켜야 하나 생각이 드실 수도 있겠으나 브랜드 가이드를 벗어나는 몇 개의 제작물이 하나씩 쌓이다 보면 결국 원하는 브랜드 이미지 형성에 실패하게 됩니다. 특히 브랜드 가이드의 중요도는 개원 1~2년 후에 더욱 올라갑니다. 블로그 마케팅, 인스타 마케팅, 인쇄 업체, 지하철 광고 업체 등 다양한 외부 업체들을 만나게 되는데 이때 각 업체마다 각기 다른 디자이너들이 디자인을 진행하게 되므로 브랜드 이미지의 일관성을 유지하기 더욱 어려워질 수밖에 없습니다.

그러므로, 브랜드 가이드를 제작하여 여러 업체를 통해 디자인을 진행하게 되더라도 각각의 디자이너들이 우리 병원의 브랜드 방향성을 잘

이해하면서도 가이드를 준수하여 디자인할 수 있도록, 그래서 제작된 모든 디자인이 한 목소리를 낼 수 있도록 관리하는 것이 중요합니다.

Brand 인테리어와 간판 진행하기

우리 병원의 브랜드 아이덴티티를 수립하고, 브랜드 아이덴티티 시스템과 브랜드 플랫폼, 마지막으로 브랜드 가이드까지 모두 완성되면 가장 먼저 진행하게 되는 것이 인테리어와 간판입니다. 인테리어 업체와 간판 업체에도 브랜드 가이드 파일을 전달하여 우리 병원의 컨셉과 로고, 폰트, 컬러 등 세부 요소 등이 일관성 있게 적용되도록 합니다.

인테리어

- 실내 간판(입구 위, 데스크 뒤 등)
- 사이니지(수술실, 원장실, 화장실 등)
- 유리 시트지
- 안내문

간판

- 외부 간판에는 '의원' 필수 기입
- 외부 유리 시트

특히 비어 보이는 공간을 메우기 위해 유리나 벽면 위에 다양한 문구나 그래픽을 부착하는 경우가 있는데, 우리 병원의 브랜드 아이덴티티를 저해하는 슬로건이나 그래픽이 사용되지 않도록 꼼꼼하게 확인해 보시는 것이 좋습니다. 오히려 문구나 그래픽으로 허전한 공간을 채우기보다는 깨끗하게 비워 두시는 것이 나을 수 있습니다. 처음에는 다소 휑해 보여도 앞으로 많은 인쇄물, 안내문 등을 제작하여 비치하고, 부착하게 되므로 너무 공간이 비어 보일까 미리 걱정하지는 않으셔도 됩니다. 병원의 깨끗하고 깔끔한 이미지를 환자들은 더 선호하기도 하니까요.

인테리어와 간판을 진행하는 방법과 예시는 〈병원 개원 실전 노하우〉 섹션에서 상세하게 다루어 보기로 하고, 인테리어 공사가 시작될 때쯤 많은 원장님들이 물어보시는 현수막에 대해 이야기해 볼까 합니다.

개원 전 시행할 수 있는 홍보 수단은 많지 않은 반면, 현수막은 상대적으로 간단하고 저렴하게 홍보할 수 있는 장점이 있습니다. 간판 제작 업체들도 간판 제작이 완료되기 전까지는 현수막을 많이 게재합니다. 하지만 '간판 업체에서 해준다고 하니까', '다른 곳도 다 그렇게 하니까', '업체에서 문제없다고 하니까' 그냥 따라서 진행하시기보다는, 장단점에 대해 충분히 고민 후 진행하시는 게 좋습니다.

"현수막의 장단점: 노출 효과를 얻고 주변 치과를 자극한다"

현수막은 옥외광고물입니다. 따라서 특정 타겟층이 아닌 근처를 지나는 모든 사람들에게 노출됩니다. 그 말인즉, 잠재 고객뿐만 아니라 근처 경쟁 병원 관계자들에게도 노출된다는 것을 의미합니다. 근처를 지나는 잠재 고객들은 '병원이 새로 생기나 보다. 크게 생기네? 다음에 여기로 가봐야지'하고 생각할 수 있겠지만, 근처 치과 입장에서는 '병원이 또 들어온다고? 매출이 줄어들면 어쩌지?'하는 불안감이 들게 됩니다.

경쟁이 심한 진료권에서는 경쟁 병원들이 보건소, 구청, 치협 등에 직접적으로 민원을 넣어 얼마 못 가 현수막을 철거하는 경우도 흔합니다. 주변 치과에 비해 큰 규모로 개원하게 될 경우에는 생각보다 많은 민원이 들어와 관계자분들도 놀라 하실 때도 있지요. 개원 전부터 경쟁 심리를 부추겨, 개원 초반 과도한 줄다리기를 하게 되는 경우도 많이 보았습니다.

광고의 효과도 생각해 보셔야 합니다. 여러 위험 요소를 감수하면서 현수막을 게재하더라도, 인테리어 마무리 단계 전까지는 심평원에 병원 정보를 등록하지 못하므로 환자들이 온라인상에서 병원에 대한 정보를 찾기 어렵다는 점 역시 광고 효과 면에선 마이너스가 됩니다(네이버 플레이스 등 포털에 병원 정보를 등록하기 위해서는 심평원 등록이 반드시 선행되어야 합니다).

그럼에도 현수막을 제작하기로 마음먹으셨다면 의료법을 잘 지켜서 제작하는 것이 중요합니다. 현수막은 의료광고 사전심의 대상 매체이므로, 의료광고 심의를 반드시 받아야 합니다. 하지만, 의료 심의를 받기까지는 약 한 달에서 두 달 정도 소요되므로 개원 이후에나 게재가 가능하다는 이야기가 됩니다. 따라서 현실적으로 가능한 대안은 '심의 제외 가능한 내용'으로만 구성하는 것입니다.

* 사전심의 대상 매체를 이용한 치과 의료광고 중, 아래 내용으로만 구성된 경우 심의에서 제외됨(다만, 심의를 원할 경우 위원회에 사전심의를 신청할 수 있음)

1. 의료기관의 명칭 · 소재지 · 전화번호
2. 의료기관이 설치 · 운영하는 진료과목(의료법 제43조제5항에 따른 진료과목: 구강악안면외과, 치과보철과, 치과교정과, 소아치과, 치주과, 치과보존과, 구강내과, 영상치의학과, 구강병리과, 예방치과 및 통합치의학과)
3. 의료기관에 소속된 의료인의 성명 · 성별 및 면허의 종류
4. 그 밖에 대통령령으로 정하는 사항
   1) 의료기관 개설자 및 개설연도
   2) 의료기관의 인터넷 홈페이지 주소
   3) 의료기관의 진료일 및 진료시간
   4) 의료기관이 법 제3조의5제1항에 따라 전문병원으로 지정받은 사실
   5) 의료기관이 법 제58조제1항에 따라 의료기관 인증을 받은 사실
   6) 의료기관 개설자 또는 소속 의료인이 법 제77조제1항에 따라 전문의 자격을 인정받은 사실 및 그 전문과목

의료 심의를 받지 않은 내용을 심의 없이 게재하면 주변의 신고로 금방 철거해야 하거나 법적인 조치를 당할 수 있으므로, 개원 전 현수막은 오픈 예정일, 치과명 정도만 기입하시는 것도 충분합니다. 다만 해당 지역 내 각 시, 군, 구마다 현수막 광고에 대한 조례가 다를 수 있으므로 구청 및 보건소에 게재 전 문의해 보시는 것이 가장 좋습니다.

개원 전 현수막 게재의 장점

1. 개원 전부터 치과 이름과 위치를 알릴 수 있다.
2. 타 광고 대비 저렴한 비용으로 홍보할 수 있다.

개원 전 현수막 게재의 단점

1. 의료법 또는 옥외광고물법 위반 시, 강제 철거 또는 과태료가 부과될 수 있다.
2. 적법한 절차를 따르기 위한 과정이 수고롭다.
3. 의료법을 지켜 제작하기 위해서는 홍보할 수 있는 내용이 한정적이다.
4. 현수막 노출 시, 연계되는 온오프라인 정보가 없기 때문에 홍보 효과를 크게 보기는 어렵다.
5. 주변 병원들의 경계심을 미리 키워 초반 운영 시 여러 어려움이 많아질 수 있다.

현수막 제작하기 전에 꼭!

1. 본격적인 개원 준비 전 미리 해당 지역의 운영 방침 문의하기(구청, 보건소)
2. 건물주, 현수막 제작 업체, 간판 업체와 사전 논의하기(설치 방법, 개제 및 철거 시기 등)

개원 전 조금이라도 미리 치과를 홍보하고 싶으신 원장님들의 마음 충분히 이해합니다. 이러한 정보들을 사전에 미리 알아둠으로써 피할 수 있는 부분은 피하고, 취할 수 있는 부분은 효과적으로 잘 취할 수 있기를, 그래서 개원 과정을 훨씬 수월하게 진행하실 수 있기를 바랍니다.

Brand 브랜드 가이드에 맞춘 개원 필수품 준비하기

본격적으로 치과개원에 꼭 필요한 필수품을 제작합니다. 개원에 필요한 필수품은 크게 인쇄가 필요한 항목과 인쇄가 필요 없는 항목(디스플레이용, 온라인용)으로 나뉩니다.

개원 필수품 제작 시에는 보통 인쇄 업체나 디자인 업체에 디자인을 의뢰하는 것이 일반적이나, 브랜드 디자인 전문가나 업체를 통해 브랜드 아이덴티티를 수립하고 로고 및 브랜드 가이드까지 만들었다면 같은 곳에서 진행하는 것이 디자인 퀄리티, 커뮤니케이션 비용 등을 고려했을 때 가장 좋습니다. 또한 인쇄물이나 디스플레이용 디자인 등은 지속적으로 업데이트 또는 재주문이 필요하기 때문에 여러 업체를 통해 제작하기보다는 모든 디자인을 제작하고 관리해 줄 수 있는 한 업체에서 진행하시는 것을 추천드립니다.

요즘에는 미리캔버스, 오프린트미, 레드프린팅 등 온라인 디자인 편집기를 통해 쉽게 디자인하고 바로 인쇄까지 할 수 있는 서비스들이 많습니다. 이러한 형태의 서비스를 '웹투프린트(Web to Print)'라 부르는데, 전문 디자인 프로그램(포토샵, 일러스트레이션 등)이 없어도 쉽게 디자인물을 제작할 수 있어 원장님이 직접 디자인하시거나 디자인 감각이 있는 직원을 통해 제작하는 경우도 있습니다. 하지만 좋은 의료 서비스를 제공하는 것에만 집중해도 부족한 것이 시간입니다. 인쇄물을 디자인하느라, 추가 인쇄물을 발주하느라, 인쇄물의 품질 문제와 배송 사고를 처리하느라 원장님과 직원들의 시간을 낭비해서는 안 됩니다. 의료진은 진료에만 집중할 수 있도록 세팅해 두시는 것이 좋습니다.

개원에 필요한 필수품은 다음과 같습니다.

명함, 봉투(소봉투, 대봉투)

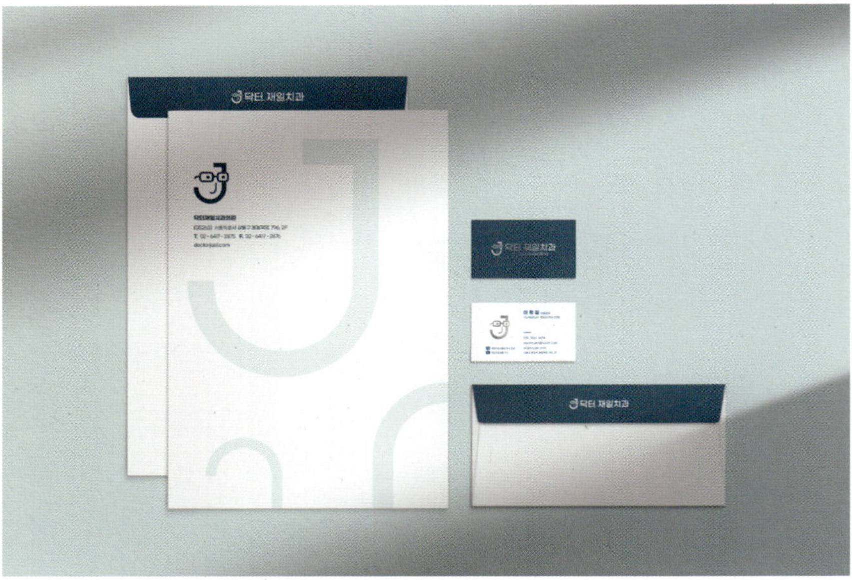

명함은 가장 기본적인 인쇄물로 데스크에 비치해 두고 환자들이 자유롭게 가져갈 수 있는 '병원용 명함'과 원장님의 개인적인 업무 시 필요한 '개인용 명함'이 있습니다. '개인용 명함'에는 원장님의 핸드폰 번호와 메일 주소 등이 기입되므로 용도를 구분하여 사용할 수 있도록 '병원용 명함'과 '개인용 명함' 이 두 가지 버전을 모두 제작하는 것이 좋습니다. 또한 우리 병원을 쉽게 기억하고 떠올릴 수 있도록 다양한 후가공 기법(은박, 금박, 형압, 엠보싱, 귀도리 등)을 이용하여 고급스럽고 독특하게 제작하는 것도 좋습니다. 후가공이 추가될수록 단가는 다소 높아질 수 있으나 우리 병원의 브랜드 이미지에 기여하는 정도를 생각한다면 무척 저렴한 편입니다. 명함을 한번 받기만 해도 환자들의 머릿속에 우리 병원이 각인될 만큼 고급스럽고 독특한 명함을 제작해 보세요.

봉투는 생각보다 다양한 곳에서 사용되므로 필수적으로 제작하도록 합니다. 일반적인 크기의 소봉투와 A4 사이즈가 들어가는 대봉투, 두 가지를 구비해 두는 것이 좋습니다.

치료 후 주의사항 안내문

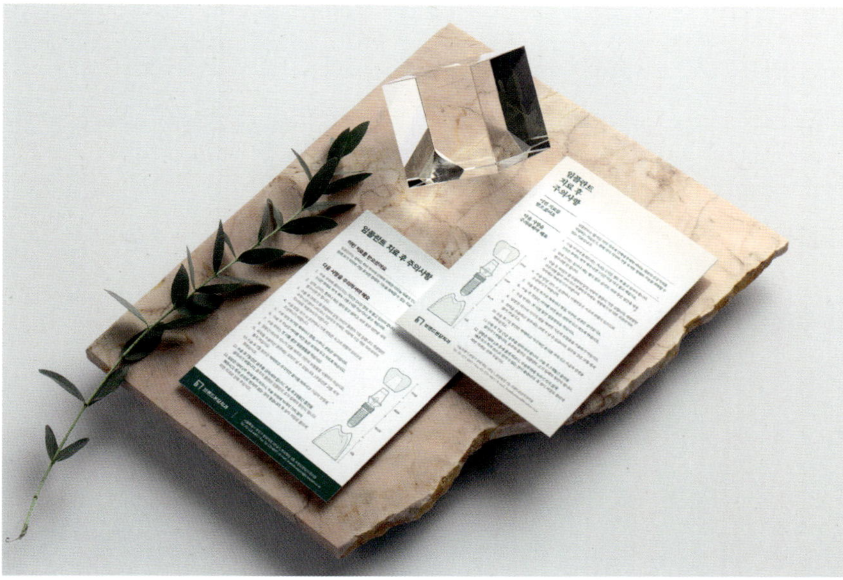

임플란트, 치아 교정 등 치과진료 후 환자들에게 전달하는 주의사항, 어떻게 안내하고 계신가요? A4로 출력하거나, 문자 또는 카톡으로, 심지어는 그냥 구두로 전달하고 계신 원장님들께, 주의사항 안내문을 왜 제대로 제작해야 하는지 설명해 드리겠습니다.

[안내문을 제대로 제작해야 하는 이유]

① '정성스러움'과 연결되는 브랜드 이미지

안내문을 주긴 해서 받았는데 버리고 싶은 경우도 많습니다. 그냥 A4로 출력해서, 반 접어서 대충 잘라 주는 경우가 대표적입니다. 나름대로 준비했지만, 환자 입장에서는 '정성이 없다'고 느꼈기 때문에 '버리고 싶다'는 생각이 드는 것입니다. 곧장 쓰레기통으로 들어가느니 차라리 문자나 카톡으로 보내시는 게 나을 수 있습니다.

하지만 문자나 카톡도 여전히 '형식적이다'라는 느낌에서 나아가기 어려운 것은 마찬가지입니다. 형식적인 안내를 넘어서, '정성스럽다'까지 가려면 잘 정리된 내용과 더불어 세련된 제작물이 필요합니다.

② 충분한 설명이 주는 안도

치료를 막 끝마친 환자들은 통증을 호소하기도 하고 다소 정신이 없습니다. 이런 와중에 구두로 전달받은 안내 사항은 기억에 잘 남지 않지요. 받은 치료에 대한 설명과 함께 치료 후 주의해야 하는 사항에 대한 상세한 내용은 환자의 정보결핍으로 인한 스트레스를 줄여줍니다. 귀가 후 문의 빈도를 줄일 수 있어 의료진 입장에서도 효율적입니다.

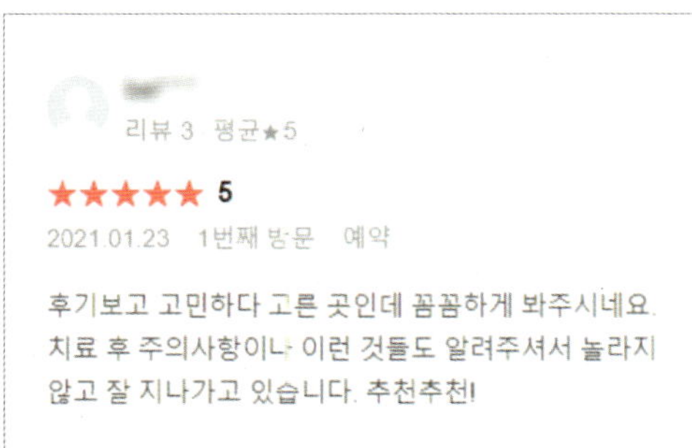
리뷰 3 평균★5
★★★★★ 5
2021.01.23 1번째 방문 예약
후기보고 고민하다 고른 곳인데 꼼꼼하게 봐주시네요.
치료 후 주의사항이나 이런 것들도 알려주셔서 놀라지
않고 잘 지나가고 있습니다. 추천추천!

A치과의 네이버 리뷰

문자나 카톡은 충분한 양의 텍스트를 전달하기는 다소 아쉬운 매체입니다. 또한 필요할 때 수많은 문자와 카톡 속에서 찾아서 봐야만 하는 것은 환자들의 브랜드 경험적인 측면에서도 좋을 리 없습니다. 원하는 곳에 부착하여 사용하거나, 자유롭게 들고 다닐 수 있는 안내문은 환자들이 안내받은 내용을 잘 지키는 데에도 도움을 주므로 환자의 예후적인 측면에서도 좋습니다.

③ '뭔가를 받았다'라는 즐거움

식당 입구에 있는 사탕 하나씩 챙겨 나온 경험 있으시지요? 환자에게 치과에서 받은 주의사항 안내문은 그런 역할을 합니다. 작고 사소하지만 뭔가를 받아왔다는 생각이 치과의 이미지에 긍정적인 영향을 줍니다.

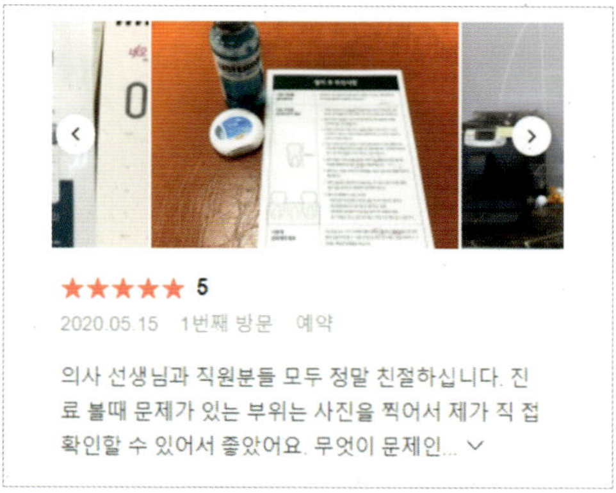
★★★★★ 5
2020.05.15 1번째 방문 예약
의사 선생님과 직원분들 모두 정말 친절하십니다. 진료 볼때 문제가 있는 부위는 사진을 찍어서 제가 직 접 확인할 수 있어서 좋았어요. 무엇이 문제인...

B치과의 네이버 리뷰1

작은 사은품과 함께 제공된 주의사항 안내문을 정성스럽게 찍어주셨습니다.

브랜드 이미지에 영향을 미치는 요소들은 워낙 광범위하고 다양하기에 어느 한두 개의 경험이 주요하다고 꼭 짚어 말할 순 없지만 이러한 사소한 경험들을 관리하는 것이 브랜드 이미지 구축의 핵심입니다.

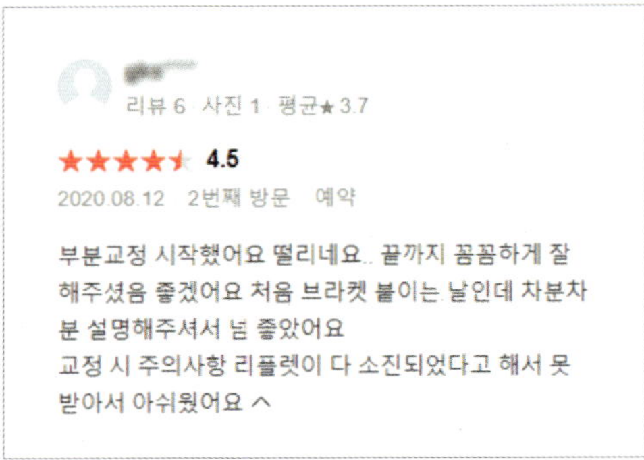
리뷰 6 · 사진 1 · 평균★3.7
★★★★★ 4.5
2020.08.12 2번째 방문 예약
부분교정 시작했어요 떨리네요.. 끝까지 꼼꼼하게 잘
해주셨음 좋겠어요 처음 브라켓 붙이는 날인데 차분차
분 설명해주셔서 넘 좋았어요
교정 시 주의사항 리플렛이 다 소진되었다고 해서 못
받아서 아쉬웠어요 ^

B치과의 네이버 리뷰2

교정 안내문이 소진된 시점에 못 받아서 아쉬움을 토로하는 환자. 작은 사탕 하나일지라도 받고 싶은 게 사람 마음이지요.

④ 직접 출력의 단점

A4 용지에 출력한 주의사항 안내문 예시

아무리 기깔난 디자인도 일반 A4 용지에 프린트하면 엉성해 보일 수밖에 없습니다. 일반적으로 병원에서 사용하는 소형 프린터는 출력 시 상하좌우 마진이 많이 남는데 그마저도 여백이 일정하지 않으며, 컬러나 폰트의 선명도도 낮습니다. 거기에 A4 용지 특유의 두께와 촉감이 더해져 엉성한 느낌, 즉 '임시적인' 느낌을 줍니다. 이렇게 만들어진 엉성한 인쇄물로는 환자들의 마음을 사로잡기는커녕 실망시킬 뿐입니다. 소중한 의료진의 에너지와 시간이 낭비되는 것은 덤이겠지요. 주의사항 안내문뿐만 아니라 병원에 필요한 모든 인쇄물은 전문 제작 업체를 통해 효율적으로 제작, 관리하시기를 바랍니다.

브랜딩 관점에서 인쇄물을 딱 한 가지만 제작해야 한다면 '주의사항 안내문'을 제작하시라 말씀드리고 싶습니다. 별것 아닌 것 같다고 생각이 들 수 있어도, 환자와 접점이 가장 높은 인쇄물 중 하나이기 때문입니다. '환자와 접점이 높다'는 의미는 '귀가해서도 꾸준히 사용하여 우리 병원을 지속적으로 상기하게 된다'는 뜻입니다. 주의사항 안내문을 좋은 퀄리티로 잘 만드는 것도 중요하지만 그보다 더 중요한 것은, 이러한 제작물들을 활용하여 어떻게 하면 환자들에게 더욱 긍정적인 경험을 제공할 수 있을까 고민하고 실행하는 것임을 잊지 않으셨으면 좋겠습니다.

진료 보증서

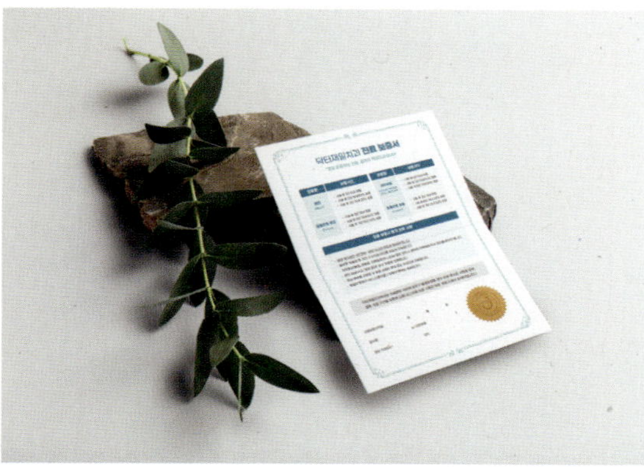

진료 보증서는 임플란트, 레진, 크라운 등 지속적인 관리가 필요한 치료를 받은 환자들에게 정확한 보증 기한 및 내용을 안내하는 인쇄물입니다. 사후 보증

에 대한 내용을 환자들에게 안내하면 오히려 환자들이 이를 남용하여 곤란한 일이 발생하지는 않을까, 그래서 직원들이 더 귀찮아지는 것은 아닐까 걱정하시는 원장님들도 많으실 텐데요. 그동안 많은 원장님들을 만나온 경험으로 비추어 보았을 때, 환자들에게 사후 안내를 고지하지 않아서 발생하는 분쟁은 몇 건 보았지만, 진료 보증서 등을 통해 명확하게 사후 안내를 했기 때문에 분쟁이 발생한 경우는 보지 못했습니다. 또한 안내가 명확할수록 의료진과 환자 간의 소모적인 커뮤니케이션도 줄어들게 됩니다.

하드디스크 하나를 사더라도 AS 보증이 가능한 제품을 고르는 것은 당연합니다. 안도감이 들기 때문이지요. 진료 보증서는 진료 전에는 사후 관리에 대한 안도감을 주어 진료 동의율을 높이고, 진료를 받은 환자들에게도 받은 치료에 대한 심리적 안정감으로 병원에 대한 높은 신뢰감을 형성하고, 귀가 후에도 지속적으로 긍정적인 병원의 이미지를 상기시켜 줍니다.

병원에 대한 긍정적인 브랜드 경험을 제공함으로써 환자들의 지속적인 내원과 입소문을 유도하여 실질적 매출에 기여하는 것. 이것이 바로 브랜딩입니다. 인쇄물을 그냥 인쇄물로만 바라보지 마세요. 인쇄물이든, 사은품이든 그것을 활용하여 환자들에게 긍정적인 경험을 제공하는 것이 핵심입니다.

원내 비치용 안내문

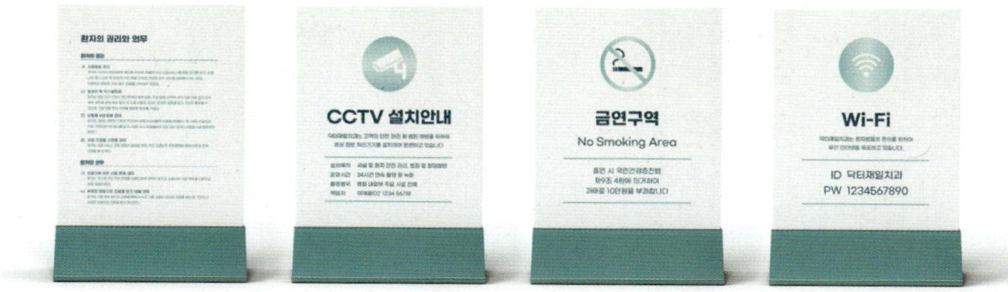

병원 내부의 많은 안내문 중 법적으로 게시해야 하는 항목이 있습니다. 환자의 권리와 의무, CCTV 설치 안내, 비급여 진료비, 제증명 수수료, 금연구역 안내는 필수로 대기실 및 데스크에 부착 또는 비치가 필요합니다. 간혹 몇몇 병원을 방문해 보면 이러한 안내문들을 일부러 보이지 않는 쪽에 설치하거나 가려두는 곳도 많은 것 같습니다. 환자 입장에서는 다소 찜찜하게 느껴지는데, 굳이 방어적인 느낌을 주어 브랜드 이미지에 부정적인 영향을 끼칠 필요는 없다고 생각합니다. 물론 운영하다 보면 공간이 부족해 한쪽에 치워두다 보니 그렇게 보이는 부분도 있겠지요.

안내문이 부착, 비치될 공간은 미리 확보해두고, 기왕이면 우리 병원의 아이덴티티에 맞는 디자인으로 제작될 수 있도록 챙겨 주시는 것이 좋습니다. 인테리어나 간판 진행 시 안내문을 제작해 주기도 하시는데, 기본적으로 제공되는 디자인은 동일한 것 같습니다. 우리 병원의 아이덴티티에 맞도록 디자인이 가능한지 확인해 보고, 다음과 같은 안내문을 한 번에 디자인 의뢰하여 일관된 느낌을 줄 수 있도록 제작하면 더욱 좋습니다.

1. 환자의 권리와 의무 – 필수 제작 및 비치
2. CCTV 설치 안내 – 필수 제작 및 비치
3. 비급여 진료비 – 필수 제작 및 비치
4. 제증명 수수료 – 필수 제작 및 비치
5. 금연구역 안내 – 필수 제작 및 비치
6. 와이파이
7. 주차안내

초진 진료지와 전자차트 세팅

요즘 치과는 대부분 전자차트를 사용하고 있으므로, 초진 진료지에 어떤 정보를 어떻게 기입받을지, 기입받은 정보는 어떻게 전자차트와 연동할 것인지, 전자차트에 쌓인 데이터는 어떻게 관리하여 경영에 참고할지 미리 세팅해 두시는 것도 중요합니다. 환자의 성연령대, 내원경로 및 방문 이유, 원하는 진료 과목 등을 기입받고 이를 데이터화한다면 병원 운영에 대한 의사결정이 필요할 때마다 큰 도움을 받을 수 있습니다.

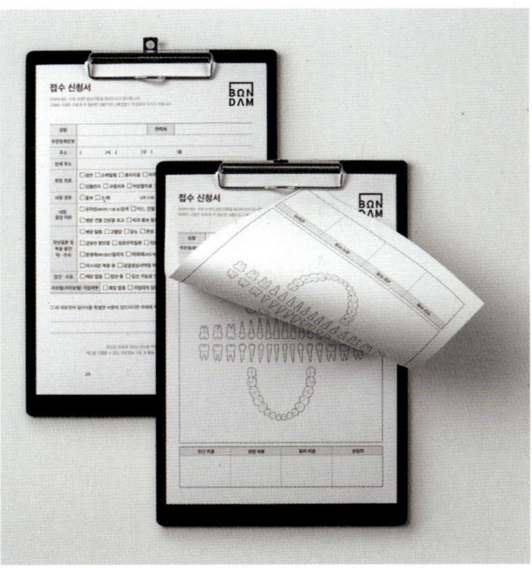

이를 위해서는 초진 진료지에 환자들의 정보를 꼼꼼하게 기입받고 전자차트에 누락 없이 데이터

를 잘 쌓아 두는 것이 중요합니다. 누락이 많을수록 데이터를 해석하는 데 오류가 생겨 잘못된 의사 결정을 할 수밖에 없기 때문입니다.

따라서 이를 담당하는 직원들에게 데이터를 쌓는 것이 중요한 이유를 충분히 설명하고 환자에게 초진 진료지의 내용을 빠짐없이 작성하도록 유도하는 방법, 이를 다시 전자차트에 기입하는 방법 등을 사전에 교육하고 함께 테스트도 진행해 보며 합을 미리 맞춰 두는 것이 좋습니다.

TV나 디스플레이용 이미지 또는 영상

대기실에 있는 TV, 어떻게 활용하고 계신가요? 환자들이 대기 시간에 지루해할까 봐 또는 딱히 틀어 놓을 것이 없어서 아무 방송이나 틀어 놓는 경우가 많지만, 사실 원장님들도 다 아시는 것처럼 진료 대기 중에 뉴스나 드라마를 보고 있는 환자는 거의 없습니다. 대안으로 할인 이벤트나 치료 상품을 보여주는 경우도 있고, 반대로 이는 너무 상업적인 병원으로 느껴질 수 있을 것 같아 마땅히 틀어 둘 게 없어 고민이라 말씀하시는 원장님들이 많습니다.

대기실의 TV는 병원 방문 시 가장 먼저 눈길이 닿는 곳이므로 너무 상업적인 내용보다는 내가 진료를 받게 될 치료에 대한 내용이나 쉽고 재미있는 치아 지식 등을 제공하여 병원의 신뢰도를 높이고 치료 문의율과 동의율을 높이는 데 활용하시면 좋습니다.

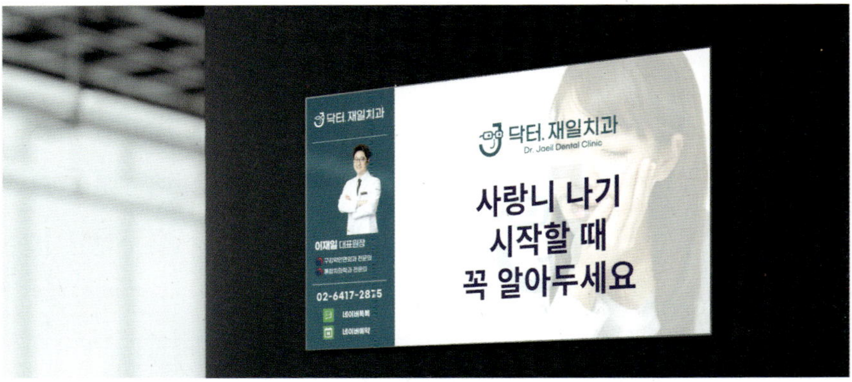

사랑니는 꼭 발치해야 할까? 사랑니 발치가 꼭 필요한 경우는? 구취는 왜 생길까? 구취를 없애는 방법? 임플란트 시 주의해야 하는 부분은? 신경치료 후 꼭 크라운을 해야 할까? 스케일링 후에 이가 시린 이유는? 턱관절에서 딱딱 소리가 난다면? 치아미백은 치아를 약하게 할까?

위와 같은 내용으로 구성된 치아상식 영상은 상업적인 메시지는 없지만 치과에서 제공하는 치료 과목에 대한 인지를 돕고, 치료가 필요한 상태인 줄 몰랐는데 한번 문의해 봐야겠다는 생각이 들게 할 수도 있으며, 진료나 상담 과정 중 과잉진료를 의심했다가도 오해를 자연스럽게 바로잡아 줄 수 있습니다.

이처럼 상업적인 병원 중심의 내용이 아닌, 환자 중심의 쉽고 재미있는 컨텐츠는 환자들에게 긍정적인 경험을 제공하여 브랜드 이미지를 높여 줄 뿐만 아니라, 매출에도 도움을 줄 수 있으며, 환자와 의료진 간의 커뮤니케이션 비용을 줄여 줍니다.

만약 별도 사이니지가 있거나, 치료 상품에 대한 가격이나 이벤트, 할인 등에 대한 안내도 필요하다면 정보성 내용과 홍보성 내용을 나누어

배치하는 것을 추천드립니다. 정보성 내용과 홍보성 내용을 섞어서 보여주게 되면 홍보성 내용을 원치 않는 환자들도 강제적으로 홍보에 대한 내용을 보아야 하므로, 환자들이 느끼기에는 다소 상업적으로 보일 수 있기 때문입니다. 할인 이벤트 등 홍보성 내용을 원하는 환자들은 스스로 찾아서 볼 수 있도록 정보를 구분하여 비치하면 강제성이 없으므로 브랜드 경험 측면에서도 훨씬 나은 구성 방식입니다.

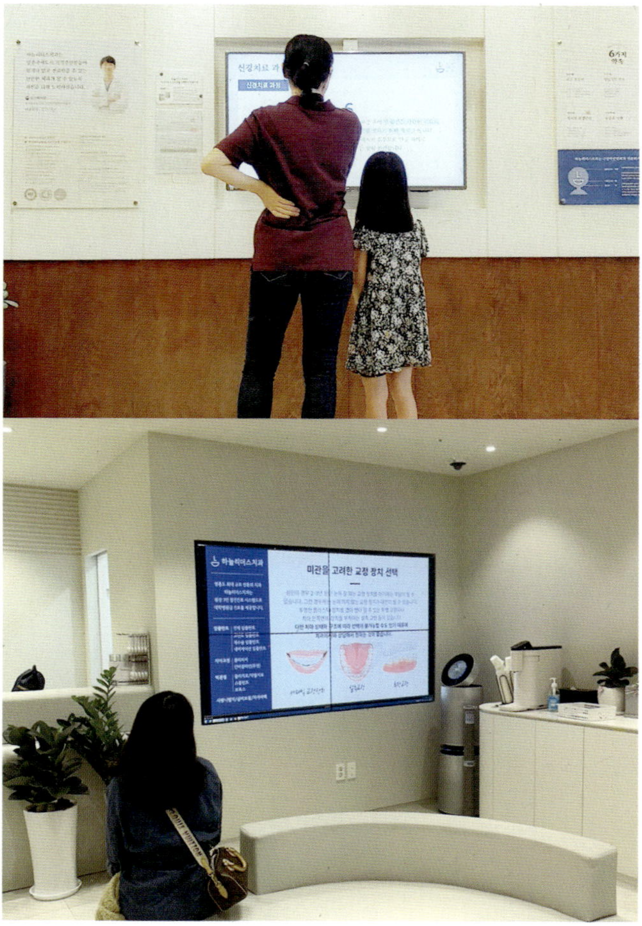

대기실의 TV에서 재생되는 치아상식 영상을 유심히 살펴보는 환자분들의 모습

이처럼, 개원 시 필수로 제작하게 되는 사소한 항목들도 브랜딩 관점에서 한 번 더 고려하여 제작해 보세요.

'환자들이 우리 병원에서 기분 좋은 경험을 할 수 있도록 하려면, 무엇을 더 만들면 좋을까?'

'만든 제작물은 어떤 방식으로 전달하면 좋을까?'

'효과적으로 활용하기 위해서 제작물을 전달한 이후에 우리 병원에서 더 해야 할 일은 없을까?'

'소진 이후 재주문할 때는 어떤 부분을 개선하면 좋을까?'

이러한 관점에서 모든 구성원들이 함께 고민하고 실천해 보시기를 바랍니다. 할인 등 저렴한 포지셔닝으로 환자를 유인하지 않아도 진료 동의율이 상승하고, 객단가가 높아지고, 소개 환자가 늘어나고, 병원 직원들의 분위기도 점점 좋아지는 신기한 경험을 하게 되실 겁니다. 운영 중인 병원에서도 '우리 병원에서 환자들은 지금 어떤 감정을 느끼고 있을까?'에 대하여 생각해 보고, 개선점이 필요하다면 지금까지 소개해 드린 내용을 참고하여 적용해 보시기 바랍니다.

한 방에 병원 잘 담아내기, 촬영

인테리어가 완료되고 체어와 각종 기기 등이 모두 입고되고 나면 며칠간은 새로운 직원들과 함께 내부를 정돈하는 시간이 필요합니다. 정리 이후에는 지체 없이 오픈하고 싶은 마음이시겠지만 오픈 전 꼭 챙기셔야 하는 것이 있습니다. 바로 촬영입니다. 진료 시간을 피해 촬영할 필요가 없어 병원 촬영의 골든타임이라 할 수 있는 오픈 직전 시기에는, 햇살이 충분히 들어오는 시간에 가장 밝고 깨끗한 병원의 모습을 담아내기 좋습니다. 또한 오픈 후 진행하는 촬영에 비해 시간을 여유롭게 확보할 수 있어 상담, 진료, 수술하는 원장님의 다양한 모습을 촬영할 수 있고, 조명 등 세팅에 시간이 많이 소요되는 프로필 촬영까지 당일에 진행할 수 있습니다. 따라서, 오픈 전 촬영을 위한 시간은 꼭 확보해 두시는 것이 좋습니다.

사진은 우리 병원을 홍보하는 기초 재료입니다. 사진이 부족한 경우에는 구글 이미지, 외국 스톡 이미지를 함께 사용할 수밖에 없는데 이러한 사진들로 채워진 홈페이지나 블로그로는 더 이상 환자들의 선택을 받기 어렵습니다. 병원을 운영하는 전 기간 동안 네이버 플레이스는 물론이고, 홈페이지, 블로그, 인스타 등에서 많은 양의 사진이 필요하므로, 한번 촬영할 때 가장 좋은 퀄리티로, 최대한 많은 양을 촬영해 두시는 것이 좋습니다.

[촬영 시 필수적으로 촬영되어야 하는 컷]

① 병원 내부 컷 – 대기공간, 진료실, 상담실 등

깔끔한 모습을 위해 데스크 위의 각종 안내문도 촬영 시에는 잠시 보이지 않게 치워 두는 것이 좋고, 체어 근처에 놓인 기구나 재료 등도 최대한 보이지 않도록 정돈하여 찍는 것이 좋습니다. 공들여 준비한 우리 병원의 내부 인테리어가 칙칙해 보이지 않도록 진료가 끝난 저녁 시간대보다는 햇살이 충분히 들어오는 오후 시간대에 촬영하시는 것이 좋습니다.

② 원장님 상담 컷 – 상담실 상담, 체어 상담

병원을 찾아보는 환자들은 내 치아를 치료해 줄 원장님의 모습을 미리 알고 싶어합니다. 특히 치과는 통증에 대한 공포심이 높기 때문에, 환자가 증상에 대한 이야기를 하거나 진료 시 통증에 대한 이야기를 할 때 귀 기울여 잘 들어줄 것 같은 인상의 원장님을 좋아합니다. 따라서 상담 컷은 원장님의 부드럽고 온화한 인상을 어필하여 촬영하는 것이 좋습니다.

상담 컷과 진료 컷 촬영 시에는 환자 역할을 대신해 줄 엑스트라가 최소 한 명 이상 필요하므로, 촬영 전 미리 엑스트라 섭외가 필요합니다. 원장님들은 카메라 앞에 서는 것이 익숙하지 않기 때문에 최대한 자연스러운 표정으로 촬영하기 위해서 원장님들의 가족분들이나 친한 지인을 엑스트라로 섭외해 주시는 것이 좋습니다. 물론, 우리 병원 타겟층에 맞는 연령대의 분들로 섭외해 주시면 더욱 좋습니다.

간혹, 엑스트라로 전문 모델을 섭외해서 찍고 싶어 하는 원장님들이 계십니다. 하지만 환자 역할로 전문 모델을 섭외하여 촬영하게 되면 오히려 병원의 이미지가 과하게 상업적으로 보일 수 있어 추천드리지 않습니다. 예외적으로, 병원급 규모의 성형외과나 피부과 등 미용 과목을 중점으로 진료하는 병원의 경우에는 전문 모델을 섭외하고 스튜디오에서의 촬영도 병행하는 등 상업적인 이미지를 오히려 활용하는 전략을 사용하기도 합니다.

병원 촬영의 목적은 원장님의 이미지를 긍정적으로 인식할 수 있도록 하고 실제 병원의 모습을 미리 살펴볼 수 있도록 하여, 궁극적으로 병원의 문턱을 낮춰 주는 것에 있습니다. 전문 모델의 정돈된 자세와 아름다운 표정은 이러한 목적에는 부합하지 않으며, 오히려 역효과를 불러일으킬 수 있습니다. 또한 실제 상담이나 진료 컷 촬영 시, 엑스트라는 대부분 뒷모습 또는 구공포를 덮은 모습 등이 주로 촬영되므로, 별도 섭외 비용이 필요한 전문 모델은 이에 효과적인 대안은 아니므로 특별한 경우를 제외하고는 추천드리지 않습니다.

③ 원장님 진료 컷 – 체어 진료, 수술실 진료

진료 컷은 상담 컷과는 반대로 전문성을 어필할 수 있도록 진지한 무드로 촬영합니다. 어필하고 싶은 기기류나 재료 등이 있다면 사용 컷도 함께 촬영해 두세요. 특히 수술하는 장면을 연출한 컷은 환자들에게 전문성을 어필하고 이를 통해 병원에 대한 신뢰도를 높여주는 좋은 재료이므로 꼭 찍어 두시면 좋습니다. 수술 컷을 찍을 때에는 다른 컷에 비해 조금 더 무게감 있는 분위기와 화각으로 촬영하고, 실제 수술 시 사용하는 다양한 기구 및 소품을 활용하여 디테일을 살려 촬영해 보시기를 바랍니다.

④ 원장님 프로필 - 대표 원장님, 봉직의 원장님

프로필 사진은 상반신 전체가 나오도록 찍는 것이 좋으며, 미소를 띤 모습, 신뢰감이 느껴지는 모습 등 원장님의 다양한 이미지를 연출하여 촬영하는 것이 좋습니다. 진료 가운, 스크럽복 등 의상에 변화를 주어 촬영하는 것도 분위기를 달리 촬영할 수 있는 좋은 방법입니다.

누구나 카메라 앞에 서면 처음에는 무척 어색하기 때문에, 진료 가운을 입고 신뢰감이 느껴지는 분위기로 먼저 촬영해 보세요. 표정과 자세가 조금은 딱딱해 보여도 괜찮습니다. 이후, 어색함이 줄어들면 가운을 벗고 스크럽복 차림으로 편안하고 자연스러운 분위기의 컷을 촬영해 보세요. 더욱 만족스러운 결과물을 받아 보실 수 있을 겁니다.

앞의 내용을 참고하여 필수적인 촬영 컷이 누락되거나 컷 수가 부족하지 않도록 사전에 촬영팀과 논의하는 과정은 필수입니다. 사전 협의가 이루어지지 않아 추가 촬영 또는 재촬영을 하게 될 경우 비용적인 부분은 차치하더라도, 촬영을 위해 원장님을 비롯하여 봉직의 원장님, 환자 역할을 대신해 줄 가족이나 지인분들의 시간을 또다시 몇 시간 동안 확보해야 하는 일은 현실적으로 어렵기 때문입니다.

이를 위해 병원 촬영 경험이 풍부한 곳과 진행하시는 것이 좋습니다. 병원에는 조심스럽게 다루어야 할 기기와 기구가 많으므로, 병원 촬영 경험이 부족할 경우 돌발적인 사고가 발생할 위험이 있습니다. 또한 진료에 대한 이해도가 낮거나 촬영 후 사진이 활용되는 맥락에 대한 이해가 부족할 경우, 실제로 사용할 만한 사진 개수가 부족할 수도 있습니다.

병원의 브랜드 이미지는 로고나 컬러, 텍스트뿐만 아니라 사진을 통해서도 환자들에게 전달되므로 우리 병원의 브랜드 아이덴티티에 알맞은 톤으로 촬영되어야 합니다. 예를 들어, 우리 병원의 중요한 키워드는

'친절', '미소', '따스함'인데 원장님의 근엄한 모습만을 촬영하거나, 전반적인 병원의 내부 모습 또한 차갑고 대비감이 두드러지는 톤으로 촬영한다면, 환자들에게 전달되는 브랜드 이미지의 일관성이 떨어져 결국 우리 병원의 브랜드를 인지하게 하는 힘이 약해질 수밖에 없겠지요. 따라서, 촬영을 진행하기 전에 우리 병원의 타겟층, 환자들에게 전달해야 할 핵심 가치 등에 대해 촬영팀과 충분히 논의하여 우리 병원의 브랜드 아이덴티티에 힘을 더하는 방향으로 촬영될 수 있도록 조율해야 합니다.

촬영 업체를 알아볼 때 미리 확인해야 할 사항

① 촬영에 필요한 최소 인원은 2명 이상입니다. 너무 적은 인원이 올 경우, 촬영에 필요한 일손이나 조명 등이 부족할 수 있으니 미리 확인이 필요합니다.

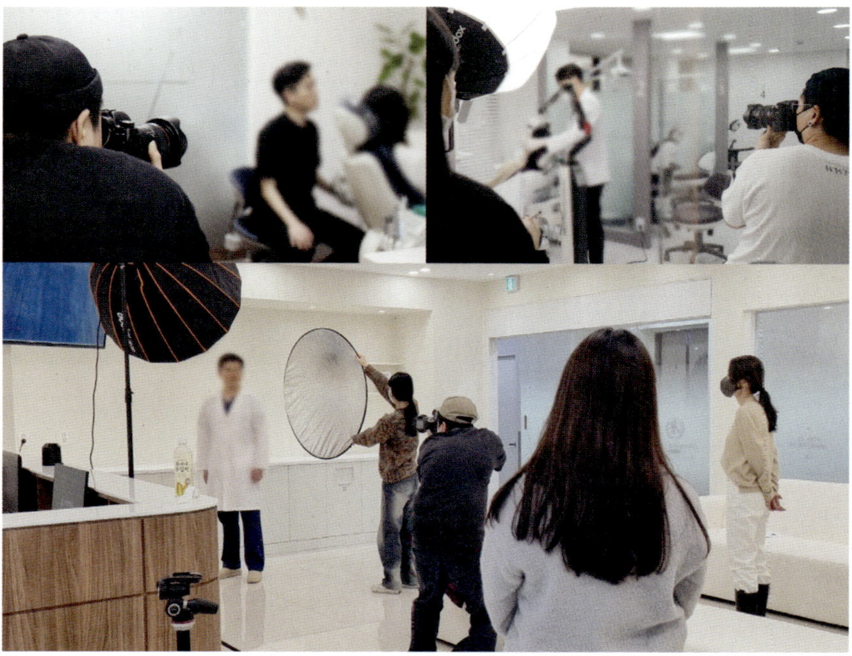

② 헤어와 메이크업은 가능하다면 함께 진행하세요. 비용 절약을 위해 헤어와 메이크업을 하지 않을 경우 깔끔한 느낌이 부족하고, 이를 후보정으로 대체 시 더 많은 비용이 추가될 수 있습니다. 촬영팀에서 헤어와 메이크업팀을 함께 섭외하여 진행하면 촬영 당일에 원내에서 헤어와 메이크업을 받을 수 있어 편리합니다. 또한, 전문 인력이 촬영 시간 내내 헤어와 메이크업을 케어해 주기 때문에 더욱 만족스러운 촬영 결과물을 받아볼 수 있습니다. 다만, 촬영팀에 따라 헤어와 메이크업을 제공하지 않는 곳도 있으므로 미리 문의해 보시는 것이 좋습니다.

③ 미리 촬영씬과 컷 수를 확인하고, 해가 지기 전 촬영이 끝날 수 있도록 촬영 시작 시간을 잡아주세요.

④ 촬영 및 헤어, 메이크업 팀이 병원 업종의 경험이 풍부한지 확인하세요. 병원 사진에서 중요한 위생적인 느낌을 잘 담아내는지, 너무 과하게 얼굴을 보정하거나, 과하게 화각이 넓어 보이도록 촬영하지는 않는지 확인이 필요합니다. 만약 병원 업종의 촬영 경험이 부족할 경우, 진료 기기나 기구 등에 대한 주의사항을 알지 못해 사고 위험이 높아집니다.

⑤ 촬영된 모든 컷에 기본적인 톤 보정 작업을 하여 전달해 주시는지 확인하세요. 일반적으로 업체를 통해 촬영하게 되면, 모든 원본을 보정하여 주는 것이 아니라 지불한 금액에 맞는 정해진 개수만큼의 사진을 셀렉하여 해당 사진만 보정하여 전달받게 됩니다. 촬영한 모든 원본을 전달받기 위해서는 추가 금액이 발생하거나, 간혹 원본 전달이 불가한 곳도 있으므로 사전 확인이 필요합니다. 개원 이후로도 블로그, 홈페이지 등 다양한 곳에서 두고두고 활용하실 수 있도록 기본적인 톤 보정까지 완료된 모든 파일을 요청하여 받아 두시길 추천드립니다.

Brand 브랜드 아이덴티티를 가장 잘 담아낼 수 있는 홈페이지 제작

원장님들이 많이 고민하는 것 중 하나가 홈페이지입니다. 먼저 홈페이지를 왜 만들어야 하는지부터 생각해 보겠습니다.

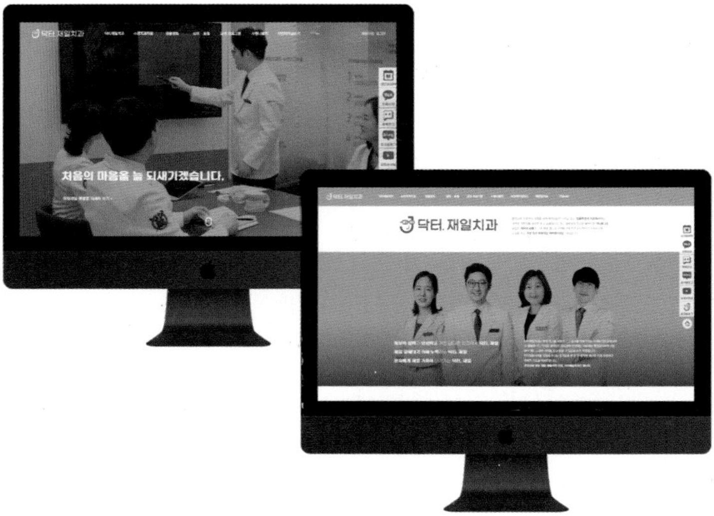

홈페이지는 병원의 모든 정보를 통합적으로 보여주는 매체입니다. 환자들이 병원을 검색할 때 홈페이지는 필수적으로 들어가서 병원의 진료과목은 무엇인지, 가장 특화된 진료는 무엇인지, 의료진의 경력과 인상은 어떠한지, 최근까지 잘 운영되고 있는지, 홈페이지와 연결된 여러 링크(블로그 등)들을 눌러보며 실제 분위기는 어떤지 등을 자세히 탐색합니다. 탐색을 통해 해당 병원을 방문할지 말지 결정하게 되지요. 한 달에 적게는 수십만 원, 많게는 수백만 원까지 집행하는 네이버 파워링크 광고를 클릭하면 어디로 연결될까요? 지하철 광고를 통해 알게 된 병원, 내원 전 무엇을 살펴볼까요? 네이버 지도를 통해 환자들이 우리 병원에 대해 알게 되었다면, 더 자세한 정보를 알아보기 위해 무엇을 볼까요? 질문의 대답은 모두 '홈페이지'입니다. 홈페이지는 네이버 플레이스, 블로그, 플레이스 광고, 파워링크 광고, 지하철 광고 등 모든 홍보, 광고매체를 통해 모여드는 구심점입니다. 그만큼 타 병원과 비교 시 환자들에게 차별화 포인트를 제대로 느낄 수 있도록 브랜딩 관점에서 구축되어야 합니다. 따라서, 우리 병원의 철학 즉, 핵심 가치와 슬로건 등 병원의 아이덴티티를 깊이 있게 이해하고 제작해야 합니다.

환자들이 우리 병원을 계속해서 알고 싶어하고, 방문을 결심할 수 있도록 하며, 다른 병원을 검색하더라도 우리 병원이 선택의 우위에 있도록, 우리 병원만의 차별화된 브랜드 아이덴티티를 온전히 담아낸 인상 깊은 홈페이지를 제작해야 합니다.

이를 위해서는 메뉴 구성부터, 컬러, 패턴, 사진의 톤앤매너, 문구 등 모든 부분에서 브랜드 아이덴티티를 고려하여 제작되어야 하며, 사전에 수립해 둔 브랜드 플랫폼이 토대가 되어야 합니다. 특히 우리 병원이 약속하는 가치를 모든 온오프라인 매체에서 일관된 메시지로 담아내는 것이 중요한데, 그중 슬로건은 브랜드 아이덴티티를 표현하는 데 가장 간편하고 강력한 수단이 됩니다.

병원의 브랜드 정체성을 오롯이 담아낸 슬로건은 다른 모든 온오프라인 매체에서 활용될 수 있지만, 그중에서도 '홈페이지'에서 슬로건을 잘 활용하여 우리 병원 이미지를 확실하게 각인시킬 수 있다면 수천만 원의 마케팅 비용만큼의 값어치를 낼 수 있습니다. 한 문장으로 우리 병원의 아이덴티티를 담아내기에, 보다 쉽게 환자의 뇌리에 남겠죠. 강력한 슬로건은 수많은 근처 병원 중 우리 병원을 인지하고 찾아오게 만드는 힘을 부여합니다.

아무리 브랜드 플랫폼과 슬로건을 잘 수립했다 하더라도 이를 잘 활용하지 못해 환자들의 관심과 공감을 이끌어 내지 못하면 그저 잘 다듬어진 단어들에 불과합니다. 이 지점 때문에 브랜딩을 고려하여 맞춤형으로 홈페이지를 제작하지 않는 업체에서 홈페이지를 제작하게 되면 우리 병원의 브랜드 아이덴티티, 즉 내(대표 원장)가 중요하게 생각하는 것을 제대로 담아내기가 어려울 수밖에 없습니다.

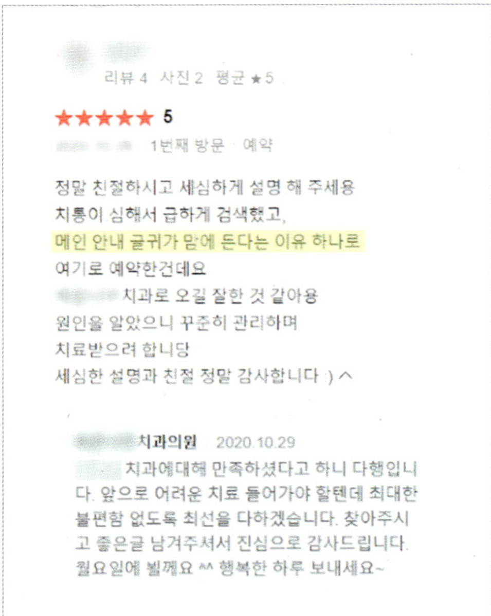
리뷰 4 사진 2 평균 ★5

★★★★★ 5

1번째 방문 · 예약

정말 친절하시고 세심하게 설명 해 주세용
치통이 심해서 급하게 검색했고,
메인 안내 글귀가 맘에 든다는 이유 하나로
여기로 예약한건데요
치과로 오길 잘한 것 같아용
원인을 알았으니 꾸준히 관리하며
치료받으려 합니당
세심한 설명과 친절 정말 감사합니다 :) ^

치과의원 2020.10.29
치과에대해 만족하셨다고 하니 다행입니다. 앞으로 어려운 치료 들어가야 할텐데 최대한 불편함 없도록 최선을 다하겠습니다. 찾아주시고 좋은글 남겨주셔서 진심으로 감사드립니다. 월요일에 뵐께요 ^^ 행복한 하루 보내세요~

C치과의 네이버 리뷰

우리 병원의 아이덴티티가 확실하게 전달되도록 홈페이지를 제작하기 위해서는 브랜드 플랫폼 및 슬로건이 홈페이지라는 매체에 알맞게 변주되어 다양하게 반영되어야 합니다. 물론, 홈페이지뿐만 아니라 네이버 플레이스 안내문, 원내 게시판 공지사항, 다양한 프로모션 이벤트에서도 일관된 브랜드 메시지를 전달해야, 환자들의 머릿속에 뚜렷하게 각인된 이미지, 즉 브랜드 이미지가 남을 수 있게 되겠지요.

브랜드 아이덴티티를 홈페이지에 확실하게 담아내야 하는 것만큼 중요한 것은 홈페이지 자체가 검색에도 잘 잡혀야 한다는 것입니다. 홈페이지에 영상도 넣고, 예쁜 그래픽도 많이 넣어 제작했는데, 포털에 검색해 보면 잘 나오지 않는 병원 홈페이지들이 많습니다. 왜 그럴까요?

첫 번째로는, 원장님들이 '검색엔진 최적화(SEO)'란 개념에 대해 잘 모르고, 예쁘게만 만들어 달라고 요청하시는 경우가 많아서 그렇습니다. 즉, 검색엔진이 정보를 긁어갈 수 없게 홈페이지를 만들어 놨기 때문입니다.

두 번째로는, 업체들 탓입니다. PC/모바일 반응형 홈페이지를 만들 때 이미지 따로, 텍스트 따로 넣으면 작업이 어렵고 오래 걸리기 때문에, 편하게 포토샵으로 원장님 사진, 약력 글자 등을 한데 합쳐 한 페이지당 하나의 통짜 이미지로 올려놓는 경우가 많습니다. 이 때문에 포털 검색로봇이 정보를 제대로 가져가지 못하게 되는 것입니다. 사이트 내의 충분한 정보를 검색로봇이 알 수 없다면 검색 로직에 의해 하위에 위치하게 됩니다.

각 포털 사이트의 검색로봇이 전 세계 웹사이트의 정보를 수집하고 수집한 정보의 퀄리티를 평가한 순위로 결과를 보여주므로, 검색로봇이 우리 병원 홈페이지를 잘 수집할 수 있도록 검색 최적화만 잘 해놓으면 인위적으로 순위를 높이는 작업은 불필요합니다.

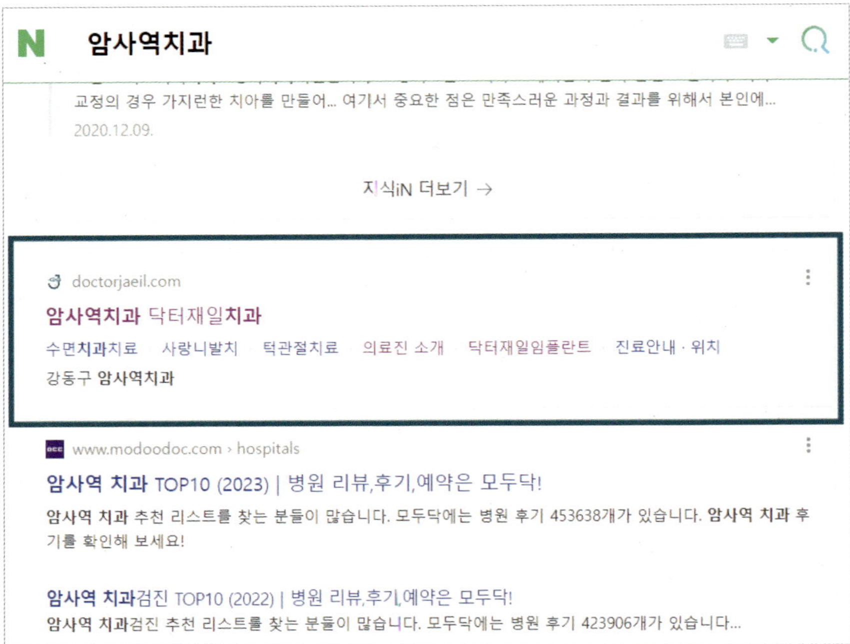
N
암사역치과
교정의 경우 가지런한 치아를 만들어... 여기서 중요한 점은 만족스러운 과정과 결과를 위해서 본인에...
2020.12.09.
지식iN 더보기 →
doctorjaeil.com
암사역치과 닥터재일치과
수면치과치료 사랑니발치 턱관절치료 의료진 소개 닥터재일임플란트 진료안내 · 위치
강동구 암사역치과
www.modoodoc.com › hospitals
암사역 치과 TOP10 (2023) | 병원 리뷰,후기,예약은 모두닥!
암사역 치과 추천 리스트를 찾는 분들이 많습니다. 모두닥에는 병원 후기 453638개가 있습니다. 암사역 치과 후기를 확인해 보세요!
암사역 치과검진 TOP10 (2022) | 병원 리뷰,후기,예약은 모두닥!
암사역 치과검진 추천 리스트를 찾는 분들이 많습니다. 모두닥에는 병원 후기 423906개가 있습니다...

이처럼, 홈페이지를 잘 제작하는 것만큼 중요한 것이 '검색엔진 최적화'입니다. 이를 IT 업계에서는 SEO (Search Engine Optimization)라고 부릅니다. '네이버, 구글과 같은 포털 검색엔진이 홈페이지를 잘 찾아서 보여줄 수 있도록 내용 구성이 최적화되어 있느냐'라는 개념입니다.

그렇다면 어떻게 해야 SEO 최적화가 되는 것일까요?

텍스트는 텍스트로

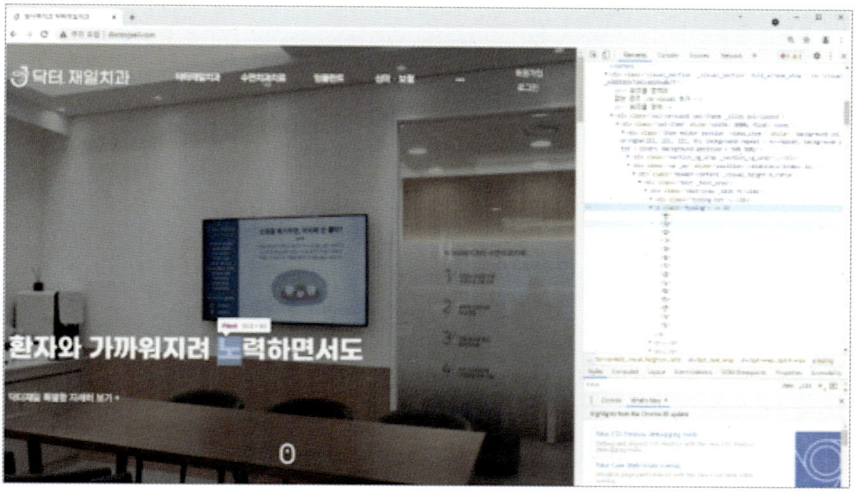

병원 홈페이지가 있으신 원장님들은 위 이미지처럼 텍스트를 마우스로 드래그해 보세요. 전체 페이지를 모두 드래그했을 때 글자 부분은 대부분 선택이 되어야 합니다. 만약 텍스트가 선택되지 않는다면 이미지로 만든 홈페이지일 확률이 크고, 이미지로만 만들어진 홈페이지의 SEO는 빵점이라고 보시면 됩니다. '텍스트'가 이미지가 아닌 '텍스트'로 삽입되는 것이 중요한 이유는, 검색 로봇은 홈페이지의 '텍스트 정보'를 기반으로 최적화 노출을 진행하기 때문입니다. 특히 세부 진료 설명 페이지 쪽을 드래그해 보면 대부분 이미지로 삽입되어 있는 병원 홈페이지들이 많은데, 이러한 제작 방식은 순전히 제작 업체 측의 편의만을 위한 방식입니다.

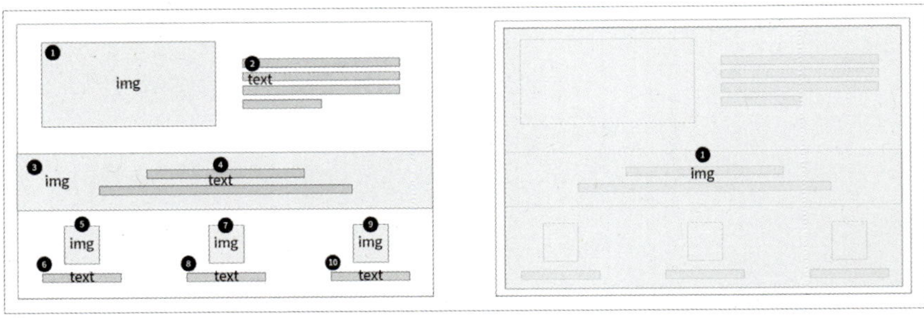

한 화면에 보이는 분량 정도의 홈페이지를 정석대로 만들기 위해서는 이미지와 텍스트가 각 위치에 삽입될 수 있도록 레이아웃을 구성하고, 10개 내외의 항목들의 크기, 위치, 컬러, 정렬 등을 일일이 지정하는 코딩 과정이 필요합니다. 해당 화면을 반응형으로 제작하기 위해서는 작업 분량을 2~3배 이상 잡아야 합니다.

하지만 같은 디자인을 '통짜 이미지' 형식으로 제작하는 것은 1장의 이미지만 필요하므로 복잡한 코딩 과정이 필요 없습니다. 이렇게 손쉽게 만들어지는 만큼 제작 비용은 무척 저렴한 편이어서 단가가 저렴한 업체를 찾아 홈페이지를 제작하게 되면 대부분 검색엔진에는 잘 노출되지 않는 것이 당연합니다.

PC, 모바일 반응형으로

하나의 홈페이지에 PC와 모바일 정보가 같이 들어가야 정보량이 풍성하겠지요? 디바이스 화면 크기에 따라 서로 다른 정보가 보이게 해놓은 것뿐이지 결국은 하나의 페이지입니다. 따라서 반응형 홈페이지의 정보량이 훨씬 많은 것도 당연하겠지요. SEO를 위해서라도 반응형으로 만들어야 합니다. 요즘엔 대부분 반응형으로 홈페이지를 만들지만, 간혹 반응형이 아닌 경우도 있으니 제작 전 업체에게 미리 확인해 보시길 바랍니다.

요약하면, 검색엔진 최적화는 '텍스트'가 중요합니다. 홈페이지에 영상을 삽입할 때에도 자막을 영상 속에 포함하여 제작하는 대신, 코드로 구현하여 텍스트로 인식될 수 있도록 하거나, 사진과 이미지에 캡션을 추가하거나, 홈페이지 제목 및 상세페이지의 추가 설명을 다는 등의 방식을 사용하는 것이 좋습니다. 이러한 개념을 원장님들도 이해하고 홈페이지 제작 시 정확한 요구사항을 전달할 수 있도록 해야 합니다. 그래야 병원에 정말로 도움이 되는 '좋은' 병원 홈페이지를 제작할 수 있습니다.

온라인 병원정보 등록

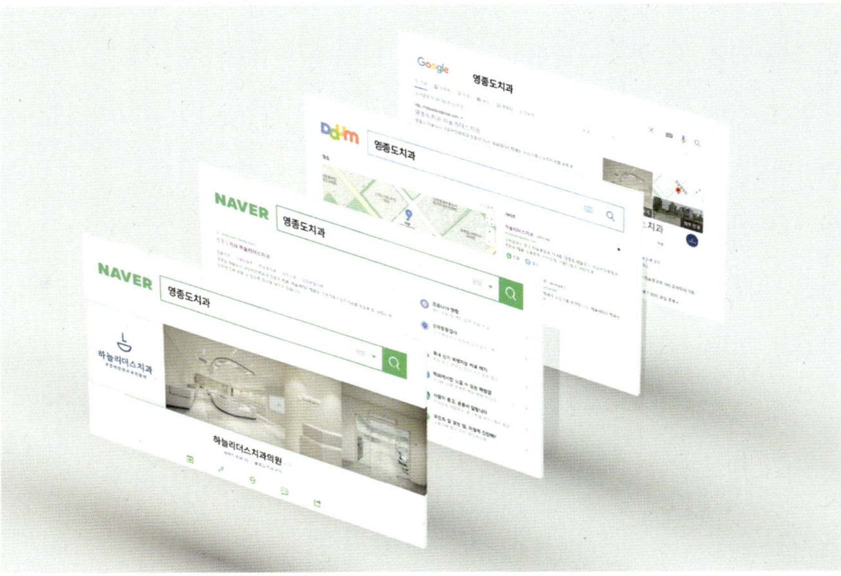

요즘 젊은 세대들은 궁금한 게 있을 때 포털 사이트가 아닌 유튜브에서 검색한다고 합니다. 이런 이야기를 들으면 '한 시대가 지나간 것인가' 싶습니다만, 병의원만큼은 이야기가 다릅니다. 여전히 네이버가 압도적이기 때문입니다.

'강남역 치과'를 찾을 때 네이버 지도를 보거나 블로그를 찾긴 해도 유튜브를 검색해 보진 않지요. 콘텐츠의 양과 탐색 방식을 고려했을 때, 아직 동영상 플랫폼은 적합하지 않은 것 같습니다. 요즘엔 네이버 플레이스(지도) 영역에 광고 서비스가 접목되어, 네이버 플랫폼의 중요성이 더 올라간 상태입니다.

병원을 오픈하면 자동으로 우리 병원이 네이버에 검색되는 줄로 알고 계신 분들도 있지만, 네이버 시스템상에 등록 작업을 하지 않으면 우리 병원의 위치, 홈페이지 등이 전혀 검색되지 않습니다. 환자 한 명 한 명이 소중한 개원 초기에 병원을 검색하는 환자들에게 우리 병원이 전혀 노출되지 않는다면? 생각만으로 아찔하므로 개원 시기에 맞춰 미리 등록 작업을 진행해야 합니다. 각 포털 사이트마다 ㅇㅇ치과, ㅇㅇ역 치과, ㅇㅇ동 치과 등으로 검색하면 우리 병원의 위치와 정보가 뜨도록 등록을 진행해야 하며, 추가로 홈페이지 또한 등록을 별도로 진행해야 합니다.

① 네이버

- 병원 정보 등록: 네이버 스마트 플레이스 → 플레이스 영역(지도)에 노출
- 홈페이지 URL 등록: 네이버 서치어드바이저 → 사이트 영역에 노출
- 기타 네이버 서비스 등록 및 세팅: 네이버 예약, 네이버 톡톡 등

② 다음(카카오)

- 병원 정보 등록: 다음 검색 등록 → 장소(지도) 영역에 노출, 카카오맵에 노출
- 홈페이지 URL 등록: 다음 검색 등록 → 사이트 영역에 노출

③ 구글

- 병원 정보 등록: 마이비지니스 → 병원 검색 시 결과 노출
- 홈페이지 URL 등록 : 구글 서치 콘솔 → 병원 검색 시 결과 노출

개원을 하시게 되면 간판 비용만 몇천만 원단위로 지불을 하고 설치하게 됩니다. 큰마음 먹고 개원하기에 아무래도 멀리서도 잘 보이는 게 좋고, 가시성이 높았으면 하는 게 원장님들의 마음입니다. 이는 간판의 영향력이 상당히 크다는 증거이기도 합니다. 그렇다면, 인터넷에서는 무엇이 간판의 역할을 할 수 있을까요? 답은 네이버 플레이스입니다.

대부분의 환자들이 본인이 상주(거주 혹은 직장)하는 지역명(또는 전철역명) + 치과의 패턴으로 검색을 합니다. 네이버도 이 같은 패턴을 알고 있기에 '○○역 치과' 등으로 검색 시 최상단에 '플레이스' 영역을 만들어 놓았습니다.

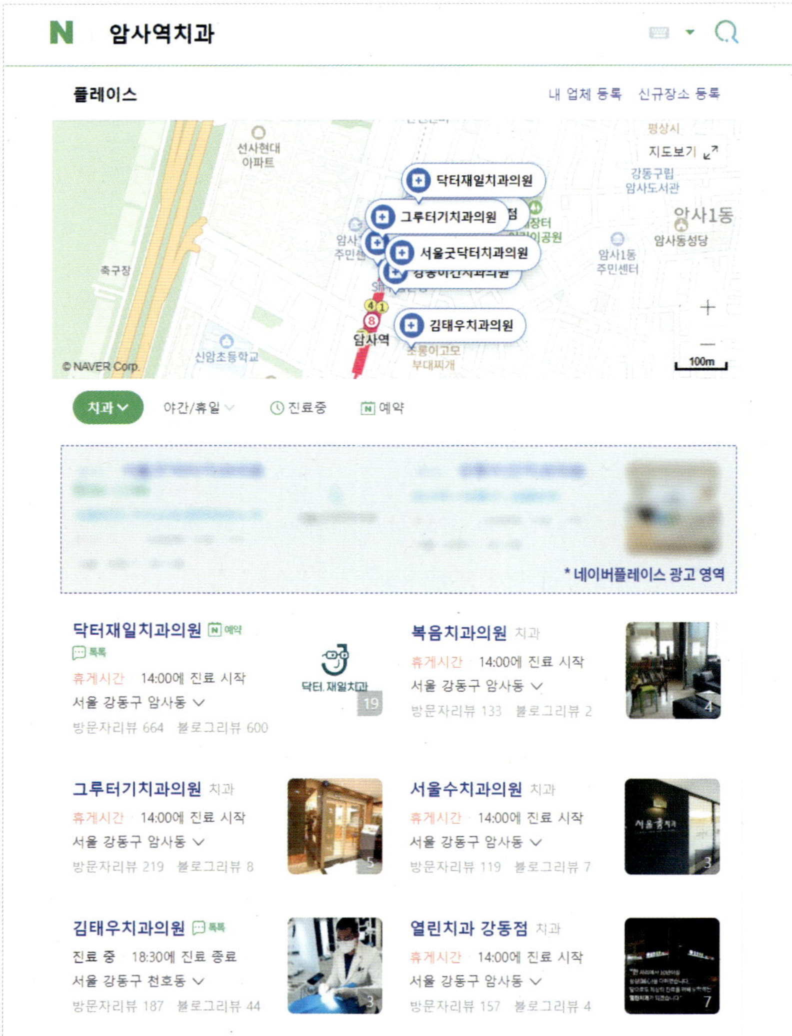

암사역치과
플레이스
내 업체 등록 신규장소 등록
닥터재일치과의원
그루터기치과의원
서울굿닥터치과의원
김태우치과의원
암사역
지도보기
암사1동
© NAVER Corp.
치과 야간/휴일 진료중 예약
* 네이버플레이스 광고 영역
닥터재일치과의원 예약 톡톡
휴게시간 14:00에 진료 시작
서울 강동구 암사동
방문자리뷰 664 블로그리뷰 600
복음치과의원 치과
휴게시간 14:00에 진료 시작
서울 강동구 암사동
방문자리뷰 133 블로그리뷰 2
그루터기치과의원 치과
휴게시간 14:00에 진료 시작
서울 강동구 암사동
방문자리뷰 219 블로그리뷰 8
서울수치과의원 치과
휴게시간 14:00에 진료 시작
서울 강동구 암사동
방문자리뷰 119 블로그리뷰 7
김태우치과의원 톡톡
진료 중 18:30에 진료 종료
서울 강동구 천호동
방문자리뷰 187 블로그리뷰 44
열린치과 강동점 치과
휴게시간 14:00에 진료 시작
서울 강동구 암사동
방문자리뷰 157 블로그리뷰 4

어떤가요? 온라인 간판이라고 할 만해 보이시나요?

요즘은 대부분의 환자들이 플레이스 영역에서 치과를 하나씩 눌러서 진료 시간도 살펴보고 홈페이지, 블로그도 살펴보고, 리뷰 점수도 확인하고 가는 경우가 많습니다. 이 때문에, 노출이 잘 되기 위해 플레이스 순위를 강제로 올려 온라인 간판 노출이 잘 되도록 하는 업체도 있고, 리뷰 점수를 조작하는 경우도 실제로는 많은 편입니다. 병원 밀도가 높은 격전지까지는 아니더라도 수도권에서 병원을 운영하고 있는 원장님들이라면 대부분 플레이스 순위에 대한 고민을 많이 하십니다. 그만큼 실제 병원 운영에 많은 영향을 주는 것이 사실이기 때문입니다. 지금부터 돈 들이지 않고, 온라인 간판을 제대로 세팅하기 위한 네 가지 팁을 드리겠습니다. 실제 개원 후에는 진료 보랴, 직원들 관리하랴 정신이 없기 때문에 개원 전 미리 아래 네 가지 원칙만 잘 기억해 두셨으면 합니다.

① 상단 구성: 원장님 사진 또는 치과의 로고로 아이덴티티를 드러내라.

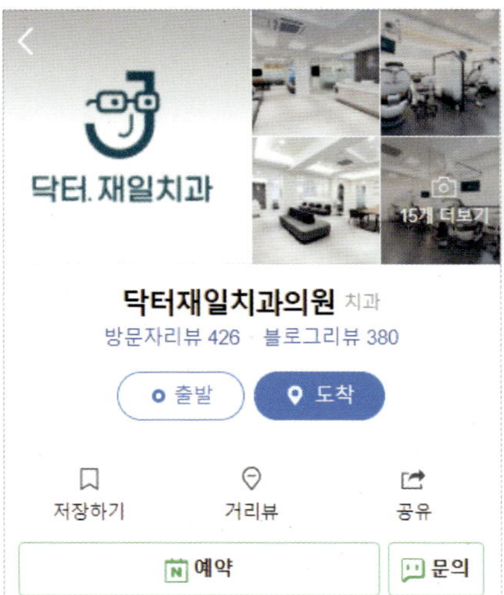

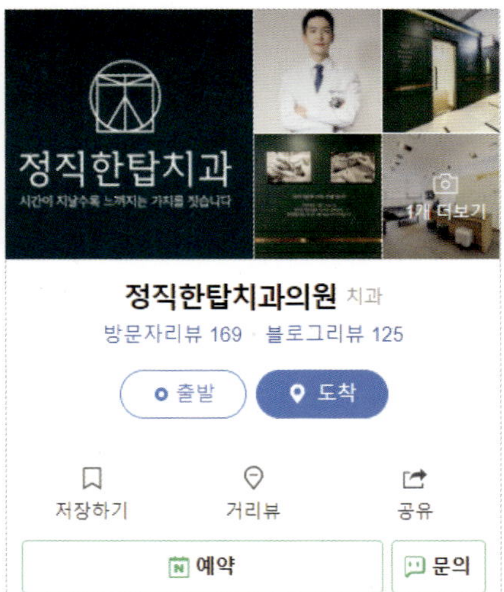

'온라인 간판'인데, 사진 한 장 없는 것은 무성의하다고 생각합니다. 아무래도 환자들도 사진이 있는 곳을 먼저 눌러봅니다. 방문하기 전 치과의 분위기와 '내 치아를 치료할 사람'이 어떤 사람인지, 무서워 보이진 않는지도 확인합니다. 예시의 이미지처럼, '치과 로고 및 슬로건', '대표 원장 사진', '내부 인테리어'를 강조하면 좋습니다.

② 본문 내용: 네 가지 필요 사항은 반드시 담아라.

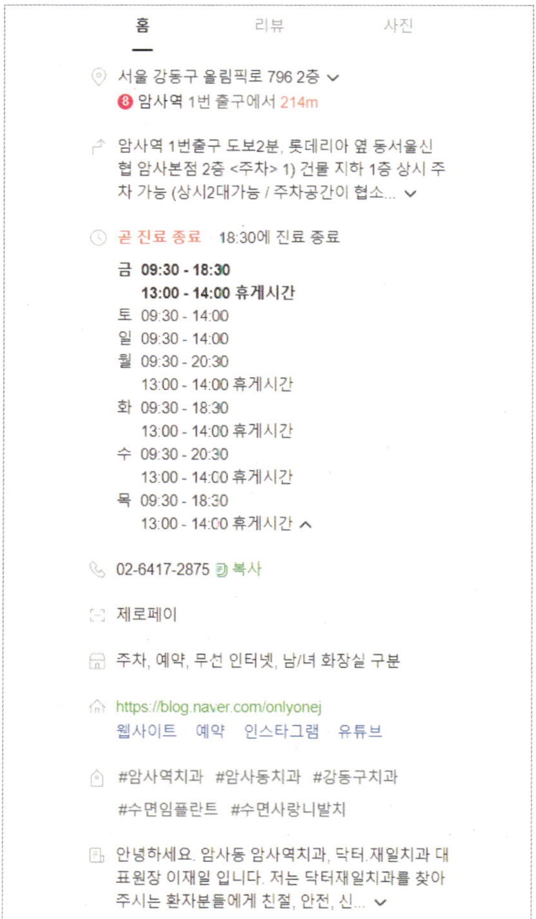
홈
리뷰
사진
서울 강동구 올림픽로 796 2층
8 암사역 1번 출구에서 214m
암사역 1번출구 도보2분, 롯데리아 옆 동서울신협 암사본점 2층 <주차> 1) 건물 지하 1층 상시 주차 가능 (상시2대가능 / 주차공간이 협소...
곧 진료 종료 18:30에 진료 종료
금 09:30 - 18:30
13:00 - 14:00 휴게시간
토 09:30 - 14:00
일 09:30 - 14:00
월 09:30 - 20:30
13:00 - 14:00 휴게시간
화 09:30 - 18:30
13:00 - 14:00 휴게시간
수 09:30 - 20:30
13:00 - 14:00 휴게시간
목 09:30 - 18:30
13:00 - 14:00 휴게시간
02-6417-2875 복사
제로페이
주차, 예약, 무선 인터넷, 남/녀 화장실 구분
https://blog.naver.com/onlyonej
웹사이트 예약 인스타그램 유튜브
#암사역치과 #암사동치과 #강동구치과
#수면임플란트 #수면사랑니발치
안녕하세요. 암사동 암사역치과, 닥터재일치과 대표원장 이재일 입니다. 저는 닥터재일치과를 찾아주시는 환자분들에게 친절, 안전, 신...

상단 구성에서 치과에 대한 대략적인 인상을 받게 된다면, 본문 내용을 통해서는 실질적인 내원 여부를 검토하게 됩니다.

a. 진료 시간

진료 시간은 필수입니다. 진료 시간 확인하려고 치과에 전화해서 물어보기보다는 다른 치과를 찾는 게 환자에게는 더 쉬운 일이기 때문입니다. 요일별 진료 시간이 다르거나 야간 진료, 일요일 진료가 있다면 상세하게 기입해야 합니다.

b. 온라인 채널 연동(홈페이지, 블로그, 인스타그램 등)

공식 홈페이지와 블로그, 인스타그램 등 병원 및 의료진에 대한 상세한 정보를 살펴볼 수 있는 링크를 모두 연동하는 것이 좋습니다. 치과는 환자들이 공포심을 느끼는 대표적인 진료과목이기 때문에, 개별 치료과목에 대한 우리 치과만의 특장점, 대표원장의 약력이나 치료 사례 등 충분한 정보를 제공하여 공포감을 낮춰 주는 것이 좋습니다.

c. 대표키워드

예시 화면에서는 '#암사역치과', '#수면임플란트' 등으로 표시되어 있는 영역입니다. 모든 환자들이 병원을 검색할 때 '지역명 + 병원'으로만 검색하지는 않기 때문에 흡사 우리 병원과 관련된 '연관 검색어'를 대표키워드에 설정해 두는 것이라고 생각해 주시면 됩니다.

d. 상세 설명

환자들이 정말 원하는 정보가 무엇일지를 생각하며 최대한 상세하게 설명해 주세요. 원장님의 전문성을 보여줄 수 있는 스토리나 핵심 진료

과목 등의 특장점을 녹여서 작성해 주시면 좋습니다. 물론, 의료법에 저촉되지 않도록 최상위급 단어나 치료효과 보장 등의 표현은 주의하여 작성해주세요.

③ **점수 가산:** 네이버 예약, 네이버 톡톡을 시행하라.

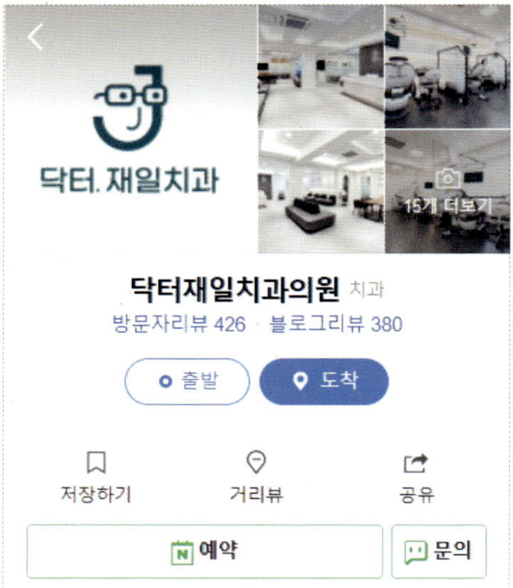

많은 원장님들도 식당 예약이나 다른 병원의 진료를 받으실 때 네이버 예약을 이용해 보셨을 것으로 생각됩니다. 병의원 업종에서 네이버 예약 기능은 필수적인 요소로 자리 잡고 있습니다. 젊은 환자들의 경우, 네이버 예약 기능이 없는 병원은 애초에 방문 고려 대상이 아닐 정도입니다. 네이버 예약 세팅 및 운영에는 비용이 들지 않으므로, 환자의 예약 편의성을 위해 무조건 시행하는 것이 좋습니다.

네이버 톡톡의 경우 '채팅처럼 상세 문의를 할 수 있는 기능'으로 다소 귀찮다고 느껴질 수도 있지만, 네이버 입장에서는 자사 기능인 '톡톡'을 활용하여 좋은 응대를 해주는 치과의 노출을 더 잘 해주고 싶겠죠? 따라서 '예약'과 '톡톡'은 반드시 챙겨 가시길 추천합니다.

④ 리뷰 응대: 리뷰의 백미는 답변이다.

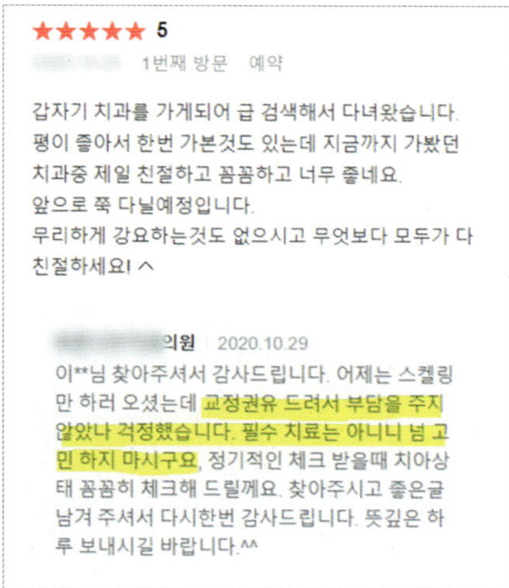

★★★★★ 5

1번째 방문 예약

갑자기 치과를 가게되어 급 검색해서 다녀왔습니다.
평이 좋아서 한번 가본것도 있는데 지금까지 가봤던 치과중 제일 친절하고 꼼꼼하고 너무 좋네요.
앞으로 쭉 다닐예정입니다.
무리하게 강요하는것도 없으시고 무엇보다 모두가 다 친절하세요! ^

의원 2020.10.29

이**님 찾아주셔서 감사드립니다. 어제는 스켈링만 하러 오셨는데 교정권유 드려서 부담을 주지 않았나 걱정했습니다. 필수 치료는 아니니 넘 고민 하지 마시구요, 정기적인 체크 받을때 치아상태 꼼꼼히 체크해 드릴께요. 찾아주시고 좋은글 남겨 주셔서 다시한번 감사드립니다. 뜻깊은 하루 보내시길 바랍니다.^^

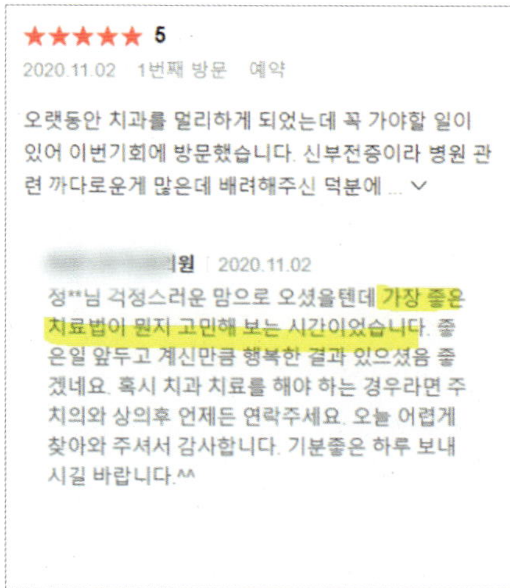

★★★★★ 5

2020.11.02 1번째 방문 예약

오랫동안 치과를 멀리하게 되었는데 꼭 가야할 일이 있어 이번기회에 방문했습니다. 신부전증이라 병원 관련 까다로운게 많은데 배려해주신 덕분에 ... ∨

의원 2020.11.02

정**님 걱정스러운 맘으로 오셨을텐데 가장 좋은 치료법이 뭔지 고민해 보는 시간이었습니다. 좋은일 앞두고 계신만큼 행복한 결과 있으셨음 좋겠네요. 혹시 치과 치료를 해야 하는 경우라면 주치의와 상의후 언제든 연락주세요. 오늘 어렵게 찾아와 주셔서 감사합니다. 기분좋은 하루 보내시길 바랍니다.^^

많은 환자들이 시간을 내어 자발적으로 치과의 이용 경험을 남겨 줍니다. 이는 치과를 내원할지 고민하는 사람에게는 좋은 정보가 되기도 합니다만, 환자들의 이용 경험만큼 중요한 건 우리 치과의 실제 대응(답변)입니다.

의료진이 무슨 생각을 하며 환자를 치료하는지 사실 환자들은 잘 모릅니다. 치료를 하며 '더 좋은 치료법에 대해 고민을 해보았다'든지, '불필요한 권유가 아닐지 걱정이 되었다'든지 등의 실제 의료진의 고민과 대응, 환자를 대하는 톤앤매너가 잠재 환자에게는 가장 중요한 정보입니다. 바로 그 지점을 확인해 볼 수 있기 때문에, '리뷰의 백미는 답변'이라고 생각합니다.

이러한 대응이 잘 쌓이면, 네이버 리뷰는 우리 치과의 자발적인 홍보대사로서 작동하게 됩니다. 리뷰에 대해 일괄적인 답변보다는 한 분 한 분 기억하고, 고민하면서 진료한다는 느낌을 줄 수 있는 유일한 대중 채널이라는 점을 꼭 명심하고 정성스럽게 답변을 남기시면 좋겠습니다.

이상으로 개원 막바지 준비에서 가장 중요한 온라인 간판, 네이버 플레이스 세팅하는 방법에 대해 다루어 보았습니다. 무척 기본적인 내용이지만 이 정도만 잘 세팅해 두셔도 아무 내용 없는 치과들에 비해 가시성이 좋으므로 환자들이 훨씬 더 많이 우리 치과를 클릭해 보고, 더불어 내원 전환율까지 높아진다는 점 참고하시면 좋겠습니다. 또한 이처럼 기본적인 항목들을 다른 병원들은 어떻게 세팅했는지도 살펴보면서 우리 치과만의 노하우를 쌓아 가셨으면 좋겠습니다. 네이버 플레이스는 지속적인 로직 업데이트를 통해 실시간으로 변화하고 있으므로 현 시점에서 보여드린 이미지나 정보가 조금씩 달라질 수는 있겠으나 앞서 설명드린 내용들은 네이버에서도 권장하는 정석의 방식이니 세팅하시는데 도움되시길 바랍니다.

인위적인 방식으로 트래픽을 올려 네이버 플레이스 순위를 조작하는 등의 어뷰징은 결국 언젠가는 문제가 생기기 마련입니다. 얼마 전까지만 해도 네이버 플레이스를 상위에 노출시켜 줄 수 있다며 자신 있게 말하는 업체들이 성황리였지만, 네이버 로직 업데이트 이후 순위에 크게 변동이 생겨 오히려 작업을 한 병원들이 모두 가장 밑으로 내려가 버리는 사태가 발생하기도 했습니다. 이에 해당 업체들이 뒷수습을 감당할 수 없어 잠수를 타거나 없어져 버린 탓에 많은 원장님들께서 피해를 보셨었죠.

리뷰를 작업하는 것도 마찬가지로 위험합니다. 네이버에서도 지속적으로 인위적인 리뷰를 잡기 위한 로직을 업데이트하고 있고, 이제는 환자들도 조작한 리뷰 정도는 쉽게 알아차립니다. 블로그 또한 마케팅 업체가 노출만을 위해 질 낮은 컨텐츠를 양산하는 곳인지 아닌지를 알아보는 분들이 점점 많아지고 있습니다. 환자를 낚는데 혈안이 된 것 같은 느낌은 병원 브랜딩 관점에서 최악이므로 어떤 것이든 부정한 방식으로는 운영하지 않으시는 편이 좋습니다. 또한 병원의 진료와 서비스에 자신이 있는데도 왠지 하지 않으면 안 될 것 같은 불안한 마음 때문에 저렴한 방식의 마케팅을 선택하여 병원의 이미지를 스스로 깎아내리는 선택은 절대 하지 않으셨으면 좋겠습니다.

만약 조금 더 네이버 플레이스 상위 노출을 해보고 싶으시다면 네이버 플레이스 광고를 활용해 보시기 바랍니다. 네이버 플레이스 광고는 네이버 플레이스 상단에 해당 지역 내 광고를 집행한 업체들을 롤링하여 보여주는 형태의 네이버 광고 상품입니다. 네이버 스마트 플레이스 내 '검색광고'에서 광고를 만드실 수 있으며 반드시 의료심의 후 심의필 번호가 필요합니다.

브랜드 블로그

병원을 찾는 환자들은 홈페이지와 더불어 블로그를 필수로 확인합니다. 앞서 설명드린 것처럼, 병원 업종에서만큼은 네이버 플랫폼의 중요성이 점점 올라가고 있고, 그중 네이버 블로그는 치과에 대한 소식이나 진료 스케줄 등 가벼운 정보부터 나와 비슷한 사례를 치료한 적 있는지 등을 살펴보고 내원까지 결심하게 만드는 곳입니다. 잘 운영되는 '브랜드 블로그'를 지닌 경우 신환의 50%가량이 블로그 + 플레이스를 통한 내원인 경우가 많습니다. 그만큼 네이버 블로그는 병원 운영과 브랜딩 관점에서도 매우 중요한 매체입니다.

블로그의 종류는 크게 두 가지로 나뉩니다. 우리 병원에서 직접 운영하며 원장님의 진솔한 이야기와 증례를 소개하는 '브랜드 블로그'와 네이버 상위노출 목적의 글을 업체에서 작성하는 이른바 '최적화 블로그'입니다.

최적화 블로그는 블로그 지수가 높은 블로그 계정을 마케팅 업체에서 구매하고, 이 블로그에 계약한 클라이언트의 홍보 내용을 작성하여 상위노출하는 개념입니다. 내 블로그가 없어도 우리 병원을 쉽게 노출시킬 수 있는 상품이지만, 계약 기간이 끝나면 블로그를 회수해 갑니다. 즉, 우리 글이 모두 사라지는 것입니다. 이 방식은 단기간 내에 병원을 홍보하기를 원하는 분들에게 유용할 수 있습니다. 그러나 최적화 블로그 자체가 병원의 소유는 아니므로, 우리 병원만의 브랜드 자산으로 만들어 가기는 어렵습니다.

브랜드 블로그는 우리 병원의 대표 블로그입니다. 원장님 소유의 계정에 블로그를 개설하여 처음부터 차근차근 키워가는 방식입니다. 단기간에 경쟁도가 높은 키워드에 우리 병원을 노출시키는 것은 어렵지만, 잘 운영만 한다면 시간이 지날수록 비용을 들이지 않아도 웬만한 키워드는 1~2페이지 내에 노출도 가능합니다.

하지만 블로그 운영은 노출만 중요한 것이 아닙니다. 블로그에 방문한 사람이 우리 병원에 내원까지 하도록 유도해야 합니다. 그러기 위해서는 다양한 온오프라인 매체와 블로그가 따로 놀지 않고 일관된 메시지로 운영될 수 있도록 진정성을 담아 브랜딩 관점에서 운영되어야 합니다. 동시에 이른바 저품질 블로그가 되지 않도록 노하우를 가지고 블로그를 운영할 수 있어야 합니다. 보다 많은 노출을 위해서라면 '최적화 블로그'를 운영하시는 것도 좋으나, '최적화 블로그'를 운영하더라도, 우리 병원의 공식적인 블로그인 '브랜드 블로그(브랜디드 블로그)'는 꼭 운영하시는 것이 좋습니다.

브랜드 블로그는 개원 또는 인수 초반의 어려움을 보다 수월하게 이겨내는 데 도움을 줄 뿐 아니라 병원의 긍정적인 이미지를 극대화할 수 있는 좋은 도구이기 때문에 효과적으로 사용하는 게 중요합니다. 이를 위해 개원 전 미리 증례로 사용할 글을 준비해 두시면 좋고, 블로그 메인 이미지도 우리 병원의 브랜드 아이덴티티를 반영하여 적용해 두시면 좋습니다. 또한 우리 병원의 공식적인 블로그를 운영한 지 1년이 넘었다면 '네이버 공식 블로그' 신청을 통해 공식 블로그 인증을 받으시면 좋습니다. 공식 블로그 인증이 완료되면 우리 병원의 블로그 아이디 옆에 초록색 체크 표시 엠블럼을 부여받게 되며, 이를 통해 무분별한 광고 블로그 사이에서 신뢰받는 병원 블로그로서 전문성을 더욱 높일 수 있습니다(네이버에서 '공식 블로그'를 검색하여 자세한 기준 안내 및 신청 안내를 확인하세요).

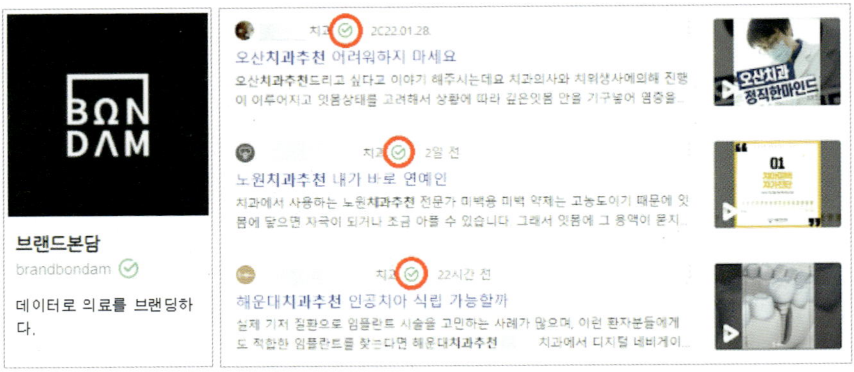
BΩN DAM
브랜드본담
brandbondam
데이터로 의료를 브랜딩하다.
오산치과추천 어려워하지 마세요
노원치과추천 내가 바로 연예인
해운대치과추천 인공치아 식립 가능할까
오산치과 정직한마인드

브랜드 블로그를 운영하기 위한 팁

① 개설 후 한 달간은 매일 포스팅을 한다.

개원 전부터 준비해 두면 좋은 부분이 바로 증례입니다. 개원 후 한 달간 매일매일 포스팅할 수 있을 정도의 분량(증례 30여 건)을 준비해 두시길 추천합니다. 네이버나 구글 등 포털에서 이용자들의 반응을 측정하기 위해 개설 초반의 블로그와 채널을 적극적으로 노출을 시켜주기 때문입니다. 이 시기를 잘 활용하신다면 블로그 자체 점수가 올라가, 이후에는 글을 주기적으로만 올려도 손쉽게 궤도에 오르실 수 있습니다.

② 친밀감이 느껴지는 자체 콘텐츠를 올린다.

글을 많이 올리는 것도 중요하지만, 많이만 올리는 것은 효과적이지 않습니다. 인터넷을 검색하여 손쉽게 쓸 수 있는 글이 아닌, 자신 있는 증례 또는 치과 구성원의 회식 자리, 점심시간 모습, 환자에게 받은 선물 등 블로그 방문자도 호기심을 갖고 볼 만한 콘텐츠를 많이 준비하는 게 무엇보다 중요합니다.

③ 제목에 지역 키워드를 반드시 넣는다.

치과 방문을 위해 네이버를 검색을 하는 환자들에게 우리 치과 블로그가 보다 쉽게 발견되도록, 포스팅 제목에는 '○○역 치과', '○○동 임플란트' 등의 지역 키워드를 넣어 작성하시는 것이 좋습니다. 이를 포함하지 않을 경우 실제 치과를 방문하려는 사람이 검색하는 키워드에는 원장님의 포스팅이 거의 노출되지 않게 됩니다. 물론, 블로그를 운영하는 초반에는 지역 키워드를 포함하여 작성하여도 단번에 상위노출되기는 어렵습니다. 따라서 어떤 지역 키워드를 쓰는 것이 효율적인지는 다양한 분석이 필요하며, 보다 자세한 사항은 브랜드본담 블로그에서 '블로그 직접 운영하는 대표 원장님을 위한 최적화 팁' 글을 참고해 보세요.
(https://blog.naver.com/brandbondam/221981719721)

브랜딩은 한 번 구축으로 끝나지 않는다

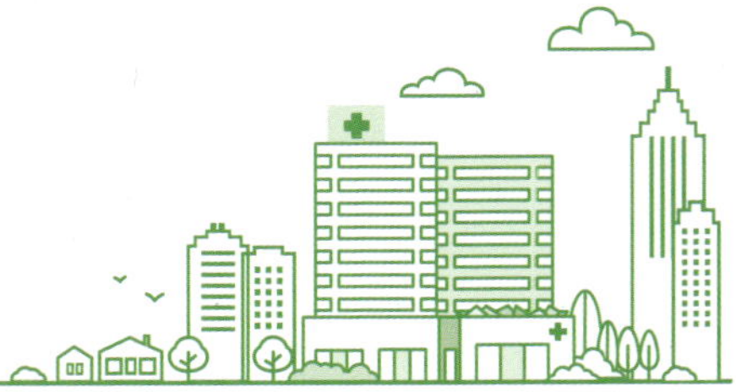

이제 막 브랜드 아이덴티티를 구축한 병원은 세상에 막 나온 아이와 같습니다. 어린아이가 성인으로 건강하게 성장하려면 성장 과정에 맞춘 다양한 경험과 교육이 필요하듯이 병원의 실질적인 상황과 생애주기에 맞는 다양한 전략 기획 및 실행이 뒷받침되어야만 병원의 브랜드는 성장할 수 있습니다.

단순 홍보와 노출수에만 포커스되어 있는 일반적인 마케팅만으로는 브랜딩 구축에 한계가 있으며, 환자가 병원에서 경험하는 모든 접점이 브랜딩 관점에서 잘 관리되어야 하기에, 지속적인 브랜드 관리가 중요합니다. 지속적으로 브랜드를 잘 성장시키면 특별한 마케팅을 집행하지 않아도 환자들이 알아서 방문하게 되고, 한번 방문한 환자들은 타 병원으로 이탈하지 않고 꾸준히 우리 치과를 방문하게 되며, 진료 동의율 및 객단가가 지속 상승하게 됩니다. 이는 신환 유치에만 목매지 않아도 된다는 의미이므로 과한 수가 경쟁을 할 필요도 없고 마케팅에 더 많은 비용을 태우지 않아도 병원 운영에 여유가 생기게 됩니다. 안정적인 병원 운영은 의료 서비스의 질을 향상시킵니다. 이와 같은 선순환의 고리를 만드는 것이 브랜딩의 목적입니다.

그렇다면, 브랜드의 지속적인 성장을 위해서는 어떻게 해야 할까요? 먼저 해당 진료권 평균 대비 우리 병원의 강점과 부족한 지점이 무엇인지부터 정확히 파악해야 합니다. 이후 부족한 부분을 채울지 강점을 더욱 끌어올릴지 데이터 분석을 바탕으로 제대로 된 전략을 수립해야 합니다. 수립된 전략에 맞게 다양한 브랜딩, 마케팅 액션을 애자일하게 지속적으로 실행하고 데이터로 검증하고 다시 실행하는 과정 또한 필요합니다. 즉, 지속적인 성장의 핵심은 '데이터'입니다. 데이터를 분석하기 위해서는 앞서 제작했던 초진 진료지와 연동하여 전자차트에 쌓인 데이터를 활용하시는 것이 좋습니다. 하지만 전자차트 시스템 내의 통계 기능만으로는 상세하게 데이터를 확인하거나 분석하기 어려운 것이 사실입니다. 그렇다고 원장님이 엑셀로 하나하나 차트를 그리고 있을 수도 없는 노릇이고, 데이터에 전혀 관심 없는 직원들에게 분석을 시켜도 좋은 인사이트가 나올 리 만무합니다.

이를 해결하기 위해서 브랜드본담은 통계와 AI 기술을 통해 데이터를 잘 모르는 원장님들도 전문가 못지않게 분석하고 인사이트를 얻으실 수 있도록 '대시보드' 서비스를 개발하여 운영 중에 있습니다. 다음의 내용은 해당 서비스를 활용하여 브랜드본담이 병원들의 전략을 수립하고 브랜드를 관리하는 프로세스이므로 참고하여 병원 브랜딩과 운영에 도움되시기를 바랍니다.

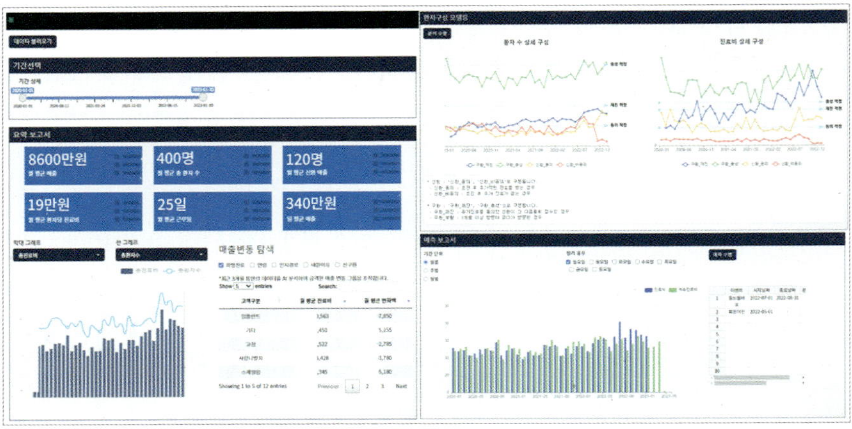

브랜드본담의 대시보드 화면(샘플 데이터)

데이터 분석 및 전략 기획

초진 진료지에 환자분들의 정보를 잘 기입받고, 온라인 차트와 연동하여 데이터를 쌓고 이를 분석하여 지금 우리 병원에 필요한 전략을 수립하고 필요한 브랜딩과 마케팅을 실행합니다.

병원을 빨리, 많이, 저렴하게 홍보하기 위해서 조급한 마음에 일단 여기저기에 마케팅 비용을 분산시켜 낭비하지 말고, 마케팅 예산 범위 안에서 우리 진료권과 우리 병원에 가장 효율적인 방식이 무엇인지를 데이터 기반으로 의사 결정 후 그에 맞는 홍보 수단을 정하고, 효과를 볼 수 있을 정도의 비용을 제대로 책정하여 진행하는 것이 중요합니다.

어떤 매체에서, 어떤 타겟에게, 어떤 광고를 진행하는 것이 효율적인지, 그리고 광고의 효과를 보려면 어떤 메시지로 광고하고, 효과 측정은 어떤 방식으로 할지 등 미리 데이터에 근거하여 합리적 의사 판단을 통해 진행하시길 바랍니다.

기존 디자인물을 관리하고 필요한 제작물을 새롭게 디자인합니다.

명함, 봉투, 초진 진료지 등 기존에 제작했던 인쇄물의 정보를 변경해야 하거나 추가 주문이 필요한 경우뿐만 아니라 진료 동의서, 상담 PPT, 상담북, 진료 과목 홍보 책자, X 배너, 미니 배너 등 그때그때 필요한 다양한 디자인물들이 새롭게 제작되어야 합니다. 잘 관리된 다양한 디자인물은 우리 병원에 내원한 환자들에게 지속적으로 좋은 브랜드 이미지를 심어줍니다.

그 외에도, 새로운 원장님이 오셨거나 새로운 장비를 구매했거나 자랑하고 싶은 병원의 최신 소식 등이 있다면 최대한 신속하게, 최대한 여러 곳(홈페이지, 블로그, 플레이스, 인스타, 인쇄물, 내부 사이니지 등)에서 동시에 홍보될 수 있도록 관리하는 것 또한 중요합니다. 특히 홈페이지의 꾸준한 업데이트와 관리는 환자들에게 잘 운영되고 있는 병원으로 인지하게 하여 내원을 유도하는 데 효과적이기 때문에 한 번 만들어 두고 방치되지 않도록 주기적인 업데이트를 진행합니다.

1년에 약 2회 정도 홍보용 굿즈를 기획하고 제작합니다.

일반적으로 사은품을 신규 고객 유치를 위한 수단으로만 생각하고, 가장 저렴한 제품을 무작위로 배포하는 데에만 집중하는 경향이 있습니다. 사은품 제작과 배포 자체에 집중하기보다는 '환자들이 우리 병원에서 기분 좋은 경험을 하게 만들려면 어떤 사은품을 어떤 방식으로 전달하는 것이 좋을까?'라는 질문에서부터 출발해야 합니다.

가정의 달, 추석, 크리스마스, 여름 방학 등 특정 기간에 한정하여 쓸 만하면서도 가지고 싶을 정도로 예쁜 제품을 맥락과 상황에 맞게, 그리고 기분 좋은 대화와 함께 전달하는 것이 브랜딩 측면에서 훨씬 나은 방식이며, 이는 실제로 구환의 리텐션과 소개 환자의 증대에 효과적이므로 가성비 측면에서도 훨씬 바람직합니다.

온오프라인 광고 및 제휴 협약을 진행합니다.

온오프라인 광고로는 대표적으로 지하철 광고, 버스 광고, 네이버 키워드 광고(파워링크), 네이버 플레이스 광고, 아파트 광고, 언론보도 등이 있으며, 제휴 협약은 치과 근처의 기업을 대상으로 한 임직원 복지 협약, 해당 지역의 공기관 임직원 복지 협약, 다양한 온라인 서비스상에서의 광고 협약 등이 있습니다. 이러한 광고 진행 시 가장 중요한 부분은 우리 병원이 얼마나 저렴한지를 홍보하고 환자를 유인하는 것에 초점을 맞추기보다, 광고를 접한 환자들이 우리 병원을 더 알아보고 싶도록 만드는 것에 초점을 두어야 한다는 점입니다. 저렴함에만 이끌려 환자들을 내원시키는 것보다, '뭔가 이 병원은 달라 보이는데? 할인도 하나 보네? 어떤 병원인지 홈페이지도 들어가 봐야겠다.' 생각할 수 있도록, 그래서 보다 병원에 확신을 갖고 내원할 수 있도록 만드는 것이 더욱 좋습니다.

이러한 광고나 제휴 협약 진행 시에는 할인이나 프로모션을 포함한 진행이 필요한 경우도 있는데, 브랜드 이미지를 위해서, 그리고 진료권에서 과도한 수가 할인 경쟁을 야기하고 싶지 않기에 진행을 꺼려하는 원장님들이 많으십니다. 하지만 신환을 유치하는 것이 무엇보다 중요한 이제 막 개원을 한 병원이나 현재 운영하고 있는 병원의 신환 수급이 어려워 경영적 어려움을 겪고 계신 상황이라면 환자들에게 우리 병원의 존재를 인지시킬 수 있을 정도의 적당한 수준의 혜택 제공은 적극적으로 고려해 보시는 것이 바람직합니다. 물론 광고를 통해 내원한 환자들에게 감동을 줄 만큼 좋은 브랜드 경험을 제공하는 것 또한 중요합니다.

브랜딩은 단기적인 행위로 만들어지는 것이 아닙니다. 상시 할인이나 과도한 진료비 할인이 아닌, 기한에 한정을 둔 적당한 수가 할인 이벤트는 환자들에게 주는 부정적인 영향보다는 오히려 치과를 한번 알아보게 만드는 긍정적인 효과가 훨씬 크므로 마케팅 진행을 과하게 꺼릴 필요는 없습니다. 다양한 방식을 통해 환자를 일단 우리 치과 체어에 앉히고, 이후 과정에서 만족스러움을 제공한다면 충분히 좋은 브랜드 이미지를 갖게 할 수 있습니다.

따라서, 꼭 이벤트나 수가 할인이 브랜딩에 부정적인 것만은 아님을 인지해 주시고, 신환 유치를 위한 다양한 광고를 시행해 보시는 것이 좋습니다. 시도해 보아야 데이터를 확보할 수 있고, 데이터가 확보되어야 해당 광고 방식이 어느 정도 효과가 있는지 또는 효과를 높이기 위해서는 어떤 부분을 보완하면 좋을지 등 더 나은 방식을 찾아갈 수 있기 때문입니다.

이러한 의료 광고 진행 시에는 반드시 의료 광고법을 준수하여 사전심의를 진행해야 합니다. 지하철 광고, 버스 광고, 아파트 광고, 네이버 파워링크, 네이버 플레이스 광고 등에 필요한 사진과 문구 등의 모든 내용이 사전심의 대상이므로 심의 기간(보통 한 달에서 두 달)을 염두에 두고 진행하는 것이 좋습니다.

브랜드 블로그 업로드 및 관리

원장님이 직접 써주시는 블로그의 글은 효용 극대화 면에서도 가장 극대점에 있는 액션입니다. 바쁘신 와중이라는 것은 잘 알고 있으나, 가장 중요한 부분이라 강조 드리지 않을 수 없습니다. 개원 준비로, 진료로 얼마나 바쁘신지는 잘 알고 있지만, 블로그 대행 업체에서 작성하는 글만으로 환자들의 내원까지 유도하는 브랜드 블로그를 만드는 것에는 한계가 있습니다.

따라서 블로그 대행을 맡기더라도 원장님과 대행사의 역할을 명확히 구분해야 합니다. 대행사는 꾸준히 블로그에 최신글을 올리고 다양한 키워드로 치과를 검색하는 사람들에게 우리 치과가 많이 노출될 수 있도록 만들어야 합니다. 그렇게 우리 블로그로 유입된 환자들이 내원을 결심할 수 있도록 하려면 원장님의 생각과 경험이 담긴 글이 꼭 필요합니다. 글을 통하여, 환자들이 본인과 비슷한 케이스로 치료한 사례도 찾아볼 수 있고, 원장님은 어떤 생각과 고민을 하며 진료하시는지, 어떤 마음가짐으로 환자들을 대하는지 등 내원 결정에 필요한 정보들을 찾을 수 있습니다. 이 과정에서, 내원을 결심하는 명분을 찾을 수도 있을 것입니다.

원장님이 쓰시는 글들은 꼭 증례가 아니더라도 원장님의 경험(+실제 사진), 수련시절 이야기, 진료하면서 느낀 생각, 나의 취미, 우리 병원에서 가장 중요하게 생각하는 것, 나의 진료철학에 영향을 준 경험 등의 주제로 작성하시되, 어디에도 동일한 글이 없는 나만의 이야기여야 합니다.

치아상식, 진료 시 주의해야 할 점, 치료 과정, 치과에 대한 소식 등 일반적으로 작성 가능한 내용은 꼭 원장님이 아니어도 작성 가능한 내용이므로 그러한 내용을 쓰는데 원장님의 소중한 시간을 낭비할 필요는 없습니다. 원장님의 아이덴티티를 보여줄 수 있는 특색 있는 주제를 연구하여 소재를 잘게 쪼개어 작성해 보면 포스팅에 많은 시간을 들이지 않더라도 여러 회차로 올릴 수 있을 만큼의 분량은 생각보다 쉽게 나옵니다. 무엇이든 처음이 어렵습니다. 첫 글에 너무 부담을 갖지 마시고 편한 마음가짐으로 편하게 일기를 남기듯 작성해 보세요. 점점 요령이 생겨 글 하나 쓰는 데 10분도 채 걸리지 않으실 겁니다.

이처럼 브랜드의 지속적인 성장을 위해서는 데이터 기반의 의사 결정을 바탕으로 브랜드 파워를 높이는 다양한 항목들을 상시 진행하고 관리해야 합니다. 만약 업체나 전문가를 통해 브랜딩 관리를 하고자 하신다면, 대대행을 통해 저렴하게 진행 후 마진을 남기는 방식으로 운영되고 있는 곳은 아닌지 꼭 살펴보시기 바랍니다. 회사 내부적으로 진행 가능한 곳은 상대적인 비용은 높은 편이더라도 결과물에 대한 책임을 지고 진행하게 되므로 진행 과정 및 결과물의 모든 측면에서 만족도는 더 높을 수 있습니다. 또한 내부 구성원이 각 분야의 전문가들로 구성되어 있는지, 상시적으로 원장님과 긴밀하게 소통하며 진행하는지도 중요합니다.

많은 원장님들이 기존에 진행하던 마케팅 업체와 갈등을 겪고 상담 문의를 주십니다. 해당 업체가 연락이 두절되거나, 데이터 분석, 효과 분석, 전략 기획이 없이 돈만 나간 내용을 전달하거나, 계약 해지 요청 시 과도한 비용을 요구하거나 병원의 운영 계정 반환을 거부하는 등 비양심적인 태도를 취하는 경우가 많기 때문입니다. 따라서 계약 전, 해당 업체에서 진행한 경험이 있는 곳을 통해 만족도는 어땠는지도 한 번쯤은 꼭 확인해 보신 후 진행하셨으면 좋겠습니다.

마무리하며

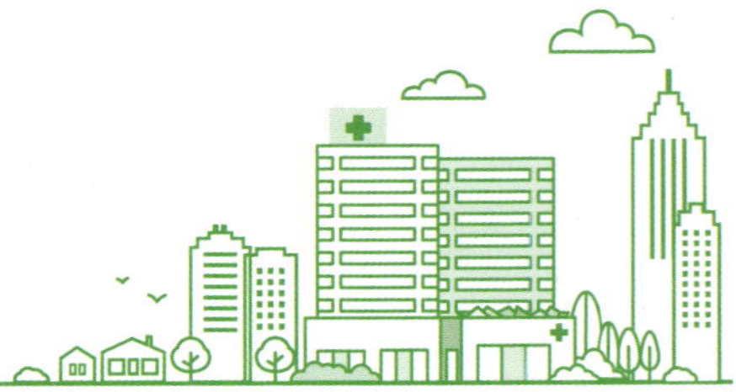

지금까지 병원 브랜딩 과정과 방법에 대해 살펴보았습니다. 최대한 이해하기 쉽고 따라하기 쉽게 설명해 드리기 위해 노력하다 보니 조금 더 디테일한 방법까지는 다루지 못한 것 같아 아쉬움이 남습니다만, 병원에 브랜딩이 필요한 이유와 큰 틀에서의 프로세스에 대한 감을 잡으시는 데 도움이 되셨다면 소기의 목적을 달성했다고 볼 수 있겠습니다.

'대충 목 좋아 보이는 곳 인수해서 개원하고 업체에 맡겨서 블로그 노출이나 시키면 되지, 중요한 건 의료 서비스 아니겠어?'

최근엔 브랜딩의 중요성을 눈치챈 원장님들이 많이 늘어나긴 했습니다만, 3~4년 전만 해도 위와 같이 생각하시는 원장님들이 많으셨기에 병원에도 브랜딩이 필요하고 중요하다는 사실을 설득하는 데에도 많은 노력을 기울여 왔습니다. 물론 의료의 본질은 진료 그 자체이지만 원장님들의 경쟁자 또한 똑똑한 의료진임과 동시에, 각종 마케팅 물량 공세를 벌이며 진입을 하게 됩니다. 그리고 이는 곧 경쟁의 격화로 이어지게 됩니다. 이때 우리 병원이 심혈을 기울이는 진료, 특장점을 스스로 파악하고 환자에게 제대로 전달하지 않으면, 수많은 신생 병의원으로부터 생존 경쟁의 압박을 받게 됩니다. 환자들은 병원들의 특색과 장점을 구별하기가 쉽지 않기 때문입니다.

원장님들이 개원을 준비하시는 무게감과 두려움을 잘 알고 있습니다. 치과의사인 가족의 개원 과정을 지근거리에서 지켜봤기 때문입니다. 많은 금액을 대출받아 처음 만나는 여러 업체들을 의지하며 개원을 준비하는 과정은 지켜보는 입장에서도 조마조마했습니다. 개원 이후 운영하는 과정도 결코 쉬워 보이지 않았습니다. 주 6일을 진료하며, 직원들을 챙기며, 해결해야 할 산더미 같은 일들을 처리하면서 병원의 브랜드 이미지까지 가꿔 나가는 게 쉬운 일은 아니기 때문입니다.

이 책을 집필하게 된 이유도, 브랜딩 분야의 접근법에 대해 원장님들이 보다 쉽게 이해하고 우리 병원의 브랜딩을 고민하면서 운영하실 수 있도록 돕기 위함입니다. 개원을 준비하시는 원장님, 병원을 운영하고 있는 원장님들께서 방향성을 찾는 데 조금이나마 도움이 되었으면 좋겠습니다.

TIP! 의료법과 의료 심의, 이것만은 꼭 기억하세요

의료법은 의사분들이라면 누구나 익숙한 법이지요. 하지만, 개원을 준비하는 원장님들부터 이미 운영을 하고 계신 원장님들까지, 아래의 내용조차 의료법에 저촉된다는 사실을 모르고 계시는 분들이 많습니다.

① 간판에 '의원'을 없애면?

의료법 위반입니다.

② '임플란트 전문병원'이라는 문구를 네이버 키워드 광고에 사용하면?

의료법 위반입니다.

③ 병원 홈페이지에 '치아 미백 체험단을 모집해 무료로 치료해 준다'는 이벤트 광고를 하면?

의료법 위반입니다.

④ 홍보 실장 명함을 파서 우리 병원을 소개하고 내원을 유도하고 싶나요?

의료법 위반입니다.

⑤ "황금비율 라미네이트 + 보톡스 68만 원"

의료법 위반입니다.

⑥ 광고 메인 화면에서 48% 할인된 가격을 제시하고, 광고 내용에서 "부분 사진 제공, 후기 작성 시" 적용가임을 명시한다?

의료법 위반입니다.

의료법에는 의료 기관의 명칭 표시, 진료 과목의 표시에 대한 규정부터 의료 광고 및 사전심의에 대한 내용이 모두 포괄되어 있습니다. 이는 사실상 의료 서비스와 관련된 거의 모든 사항에 대해 규칙이 있다는 말과 같습니다. 따라서 개원을 준비하시거나, 이미 운영하고 계시는 원장님들 모두 의료법에 대해서는 꼭 알고 계셔야 합니다. 의료법 위반 시 적용받는 제재가 결코 가볍지 않습니다.

하지만, 실질적으로 관련 규정들이 실제 광고를 진행하려는 의료인 입장에서는 어렵게 느껴질 수 있고, 광고대행사를 통해 이루어지는 일반적인 광고 관행상 의료인이 이를 직접 꼼꼼히 챙겨보기가 쉽지 않습니다. 아래 3가지 포인트만 기억하세요.

포인트 1.

의료 서비스와 관련된 거의 모든 사항에 대한 규칙이 있습니다. 꼭 의료법 확인 후 진행하세요. 보건복지상담센터 129 → 5번으로 전화하면 의료법에 대한 자세한 상담이 가능하니, 어려워하지 말고 이용해 보시길 추천드립니다. 또한 간판, 유리창 시트지, X 배너, 현수막 등 옥외광고물에 대해 관할 지자체(시청, 보건소 등)별 규정이 상이하므로 광고물 설치 전 의료기관이 소재한 행정기관으로 반드시 사전 확인이 필요합니다.

포인트 2.

사전심의 대상 매체에 해당되는 의료 광고는 무조건 사전심의를 받고 진행하셔야 합니다. 특히 많이 진행하시는 전단지 광고, 지하철 광고, 버스 광고, 외부 전광판 광고, 인스타 및 페이스북 등 온라인 광고, 네이버 키워드 광고, 네이버 플레이스 광고 등은 사전심의 대상 매체이므로 꼭 사전심의 이후 진행하시길 바랍니다.

포인트 3.

사전심의 대상이 아닌 경우에도 의료법에 저촉되지 않는지 점검이 필요합니다. 의료법 위반 또는 불법 의료 광고는 사후 적발 및 점검(모니터링) 시스템으로 운영됩니다. 그렇기 때문에 '안 걸리면 그만'이라는 생각으로 많은 병의원에서 이를 무시하고 진행하는 경우가 많습니다. 하지만 최근 의료법 위반 신고 건수가 폭발적으로 많아지고 있으며 그만큼 자정의 목소리가 높아지고 있습니다. 남들 다 하는데 나만 안 하는 건 손해라는 생각이 팽배한 현실이 안타깝습니다. 반대로 대표 원장님 스스로가 의료법에 대해 너무 무지한 상태로 업체들이 하자는 대로만 했다가 행정적, 형사적 제재를 받으시는 경우도 보았습니다. 아직 의료법과 의료광고법의 모호한 경계를 틈타 너무하다 싶을 정도로 특정 병원을 악의적으로 신고하는 경우도 보았습니다. 대표 원장님 스스로 의료법 및 의료광고법을 잘 알지 못하면 나에게도 벌어질 수 있는 일입니다. 따라서 반드시 개원 전 의료법 및 의료광고법에 대해 숙지하시고 법의 테두리 안에서 안전하게 병원을 운영하시기를 바랍니다.

법 위반 시 제재

[행정적 제재]

- 시정명령 위반 행위의 중지, 위반 사실의 공표, 정정 광고(의료법 제63조 제2항)
- 개설 허가 취소: 의료기관 개설 허가 취소 또는 의료기관 폐쇄(의료법 제64조 제1항 제5호)

[벌칙]

- 불법 환자 소개 · 알선 · 유인 행위 등은 3년 이하의 징역이나 3천만 원 이하의 벌금, 의료관계 행정처분 규칙에 의한 자격정지 2개월 처분 기준에 해당
- 의료광고의 금지 사항 위반행위는 최대 1년 이하의 징역 또는 1천만 원 이하의 벌금, 의료관계 행정처분 규칙에 의한 업무정지 1~2개월 처분 기준에 해당

  * 형사처벌[징역 또는 벌금]과 행정처분 '업무정지'는 그 목적과 성질을 달리하므로 병과해서 부과할 수도 하나만 부과될 수도 있음

* 참고

의료법(https://law.go.kr/법령/의료법)

보건복지부(http://www.mohw.go.kr)

보건복지부, 대한의사협회, 대한치과의사협회, 대한한의사협회에서 협력하여 제작한 의료광고 가이드북 “건강한 의료광고 우리가 함께 만들어요”

(보건복지부 사이트 ‘정보>연구/조사/발간자료’에서 ‘의료광고’ 검색)

3부

병원개원 실전 노하우

- 이재일 -

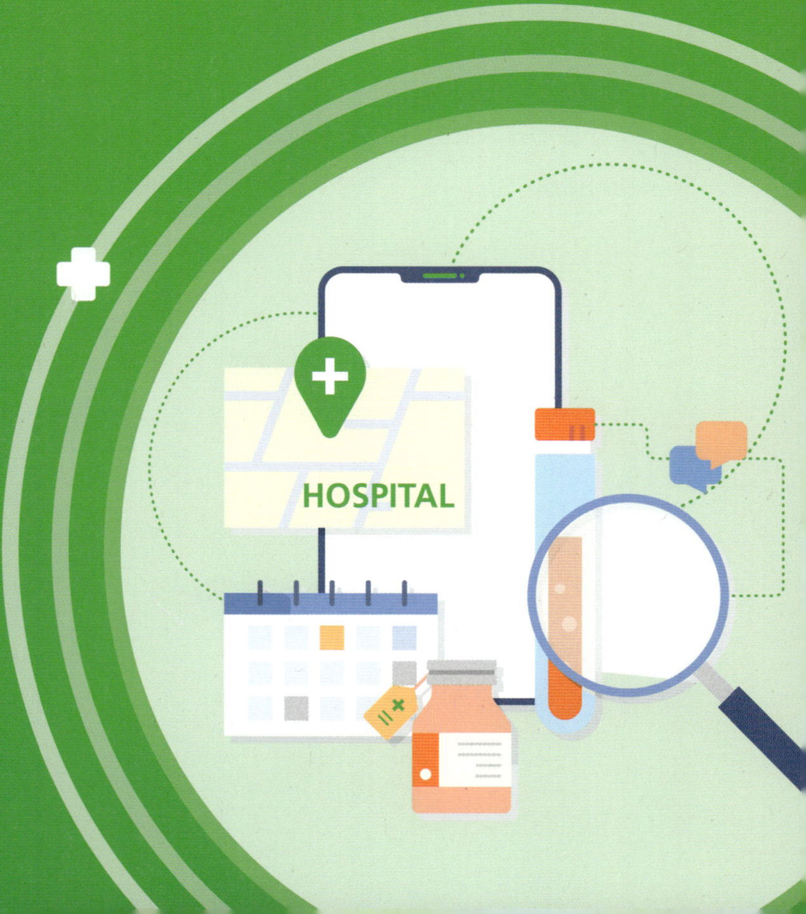

시작하며

닥터재일치과 개원 2년, 위기와 기회를 통한 발전

(2년 사이 치과의 변화)

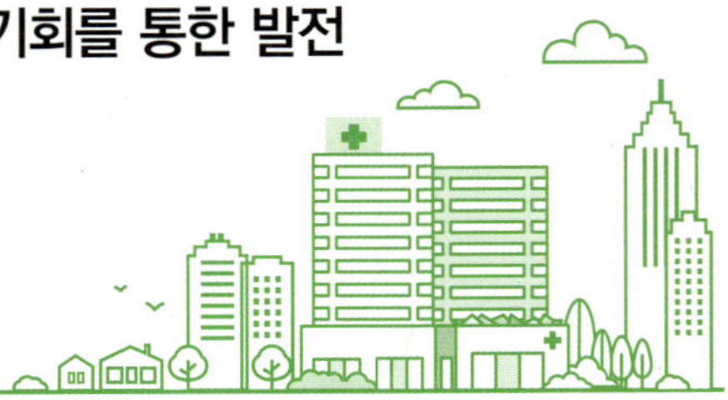

안녕하세요, 치과의사 이재일입니다. 이 책의 마지막 파트는 병원 개원 실전 후기와 노하우를 알려 드리는 파트입니다. 이 책을 읽으시는 분들 중 개원을 1년 이상 남겨둔 분들은 앞으로의 방향을 설정하는 데 이 파트가 도움이 될 것입니다. 이미 개원 자리를 결정했거나 근래에 개원을 하신 분들도 제 이야기를 통해 분명히 어떤 것을 하나라도 얻어가실 것이라 생각됩니다.

2020년 1월 본격적으로 개원 입지를 보기 시작한 뒤부터 이제는 저의 가장 소중한 자산인 닥터재일치과가 개원 2년 정도를 맞이한 현재까지의 시간들을 밤에 침대에 누워서 눈을 감고 한번 쭉 돌이켜 봤습니다. 2020년 중반부터 최종적으로 몇 군데의 입지를 잡아 놓고 계속 이곳저곳 협상하면서, 결국 11월 지금의 닥터재일치과 자리에 있던 PC방을 권리금을 주고 내보낸 후 건물주와 계약서를 작성하는 순간이 가장 먼저 떠오르네요. 이후에 브랜드본담과의 개원 준비 과정을 통해 2021년 3월 초 개원까지 매일매일 달려왔죠. 120평이 되는 규모가 큰 치과라서 더욱 꼼꼼히 따져야 했고 쉽지 않았던 직원 구인 과정, 예상보다 길어지는 인테리어, 수시로 나타나서 골머리를 썩게 했던 각종 변수들, 그리고 막연하게 느껴지는 두려움과 걱정들까지. 매일매일 할 일들을 다이어리에 적어가면서 꼼꼼히 챙기는 스타일임에도 불구하고 이렇게까지 한 장 한 장 빼곡하게 빈틈없이 기록을 해본 것은 개원 준비 과정 때가 유일하지 않을까 싶습니다.

우스갯소리지만 결혼과 개원, 둘 다를 앞둔 치과의사 친구들에게 개원 준비 과정이 결혼보다 몇 배는 힘들다고 지금도 자신있게 말하고 있습니다.

2021년 3월 2일 직원들 첫 출근과 3월 8일 정식 오픈을 한 순간부터 지금 생각해도 가장 힘들었던 순간인 개원 한 달만에 여러 명의 직원들이 집단 퇴사하던 날까지. 어째서 개원 선배들이 개원 한다니까 "웰컴 투 헬"이라고 말했는지 알 것 같은 순간들이 여러 번 있었습니다. 이렇게 말하면 개원에 대한 걱정이 더 많아지실 수도 있겠지만 결론만 말씀드리자면 결국 다 잘 해결됩니다. 어떻게든 치과는 돌아가고, 그러한 위기들이 밑거름이 되어 원장님들을 더욱 단단하게 만들고 치과 역시 더욱 단단해져 갈 것입니다. 저 또한 지금은 좋은 원장님들, 좋은 직원들과 함께 바쁘지만 좀 더 활기차고 즐겁게 일하고 있습니다.

수많은 개원 선배님들에게 저는 아직 개원 꼬꼬마 수준일 것이고 저 스스로가 아직 경험이 많이 부족한 상태라고 생각되지만, 장차 개원을 하고 지금 열심히 개원을 준비하시는 분들에게 저의 개원 준비 시기부터 개원 초기까지의 경험은 충분히 도움이 되리라 생각합니다. 제 얘기가 정답은 아니지만, 처음치고는 나름 성공적으로 개원을 했다고 생각되는 입장에서 여러 선배님들께서 출판하셨던 개원 관련 책들과는 일부 비슷하지만, 조금은 다른 관점에서 독자분들이 편안하게 읽으실 수 있도록 써 내려가 보도록 하겠습니다. 자, 이제 시작합니다.

개원 전 단계

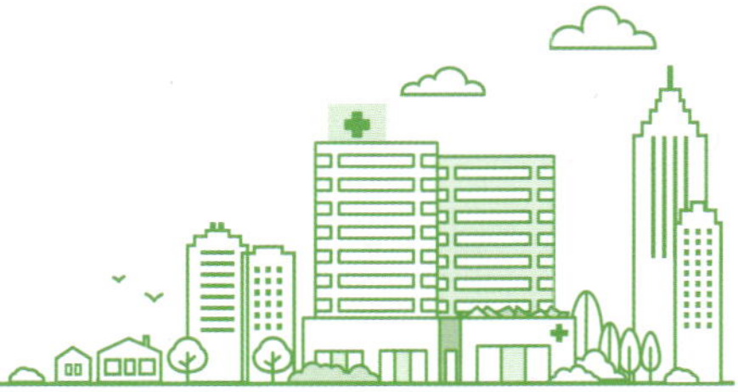

뭔가를 미리 준비하지 않으면, 불안한 마음이 들기 때문에 개원 전에 '이것도 해야지, 저것도 해야지'하며 여러 생각들을 했었지만, 사실 개원이라는 것을 경험해본 적이 없기에 제대로 이루어진 것은 거의 없었던 것 같습니다. 지금 돌이켜보면, 개원 전에는 딱 세 가지 정도만 해놓으셔도 개원 준비는 이미 성공적일 것이라 생각됩니다.

개원 전 미리 준비할 것 2가지

개인브랜딩(블로그부터 시작하자)

"나를 보여주고, 우리 치과를 미리 경험하게 하자"

개원 2년이 지난 지금을 돌이켜보면, 제가 그동안 해왔던 저만의 브랜딩이 성공적인 개원의 가장 큰 요소가 아니었나 싶습니다. 현재는 치과 분야에서 1등 블로그를 운영하고 있다고 자부하지만 사실 개원 전에는 이게 효과가 얼마나 있을지에 대한 고민도 있었고, 스스로를 평가절하했던 적도 있었습니다. 아마 개원에 대한 부담감, 불안감 때문에 더 그렇게 생각했던 것인지도 모르겠네요. 당시 미리 블로그를 운영하며 개원했던 선배나 친구들에게 조언도 많이 구했었는데, 블로그가 개원하는데 있어 확실히 효과가 있다는 피드백을 대부분 받았습니다. 그 덕에 다시 한 번 자부심을 갖고, 개원 이후에도 이전에 비해서는 못하지만 꾸준히 네이버 블로그 등을 통해 개인 브랜딩을 이어갔던 것 같습니다. 미리 환자분들께 나 자신과 우리 치과의 장점, 잘하는 진료들을 경험해 볼 수 있게 해드리기에 가장 좋은 것이 바로 온라인을 통해 보여드리는 것이기 때문입니다.

"닥터자일리톨의 투스토리는 어떻게 시작했나?"

물론 내가 아무리 열심히 글을 쓰고, 나 자신을 보여드리려 노력한다해도 흔히 말하는 상위노출이 되지 않으면 환자분들이 볼 수 없는 게 현실입니다. 저라고 처음부터 많은 방문자들이 유입되는 블로그를 가졌던 것은 아닙니다. 제 브랜딩의 역사를 한번 돌이켜 보면, 2017년 1월 1일부터 제 블로그 〈닥터자일리톨의 투스토리〉의 첫 포스팅이 시작됩니다.

사실 이전부터 기록 남기기를 좋아하는 제 성격상(어릴 때 싸이월드도 열심히 했었죠) 언젠가 블로그를 시작해야겠다고 마음은 먹고 있었습니다. 하지만 좀 더 구체적인 이유는 치과 정보를 검색했을 때 나오는 대부분의 블로그가 원하는 내용을 담지 못한 채 마케팅 업체의 질 낮은 홍보성 포스팅으로 도배되어 있는 게 너무 싫었기 때문이었습니다. 그러다가 오히려 내가 거기서 공들여서 치과 정보를 많은 분들에게 알려드리면 좋겠다는 생각이 들었고, 언젠가 하게 될 개원에도 경쟁력을 주지 않을까 하는 마음도 조금은 있었던 것 같습니다.

2017년 1월 1일부터 블로그를 시작할 때, 애초에 치과적인 내용만으로는 승산이 없다고 생각했습니다. 입장을 바꾸어 생각해보면, 치과 내용만 써놓으면 궁금할 때나 검색해서 찾지, 일부러 제 블로그를 와서 글을 볼 것 같지는 않았거든요. 그래서 처음부터 전략적으로 제가 좋아하는 맛집, 요리, 여행과 관련된 내용 위주로 글을 쓰면서 일주일에 두 번 정도씩만 치과정보 글을 썼습니다. 지금은 여기에 건강, 육아 정보가 추가되어 있습니다. 당시는 군의관을 할 때라 비교적 시간적 여유가 있어 가능하긴 했지만 항상 1일 1포스팅은 지키려고 노력했습니다. 어디서 좋다는 걸 보고 그렇게 했었는데, 네이버 입장에서도 자기네 컨텐츠에 매일 정보를 올리는 데 좋아하겠죠?

처음에는 방문자 수가 하루에 10명, 20명만 돼도 좋았고, 꾸준히 하다 보니 100명까지는 어렵지 않았고, 그렇게 몇 달 지나니 1,000명 정도는 유지할 수 있게 되었습니다. 개인적인 생각으로는 하루 1,000명 유입이 된다면 충분히 개원에 도움이 되는 블로그라고 생각하고, 여기까지는 적당한 노력만으로도 어렵지 않게 이룰 수 있다고 생각합니다. 계속 1,000명 정도를 유지하다가 2018년 중순, 블로그를 시작한지 1년 반 정도 되었을 때, 갑자기 어느 날 하루 방문자 수가 5,000명이 되더니 그렇게 하고 1달 여만에 하루에 10,000명이 들어오는 블로그가 되어버렸고, 그렇게 말로만 듣던 최적화 블로그가 되었습니다.

블로그를 시작한 지 어느덧 6년 이상이 지났고, 개원 이후에는 1일 1 포스팅은 못하지만 틈날 때마다 글을 쓰면서 블로그는 잘 유지하고 있는 중입니다. 중간에 어떤 글이 유명세를 타서 하루에 20만 명 이상이 1~2주가 넘는 기간 동안 들어온 적도 있는 재미난 경험도 해봤었고요.

이게 제 블로그의 성장 과정입니다. 여러분도 할 수 있습니다.

"나보다 나은 사람을 보고 벤치마킹 하라"

그럼 이러한 블로그는 어떻게 시작해야 할까요? 제 글의 마지막에 좀 더 자세히 풀어 쓰겠지만, 우선은 미리 그 길을 밟았던 저를 비롯한 상위 노출이 잘 되는 원장님들의 블로그를 보고, 영감을 받아 자기가 자신있는 주제로 우선 하나하나 글을 써 내려가 보는 것이 그 시작이라 생각합니다. 그러다보면 나의 언어, 나의 표현을 통해 차별점을 갖게 될 것이고, 그 길로 쭉 가면 된다고 봅니다. 똑같이 카피만 안 하시면 돼요.

요즘은 열심히 하시는 분들이 많이 계셔서 벤치마킹 할 블로그들이 많지만, 그 당시만 해도 블로그를 운영하는 원장님들이 손에 꼽을 정도였어서 저도 그 분들의 글을 읽어보면서 어떤 식으로 글을 써야 남들이 관심을 보일 수 있을까를 오랜 시간 생각했던 것 같습니다. 그러다보니 치과정보 포스팅은 하나 쓰는 데 10시간도 걸렸던 것 같네요.

그럼 이쯤에서 여러분에게 질문을 하나 해볼게요. "성공을 하려면 내가 좋아하는 것을 해야 할까요? 아니면 내가 잘하는 것을 해야 할까요?" 개인적으로 정답은 둘 다 아니라고 생각합니다. 제가 생각하는 정답은

"남들이 원하는 것을 먼저 해라! 그렇게 해서 성공을 하고 난 뒤에 내가 잘하고, 좋아하는 것을 하면 된다" 입니다.

"꾸준함! 성공의 비결"

세상의 모든 부분에서 열심히 꾸준히 하면(존버!) 안 되는 건 거의 없다고 생각합니다. 개원에도 해당되는 말이지만, 저 역시 1년 반가량을 꾸준히 해서 터진 것처럼 각자마다 속도는 다르겠지만 언젠가 네이버가 알아주는 날이 올 겁니다.

"좋은 진료를 보여드릴 기회를 스스로 만들자"

아래에서 말씀드릴 좋은 진료를 하기 위해서는 환자분들이 우리 치과에 내원해 주셔야 하는데, 정보검색의 시대에선 미리 나와 우리 치과에 대한 정보를 드리고 선택할 수 있게 해드리는 것이 치과의사로서 좋은 진료를 보여드릴 기회를 얻게 되는 것이라고 봅니다. 이전에 어떤 원장님께서 농담반 진담반으로 얼마면 제 블로그를 팔겠냐고 하셨던 적이 있었습니다. 당시에는 그런 생각을 해본 적이 없던 터라 "5억 정도면 되려나요?" 하면서 웃어넘긴 적이 있었는데, 개원 2년째인 지금은 "50억을 줘도 안 팔 것 같아요!"라고 말할 수 있을 것 같습니다.

[개인 브랜딩을 위한 여러 가지 채널의 장단점]

▶ 2022년 08월 내원환자 내원경로 분포 (단위 : 명)

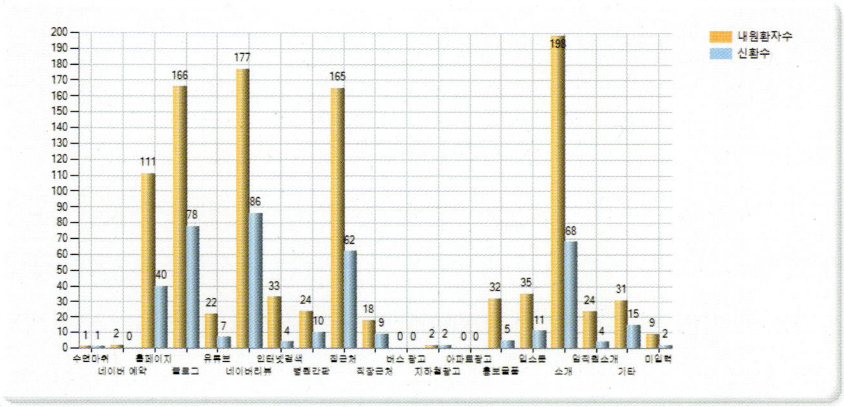

① 네이버 블로그

개인 브랜딩 얘기를 하면서 제 개인 블로그 위주로 말씀을 드렸는데, 아직 시작하지 않은 원장님들의 입장에서 가장 손쉽게 접근할 수 있고, 가장 효과적일 것이라는 생각이 있었기 때문이었습니다. 아무리 유튜브가 뜨고 있다고는 하지만, 저라면 유튜브로 내가 갈 치과를 검색하지는 않을 것 같습니다.

아직은 개원을 위한 브랜딩에서 넘버원은 네이버, 그중에서도 블로그가 으뜸이라고 생각합니다. 요즘에는 네이버 인플루언서 제도가 있어서 꾸준히 치과 및 건강 관련 글을 올려 인플루언서에 선정되면 좀 더 쉽게 자신을 알릴 수 있는 무기를 가지게 되실 겁니다.

② 유튜브

유튜브가 핫한 컨텐츠가 되면서 유행에 뒤쳐질 수 없던 저도 〈닥터자일리톨TV〉를 시작했고, 지금 구독자는 어느덧 7,000명이 넘었습니다.

아무것도 없었다면 시작하지 못했겠지만, 그동안 쌓아 놓은 블로그 포스팅들이 있기에 이것들을 영상으로 만들고 있습니다. 나 자신을 브랜딩하기에는 유튜브가 가장 좋은 채널이라고 생각합니다.

그렇지만, 쉽게 말해 가성비가 너무 떨어집니다. 블로그 포스팅할 때보다 몇 배의 노력을 쏟아야 하며, 특별히 원장님들이 돈을 들이지 않고 쓸 수 있는 블로그 포스팅에 비해 유튜브는 편집이라는 까다로운 과정을 거쳐야 하기에 돈을 들여 편집자를 써야 하는 단점도 있습니다. 편집 퀄리티에 따라 다르겠지만, 비용이 부담될 정도이긴 합니다. 그럼에도 잘만 하면, 네이버 블로그와 함께 충분히 효과적인 브랜딩 채널임에는 분명합니다. 또한 개원하셨을 때, 치과 대기실에 그냥 TV 프로그램 틀어놓는 것보다 원장님 자신이 직접 나온 유튜브를 틀어놓으면 환자분들에게 더욱 어필할 수 있지 않을까요?

③ 네이버 지식인

네이버 지식인도 제가 네이버 블로그와 함께 치과 분야에서 1등을 하고 있는 채널입니다. 2019년에는 우리나라 건강 분야를 대표하는 5명을 뽑는 분야별 지식인이 되었던 적도 있죠. 기존 본인의 계정으로 치과 쪽 질문에 답변을 할 수도 있지만, 이왕 하는 김에 좀 대기가 있긴 하겠지만, 대한치과의사협회의 지식인 전문가를 신청하셔서 전문가 계정을 만든 뒤에 하시는 게 좀 더 낫다고 보여집니다. 네이버가 이렇게 우리나라의 대표적인 기업으로 성장할 수 있었던 것이 8할은 지식인의 몫이었다고 생각되는데, 요즘은 그 영향력이 줄긴 했어도 진솔하고 정성스러운 답변으로 질문자분들의 궁금증을 확실하게 풀어드리면 도움이 될 것이라고 생각합니다.

④ 네이버 카페

이건 아무도 모르시겠지만, 저는 〈닥터자일리톨의 투스카페〉라는 카페를 운영하고 있습니다. 네이버 카페는 잘만 운영하면 맘카페처럼 엄청난 힘을 발휘할 수 있지만, 치과적인 내용만으로는 성공하기 힘들어서 여기까지는 추천드리지는 않습니다.

⑤ 인스타그램

인스타그램은 제가 나름 열심히 공들여서 운영을 하고 있긴 한데, 환자분들을 우리 치과에 방문하게 만드는 것에 큰 도움이 되지는 않는다고 봅니다. 가끔 DM을 통해서 질문해 주시는 분들이 계시지만, 보통은 블로그나 다른 채널을 통해 저를 알게 되시고, 빠르게 답변을 원하시는 경우에 접근 통로가 되는 수준이라고 봅니다. 저도 한때 고민을 했던 적이 있지만, 지금은 좋아요 숫자를 늘리고, 퀄리티 있어 보이는 치과정보나 사진을 올리기 위해 인스타그램 마케팅에 비용을 지출하고 계시는 원장님들껜 차라리 그 비용을 다른 데 쓰시라고 조언드리고 싶네요. 제 개인 인스타그램 외에 치과 공식 인스타그램을 저희 스탭 선생님이 관리하고 있는데요. 우리 치과의 일상, 환자분들의 선물, 치과 원내세미나, 회식사진 등을 올리며 자연스러운 닥터재일치과의 모습을 환자분들이 가끔 보게 되는 것은 좋다고 생각하며, 또 요즘 젊은 치과위생사 선생님들은 이력서를 넣기 전에 치과의 블로그나 인스타그램을 통해서 분위기를 먼저 보기도 한다는 점에서는 긍정적이라고 생각합니다. 너무 힘쓰지는 마시고, 가볍게 해주세요. 어쨌든 인스타그램 인플루언서라면 모를까 저에게는 어려운 인스타그램이네요.

⑥ 페이스북

개인적으로 페이스북은 치과 브랜딩 채널로는 이제는 너무 약한 것 같아서 추천드리지 않습니다. 선택과 집중을 해주세요!

본인의 진료 실력 높이기

"진료가 되어야 브랜딩에 날개를 단다!"

개인 브랜딩과 함께 합쳐지면, 폭발적인 효과를 내는 것! 바로 일정 수준 이상의 진료 실력입니다. 그런 의미에서 제 개인적으로는 졸업하고 바로 개원하거나 남자분들 같은 경우 공중 보건의를 마치고 바로 개원하는 것은 무모한 부분이 있다고 생각합니다. 저와 같이 전문의를 취득한 분들이라도 레지던트 기간 중에는 본인의 전공과목 위주의 진료만 하기엔 어떤 면에서는 개원에는 적합하지 않은 상황입니다. 예를 들어, 3년의 레지던트 기간에 제가 100여 개의 임플란트 수술을 했었고, 이 정도면 잘하겠지 생각했지만, 페이닥터 생활을 하고 한 달에 100여 개의 임플란트 수술을 하면서 이전의 생각이 철없던(?) 생각임을 깨달았죠.

치과진료 능력에 있어서도 역시나 경험은 많으면 많을수록 좋습니다. 그런 의미에서 최소 1년 정도는 페이닥터 생활을 하면서 진료와 개원의 느낌을 경험해보실 것을 추천드립니다. 치과의사가 1년에 800여 명씩 나오기에 점점 좋은 자리가 없어지니 빨리 개원해야 하는 게 아니냐고 말씀하시면 그 역시 틀린말은 아니라고 대답하지만, 좋은 자리는 있다가도 없고, 없다가도 있습니다. 좋은 자리는 언제든 있고, 그 자리에서 성공하려면 경쟁력을 갖추는 게 장기적으로는 더 나은 방법이라고 생각합니다.

치과에서는 제가 길게 말씀 드렸던 브랜딩도 당연히 중요하지만, 시간이 지나면 결국 입소문, 소개로 환자분들이 내원하시는 경우가 더 많은 게 진짜 안정적인 치과의 모습일 것입니다. 그러려면 좋은 진료는 필수입니다.

입지 탐색

2018년, 2019년에 먼저 개원하려는 친구들을 따라 설렁설렁 자리를 봤던 것을 제외하면, 제가 입지를 봤던 기간은 2020년 1월부터 10월까지 10개월이었습니다. 그리고 11개월째에 계약을 했죠. 길다면 길고, 짧다면 짧지만 그 사이에 개원 입지 컨설팅 업체가 소개해 준 매물들, 제가 직접 지도를 보고 찾아서 가봤던 자리들을 살펴보면서 들었던 생각들, 자리 보는 눈이 조금씩 생기면서 바뀌어왔던 생각의 변화들, 그리고 최종적으로 지금의 닥터재일치과 위치에 개원하게 된 과정을 지금부터 보여드리겠습니다.

아마 개원을 앞둔 원장님들이 가장 고민하는 것이 입지 선정이고, 실제로 가장 중요한 부분이기도 합니다. 솔직히 말해 입지를 정하고, 계약하고 나서의 과정은 결정할 것들이 많을 뿐 다 짜여진 과정들이 있기에 그것에 맞게만 쭉쭉 진행하면 됩니다.

10개월 간의 개원자리 찾아 삼만리

"좋은 자리도 나와 때가 맞아야 한다. 아쉽지만 포기해야 하는 자리도 있다"

2020년 1월에 처음 개원 입지를 봤었는데, 뭔가에 홀린듯이 너무 끌렸었어요. 아마 개원 자리를 처음 보시는 분들은 막연하게 역세권, 사거리 코너, 주변에 많은 세대수 등을 주로 보게 될 것이고, 이것에만 충족하면 다 좋아 보일 수 있습니다(더 검토해야 하는 이론적인 지점은 책의 첫 장에서 이미 많이 다뤘으니 여기서는 생략하겠습니다).

우선 자리를 보기 시작하는 처음에는 이 자리 저 자리 가리지 않고 보는 게 좋습니다. 자리를 보는 눈이 없기도 하겠거니와 마음 속에 기준이 잡혀 있지 않기 때문입니다. 자리를 많이 보다 보면 '내 스타일은 이런 곳이다' 하는 게 조금씩 보이기 시작합니다. 그런 곳에 좋은 자리가 나는가는 그 다음 문제입니다. 기다리면 나오긴 하지만, 기약없이 마냥 자리만 보다가 시간만 축내는 것도 문제입니다.

TIP! 개원 부동산 컨설팅에 대하여

부동산 개원 컨설팅 업체는 진짜 안 좋은 매물을 추천하지는 않고, 어느 정도 무난한 자리를 알려주기에 나쁘지는 않지만, 너무 믿지는 말고, 나와 맞는 자리인지는 충분히 고민해보고 분석해봐야 합니다. 업체가 알려준 자리와 계약하면, 500만 원 전후의 비용도 지불해야 하지만(요즘엔 더 올랐다고 하는 말도 들었습니다) 본인에게 괜찮은 자리라면 아깝지 않은 돈입니다. 업체들에게 소개받은 자리를 〈웨어히어〉로 검토하거나 〈브랜드본담 진료권 보고서〉로 분석해 볼 수도 있고요. 그럼 이제부터 제가 봤던 곳들을 순서대로 쭉 한번 나열해 보면서 간단히 알아두면 좋은 점과, 어떤 포인트를 주로 체크했는지 복기해 보겠습니다.

자, 같이 개원 자리 보러 떠나 보시죠!

① 화성 동탄역

사실 동탄은 개원을 앞두신 원장님이라면 누구나 관심을 가질만한 장소라고 생각합니다. 저 역시 그렇게 생각했었기에 2019년 초 동탄역 주변(롯데백화점 부지가 허허벌판일 때)을 가볍게 한번 둘러봤고, 운전해서 동탄 한 바퀴를 다 돌아봤습니다. 다만 신도시 지역이다보니 아직 건물을 짓고 있고, 아파트 입주도 다 되지 않았던 상태였습니다. 그럼에도 불구하고, 가장 좋아보이는 자리는 이미 다른 원장님들이 계약해 놓으셨더라고요. 이때 '신도시는 선착순'이라는 걸 느꼈고, 신도시는 제 스타일이 아닌 것 같다고 막연하게 생각하기도 했습니다.

최근에 덴트포토를 보다가 "신도시는 불패수준이다!"라는 글을 본 적이 있습니다. '신도시 신규 > 구도심 인수 >> 구도심 신규'로 대동단결이라는 것이 주된 내용이었습니다. 이 부분은 정말 개인의 취향 차이라고 생각하지만, 제가 구도심에 개원한 입장에서 신도시 개원은 아니라고 생각했던 이유들을 나열해 보고자 합니다. 이건 원장님들의 스타일에 따라 많이 다를 수 있다는 점을 참고해 주시면 좋겠습니다.

※ 신도시 개원의 단점

a. 내가 오픈하더라도 이후에 경쟁 치과들이 계속 들어올 자리가 너무 많다. 주요 자리에는 큰 상가들이 많아 치과 독점이 어렵고, 한 상가에 치과가 여러 개 들어올 수도 있다.

b. 신도시에는 상대적으로 젊은 사람들이 많다. 베드타운의 경우 낮에는 대부분 직장에 가는 분들이 많기 때문에 한계가 있을 것으로 예상된다.

c. 선점을 하더라도 아파트 입주가 다 이루어지지 않은 상태라서 초반 몇 년간은 병원 운영이 쉽지 않을 수 있다. 선점이 성공적이었다 하더라도 이후 주변에 초대형 덤핑 치과가 들어올 가능성도 있기 때문에 안정성이 떨어진다.

d. 젊은 원장님들이 많기 때문에 마케팅 경쟁 등이 더 치열하다.

* 물론 신도시의 장점도 많은데, 저는 구도심이면서도 젊은 주거인구 비중이 높은 곳을 고려하는 방식으로 신도시의 장점도 일부 취하려고 했습니다.

② 수원 수원역

제가 오랫동안 살았던 수원의 수원역입니다. 경기남부 최대의 격전지인 수원 인계동 번화가는 첫 개원인 제가 들어가기에는 조금 무서운 부분들이 많아서 그 외의 지역들을 우선해서 살펴보았습니다. 우선, 지금와서 생각해도 수원역은 괜찮은 자리라고 생각합니다.

a. 역세권이고, 유동인구가 굉장히 많다.

b. 시장도 위치하고 있고, 주변은 주거지역이라 고령층이 많다.

c. 치과가 들어올 자리가 거의 없다고 보여지기에 계속적인 경쟁자가 들어올 수 있는 신도시에 비해 좋다. 특히나 당시에는 몇 년간 자리가 없어서 치과가 개원하지 않은 지역이었다.

이러한 장점들이 있었고 괜찮아 보이는 신축건물이 있었는데, 임대료 자체가 너무 과하고 다른 치과들에 비해 역에서 조금 떨어져 있다는 점이 부담이었습니다. 그리고 당시에 코로나로 인해 임대가 나온 자리도 있었으나 평수 자체가 너무 작은 탓에 마음을 접었습니다. 다만 지속적으로 좋은 자리가 나오기를 바라면서 주시했던 곳입니다. 제가 오랫동안 살았던 수원이기에 뭔가 편안한 마음도 있었던 것 같습니다.

③ 평택 서정리역

장기적으로 생각해 보았을 때 저는 서울에서 살고 싶다는 생각이 있었기에 개원지의 한계는 수원 정도까지라고 생각했습니다. 그렇지만 자리보는 눈을 넓혀보고자 평택까지 가보기도 했습니다. 정확히는 서정리역이었고요. 역 바로 앞에 위치한 3층짜리 건물에 2층과 3층을 같이 치과로 만들어 나가볼 수 있는 자리였습니다.

당시는 복층 건물에 간판을 크게 하는 게 유행하던 시기이기도 했고요. 자리를 보기 위해 돌아다니다 보면, 그런 치과만 눈에 보이던 시기였습니다. 그리고 서정리역 좌측으로는 고덕신도시가 만들어지는 중이었기에 잘하면 좀 더 파이를 키워볼 수도 있을 것이라 생각해서 주변에도 의견을 많이 물어봤던 기억도 납니다.

이 곳에서의 개원을 포기한 이유는 자리를 보기 시작한 지 얼마 되지 않아 좀 더 좋은 곳을 찾아보고 싶기도 했으며, 평택 쪽은 좀 멀기도 한데다가 좀 더 저의 강점을 발휘할 수 있는 지역으로 선택하기 위함이었습니다. 그 자리는 지금은 다른 업종이 들어와서 기존에 구상했던 모습으로 치과를 개원하시기는 어려울 듯 합니다.

④ 안양 범계역

안양에서 가장 번화한 곳이라 생각되는 지역이고 치과도 참 많이 있는 곳입니다. 한창 연애할 때 와이프랑 맛있는 거 많이 먹으러 다니던 곳이기도 해서 친숙했는데, 개원할 만한 자리가 나서 가보니 감회가 새로웠습니다.

범계역 출구와 가까운 자리에 프랜차이즈 커피집이 나왔는데, 아예

공실은 아니었고, 권리금을 주면 나가겠다는 곳이었습니다. 80평 정도에 임대료 800만 원 정도 수준이라 부담은 되지만 괜찮은 자리였는데, 권리금이 1억이 넘었던 터라 그 부분이 상당한 부담이 되었습니다. 원래는 권리금이라는 것에 대한 개념이 없었는데, 이때부터 '좋은 자리는 권리금을 주면 내보낼 수도 있겠구나'라는 생각을 하게 되는 계기가 되기도 했습니다.

그저 임대가 나오는 공실만 찾는 것은 좋지 않다고 생각합니다. 물론 그중에 좋은 자리도 있지만, 괜히 공실이 난 게 아니죠. 만약 진짜 좋은 자리였다면, 내가 보기 전에 순식간에 다른 치과 원장님이 발 빠르게 계약을 하셨을 가능성이 높을 겁니다.

그런 점에서 내가 보기에 괜찮은 자리라면, 부동산 등의 중개업자를 통해서 권리금을 주고, 들어갈 수 있는지 체크해 보는 것도 좋은 방법입니다. 물론 좋은 자리일수록 권리금이 억대를 넘어가는 등 개원하기 전 원장님들의 입장에서는 엄청난 부담일 수 있습니다. 개원 비용이 상당히 많이 들어가기 때문에 100만 원도 아껴야 하는 상황에서는 무섭고 두렵지만 비쌀수록 좋은 자리인 것은 맞습니다.

⑤ 서울 신림역

서울 지하철 2호선은 제가 가장 많이 타고 다녀서 익숙하기도 하고, 잘 되는 치과들도 있어서 매력적인 곳이었습니다. 주변에 아파트 단지가 많지는 않지만 빌라촌으로 이루어져 있고, 유동인구도 많아서 계속 눈여겨 보고 있었던 곳이었습니다. 이곳 프랜차이즈 카페에 권리금을 주고 들어갈 수 있는 자리가 있었습니다.

당시에는 '사거리 코너', '역 출입구 나오자마자' 이런 게 너무 좋아보여서 좀 아쉬운 감이 있었습니다. 그리고 역에서 좀 더 가까운 곳에 스타벅스가 있던 건물에도 자리가 나왔었는데, 다른 경로를 통해서 알아보니 안 좋은 이슈가 있어서 포기했었던 기억이 납니다.

또한 이후에 고민이 되는 매력적인 자리가 신림역에 또 나왔었는데, 이틀 정도 고민하는 찰나에 이미 계약이 되어버렸더군요. 신림역 자리를 보면서 얻은 교훈은 개원에는 결단력이 중요하다는 것입니다. 빠른 결단력과 신중함! 이 두 가지를 동시에 하기 어렵기에, 역시 개원은 쉽지 않다는 교훈을 다시 한 번 얻게 되었습니다.

⑥ 하남 신장사거리(하남시청역)

구래, 부평, 수유 등 다양한 자리를 더 살펴보다가 드디어 제가 개원 자리를 정했습니다! 지금은 하남시청역이 들어선 곳과 가까운 곳에 위치한 하남 구시가지인 신장사거리 근처였습니다. 근처에 신장시장, 덕풍시장이 있고 치과는 많이 있지만, 마케팅적인 경쟁력이 충분히 있어 보였으며 유동인구도 꽤 괜찮은 편이었습니다. 구축 건물이긴 했지만, 건물 전체적으로 잘 리모델링해서 좀 더 괜찮은 모습으로 만들 수 있을 것 같았고, 한 층 자체도 70평 정도로 큰 데다가 장기적으로는 위층에 같은 사이즈를 더 사용할 수도 있는 상황이었죠. 서울 역세권 번화가보다 부담이 적은 느낌도 좋았고요. 일단 컨택하는 사람이 저밖에 없었기에 약간은 여유를 갖고, 보름 정도 동안 4~5번은 방문해서 봤던 것 같습니다.

사실상 계약하기로 결정을 하고서, 이때 처음으로 브랜드본담에 〈진료권 보고서〉를 의뢰 드렸습니다. 분석 결과, 괜찮은 지역이긴 하지만 제 전문과목과 개인브랜딩 자산을 100% 발휘하기에는 아쉬운 지점이 확인되었습니다. 당시에는 자리 탐색 기간도 길었고, 이 자리를 놓치면 또 기약이 없겠다는 생각에 계약을 진행했습니다. 그런데 계약하고서도 또 미친듯이 드는 고민들. 그 당시 심경을 글로 표현하자면 끝이 없을 것 같아서 혹시 저를 오프라인에서 만난다면 그때 해드리는 것으로 하고, 결론적으로 계약을 파기했습니다.

비오는 날 건물 앞에서 '그냥 할까, 아니면 진짜 내 강점을 더 내세울 수 있는 곳으로 다시 시작해볼까' 하다가 건물주에게 연락을 해서 말씀드렸던 기억이 나네요. 다른 원장님께 넘겨드리고 기분 좋게 새 출발 할 수 있었어요.

체크리스트로 체계적으로 접근해보기

위의 일이 있은 이후에, 제가 중요시하는 부분이 무엇인지에 대한 리스트를 정리해서 그에 부합하는 후보지를 추리게 되었습니다.

이번 코너에서는 제가 개원을 준비하면서 만든 입지 체크리스트를 공유해 보도록 하겠습니다. 물론 제 체크리스트가 정답은 아니겠지만, 나름의 기준을 세워서 〈웨어히어〉도 살펴보며 더 분명하게 진료권역을 추렸던 것 같습니다(보다 전문적인 부분은 이 책의 1부 아홉 번째 챕터 〈실전 분석 – 체크리스트〉 부분을 함께 참고해 주세요).

이재일의 개원 후보지 체크리스트

- **1위 – 주변에 나와 동일한 전문과목을 가진 전문의가 적은 곳:** 저의 진료적인 강점인 사랑니와 임플란트에 특화된 치과를 위해서 이 부분을

많이 살펴봤습니다.

- 2위 – 역세권이면서 역이랑 가까운 곳(치과 개수가 어느 정도 되는 곳): 신도시보다는 구도심 개원을 생각했으며, 환자분들의 접근성이 중요하고, 제 또 다른 강점인 네이버 블로그를 통해서 서울 내 다른 동네, 또는 타 지역에서 오시는 분들도 있을 것이기에 역세권 구도심에 신축 건물이면 금상첨화!

- 3위 – 내 블로그를 비롯한 브랜딩이 돋보일 수 있는 곳: 주변 치과들과의 마케팅 경쟁력에서 우위를 점하는 게 중요하기에, 마케팅에 큰 돈을 쏟아야 하는 강남 쪽은 제가 좀 더 돋보이기 힘들 것이라 생각해 첫 개원지로는 배제하였습니다. 역세권이자 치과가 많은 곳이면서 타 치과들이 마케팅에 투자하는 정도가 적은 곳 위주로 봤습니다. 〈웨어히어〉 심층분석 내 경쟁도 부분을 참고하시면 됩니다.

- 4위 – 수면마취, 일요일 진료의 메리트가 있는 곳: 제가 이제부터 볼 자리들은 최소 주위에 치과 10개 전후로는 있을 만한 곳이기에 진료에 있어서의 무기가 필요할 것이라 생각했습니다. 제가 하려는 것을 똑같이 하는 치과가 주변에 없으면 당연히 좋겠죠.

- 5위 – 100평 이상 자리가 가능한 곳(처음엔 안 되더라도 확장이 가능한 곳): 치과 내에 이것저것 만들고 싶은 것이 많았던 터라 좁으면 좀 아쉽겠다는 생각이었습니다.

- 6위 – 치과 개수가 어느 정도 되는 진료권역: 치과 개수가 어느 정도 되어야 전체 파이가 나올 것 같았습니다. 치과가 너무 적으면 기본적인

치과진료에 대한 수요가 부족할 수 있기 때문에 중요한 부분입니다. 〈웨어히어〉에서도 마찬가지로 쉽게 볼 수 있고 진료권 매출은 〈브랜드 본담 진료권 보고서〉를 통해서 더 세부적으로 진단할 수 있었습니다.

- 7위 – 출퇴근 거리: 제가 장기적으로 가족과 함께 살고 싶은 곳은 서울이었습니다. 하지만, 서울이면서 동시에 만족시켜야 하는 조건이 하나 더 있었습니다. 저희 아이가 아직 어려서 수원에 계신 저희 부모님이 봐주시고 계셨던 터라 가능하면 수원에서 출퇴근 가능한 곳으로 추리니 범위가 굉장히 좁혀지더라고요.

- 8위 – 주변이 주거지 위주(신도시 제외): 주변이 오피스 진료권역일 수도 있고, 주거 진료권역으로 이루어졌을 수도 있을 것입니다. 저는 구도심에 주변의 사람들이 많이 사는 곳 위주로 찾아 보았습니다. 이것도 〈웨어히어〉 심층분석 내 인구 비중 부분에서 주거인구과 유입인구 비중을 통해 확인할 수 있습니다.

- 9위 – 과하지 않은 임대료: 사실 100평 이상 역세권에다가 착한 임대료까지 바라는 건 욕심이지만, 개원하는 입장에서는 항상 생각하게 되는 부분인듯 합니다. 다만 한 가지 알아두셔야 할 것은 '싸고 좋은 자리는 없다'입니다. 제 나름의 기준은 월 임대료 1,000만 원 정도까지였습니다.

- 10위 – 나이든 분들과 젊은 분들의 인구 구성이 비슷한 곳: 우선순위 1위와 비슷하지만, 임플란트 치료는 고령일수록 수요가 많고, 사랑니 발치는 젊은 분들일수록 수요가 많기 때문에 이 두 가지를 함께 만족하

는 곳을 찾는 것이 관건이었습니다. 〈웨어히어〉 심층분석 내 연령별 비중 코너의 도움을 받아서 탐색할 수 있습니다.

- 11위 – 내가 원하는 간판 형태가 가능한 곳: 저는 간판도 상당히 중요하다고 생각합니다. 지나가는 분들의 기억 속에 남을 만한 간판을 달 수 있다면 금상첨화겠죠.

- 12위 – 시장이 있는 곳: 시장이 있다고 무조건 다 잘 되는 것은 아니지만, 어르신들이 인지하기 위해서는 시장 근처가 낫다고 판단했습니다.

- 13위 – 단층: 복층 치과에 대한 주변분들의 비추천이 있어서 다시 개원 자리를 찾게 된다면 가능한 한 층이 큰 곳을 찾기로 하였습니다.

- 14위 – 치과 앞 도로 차선이 좁은 곳: 한번 생각해보면 치과 앞 도로가 차선이 넓은 곳이라면 보통은 신도시나 오피스 상권이긴 합니다. 주거지 위주의 구도심이라는 느낌과 비슷한 내용이지만, 도로를 사이에 두고 건너편과 상권 자체가 나뉘지 않는 느낌이 좋았습니다.

- 15위 – 한 건물에는 치과 1개만(너무 크지 않은 상가): 너무 큰 멀티플렉스 상가나 번화가의 상가의 경우에는 한 건물에 치과 독점이 안 되는 경우도 있고, 그럴 경우 독점 계약서를 쓸 수 있다면 괜찮지만, 좀 찝찝한 건 있습니다. 독점이라 하더라도 상가가 너무 커버리면 내 치과가 돋보이지 않는다는 점도 아쉽죠.

이렇게 기준을 잡고, 다시 한번 개원 입지 찾기의 여정을 떠났습니다.

① 신정네거리역

신정네거리역은 처음 역 입구에서 나왔을 때를 생각하면, 지금 제가 개원해있는 암사역과 약간은 비슷한 느낌이었던 것 같습니다. 건물들 자체도 그렇게 높지 않고, 주변에 아파트도 짓고 있는 것들이 있었고, 빌라촌도 같이 섞여 있었어요. 그리고 제가 좋아하는 2호선이기도 했습니다. 사당에서 2호선을 자주 타고 다녀서 친숙하기도 했고, 아무래도 2호선을 사람들이 가장 많이 이용하니 개원하기에는 2호선 주변이 막연하게 좋다고 생각이 들기도 했습니다.

어쨌든 당시에 신정네거리역에 딱 봐도 눈에 띄는 랜드마크 느낌의 신축이 하나 보여서 "여기다!"를 외쳤던 기억이 납니다. 그 신축건물에 딱 들어갈 만한 3층 자리가 보였는데, '이런 곳이라면 이미 건물 지어질 때, 치과는 계약이 되었어야 하는데 왜 아직 계약한 사람이 없지?'라는 생각이 들었습니다. 그런 생각을 가지면서 가장 눈에 띄는 부동산에 들어가서 사장님과 대화를 많이 나눠 보았습니다.

알고 보니 건물에는 여러 복잡한 사정이 얽혀있어 바로 들어갈 수 있는 상황이 아니었습니다. 아쉬움을 안고 당분간 돌아가는 상황을 지켜보면서 기다려보기로 했습니다. 이곳 외에도 권리금을 주고 들어갈 수 있을 만한 자리를 몇 군데 선정하여 부동산 사장님께 의향을 여쭤봐 달라고 하기도 했습니다. 하지만 신축건물은 몇 달간 똑같은 상황이었고, 다른 자리들 역시 권리금이 너무 비싸서 빨리 개원하고 싶은 마음이 강했던 저로서는 포기할 수밖에 없었습니다.

여기서 한 가지 기억하시면 좋은 것은 물론 비싼 임대료와 보증금이 기다리고 있을 테지만, 구도심의 신축건물은 매력적인 요소가 무척이나 많다는 점입니다. 확신이 있다면 잡으세요. 이제 페이닥터를 처음 시작하거나 1년 이상 뒤에 개원을 하실 분들이라면, 구도심에 신축건물이 올라가는 것들을 미리 파악해 보고, 건물이 올라가기 전에 잡는 것도 한 가지 방법이라고 생각합니다.

신정네거리역 자리: 15개 우선순위 중 10가지 적합(10/15)

- 특이사항 1: 시장이 있긴 했지만 규모가 협소함
- 특이사항 2: 인서울이긴 하지만 초반에 수원에서 출퇴근이 어려워서 제외

기억해야 할 포인트: 구도심의 신축은 좋으니 시간적 여유가 있다면 미리 트라이해보자!

② 사당역

저에게 사당역은 오랫동안 살았던 수원만큼이나 익숙해서 항상 눈여겨보고 있던 곳이었습니다. 제 친한 친구들은 물론 김영삼 원장님께서도 사당역에 개원하라는 이야기를 많이 하셨습니다. 저는 블로그도 있고, 수원에 지인이 많다는 것이 그 이유였습니다.

유동인구가 굉장히 많고, 서울 어디서든 접근하기가 편리하며 서울뿐만 아니라 경기도에서도 다니기 좋은 곳이 바로 사당역이 아닌가 싶습니다. 사당역을 중심으로 서쪽과 북쪽 도로에 치과가 몰려있는데, 서쪽으로는 아무리 찾아도 마땅한 자리가 보이지 않았고 북쪽으로는 자리가 조금씩 있었지만 위로 올라가다보니 점점 치과 밀집도가 높아지고 경쟁이 매우 심한 이수역 치과들과 가까워진다는 단점이 있었습니다.

사당역 부근 역시 치과들이 많이 몰려있는 곳이 개원하기 좋은 위치

인지라 그쪽에는 사이즈 크게 개원할 만한 공간이 보이지 않았습니다. 워낙 자주 지나치는 사당역이다보니 종종 지나다니며 탐색을 하곤 했는데, 아쉽게도 자리가 잘 생기지 않았습니다. 사당역은 인서울이면서 출퇴근도 편하고 익숙한 지역이라 좋은 자리가 있었다면 이곳에 개원하지 않았을까 하는 생각이 지금도 있습니다.

사당역 자리: 15개 우선 순위 중 11가지 적합(11/15)

기억해야 할 포인트: 나에게 익숙하며 개원지로도 매력있는 곳이라면 확실히 장점이 있다!

③ 석계역

저에게는 조금은 낯선 곳이었던 석계역입니다. 강북 지역 자체는 출퇴근 때문에 애초에 크게 고려 대상은 아니었고, 개원 준비 초반에 마음에 들었던 수유, 미아사거리 쪽만 눈여겨본 정도였습니다. 그런데 석계역은 더블역세권이라는 장점이 있었고, 주변에 마케팅을 강하게 하시는 원장님이 없었기에 저의 강점을 가장 잘 발휘할 수 있는 곳이더군요. 그리고 주변 장위동지구 재개발로 추후에는 더욱 진료권 내의 인구수가 늘어날 것으로 보인다는 점이 좋았습니다. 강북 쪽에서는 장위가 여러모로 주목을 받고 있기도 하고 임대료 측면에서도 장점이 있었으며, 어르신들도 많았던 점이 긍정적이었습니다.

석계역 부근에서 눈에 띄는 자리는 딱 하나뿐이었습니다. 눈에 잘 띄고(복층이긴 하지만), 사이즈를 크게 할 수 있을 것 같았거든요. 한 가지 아쉬웠던 점은 3층이 공실이었는데, 술집이었던 2층을 미용실로 공사하고 있다는 점이었습니다. 엘리베이터와 자체 주차장이 있고, 바로 앞에 공영주차장도 있었기에 다른 자리들은 전혀 눈에 들어오지 않았습니다. 그랬기에 유독 아쉽다는 생각이 많이 드는 곳이었습니다. 제 계획상 한 층만으로 개원할 수 없었기에 4층에 있던 노래방에도 문의를 했었는데, 원하는대로 잘 되지 않았었습니다. 그렇게 지속적으로 컨택하다가 석계역은 포기하게 되었습니다. 2주에 한 번은 부동산에 연락해서 문의했던 기억이 있네요.

석계역 자리: 15개 우선순위 중 10가지 적합(10/15)

– 특이사항 1: 인서울이긴 하지만 초반에 수원에서 출퇴근이 어려워서 제외

기억해야 할 포인트: 마케팅이 강하지 않은 곳인데, 개발이 이루어지는 곳은 눈여겨보자! 더블역세권이면 더욱 좋다.

④ 상일동역

제가 개원자리를 볼 때, 대규모 입주가 진행 중인 곳이 바로 상일동역 부근이었습니다. 그래도 출퇴근이 가능한 마지노선인 곳이었다고 보여지네요. 상일동역은 재건축이 완료되고 수많은 세대수가 동시에 폭발적으로 입주하면서 상당히 매력적으로 다가왔던 곳이었습니다. 재건축 이전에 비해 상가수는 오히려 줄어들면서 치과가 들어설 수 있는 수도 제한적이라 생각했고요. 물론 이러한 점 때문에 자리가 많지 않아 큰 평수로 들어가기는 어려웠습니다. 다만 인구구성 자체는 예전에 비해 오히려 젊어지고, 미니 신도시 느낌이 든다는 점은 저에게 있어서 아쉬운 부분이었습니다.

직접 상일동역 주변을 둘러봤을 때는 사람들이 굉장히 많아서 느낌은 좋았지만, 새롭게 만들어진 신도시이다보니 상가들이 너무 명확하게 보여서 일반적인 구도심처럼 비집고 들어갈 공간이 잘 보이지 않았습니다. 바로 보이는 부동산에 들어가서 이것저것 알아보니 완공이 몇 달 뒤였던 한 군데 말고는 자리가 없었고요. 그리고 임대료도 강남만큼이나 비쌌습니다. 여담이지만 상일동역의 스타벅스도 지금은 들어갔지만, 처음에는 임대료가 비싸서 한 번 재검토했다는 얘기가 들릴 정도였습니다. 그러다 보니 상일동역에는 가장 큰 치과가 40평대 후반 내지 50평 정도였고, 이러한 부분은 제 개인적인 개원 구상에 있어서 한계점이 컸습니다. 임대료가 비싸면 병원들은 들어갈지 몰라도 다른 업종은 들어갈 엄두를 못 내게 되고, 그러면 지역의 상권으로서의 성장성에는 한계가 생길 수밖에 없습니다. 장점도 명확하고 단점도 명확했던 곳이었습니다. 80평 정도 들어갈 자리가 있었지만 지하 1층이라서 이 역시 고민하다가 포기했었네요.

상일동역 자리: **15개 우선순위 중 8가지 적합(8/15)**

기억해야 할 포인트: **대규모 입주가 예정된 서울 내 미니 신도시의 장단점을 확실히 알자! 임대료가 비싸고 대형으로 개원하기 어렵다.**

⑤ 암사역

사실 인천 투어 이후에 다녀온 곳들은 거의 비슷한 시기에 다녀왔던 곳들이고, 이 중에 어디든 괜찮은 자리가 나오면 무조건 개원한다는 마인드로 계속 찾아다녔습니다. 수원역, 인천 가정시장역과 모래내시장역, 서울 사당역, 신정네거리역, 석계역, 상일동역, 암사역은 자리를 하나씩 정해놓고, 부동산 사장님과 자주 연락하면서 돌아가는 상황을 공유했습니다.

공실이었던 곳은 임대료 및 사용면적 관련한 부분, 공실은 없었지만 권리금 주고 들어갈 만한 곳들은 기존 가게 사장님들과의 권리금 조정 관련된 것들이 키포인트였습니다. 결국 5개월 만에 암사역 쪽에서 합의가 도출되어 암사역에 개원하게 되었습니다. 그럼 암사역 개원 스토리를 간단히 말씀드릴게요.

암사역에 첫 방문했을 때, 느낌은 좋았습니다. 제가 맘에 들어했던 수유역의 축소판 같다는 생각도 들었고요. 서울 강동구에서는 천호역이 제일 번화한데 아무래도 치과가 과포화 상태라 심한 경쟁이 예상되고, 처음 개원하기에는 적합하지 않아 멀지 않은 암사역을 보게 되었습니다.

직접 가보기 전에 제가 스스로 분석을 해봤을 때는 암사역에는 작은 치과들이 많이 몰려있는 데다가 강동구에서 규모로는 열 손가락 안에 드는 치과도 두 군데나 있었고, 도저히 자리가 보이지 않았습니다. 주로 오래되고 낮은 건물 위주로 구성되어 있는데, 치과가 없는 건물이 없다는 말이 절로 나올 정도였습니다.

만약 제가 개원한다면 반경 200 m 내에 스무 번째 치과가 될 것이라는 압박도 있었습니다. 주변을 겨우 겨우 찾아봤을 때에는 오랫동안 공실로 있었던 곳이나 엘리베이터 없는 4층 자리 정도만 눈에 띄어서 느낌은 좋지만 여기에 개원하기는 어렵겠다는 생각이 먼저 들었죠. 일단 역 출구랑 인접한 곳에는 치과 없는 건물이 없었고, 한 블럭 지나야 겨우 자리가 보이는 수준이었습니다.

그때 가장 먼저 눈에 들어왔던 곳은 암사시장 바로 옆에 공사 중인 신축건물이었습니다. 다만 당시 기준으로 1년 이상 지나야 완공이 되는 상태였기에 아쉽지만 배제했었습니다. 어차피 확 끌리는 자리도 없으니 권리금 주고 들어갈 만한 자리는 없는지 파악해 봤는데, 딱 한 군데 보이는 자리가 있었습니다. 제법 큰 건물의 한 층을 통째로 쓰고 있는 PC방이었지만 너무 커서 권리금, 임대료 등에서 감당이 안 될 수도 있겠다는 생각이 들기도 했습니다. 그래도 1층에 신협이 있어서 사람들이 잘 아는 은행 2층이라는 점에서 좋은 자리라는 생각이 들었습니다. 일단 부동산을 통해서 한번 의향을 여쭤봐 달라고 하면서 지속적으로 컨택했습니다.

이후, 부동산 사장님이 전화가 오셔서 그 자리는 120평 정도이고, 대략적인 보증금과 임대료는 얼마인지에 대해 말씀해 주셨습니다. 그리고, PC방 사장님께서 코로나 때문에 예전보다 매출이 떨어져 권리금을 받고 나갈 생각은 있지만 권리금으로 1억 5천 정도를 원한다고 전해주셨습니다. 너무 큰 돈이기에 일단 돌아가는 상황을 지켜보면서 기다리기로 하고, 부동산 사장님께는 권리금을 낮춰서 해보는 쪽으로 진행하자고 말씀드렸습니다.

큰 치과를 하고 싶다고 생각은 했었는데, 막상 가능한 물건이 눈 앞에 아른거리니 두려움도 앞섰던 것 같습니다. 아마 이 정도 규모로 개원하려는 다른 원장님들도 저와 같은 생각을 하셨겠죠? 그 사이의 일들을 말하자면 너무 길지만, 앞에서 보았던 다른 지역들보다 빨리 합의가 되어 결국 암사역에 개원하게 되었습니다. 다른 곳이 먼저 잘 됐다면 아마 개원지가 바뀌었을지도 모르겠습니다. 다만 '마음의 끌림'은 암사역이 다른 지역보다 컸기에 좀 더 자주 부동산 사장님께 연락드려 컨택을 해왔었죠.

당시에 제가 원하는 금액과 비슷한 권리금으로 계약한 것은 코로나가 도왔다고 할 수도 있겠지만, 코로나가 한창인 시기에 개원하게 된 입장에서는 진짜 잘 준비해야 좋은 치과가 될 수 있겠다는 걱정이 앞서기도 했습니다.

암사역 자리: 15개 우선 순위 중 11가지 적합(11/15)

기억해야 할 포인트: 상대측에서 의향이 있음을 내보인다면, 언젠가는 내 자리로 만들 수 있으니 포기하지 말자!

"더 이상 최적의 입지는 없다. 70점 이상 되는 자리라면 직접 경쟁하자!"

정말 좋은 자리에 치과가 없는 곳은 이제 없다고 보시는 게 맞다고 생각합니다. 어느 정도 자신의 기준에 맞는 자리라면, 본인만의 무기를 가지고서 그 자리에서 전략을 짜서 열심히 진료 보시는 걸 추천합니다. 그러다보면 서서히 만족스러운 결과를 내실 수 있다고 봅니다.

치과 망하기 쉽지 않으니 자신감을 갖길 바랍니다. 그리고 본인이 살고 싶은 곳에서 출퇴근이 가능한 범위 내에 개원하시는 게 여러모로 좋을 듯합니다. 위의 글을 읽어보면 아시겠지만, 제가 살고 싶은 곳에서 멀리 있는 지역은 아무리 좋은 점들이 많더라도 마음이 확 가지는 않는 것 같아요. 어쨌든 체크리스트를 통해서 후보지를 탐색하는 방법은 이쯤 소개해 드리고, 이 책을 읽으시는 원장님들도 직접 체크를 해보시길 바라겠습니다. 저는 후보지를 최종적으로 추린 후 다음의 과정을 진행했습니다.

브랜드본담 진료권 보고서

브랜드본담의 진료권 보고서를 두 번 받았습니다. 후보지들을 많이 살펴보고 제가 고른 최종 개원지에 대한 정확한 매출진단과 경영전략 수립을 위해서였죠. 위에 말씀드린 체크리스트 상으로 적합한 지역이고 실제 자리가 있는 곳이라면 이제 브랜드본담의 진료권 보고서로 찍어도 좋다고 생각합니다. 데이터는 거짓말을 하지 않으니까요.

본담 진료권 보고서에서 얻을 수 있는 것은 크게

① 매출 및 진료 시뮬레이션(월별 매출 및 진료수 추정, 미래매출 예상 시뮬레이션 등)

② 경영 컨설팅(비용 및 수익 추정, 의원 규모별 매출 및 수익률 시뮬레이션)

③ 주요 타겟층 분석(주거인구, 유동인구 추이 및 성연령 분석, 주요 타겟층 분석 등)

이 있습니다(상세한 내용은 1부 여덟 번째 챕터 〈개원 후보지 확정 – 진료권 분석〉을 참고해주세요).

당연히 장점만 있는 자리는 이제 없기에, 진료권 보고서를 보게 되면 어떤 부분에 치중을 해야 하고, 어떤 부분은 쉽지 않으니 좀 더 신경을 써야 할지가 보입니다. 적나라하게 해당 지역에 대한 정보를 주시는데, 보다 보니 개원 후 정말 쉽지 않겠다는 생각도 들었습니다. 그러나 이런 것들이 정말 필요한 정보라고 생각합니다. 장밋빛 미래만이 아닌 현실을 알고, 그에 대처할 수 있는 방법을 찾는 것이 중요합니다.

그리고 하나 기억해 주시면 좋을 코멘트!

특히 기억에 남는 것은 '개별 치과 하나하나의 매출에 너무 신경쓰지 말라'는 말씀이었습니다. 매출이 잘 나오는 소위 대박 치과가 있는 지역에 들어간다고 해서 개원 후 성공한다는 보장은 없습니다.

과하게 매출이 잘 나오는 치과가 있는 지역을 따지고 보면 오히려 그 치과 때문에 나머지 치과의 매출이 떨어져 진료권의 매출이 특정 치과로 쏠려있는 경우도 있고요. 애초에 대박 치과의 규모가 크거나, 그 치과만의 여러 요인들에 의해(보통은 원장 factor – 이런 치과를 누군가 인수한다면 매출이 급감할 수도 있겠죠) 매출이 높은 것이기에 해당 지역의 진료권 평균을 봤을 때는 개원 전 페이닥터 시절에 듣거나 체감했던 케이스랑은 다를 수밖에 없습니다. 현실을 깨달아야 합니다.

개원의 컨셉

① 전문과 및 진료에 따른 컨셉

- 구강외과: 사랑니치과 / 악교정수술치과 / 수면마취치과(수면사랑니, 수면임플란트)
- 치과보철과: 틀니전문치과 / 자연치아 살리기 / 심미치료 전문
- 치과보존과: 치과보존과치과 / 자연치아 살리기 / 신경치료 전문
- 소아치과: 소아전문치과
- 치주과: 잇몸관리전문치과 / 자연치아 살리기
- 교정과: 교정전문치과
- 구강내과: 턱관절치과
- 예방치과: 예방관리전문치과 / 디지털치과
- 임플란트: 즉시 로딩

② 진료날짜에 따른 컨셉

- 일요일 치과
- 매일 야간진료 치과
- 365일 치과

③ 규모에 따른 컨셉

- 대형치과
- 치과병원

④ 수가에 따른 컨셉

- 고수가
- 저수가

방금 제가 말씀드린 여러 가지 조건들로 우리 치과의 컨셉도 어느 정도 생각해 볼 수 있습니다. 예전과 다르게 요즘은 치과만의 특색이 있어야 살아남을 수 있습니다. 저희 닥터재일치과가 반경 200 m 내에서 스무 번째 치과라고 말씀드렸는데, 이처럼 너무 많은 치과가 있다보니 환자분들은 어디를 가야할지 고민하게 되고, 주변분들의 소개나 인터넷 검색을 해서 치과를 찾게 됩니다. 별다른 차별점이 없다면 선택받기 힘든 요즘입니다. 컨셉은 너무 세세하게 많은 것을 담기보다는 임팩트 있게 잡는 것이 중요합니다.

"남들과는 다른 컨셉으로 살아남기"

"우리 치과의 대표 상품! 우리 치과만의 무기를 만들자!"

제가 치과를 처음 오픈할 대 가장 넘버원으로 생각했던 것이 구강외과 컨셉입니다. 닥터재일치과라는 치과 이름 자체도 저를 좀 더 내세우는 컨셉이었고, 제가 구강외과전문의이기도 하니 자신있는 분야를 컨셉으로 잡는 게 맞다고 생각했습니다. 임플란트, 사랑니, 각종 구강내소수술, 턱관절 등이 있겠지만, 개원 초기에 저의 블로그를 이용한 홍보를 하기에는 사랑니 쪽이 맞다고 봐서 주된 컨셉을 사랑니로 잡았습니다. '검색은 젊은층이 많이 한다' 그러므로 '젊은층은 사랑니 발치에 대한 수요가 있다'는 간단한 이치였고, 주변에 사랑니 전문 치과가 가까운 곳에는 없다는 것도 크게 작용했습니다. 그리고 부가적으로 수면치료를 접목시켰습니다.

물론 초반에는 이렇게 컨셉을 잡고 한다고 해서 환자분이 많이 오지는 않습니다. 아직 알려지지 않은 치과이기 때문이죠. 저도 초반에는 하루에 사랑니 신환분이 1명 내지 2명이면 많이 오는 날이었고, 수면치료와 같은 경우는 첫 2달 동안 2명 정도의 환자만 받았습니다. 그렇지만 꾸준히 진료를 보고, 블로그에 그러한 내용들을 담고 하다 보니 조금씩 조금씩 늘어서 현재 하루에 사랑니 환자분은 10명 전후, 수면치료 환자분은 4~7명씩은 꾸준히 보고 있습니다.

제가 나열한 것 외에도 여러 가지 컨셉들이 있을 텐데 처음부터 너무 욕심부리지 말고, 가장 자신있고 내가 꼭 가지고 가고 싶은 것부터 하나씩 컨셉을 만들어 나가면 좋겠습니다. 컨셉을 잡고 잘 밀고 나간다면 분명 빛을 발하실 겁니다.

개원 입지 계약!
본격 개원 준비

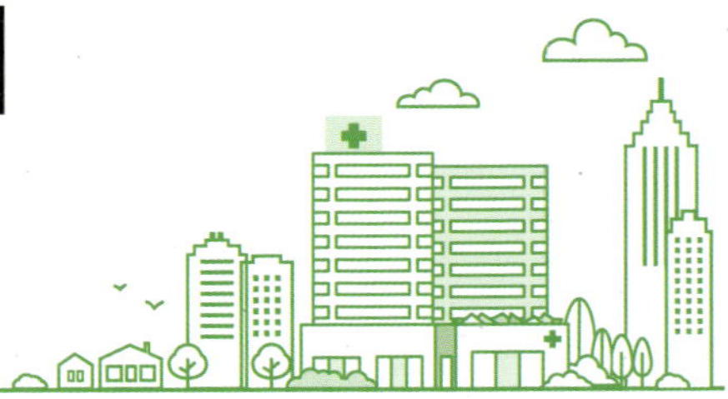

저는 기존에 PC방이 있던 자리에 권리금을 주고 들어간 것이라서 2021년 10월에 PC방 사장님과 권리계약을 먼저 했고, 이후 2021년 11월에 건물주분과 지금 닥터재일치과가 개원한 이곳을 계약했습니다.

실평수 120평으로 서울시 강동구에서는 다섯손가락에 들 만큼 당시 생각으로는 매우 큰 사이즈의 자리였고, 임대료도 적지 않아 계약하는 순간 두근두근했던 기억이 납니다. 몇 달 전 한 번 계약했다가 파기했었기에 여기서 죽이 되든 밥이 되든 열심히 하겠다는 생각으로 도장을 찍었죠.

TIP! 계약에 관하여

계약이라는 것은 쉬우면 쉽고, 어렵다면 어려울 수 있는데요. 건물주의 성향이 상당히 중요한 부분이라서 우리가 어떻게 할 수 있는 것은 아닙니다.

건물주가 너무 최악만 아니라면 이곳을 계약해야겠다고 마음 먹은 이상, 어떤 부분을 얻고, 어떤 부분은 양보할지를 미리 생각해 둔 뒤 대화를 통해 계약을 이끌어내는 것이 좋겠습니다. 제 경우에는 건물주의 성향은 좋으나 굉장히 원칙적이고, 절대 본인이 손해를 보는 것은 하지 않는 분이셔서 금액적인 부분이나 렌트프리 같은 부분에선 제가 원하는 바를 이루지 못했습니다. 그러나 다행히도 제가 구상했던 간판 형태와 위치는 전혀 터치하지 않으시고, 원하는 대로 하라고 하셔서 소기의 성과는 거뒀습니다. 당시에는 공사하느라 진료도 못하는데 임대료는 내야 하다 보니 재정적인 부담이 컸습니다.

물론 제가 지나고 나서 하는 얘기라서 와닿지는 않으시겠지만, 지금 생각하면 그런 부분은 잘 되면 다 잊힐 일이니, 치과가 여러 부분에서 최상의 상태로 오픈할 수 있도록 내부 및 외부 관리에 좀 더 비중을 두시면 좋겠습니다.

* 계약 시 같이 넣으면 좋을 특약사항 정리

① 건물 내 동일 업종 입점 불가(독점권 보장)

② 건물의 구조적 결함에 의한 피해 보상(누수 등)

③ 관리비 산정 방식 명시

④ 렌트프리 기간 명시

⑤ 단일층을 모두 사용할 경우, 공용시설(화장실) 관리 및 보수 책임 명시

→ 노후화에 의한 화장실 시설 보수는 건물주 책임입니다.

⑥ 계약 만료 시 원상 복구 여부

→ 계약서에 쓰여있지 않으면 굳이 이야기하지 마세요. 원장님께 불리한 내용입니다.

⑦ 이전 세입자가 남긴 물건 혹은 인테리어 완전 철거

→ 철거 및 폐기물 처리 비용도 무시 못합니다. 완전히 철거해 달라고 하세요.

⑧ 간판의 경우도 돌출 간판의 위치, 크기를 명시하시는 것이 좋습니다.

건물 출입구에 붙이는 시트지 위치도 명시해 놓으시면 유리합니다.

→ 저 같은 경우에는 미리 계약 전에 간판 업체에 의뢰해서 제가 원하는 간판의 3D 모습을 프린트해서 계약 날에 건물주에게 컨펌을 받고 계약서에 첨부했습니다.

⑨ 건물 내 주차장이 있는 경우, 위치 및 대수 명시

⑩ 용도변경 안 될 시 계약 무효 명시

→ 치과의 경우 제1종근린생활시설(치과의원)로 되어야 개설이 가능한데, 그럴 일은 거의 없지만 간혹 용도변경이 안 되는 건물이 있다고 들은 적이 있어 만일의 경우에 대비하여 계약서에 명시하는 게 안전합니다.

좋은 치과 이름이란?

치과 이름은 100번을 강조해도 지나치지 않을 만큼 중요한 것이기에 본담 정영화 대표님도 말씀해 주셨지만, 저의 생각도 한번 말씀드리고자 합니다.

네이버에 검색하면, 나와 같은 치과 이름이 없어야 합니다!

"세상에 하나뿐이고, 앞으로도 하나뿐일 이름"

제가 네이버 블로그를 하다 보니 이런 것에 더 민감할 수도 있는데요. 만약 누군가 네이버에 내 치과를 검색했는데, 전국에 같은 이름이 여러 개가 있다면, 내 치과에 접근하기까지 여러 과정을 거쳐야 합니다. 그리

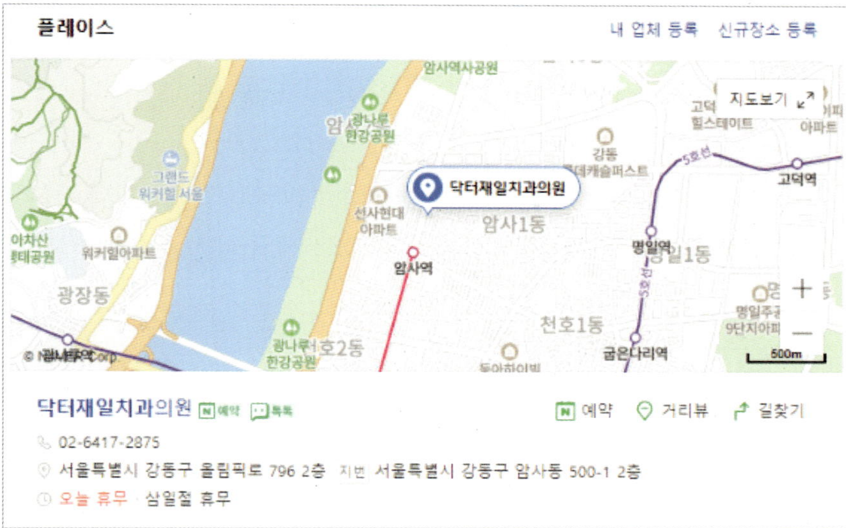

고 똑같은 이름의 치과가 많다면, 내가 블로그에 열심히 쓴 글이 검색도 잘 되지 않고, 환자분들에게 혼동을 줄 가능성도 높아집니다. 최근 개원하시는 원장님들의 치과 이름들을 우연히 접하게 되면, 진짜 기발하고, 색다르게 어디에도 없는 이름을 사용하시는데 저는 이게 맞다고 봅니다.

화이트, 스마트, 퍼스트, 오케이, 바른, 서울 등은 사실 쉽고, 좋고 깔끔한 단어이기에 저도 상당히 매력적으로 생각했었지만, 이미 우리나라에 너무 많은 치과 이름이라서 나를 드러내기 위해 좀 더 많은 노력이 들 수 있습니다. 단 하나뿐인 이름은 보다 쉽게 나를 알릴 수 있습니다.

추가로, 나만의 이름으로 남으려면 치과 이름을 정한 뒤에 특허청에 상표권 등록을 하세요. 직접 하는 것도 사실 어렵지는 않지만, 바쁜 개원 시기에 이런 부분까지 원장님이 챙기시려면 중요한 것을 놓칠 수 있으니 변리사를 통해서 진행하시는 것을 추천드립니다.

네트워크를 고민중이라면? 나를 더 돋보이게 하고 싶다면?

저는 예전에 장기적으로는 친한 동기들과 같은 이름 또는 비슷한 이름을 쓰면서 전국적인 네트워크를 만드려고 했었는데, 본의 아니게 제가 개원을 제일 늦게 하다 보니 계획은 흐지부지되고 말았습니다. 물론, 언젠가 추진할 수는 있겠지만 당장은 어려운 일이 되었습니다. 그래서 이왕 이렇게 된 거 나를 돋보이게 할 수 있는 임팩트 있는 이름으로 짓자고 해서 '닥터재일치과'라는 이름으로 결정하게 되었습니다. 첫 개원부터 네트워크를 고민하시는 분들은 사실 거의 없을 것이라서 좀 더 나의 특색을 드러낼 수 있는 이름이 좋지 않을까 생각합니다.

너무 길지 않은 이름

사람들이 인식하기 쉬운 이름은 2~4자 정도라 생각합니다. 당장 저희 치과 이름이 닥터재일치과인데, 환자분들은 재일치과라고 많이 말하시는 것을 듣다보니 '4자도 좀 긴 건가?'라는 생각을 해봅니다만, 치과 이름은 4자 이내로 해서 'XX치과, △△△치과, OOOO치과'가 딱 좋은 것 같습니다.

본담과 브랜딩(치과 이름, 로고, 홈페이지, 치과 내부 브랜딩 등)

브랜딩의 시작은 치과 이름, 그리고 그에 맞는 특색 있는 로고

위에서 치과 이름을 어떻게 지어야 하는지 말씀드렸는데요. 저는 브랜드본담에 의뢰해서 인터뷰와 진료권 분석을 한 후, 세 종류의 시안을 받았습니다. 당연히 세 가지 이름 중 어떤 걸로 할지 굉장히 고민했습니다. 이름이 지어져야 그것을 토대로 모든 브랜딩이 가지치듯이 뻗어나간다고 생각하기 때문에 굉장히 신중을 가했습니다.

이름 때문에 밤잠을 설치면서 일주일을 고민했던 기억이 납니다. 주변에 치과의사 친구들, 양가 부모님들을 비롯한 친척들, 치과의사가 아닌 친구들에게 굉장히 많이 물어봤었고, 고민 끝에 내린 결론은 일단 “나를 드러내자!” 였습니다. 그렇게 결정한 이름은 ‘닥터재일치과’였어요. 닥터자일리톨이란 저의 온라인 닉네임과 비슷한 느낌도 있고, 좀 더 빠른 시간 내에 저를 드러내기에는 최적화된 이름이었습니다.

원장 이름이 들어가는 이름은 옛날 스타일이라고 생각했었는데, ‘닥터’라는 말이 들어가니 좀 더 그런 느낌이 줄었고, 제 이름 ‘재일’과 ‘제일’의 비슷한 발음으로 중의적 의미를 노린 것도 재밌었습니다.

닥터. 재일치과

이렇게 이름이 완성되니 로고 역시 자연스럽게 저를 드러낼 수 있도록 제작이 되었습니다. 로고 역시 남들과는 달라야 합니다. 치과니까 당연히 치아 그림이 들어가야 한다는 편견은 없애시길 바랍니다. 한때는 저도 간판에 엄청 큰 치아 그림을 넣으면 좋겠다고 생각했는데, 치과 간판에는 너도 나도 치아 모양이 들어가니 식상하고, 임팩트가 없다고 느껴졌습니다. 이미 치과라는 건 이름만 봐도 아니 로고는 독특하게 만드는 것이 좋겠습니다. 그래서 만들게 된 저의 제 얼굴과 안경 쓴 모습, 재일의 'J'가 들어간 로고! 이 로고가 얼마나 임팩트 있는지는 제 어린 딸 채민이가 직접 말해줬네요. 로고가 만들어질 당시에 생후 20개월 정도 되었는데, 보자마자 "아빠", "아빠" 이렇게 말하더라고요. 이미 성공적이었습니다.

TIP! 상표권의 중요성

개원 직후에 치과명과 로고는 상표권 등록을 하시는 게 좋습니다. 저 역시 바쁘다는 핑계로, '설마 누가 이걸 따라하겠어?' 하는 생각으로 차일피일 미루고 있었는데, 이걸 따라하시는 분들이 계시더라고요. 이름과 로고와 심지어 색깔까지. 본인의 권리는 스스로 지켜야 합니다. 인터넷 찾아보시면 직접 신청하실 수도 있지만, 바쁘신 개원 초에 이것까지 신경쓰기 힘드시고 크게 부담되는 금액이 아니니 변리사를 통해서 진행하실 것을 추천드립니다.

나의 색깔을 치과에 입혀라. 통일성!

다음으로는 치과의 색깔이 중요합니다. 보통 개원하실 때 이러한 부분까지는 크게 신경쓰지 않는 경우가 많은데, 로고가 완성되면서부터 로고의 색깔을 치과의 메인 컬러로 정해서 치과 곳곳에 포인트를 주면 자연스럽게 우리 치과의 브랜드 아이덴티티가 드러나게 됩니다.

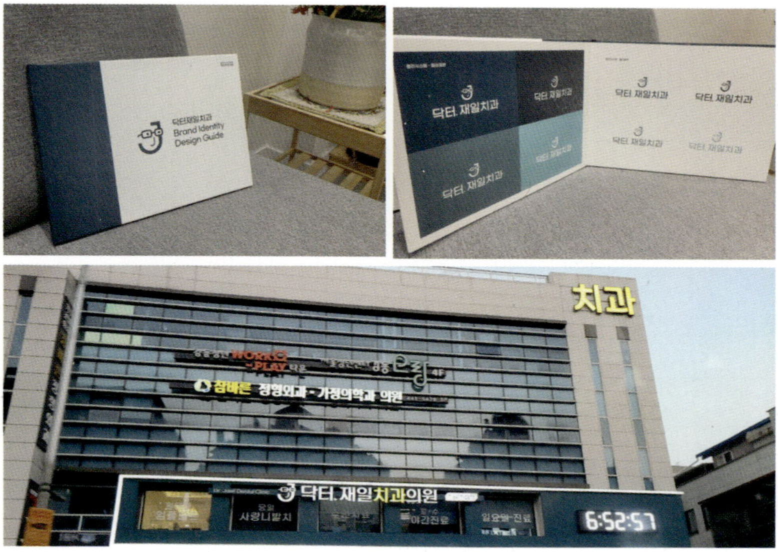

저희 치과의 색깔은 청록색에 가까운 색으로 정해졌고, 이러한 부분이 가장 먼저 간판에 드러나게 됩니다. 그리고 인테리어 시에도 곳곳에 소품을 통해서 포인트를 줄 수 있도록 했습니다. 치과에서 많이 사용되는 색깔이 아니다보니 더욱 사람들에게 특색 있게 다가갔다고 생각합니다. 이러한 포인트는 오프라인뿐만 아니라 온라인 홈페이지, 블로그 등에서도 동일하게 진행하시는 게 좋습니다.

모든 길은 하나로 통한다.
치과 내부는 내가 드러내고 싶은 것을 향해 집중!

저도 지금까지 계속해서 업그레이드 해나가고 있는 중이지만, 내부 마케팅이 중요한 요즘에는 자신의 치과 컨셉을 계속해서 드러내는 것이 좋습니다. 초반에는 너무 다양하게 하기보다 치과의 무기라고 할 만한 것들을 인테리어 내부 사인, 판넬, 배너, 리플렛, 영상 등을 통해서 드러낼 수 있도록 하는 게 중요합니다. 저의 경우에는 초기에 사랑니 발치, 수면치료에 대한 부분을 더 보여드리고 싶었기에 제가 직접 촬영했던 유튜브 영상, 내부에 사랑니 발치 개수를 적는 대시보드, 미니배너, 그리고 우리 치과의 특화 진료를 정리한 X배너를 대기실에서 환자분들이 자연스레 접할 수 있게 했습니다.

인테리어 업체 선정과 도면 체크

본격적인 치과 공사를 시작하기 전에 가장 비중을 두고 진행해야 할 일은 인테리어 도면을 체크하는 것입니다. 우선 빈 도화지 상태에서 배치를 해야 하기 때문에 가장 막막한 때이기도 하죠. 그렇지만 인테리어 대표님들이 빈 도화지에 그림을 다 그려주시기는 합니다. 단지 저희가 생각해야 할 것은

① 총 체어 대수
② 예신질과 수술실 여부 및 대수
③ 진료실 스타일(오픈 or 룸타입)
④ 체어 배열(일렬배치 / 묶음배치 / 일부 일렬, 일부 독립공간 배치)
⑤ 체어 위치(ex. 창가쪽으로)
⑥ X-ray (파노라마, CT 외에 스탠다드 넣을지 / 혹시 X-ray 2대 넣을지)
⑦ 상담실 개수 및 사이즈
⑧ 원장실 개수 및 사이즈(부원장실 따로 or 대표 원장실과 같이)
⑨ 소독실 크기 및 간이소독실 여부
⑩ 특별히 필요한 공간이 있는지(ex. 물리치료실, 회복실 등)

이 정도의 내용을 인테리어 업체에 전달해 주면 됩니다.

TIP! 인테리어 업체 선정

우선 당연한 것은 치과전문 업체로 알아보셔야 한다는 것입니다. 내가 모든 것을 챙길 수 없기에 치과에 꼭 필요한 요소들을 알아서 챙겨줄 수 있는 인테리어 업체가 중요합니다. 제가 8군데 미팅을 했다고 말씀드렸는데, 이미 개원한 동기 및 선후배들께 물어봐서 괜찮았던 곳, 비싸기는 하지만 잘한다고 유명한 곳, 컨설팅 업체가 추천한 곳으로 구성했습니다. 저 같은 경우는 이곳저곳 다 보고 싶은 마음에 처음에 8군데 미팅을 했었고, 1차 미팅에 도면을 받아보고 전반적인 느낌과 제 취향을 고려해서 마음에 들었던 곳을 선택해서 2차 미팅은 3군데로 압축해서 진행했습니다. 그래도 1차 미팅을 하고나면 대략적인 우리 치과의 그림이 그려지게 됩니다. 2차 미팅 뒤에 최종 2군데로 고민하다가 결국 1차 미팅에서부터 가장 마음에 드는 도면을 제시하고 가격도 보다 합리적이었던 곳으로 최종 선택했습니다.

선택에 영향을 미칠 수 있는 요소들을 정리해 보면,

① 인테리어 업체의 경험

② 그 업체에서 인테리어 하신 분들의 평가

③ 최근 시공한 치과들의 모습을 통한 내 컨셉과의 적합성

④ 인테리어 비용

⑤ 내 공사기간 동안 해당 업체가 얼마나 바쁜지

(공사가 많으면 인기 많은 곳이니 좋긴 하지만, 내 치과에 집중하기 어려울 수도 있습니다.)

⑥ 해당 업체의 A/S에 대한 평가(얼마나 빨리 해주는지)

⑦ 소통이 얼마나 잘 되는지

이러한 내용들이 있겠습니다.

닥터재일치과의 공백 도면과 인테리어 공사 직전 차 완성 도면의 비교사진입니다. 공사가 진행되면서 세세한 부분은 계속 바뀌겠지만, 이제 큰 틀은 이대로 진행되는 것이니 신중하게 선택해야 합니다.

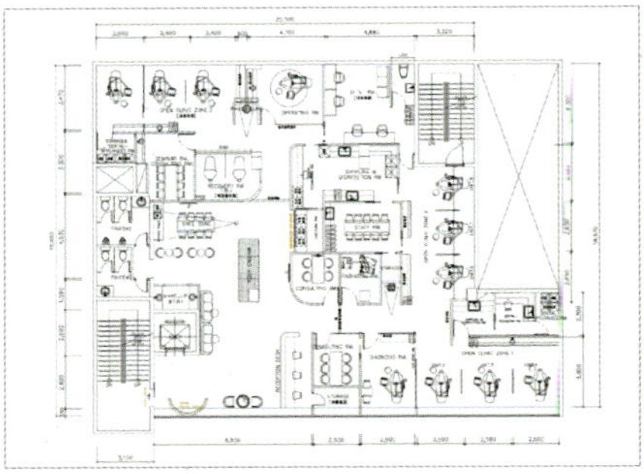

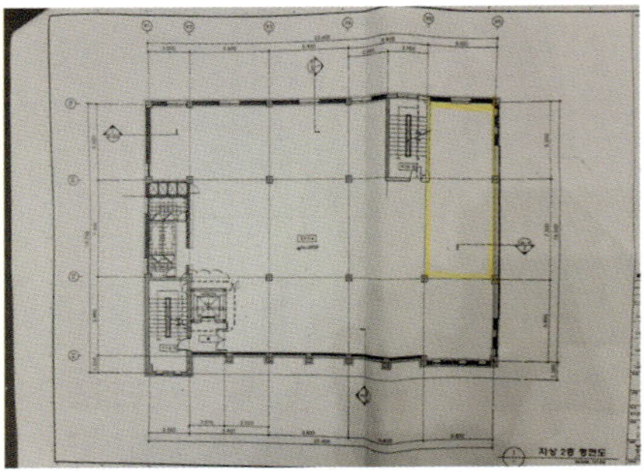

난생처음 도면을 짜면서 느꼈던 점들을 말씀드려볼게요.

① 어쩔 수 없는 부분이긴 하지만, 원래 구조가 좋으면 도면 짜기도 쉬운데, 원래 구조가 애매하면 머리를 싸매야 합니다. 인테리어 중에 다른 치과 도면들을 참고해보니, 확실히 직사각형 구조일 때 좀 더 이상적인 도면이 나오는 것 같습니다. 물론 입지선정을 할 때 직사각형 치과를 우선순위에 두는 분은 없겠죠?

② 출입구 위치에 따라 데스크와 전반적인 구성이 달라집니다. 저도 치과 사이즈에 맞게 좀 더 큰 데스크를 구상하고 싶었지만, 출입구가 좌측에 있고, 메인 진료실을 정면 쪽으로 하려다 보니 데스크의 위치와 사이즈가 조금 아쉽긴 합니다.

③ 사이즈가 커도 한번에 다 인테리어 하세요. 저희 치과 실평수가 120평이었는데, 처음에는 비용이 너무 많이 들어가다 보니 80평 정도만 먼저 세팅을 하고, 나머지는 추후에 할까 생각도 했었습니다. 개원 선배들에게 이에 관한 것을 물어 보니 무슨 말도 안 되는 소리냐며, 나중에 공사를 또 한다는 게 얼마나 번거롭고 귀찮은 일인지 아냐고 한 번에 하라고 하셔서 그렇게 진행했는데, 지금 생각하면 말도 안 되는 일이었네요. 모든 건 할 때 해야 합니다.

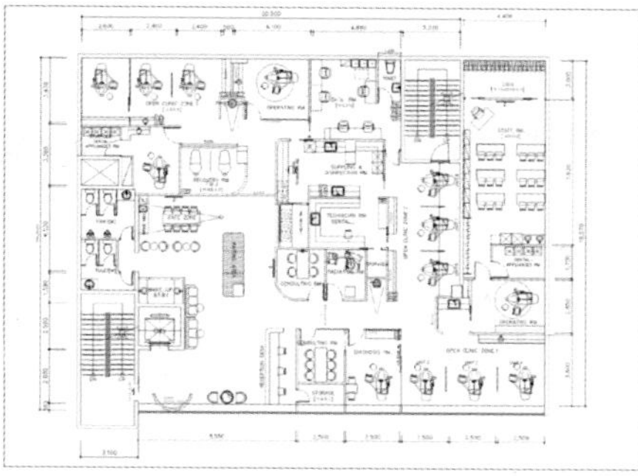

④ 혹시 나중에 확장할 수 있는 공간이 있다면 미리 고민해서 인테리어 하시면 좋습니다. 저도 개원 1년째에 확장 공사를 했는데, 그 공간이 내 공간이 될지도 알 수 없고 개원 전에 미리 확장 생각을 한다는 게 너무 앞서간 얘기이긴 하지만, 만일의 경우를 대비하는 것은 좋겠습니다. 아래 2022년 4월에 확장 공사를 완료했을 때 추가적인 체어와 세미나실을 넣은 도면도 추가로 보여드리니 개원 시의 도면과 한 번 비교해 보세요.

⑤ 동선! 똥선? 동선의 중요성! 원장실에서 진료실의 동선이 가장 중요합니다. 이건 사이즈가 큰 치과일수록 어렵지만, 이게 이루어지지 않는다면 계속 스트레스 받으면서 진료할 수밖에 없으므로 다른 것을 포기하더라도 동선은 꼭 편하게 하시라고 말씀드리고 싶습니다.

⑥ 모든 걸 얻을 수는 없다는 점을 반드시 기억해주세요. 분명 무언가는 포기하고, 아쉬운 부분이 있겠지만, 우선순위 상으로 가장 중요한 부분들을 꼭 잡는다면 좋은 치과 도면이 완성될 것입니다.

⑦ 계속해서 인터넷 검색을 통해 내가 원하는 형태와 예시 디자인을 찾아서 인테리어 업체와 소통하세요. 나중에도 고칠 수 있지만, 처음 시작할 때부터 제대로 하는 게 더 좋겠죠?

개원 업무 정리

개원을 하게 되면 한 번만 하고 마는 일보다 주기적으로 반복해야 하는 일들이 많으니 기록을 남겨두는 것이 좋습니다. 그래야 몇 달 뒤에 다시 그 일을 할 때, 두 번 고생하지 않기 때문이죠. 개원 폴더를 만들어서 정리해도 되지만, 노션, 트렐로 등 웹사이트를 이용해서 그러한 기록들을 남겨두고, 그때그때 활용하면 되니 매우 편리합니다.

각 업무에 대해 카드를 만들고 별도의 히스토리를 남겨두었는데, 책을 쓰는 지금도 개원 당시 정리해놓은 트렐로를 많이 참고하고 있습니다. 노션도 아카이빙에 매우 유용한 툴로, 저 역시 업무 툴로써 자주 사용하고 있으니 본인에게 유용한 툴로 선택하시면 될 것 같습니다.

업무 중 커뮤니케이션을 위한 아카이브가 필요했기 때문에 브랜드본담의 추천을 받아 트렐로를 사용했는데, 개원 과정에서 꽤 유용하게 활용했습니다. 카테고리를 만들어서 개인별 정리를 할 수도 있고, 제가 함께 작업하는 본담 담당자들과 소통하는 채널로도 활용할 수 있습니다.

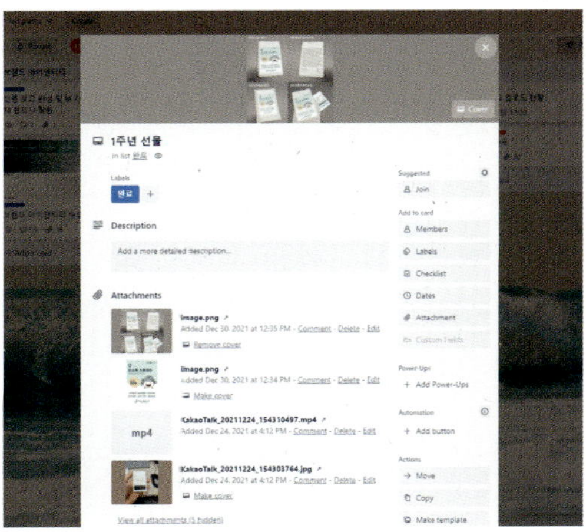

한가지 예로, 닥터재일치과 1주년 선물을 제작해야 할 필요성을 느껴 이에 대한 것을 본담 쪽에서 검토한 후에 좋은 아이디어가 있으면 공유하고, 예를 들어, 머그컵을 만들기로 했으면, 다양한 디자인 시안을 디자이너분이 만들어 주신 뒤에 최종 컨펌을 하면 제작을 해주십니다.

[닥터재일치과의 트렐로 카테고리]

- **계정정보:** 네이버 공식 계정(플레이스, 파워링크, 예약, 톡톡, 블로그), 카카오 플러스친구, 구글 공식 계정 등에 대한 공유
- **브랜드 아이덴티티:** 닥터재일치과의 브랜딩
- **브랜딩:** 출판, 치과쿠션, 톨리인형, 리플렛 제작, 배너 제작, 대기실 영상, 인터뷰+증례집, 1주년 선물, 명찰 제작, 주의사항 안내문, 명함 제작, 치과 캘린더, 초진 진료지, 각종 게시물, 홈페이지, 동의서, 홍보용 굿즈 제작, 상담북, 지하철 광고, 치과봉투, 의료 심의, 네이버 플레이스/예약/톡톡 세팅, 직원 채용공고, 체어 모니터 대기화면, 진료 보증서 등
- **데이터 분석:** 파워링크 키워드 세팅, 블로그 키워드 분석, 경영 분석 등
- **블로그:** 공식 블로그 업로드 현황, 월별 스케줄표
- **완료:** 세부 카테고리 중에 종료된 내용에 대한 것들을 모아 놓는 카테고리로 추후 다시 검토할 일이 있을 때, 찾기 쉽게 모아놓는 게 좋습니다. 보통은 브랜딩 카테고리에 있던 명찰, 명함, 주의사항 및 동의서 안내문, 초진 진료지, 치과 봉투, 보증서 등 계속적으로 주문이 필요한 내용들이 있을 때, 세부 카테고리에 들어가 글을 남기면 주문해 주시게 됩니다. 이때 수정할 부분이 있으면 업데이트하기도 하죠.

개인적으로 개원뿐 아니라 모든 일이 그렇겠지만, 같은 일의 무한반복 + 조금씩의 업데이트라고 생각합니다. 그렇기에 꼭 트렐로가 아니더라도 나중에 같은 일을 하게 될 때 빠르게 일처리가 가능할 수 있도록 본인만의 방법으로 정리해 두는 게 좋겠습니다.

저는 개인적으로 원장님들께 다이어리를 쓰는 것을 추천드립니다. 저는 이 다이어리 쓰는 습관 덕에 개원할 때도 덕을 많이 봤거든요. 제가 본격적으로 다이어리를 쓰게 된 건 레지던트 1년차 때였습니다. 너무 할 일이 많아서 매일매일 뭐 할지 정리해 두지 않으면 까먹다 보니 전날 밤에는 항상 다음 날 무엇을 해야 할지 정리하고, 다음 날 그 일을 할 때마다 지워나갔습니다. 최소한 개원 준비를 시작할 때부터는 써주세요. 생각하시는 것보다 할 일이 너무 많고, 개원해서도 일은 줄어들지 않습니다.

최근에 결혼한 친구가 있어서 말해줬는데, 개원은 결혼보다 몇 배는 힘든 것 같습니다. 매일 같이 할 일이 많고 변수도 많이 생기기에 적지 않으면 놓치게 되니, 다이어리에 끝마친 일을 그냥 지우지 말고, 다음에 같은 일이 발생했을 때 어떻게 해야 할지를 간단히 적어둔다면 나중에 그냥 찾아만 봐도 해답이 그곳에 있을 것입니다. 사람은 망각의 동물이다보니 적어 두지 않으면 매번 새롭더라고요.

개원 자금 마련하기

20.11.12 임대계약 완료 및 하나은행 대출 서류 작성

20.11.27 세무사미팅 및 신용보증기금 서류 제출

20.11.30 신용보증기금 통화 후, 추가 서류 제출할 것에 대한 내용 전달받음

20.12.04 사업자등록 신청(세무사 대행)

20.12.05 신용보증기금 추가 서류 보내기(사업자등록증 제외)

20.12.15 신용보증기금 실사

20.12.19 치과 보증금, 잔금 보내기

20.12.24 신용보증기금 승인 완료

21.01.05 신용보증기금 3억 원 수령

제가 2020년 11월 12일에 임대계약을 했는데, 계약 직후에 하나은행 대출 담당자와 미팅을 진행하고, 최대한 빠른 대출을 위해 대출서류를 작성했습니다.

서류작성 시 필요한 것들

재직증명서, 의사면허증 사본, 전문의면허증 사본,

2019년도 근로소득원천징수영수증, 건강보험자격득실확인서, 신분증 사본

그 당시 하나은행 개원대출은 3.6억 정도가 가능했기에 추가적으로 신용보증기금 대출이 많이 필요한 상황이었죠. 하나은행 대출 담당자분 소개로 신용보증기금 담당자분과 연락하여 우선 여러 가지 서류들을 작성했습니다. 참고로 신용보증기금 대출이라고 함은 심사를 통해 보증서를 발급해주고, 그 보증서를 은행에 전송하면 일반 대출보다 저금리로 해당 은행에서 대출을 실행해 주는 방식입니다.

서류작성 시 필요한 것들

치과의사면허증, 신분증 사본, 예비창업자 사업계획서, 사업자등록증, 잔고증명서, 임차계약금 송금내역

일단 신용보증기금 심사를 받으려면 사업자등록이 되어야 하고, 이는 세무사가 대행해 줄 수 있으며, 사업자등록에는 상호명(추후 변경 가능), 면세, 겸업, 과세사업자여부, 사업개시일이 필요합니다. 신용보증기금에서 얘기해 주셨던 게, 예비창업자 보증은 개업 전 예비심사가 이뤄져야 하므로 개업 예정일은 사업 개시일이 아닌 미래의 날짜로 해야 한다고 하셨어요. 그리고 잔고증명서는 예금, 적금, 퇴직금 및 유가증권 등 현금성 자산의 잔고증명서를 말하는데, 제가 3억을 받을 예정이라면, 잔고가 3억이 있어야 합니다. 신용보증기금 대출은 1억은 쉽게 가능하다고 하고, 그 이상은 약간 까다로운 부분이 있다고 들었지만 증빙이 되면 10억까지도 가능하다고 하는데, 저와 같은 경우 크게 번거롭지 않게 3억을 대출받을 수 있었습니다.

부록 1 치과개원 자금 어디에 쓰게 되나?

치과개원에 있어서는 자금을 어디에 써야 하는지가 중요한 부분입니다. 제한된 예산 내에서 적절한 배분을 통해서 낭비없이 알뜰하게 시작하는 것이 마음의 안정에 좋기 때문입니다. 규모에 따라 너무나도 차이가 크며, 적게는 3억대에서 많게는 10억 이상(이 정도 규모면 얼마나 들지 예상이 안 되네요^^;;)까지도 필요할 수 있습니다. 제가 작성한 표를 보시고, 대략적으로라도 자금 계획을 세워보세요.

개원 시, 지출 항목			비용
50~100평 초반 기준			
입지계약	보증금	지역별, 신축 및 구축에 따라 상이	5000만원 ~ 2억
	권리금, 철거비	권리금은 업주 마음이라… 3억까지도 봤어요	0원 ~ 1억 이상
	부동산 복비		200만원 ~ 1000만원
인테리어	인테리어 및 이동가구	2022년 이후에 인건비 및 원자재 비용 상승 참고	1억 ~ 2억5000만원
	냉난방		1000만원 ~ 2500만원
	간판 및 내부사인		1000만원 ~ 3500만원
	네트워크 (컴퓨터, 체어모니터, 복사기 등)		900만원 ~ 2500만원
재료, 장비	기본 재료 및 기구		1600만원 ~ 2500만원
	소장비		2000만원 ~ 3000만원
	교정재료	교정치과 아닌 기본세팅 기준	600만원
	기타 장비 (무영등, dslr, 큐레이, 턱관절물리치료기, 3D프린터 등)	구강스캐너는 대여	0원 ~ 2000만원
	임플란트 (메인)	회사마다 상이	1000만원 ~ 3000만원
	임플란트 (서브)	회사마다 상이	0원 ~ 1000만원
	골이식재 패키지		200만원 ~ 500만원
	체어 패키지		4000만원 ~ 1억
	방사선 장비		4000만원
	골드구매		200만원
브랜딩,마케팅	개원 브랜딩 및 온라인 마케팅		0원 ~ 2000만원
	오프라인 마케팅		0원 ~ 1500만원
	개원 선물		300만원 ~ 500만원
기타	가전제품 (TV, 냉장고, 청소기, 공기청정기, 전자레인지, 세탁기, 건조기, 태블릿pc, 파쇄기, 계수기, 자외선소독기, 무전기, 코로나 체온측정기 등)		400만원 ~ 800만원
	개원 준비기간 임대료, 관리비, 각종 수수료, 전기, 수도세 등	구도심은 렌트프리가 거의 없어서…	200만원 ~ 1500만원
	직원 근무복	인당 2벌씩	150만원 ~ 300만원
	치과 내 인쇄물 (초진진료지, 클린매트, 쇼핑백, 주의사항, 보증서, 봉투, 명찰, 명함 등)		150만원 ~ 300만원
	기타 잡비 (보안, 통신, 각종 비품 등)		300만원 ~ 500만원

앞 페이지 표의 비용이 개원 시작일 전에 전부 우리의 계좌에서 빠져나가는 것은 아니고, 임플란트, 각종 장비같이 비용이 많이 나가는 경우는 할부나 리스가 껴있기도 하고, 업체 측에서 개원 이후 일정 기간이 지난 후에 돈을 받는 경우도 제법 있다는 것도 참고해주세요.

부록 2 개원 이후, 지출하게 되는 항목에는 무엇이 있나?

저도 개원 전에 친구들한테 물어봤던 것이 '개원하면 도대체 돈 나갈 데가 어디 어디 있냐'였습니다. 생각보다 머릿속에 잘 그려지지 않았던 경험이라 개원 전에는 도움이 되실 것 같아 대략적인 항목들만 정리해 볼게요.

개원 이후의 지출 항목			
정기적으로 나가는 항목			
임대료 및 관리비	직원 인건비	리스, 할부	대출이자
기공료	재료비, 의약품비	보안비	전기료
수도세	브랜딩, 마케팅비	식대, 간식비	의료폐기물 비용
통신료	세무 월비용	노무 월비용	임플란트 죽 비용
퇴직급여	세금 (원천징수세)	4대보험료	…
비정기적으로 나가는 항목			
임플란트 패키지	골이식재 패키지	골드비	장비 수리비
직원유니폼	각종 치과 비품	장비구입비	회식비
각종 보험료 (연1회)	교육, 세미나	종합소득세	세무 조정료
…			

대략적으로 큰 것은 이 정도 수준이 아닐까 생각이 듭니다.

그 외에 인테리어 공사 시작 전 해 두면 좋은 것

온라인으로 구강검진교육이수를 해놓으면 좋습니다. 구강검진기관을 신청할 때 구강검진교육 수료증이 필요하기 때문에 life.lcps.co.kr로 들어가셔서 미리미리 이수해주세요. 나중에 하기는 귀찮으니까요. 그 외에는 어떤 치과를 만들어 나갈지만 생각하시면서 최대한 쉬세요. 이제 본격적으로 개원을 향해 달려야 하니 말이죠.

인테리어 공사 시작!
이제 무엇을 해야 하나?

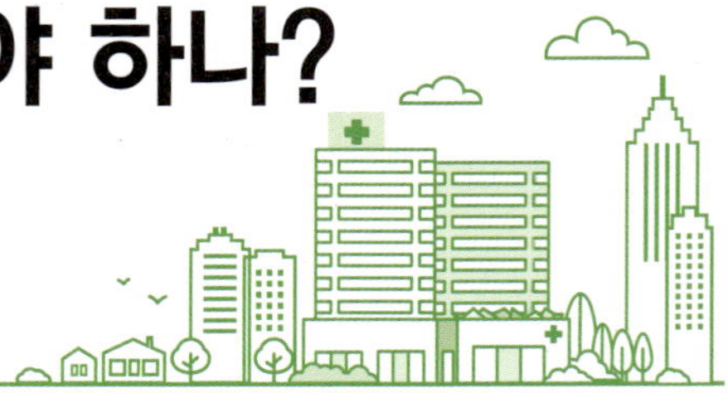

인테리어 관련 체크해야 할 것들

개원 전에 인테리어는 굉장히 중요한 부분이라서 매일마다 현장에 가서 엄청 꼼꼼하게 챙기시는 원장님도 계시는데, 다른 일들이 너무 많기에 일일이 체크하기는 굉장히 어려운 일입니다. 저와 같은 경우는 집과 거리가 멀었기 때문에 자주 가기도 어려웠죠. 그래서 중요한 것들 위주로만 미리 인테리어 대표님과 상의하면서 진행하는 것이 좋겠습니다.

인테리어 체크리스트와 개원 1년 지난 지금 돌아 보니 미리 체크했다면 좋았을 것들에 대해서 쭉 한번 나열해 보도록 하겠습니다. 치과 전문 인테리어 업체라면 당연히 알아서 해줘야 하는 것들은 따로 정리하지 않겠습니다.

- **대기실:** 미리 정리해 두어야 할 것이 TV 위치, 정수기 위치 정도입니다. 둘 다 선을 빼놓아야 하기 때문이죠. 그리고 약력 걸어 둘 위치는

미리 넉넉하게 빈 벽으로 비워 두는 게 좋습니다. 요즘에는 벽에 레일을 설치해서 약력을 걸어 두는 경우도 많으니 참고하세요. 그 외에 중요한건 인테리어 공사가 끝나고 나서 들어올 테이블, 가구들이 대기실의 느낌을 살리는 데에 가장 중요하지 않을까 싶습니다.

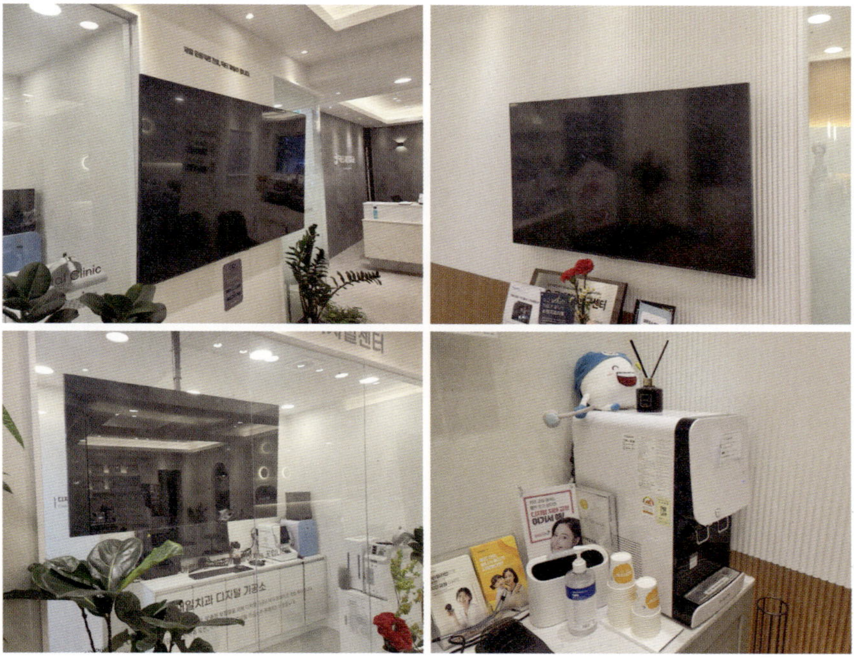

- **진료실:** 체어마다 사이즈가 조금씩 달라 진료실 체어 사이즈에 맞게 배분을 해야 하니 어디 체어로 할지는 빨리 정해서 인테리어에 말해주는 게 좋습니다. 처음에 진료실은 상하부장만 넉넉히 들어가면 되지 않을까 하고 생각했었는데, 개원 1년을 지나고 생각해 보면, 곳곳에 콘센트도 더 많았으면 좋겠고(시간이 지날수록 충천해야 할 것들이 너무 많아집니다), 특히나 하부장 위에 위치하고 있는 컴퓨터 본체가 너무 큰 공간을 차지하는 것 같아서 애초에 차팅 컴퓨터 위치를 정

확히 잡아놓고, 본체는 하부장으로 넣을 수 있게 세팅한다면 공간활용 측면에서 좋을 듯합니다. 그리고 벽에 4구짜리 콘센트는 많을수록 좋고, USB 포트가 콘센트에 같이 있으면 더욱 편하실 겁니다. 콘센트도 4구짜리로만 해달라고 하고, USB 포트도 같이 해달라고 몇 번 얘기했는데 인테리어 쪽에서 자연스럽게(?) 안 해주는 거 보면, 업체측에서 돈이 많이 들어가는 게 아닐까 싶습니다.

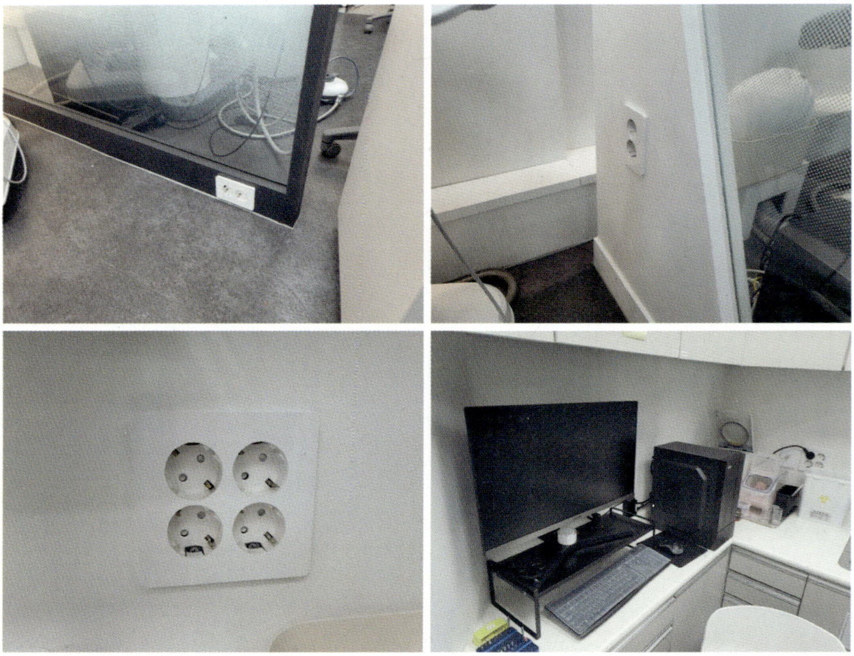

- **원장실:** 원장실을 대표 원장실과 부원장실로 나눌 것인지 아니면 의국처럼 같이 사용할지를 미리 결정하셔야 합니다. 각각의 장단점이 있지만, 저와 같은 경우는 좀 더 효율적인 의사소통과 공간활용도 측면에서 의국 스타일로 했습니다. 물론 페이닥터 원장님들은 개별룸을 더 좋아하시겠지만요. 그리고 먼저 개원했던 제 친구들이 항상 말하

는 게 원장실 내 화장실입니다. 이건 두 번 말하면 잔소리입니다. 변기, 세면대, 샤워부스 꼭 넣으세요. 저는 아래층에 은행이 있어서 화장실 공사할 때 좀 싫어하기는 했지만, 인테리어 대표님이 알아서 정리해 주셨습니다. 그 외에 원장실을 여러 명의 원장님이 같이 쓰신다면 LAN선 포트와 책상 위치도 잘 체크해 주시는 게 좋고, 추후에 원장실 책상을 하나 더 놓게 되는 일을 대비해서 예상되는 위치에 미리 LAN선 포트와 콘센트도 만들어 달라고 하시는 게 좋습니다. 인테리어 쪽에다가 벽에 대형 화이트보드도 달아달라고 하세요. 화이트보드는 꼭 자석이 붙을 수 있는 걸로...(따로 말씀을 안 드리니 저가의 자석이 안 붙는 거로 해주셨길래 바꿔 달라고 했습니다)

- **상담실:** 저와 같은 경우는 상담실과 대기실에 여러 가지 써티, 감사패, 집도패 등을 놓았는데요. 미리 본인이 가지고 있는 것들을 다 모아서 정리해 놓으세요. 상담실에는 어디에 거치대를 놓을지 미리 상의하시고요. 써티는 다 모아서 인테리어 측에 전달하니 해당 사이즈에 맞는 통일된 액자에 넣어서 가져다 주셔서 깔끔하니 좋았습니다. 상담실에 들어가는 CCTV 위치는 환자분의 정면이 보이도록 해놓으시고요.

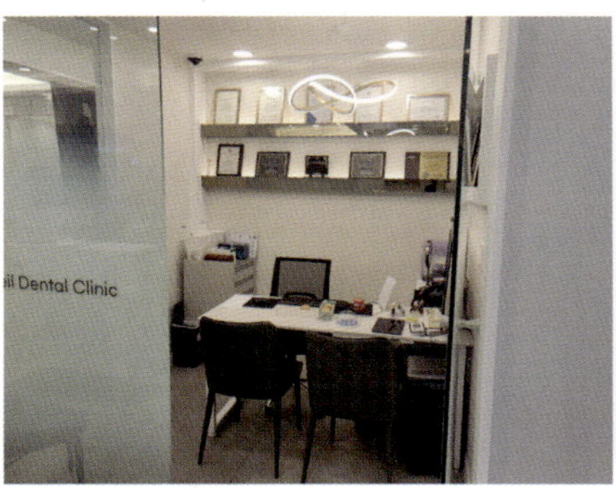

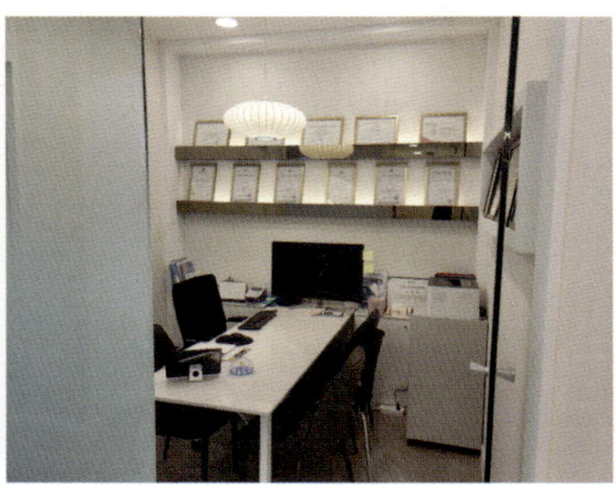

- **방사선실:** 치근단방사선촬영기를 방사선실 내에 고정식으로 위치시킬지 여부만 결정해서 말해주면 됩니다.

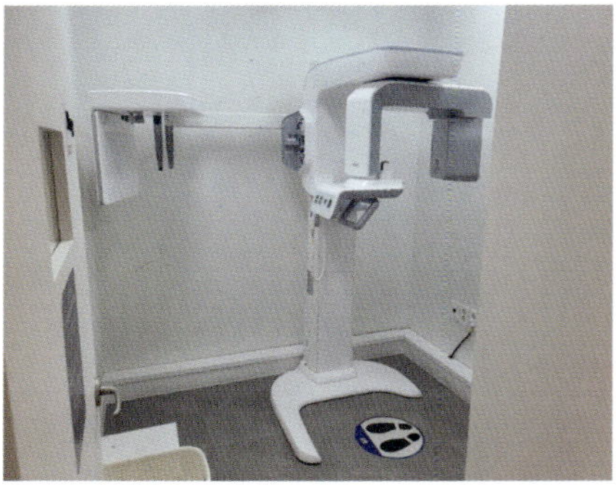

- **예진실:** 처음에 상담실이 2개이다 보니 예진실에서도 간이 상담을 할 수 있게 작은 테이블을 놔두긴 했는데, 크게 실용성은 없는 것 같습니다. 대신 예진실에는 환자분 보호자들도 같이 들어오시는 경우가 많으니 테이블은 없더라도 의자 2개 정도는 있으면 더욱 좋을 것 같네요.

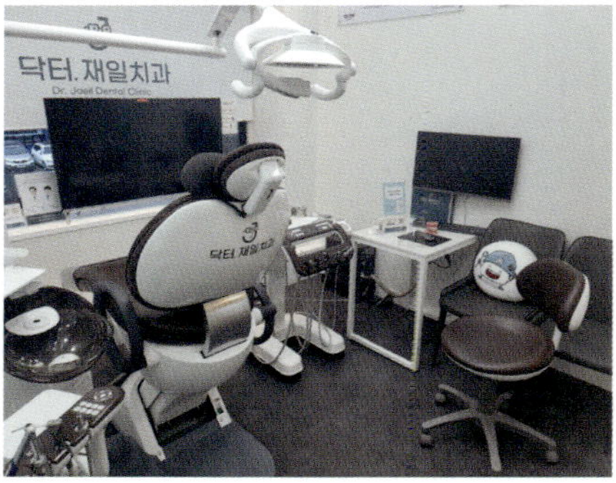

- **기계실:** 석션과 컴프레셔는 체어 4대당 1개씩이 제일 안정적이라고 합니다. 이러한 부분을 참고하시고, 저희 병원의 경우 진료실 석션이 크게 2개로 나누어져 있어서 기계실이 2개가 되어 번거로운 부분이 있긴 합

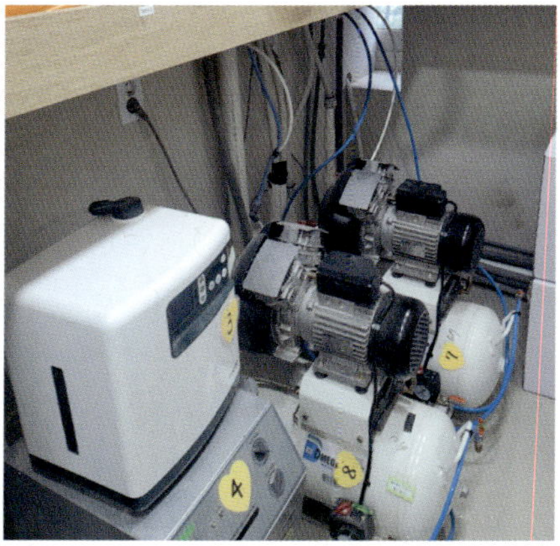

니다. 혹시 물이 터지거나 할 수 있으니 방수공사에 대해서 인테리어 측에 언급해 주시고요.

- **소독실:** 소독실은 넓을수록 좋긴 한데, 그럼 어딘가가 줄어들어야 하니 마냥 크게 만들기는 어려운 듯합니다. 요즘은 소독실 내부가 환자분 동선에서 보이게 해서 좀 더 감염관리에 철저한 이미지를 주시기도 하는데, 저는 개인적으로 너무 다 보여주는 듯한 느낌이라서 따로 고려해 보지는 않았습니다. 우선 소독실에서 고민할 것은 오토클레이브의 위치입니다. 저희 치과와 같은 경우는 처음에 오토클레이브 1대만 있다가 점점 한계치에 다다라서 1대 더 구입했습니다. 미리 오토클레이브는 2대 놓을 위치를 마련해 두시는 게 좋아요. 그 외에 필요하다면 플라즈마 소독기, 핸드피스 오일링 및 소독기 등도 놓을 수 있어야 하니 자리는 좀 여유 있는 게 좋습니다. 소독실에 보통 냉장고, 세탁기와 건조기가 들어가는데, 어떤 사이즈로 구입할지 미리 인테리어와 상의해서 자리를 미리 만들어 놓을 수 있게 해주세요. 그리고 소독실에 정수기 하나 있으면 좋으니 정수기 관도 빼놓으시고요.

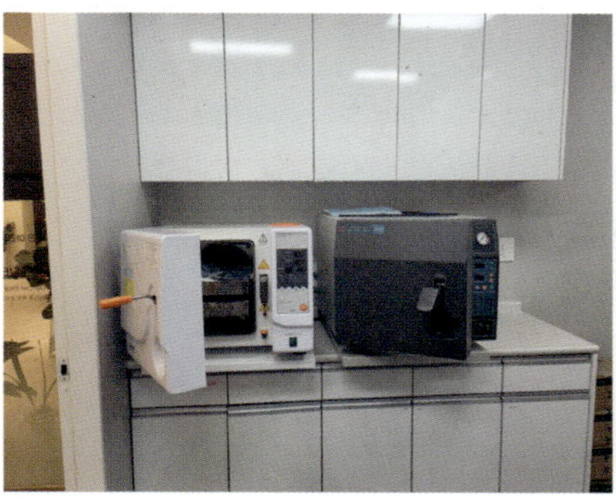

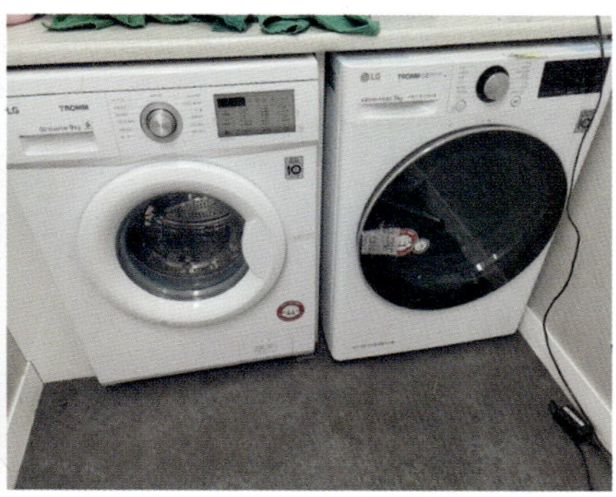

- **수술실:** 수술실 위치는 개인적으로 대기실에서 보이는 위치가 임팩트 있고 좋다고 생각합니다. 가끔씩 진짜 대학병원 수술실같이 에어샤워 같은 것을 설치해 놓기도 하시는데, 공간도 더 넓어져야 하고, 번거로운 부분도 많은 데다가 비싸기도 해서 개인적으로 추천드리지는 않습니다. 대신 내부에는 실용적인 부분도 고려해서 천장형 무영등 하나 달아 두시면 좋을 듯합니다. 저희 치과에는 지금 메인 수술실에 천장형 무영등 1개, 그 외에 추가적인 룸타입 진료실 세 군데에 체어에 연결하는 무영등이 있는데, 그래도 있으면 수술 시에 확실히 도움이 됩니다. 수술실뿐만 아니라 룸타입 진료실에는 하부장 위에 노트북 하나씩 두고, 차팅 컴퓨터로 쓸 수 있으면 좋으므로 LAN선 포트도 만들어달라고 하시고요.

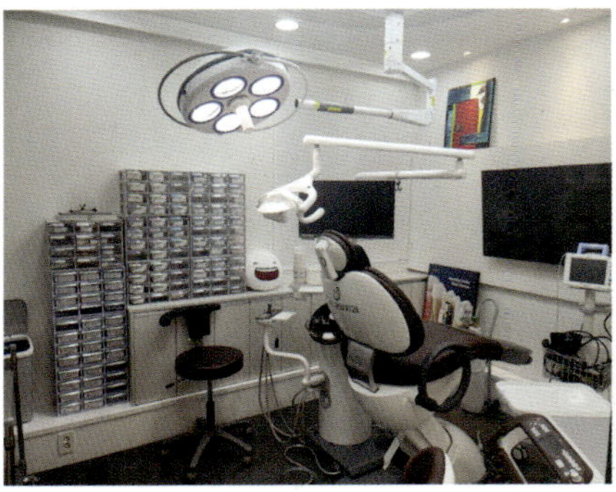

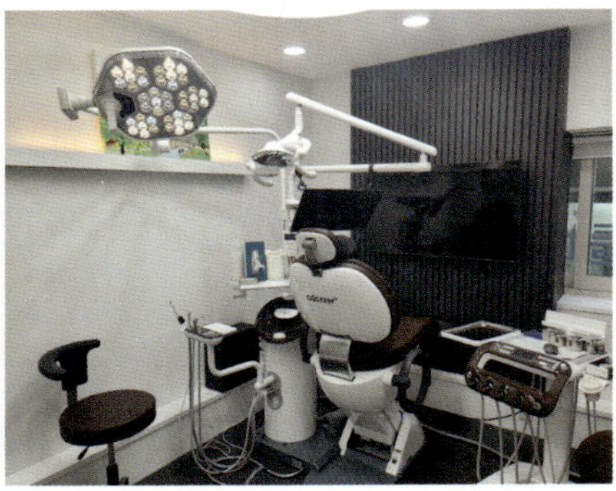

- **기공실:** 치과규모에 따라 원내에서 거의 기공물을 해결할 정도의 기공실을 두신다면, 저희 치과처럼 아주 크지는 않지만 적당한 사이즈의 기공실이 있는 경우 집진기 책상을 놓을 위치를 미리 체크해서 그에 맞게 인테리어를 하면 좋을 듯합니다. 원래 기공실은 집진기 책상이 외부에 바람을 내어 보내는 후황 설비를 해야 하기 때문에 창문 옆

에 있어야 한다고 들었는데, 제가 샀던 것은 자체적으로 여과 시스템이 있는 책상이라 기공실 위치에 크게 구애받지 않아서 지금은 거의 치과의 정중앙에 위치하고 있습니다. 그리고 당장 놓지는 않더라도 추후 스팀, 에어, 샌드를 놓을 수 있기 때문에 미리 인테리어에 설치할 수 있게 세팅해 달라고 말씀해 두시는 게 좋습니다. 그리고 치과에서 모델 푸어링 하는 곳(기공실 등)에는 꼭 석고트랩을 설치하는 것도 체크하세요. 개원 때는 보통 재료상에서 알아서 해주긴 하는데, 저희는 중간에 확장공사를 할 때 인테리어 측에서 얘기를 안 해줘서 모르고 계속 쓰다가 막혀서 애먹은 적이 있었어요.

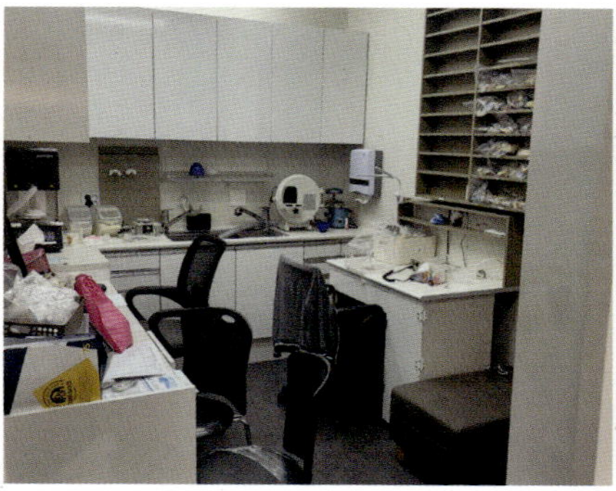

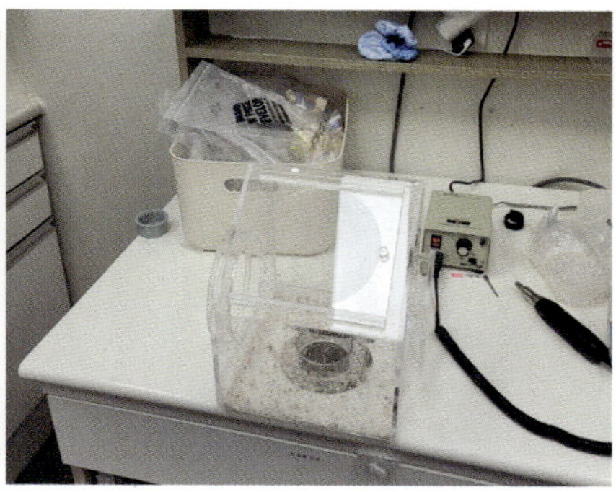

- **기타:** 다시 강조해도 지나치지 않은 4구짜리 콘센트 여러 개입니다. 천장에 점검구는 많이 만들어놓는 게 추후에 더 좋습니다. 각종 스위치의 위치도 알아서 잘 해주겠거니 하면 나중에 뜯고서 다시 하는 일이 발생할 수도 있습니다.

저희 치과는 곳곳에 거울이 많이 있습니다. 직원 락커룸 안에도 대형 거울과 작은 거울들이 있고, 소독실에도 직원들이 점심식사 끝나고 나오는 길에도 세팅해 두었습니다. 그리고 치과에서는 페이퍼타올을 사용할 일이 많으니 화장실이랑 메이크업룸 외에도 진료실, 소독실, 기공실 곳곳에 페이퍼타올 디스펜서를 설치해 달라고 하세요. 공간에 여유가 있다면 디스펜서를 큰 것으로 설치하는 게 계속 리필해야 하는 번거로움을 방지할 수 있습니다.

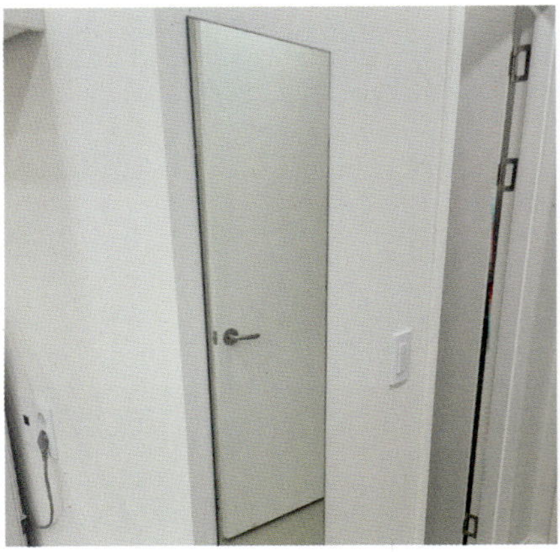

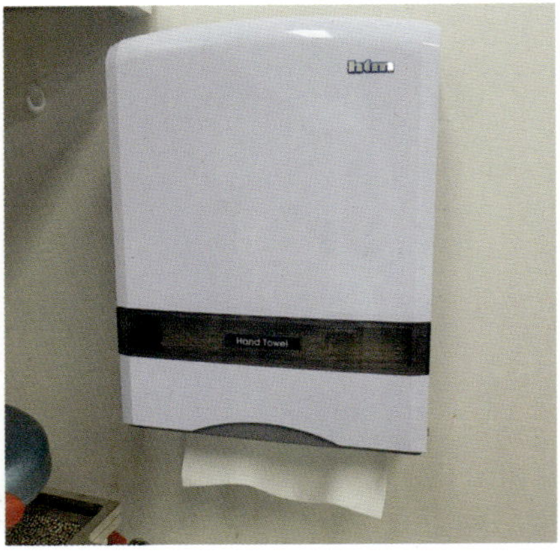

혹시 세미나실이 따로 있다면, 빔프로젝터 설치 여부에 대해 말해 줘야 합니다.

직원 공고 내기 & 면접 및 채용

요즘 모든 개원의 원장님들은 느끼시겠지만, 직원 뽑기가 너무 어렵습니다. 몇 달간 이력서조차 안 들어오는 경우도 많고요. 그래도 개원치과는 이력서가 제법 들어오니 파이팅하시고, 약간 부담되더라도 초반에 넉넉하게 직원 뽑아 두시는 게 좋습니다.

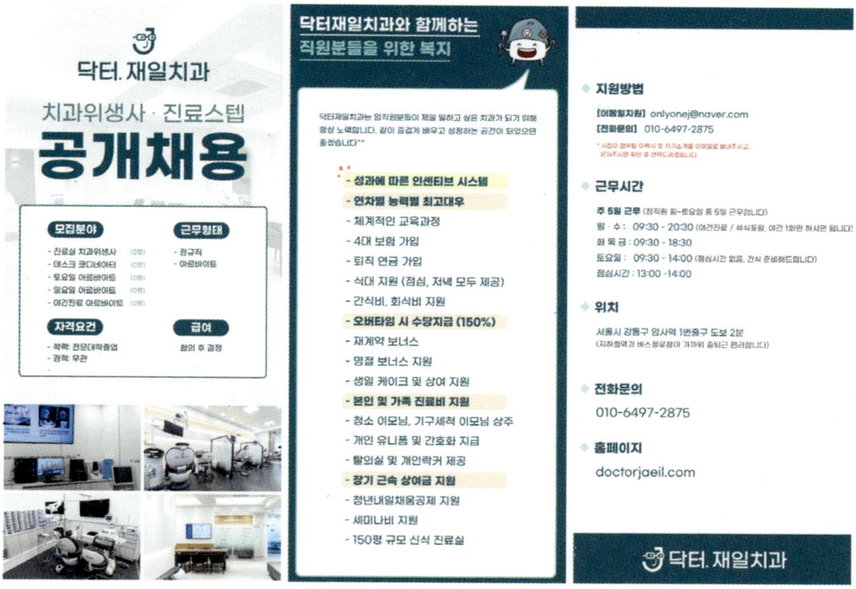

직원공고

기본적으로 치과에서 구인을 하는 경우라면, 실장, 진료실 치위생사, 데스크 코디네이터, 간호조무사, 원내 기공소가 있는 경우 치과기공사, 경영지원팀 등이 있겠습니다. 이렇게 직원 구인을 위한 경로로는 구인구직 사이트가 가장 일반적인데요. 치잡, 덴잡, 치과인 등 다양한 사이트가 많지만, 거의 독점적으로 덴탈잡을 통해 구하는 경우가 대부분입니다.

저도 개원 초에 이곳저곳에 공고를 냈지만, 덴탈잡 이외에는 연락이 온 적이 없었습니다. 덴탈잡에서 좀 더 눈에 띄게 우리 치과를 보여주려면 추가적인 결제가 필요하지만, 그래도 이게 최선인 것 같습니다. 그리고 덴탈채널JOB에 들어가면 치과 구인구직 및 일반 구인구직 관련 사이트들이 정리되어 있으니 참고하시면 됩니다. 그리고 앞서 말씀드린 실장, 치위생사, 원내 기공사, 경영지원팀은 덴탈잡이 제일 낫고, 코디네이터는 덴탈잡 외에 사람인 또는 알바몬, 조무사의 경우에는 널스잡을 통해 구인하는 경우가 많습니다. 단기 치위생사 아르바이트 같은 경우는 실장이나 직원에게 부탁해 치위생사 네이버 카페에 올리는 게 가장 효과가 좋습니다. 덴탈잡을 기준으로 해서 우리 치과에 대한 내용을 전달할 때, 그냥 글만 쓰기보다는 좀 더 눈에 띄게 만드는 게 좋습니다. 앞 장의 사진은 저희 치과 채용 이미지인데, 모집분야, 근무형태, 자격요건, 급여를 기본으로 하여, 직원들을 위한 복지, 지원방법, 근무시간, 위치 등을 드러냅니다. 그래도 이렇게 하니 조금은 이력서가 더 들어왔던 것 같아요.

직원면접

저희 치과개원이 3월 8일이었고, 직원 첫 출근이 3월 2일이었습니다. 덴탈잡을 통한 첫 직원 공고는 1월 8일에 시작했고, 첫 면접은 1월 18일에 봤었네요. 말씀드렸듯이 개원치과에는 그래도 좀 이력서가 들어오기 때문에 하루에 8~12명 정도씩 해서 1월 18일 1차 면접, 1월 21일 2차 면접, 1월 25일 3차 면접, 2월 1일 4차 면접까지 보고, 이후에는 인원수가 많지는 않아 그때그때 시간을 맞춰서 면접을 봤습니다. 한창 인테리어 공사를 할 때라서 치과에서 면접을 볼 수 없는 상황이라 치과 근처의 카페에서 면접을 진행하려 했지만, 당시에는 코로나 때문에 제한이 많아 스터디룸에 면접을 볼 만한 룸이 있는 곳을 물색해서 그곳에서 계속해서 면접을 진행했습니다.

대부분의 개원 원장님들이 그러시겠지만, 처음으로 누군가를 뽑는 입장이 되다 보니 무슨 얘기를 해야 할지, 누구를 선택해야 할지 고민이 많이 될 수밖에 없었던 것 같습니다. 당연한 말이지만 면접도 보다 보면서 점점 노하우가 생기는 것 같습니다.

[닥터. 재일치과의 채용기준]

① **출퇴근거리:** 저희 치과가 서울의 동쪽 끝에 위치한 동네치과이기 때문에 집이 멀지 않아야 오래 다닐 수 있다고 생각했습니다. 경험상 가까운데 사는 친구가 우리 치과에 소개 환자를 더 많이 데리고 오기도 하고요.

② **직원의 경력:** 개원치과이다보니 처음부터 어느 정도는 진료가 돌아갈 수 있어야 하고, 오픈 일주일 전부터는 출근해서 재료를 비롯한 기본적인 세팅을 해야 하니 아무래도 경력이 좀 있는 게 좋습니다. 직원을 여유 있게 뽑으신다면 1년차 선생님도 있으면 장기적으로는 좋겠지만, 초반에는 최소 3~5년차 이상의 선생님들이 더 많이 계신 것이 원장님 입장에서는 편합니다. 물론 급여는 더 높겠지만요.

③ **잦은 이직은 없는지:** 모든 원장님들의 마음이겠지만, 직원이 오랫동안 있어줬으면 하실 겁니다. 이력서에 모든 게 드러나 있지 않을 가능성도 있지만, 근무하던 치과마다 근무 기간이 짧고 이직 빈도가 높다면 선뜻 그 직원을 뽑기를 주저하게 될 수밖에 없는 것 같습니다.

④ **말투와 표정:** 코로나 시대라서 마스크를 쓰고 있어 잘 파악하기는 어려울 수 있지만, 밝고, 긍정적이고 액티브한 느낌은 몇 번 말해 보면 느낄 수 있습니다. 말할 때 웃는 느낌이면, 치과에서 환자분들을 응대할 때 더욱 좋겠죠?

개원 전 연봉계약, 첫 미팅과 유니폼 구매

저 같은 경우는 4차 면접까지 보고 나서 대략적인 큰 틀의 직원 구성은 완료되었습니다. 직원 첫 출근(3월 2일) 한 달 전쯤인데요. 사실 개원치과의 딜레마가 출근까지 아직 너무 많은 시간이 남아서 그 사이에 직원들이 다른 직장을 구할 수도 있다는 점이죠. 그래서 미리 계약서를 한달 전(2월 4일)에 썼습니다. 계약서를 미리 쓴다고 해서 다른 직장을 구하지 말라는 법은 없지만, 그래도 최소한의 안전장치였죠. 그리고 첫 출근 대략 2주 전에 전체 미팅을 해서 다 같이 모여서 인사하고, 대략적인 개원 일정과 오픈 전 일주일 동안 어떤 일을 하게 될지를 간단히 설명하고, 유니폼도 구매를 했습니다. 일반적으로 많이 이용하는 인터넷 유니폼 사이트가 몇 개 있는데, 직원들이 더 잘 알 거예요. 유니폼은 보통은 일주일 정도면 도착하지만, 혹시 모르니 출근 2~3주 전에는 구매하실 것을 추천드립니다. 다 같이 카페에 모여 노트북을 보면서 골랐는데, 직원들이 마음에 드는 것으로 선택해 주고, 상하 2벌씩 주문해 주면 특별히 문제없습니다.

원장님의 유니폼과 가운도 미리 주문해 주세요. 치과 로고도 넣고 해야 하며, 개원 전의 프로필 촬영 전에 도착해야 하기 때문에 시간이 없습니다. 저는 10일 전에 주문하려고 했더니 가운이 품절이라 이 사이트, 저 사이트 엄청 검색하고, 전화해서 겨우 프로필 촬영 전에 도착했네요. 안전하게 3~4주 전에 주문하는 걸로 하시는 게 좋을 듯합니다.

청소, 소독 이모님 구하기

요즘은 많은 치과에서 직원들을 진료에 집중시키고자, 또는 큰 치과에서는 필요에 의해서 청소, 소독 이모님이 상주하는 경우가 많은데요. 처음 개원하시는 분들은 어떻게 구해야 할지 막막하실 겁니다. 우선 가장 간편한 방법은 비용이 조금 나가기는 하지만, 전문 업체를 이용하는 경우입니다. 세금계산서 발급이 된다는 점은 좋은데, 계속 상주하는 것은 아니기 때문에 제 개인적인 의견으로는 상주할 수 있는 이모님을 뽑는 게 제일 좋다고 봅니다. 사람인, 알바몬 등의 사이트를 통해서 구할 수도 있는데, 우리 치과에 있는 동네분을 고용한다면, 치과 출퇴근하기 편하시고, 동네 환자분들 소개도 되고 여러모로 좋습니다.

저와 같은 경우는 치과 임대계약할 때, 도움 받았던 부동산 사장님께 부탁드려서 구했어요. 보통 부동산 사장님들은 발이 넓기 때문에 생각보다 어렵지 않게, 좋은 분으로 잘 구해 주실 수 있다고 봅니다. 저희 치과는 청소 이모님과 소독 이모님 두 분을 두고 있고, 청소 이모님은 일용직 아르바이트 형태로 매일 새벽에 2시간씩(주 12시간) 치과 청소를 해주고 계시며, 소독 이모님은 정직원으로 오후, 야간 근무하고 계신데, 동네분들이라서 그런지 더 좋고, 안정적으로 일을 잘 해주십니다.

일요일 치과 - 일요일 직원 구하기

요즘엔 일요일에 치과를 하시는 신규 개원 원장님들이 많으십니다. 저도 일요일 진료가 충분히 경쟁력이 있다고 생각하여 개원할 때부터 지금까지 하고 있는데, 일요일에 근무할 직원을 어떻게 모집해야 할지가 가장 고민스러웠습니다. 가장 좋은 것은 우리 치과에 대해 가장 잘 아는 정직원들이 근무해 주는 것인데, 생각보다 일요일이 가능한 정직원은 많지는 않고, 주 5일제에서 일요일 근무 때문에 평일 근무를 하루 더 쉬는 것은 치과 입장에서도 좋지 않습니다.

일요일을 정직원으로만 운영하려면 직원 수가 엄청나게 많이 필요하기도 하죠. 그래서 저와 같은 경우는 실장, 팀장급의 상담인력은 돌아가면서 출근하도록 하고, 나머지는 덴탈잡, 치과위생사 카페(실장님이 올려주심)를 통해 일요일 장기 아르바이트가 가능한 선생님들을 구해서 진료하고 있습니다. 모든 선생님들이 매주 가능한 것은 아니기 때문에 전 달에 다음 달 스케줄을 미리 확인하는 과정이 필요하고, 그대그때 체크해야 진료에 차질이 없기 때문에 번거로운 면이 분명 있지만, 결론적으로 일요일 진료는 치과 경영에 도움은 됩니다. 그리고 일요일 아르바이트 선생님들은 생각보다 모집이 수월합니다.

TIP! 개원치과의 직원 구성

사실 적절한 직원 구성이 있다고 해도 그에 맞는 직원들의 이력서가 들어와야 가능할 테지만, 어떤 구성이 가장 좋을지를 한번 고민해 보겠습니다. 저의 경우 개원 시에 실장(치위생사 고년차), 8년차, 6년차, 4년차, 3년차, 1년차 치위생사, 1년차 데스크 코디네이터. 이렇게 직원 7명(실장1, 진료실5, 데스크1), 의사 2명으로 시작했습니다. 기준은 풀타임 의사 수로 정해서 목표 직원 수를 맞추는 게 좋을 것 같고요.

- 풀타임 의사 1인: 실장, 진료실3, 데스크1 (추후에 뽑거나 진료실1로 변경 가능)
- 풀타임 의사 2인: 실장, 진료실5, 데스크1
- 풀타임 의사 3인: 실장, 진료실7, 데스크1 (1명 추가 충원 필요성)

대부분은 풀타임 의사 1~2명으로 개원하실 것이라고 봅니다. 그 이상이 되려면, 처음부터 마케팅 자체가 세게 이루어져야 할 것이고, 그럼 처음부터 어느 정도의 환자수를 기대할 수 있기 때문에 처음에 부담이 되더라도 일정 수의 직원은 필요합니다.

제 경험으로 보면, 실장은 초보보다는 실장 경력이 있는 게 좋고, 진료실에는 진료 팀장급의 어느 정도 진료실 리더가 될 수 있는 6~8년차 정도의 직원이 있어야 한다고 생각합니다. 진료실은 연차별로 골고루 배분되는 것이 좋은데, 개원 초에는 중간 연차 이상으로 꾸리는 게 급여의 부담은 살짝 있어도 치과가 정상적으로 돌아가는 데에 있어 편합니다. 1년차 선생님에게는 죄송하지만, 개원치과에서 처음부터 1년차 선생님을 뽑는 경우에는 아무래도 부담이 있는 것이 사실입니다. 아직 시스템도 갖추지 않았고, 중구난방이라는 말이 맞을 개원 초에 1년차 선생님을 가르치면서 진료하기란 생각보다 쉽지 않습니다. 제가 말씀드린 대략의 기준보다 더 여유 있게 진료실 직원을 뽑는 경우라면 모르겠지만요. 다행히도 저희 치과개원 두 달 뒤에 인력 부족으로 채용했던 1년차 선생님은 1년차답지 않게 너무 훌륭해서 이제 3년차가 된 지금도 계속해서 잘 성장 중입니다. 그리고 데스크 코디네이터는 의사 1인 치과라면 실장이 데스크를 보면 되고, 진료실에서 가끔 서브로 도와줄 수 있습니다. 의사 2인 치과의 경우 코디네이터가 경력직이라면 더욱 수월하겠지만, 초보 코디네이터라고 하더라도 실장이 도와주면 된다고 봅니다. 환자분께서 치과에 처음 들어와서 마주치는 직원이니 기본적인 환자 응대만 할 수 있게 교육하고, 밝게 잘 웃는 직원이면 좋습니다. 저희 치과도 처음에 경력이 없는 코디네이터 선생님을 채용해서 걱정되는 부분이 있었지만, 지금은 다른 치과에 빼앗길 수 없을 만큼 훌륭한 인재로 성장하고 있습니다.

이제 미팅의 연속! 각종 미팅과 수많은 계약들

저는 개원 컨설팅 업체를 통해서 입지는 따로 보지 않고, 행정적인 업무와 필요한 미팅들 어랜지 등을 부탁드려서 했었는데, 그러다 보니 좀 편하게 했습니다. 나름 믿을 만한 대표님을 통해 진행해 크게 문제없이 잘 진행되었습니다. 제가 우선순위로 하는 것들이 있었기에 직접 미팅 약속을 잡아서 하기에는 시간과 에너지 소모가 크다는 판단에 그렇게 했는데, 지금 생각하면 잘했다고 생각합니다. 제가 직접 했던 것 위주로 말씀드리겠지만, 대부분의 것들이 다 개원치과라면 필요한 것들이니 참고해서 진행하면 될 듯합니다.

개원 전, 챙겨야 할 계약 사항

① 간판

간판은 제가 가장 공들인 부분 중에 하나입니다. 간판은 치과의 얼굴이라고 생각하기에 저의 색깔과 우리 치과의 장점에 대해 알릴 수 있는 시작이라고 생각하고 있어요.

본격적인 간판 미팅은 인테리어 공사 시작 이후에 진행합니다. 간판 업체는 딱 간판만 해주는 게 아니라 치과 내부 사인도 같이 맡아서 해주게 됩니다. 저와 같은 경우는 처음부터 조금 더 비용이 나가기는 하지만, 믿을 만한 업체를 선택해서 다른 곳과는 다르게 특별히 컨택없이 바로 간판 구상을 진행했습니다.

– 간판법

일단 서울 지역은 특히나 간판에 대한 규제가 심합니다. 가장 기본적인 간판법으로는 치과의원인 경우에는 의원이라는 말이 꼭 들어가야 하며, “닥터재일치과의원”이라고 했을 때, 모든 글자의 크기가 똑같아야 합니다. 동시에 글자 크기는 정해진 법적 사이즈보다 크면 안 됩니다. 그리고 돌출 간판이나 유리에 시트지를 붙이는 것 자체도 불법이고, 치과 앞면과 옆면에 간판을 달 수 있는 경우는 옆면에도 도로가 있는 경우입니다.

간판법에서 문제가 된다면 결국 구청에서 벌금으로 끝나는 경우가 많고, 시정되지 않는다면 아마 매년 벌금을 내게 될 수도 있습니다(벌금은 불법 간판의 면적으로 매겨집니다). 의료법적인 부분에서 문제가 된다면, 심한 경우 영업정지가 내려질 수도 있기 때문에 주의하시는 게 좋습니다. 개원 초에는 일단 우리 치과 홍보가 중요하니 그냥 법이고 뭐고 튀게 하자고 하실 수도 있겠지만, 나중에 이곳저곳에서 연락오면 굉장히 피곤해지니 의료법적인 부분은 지키는 게 좋습니다.

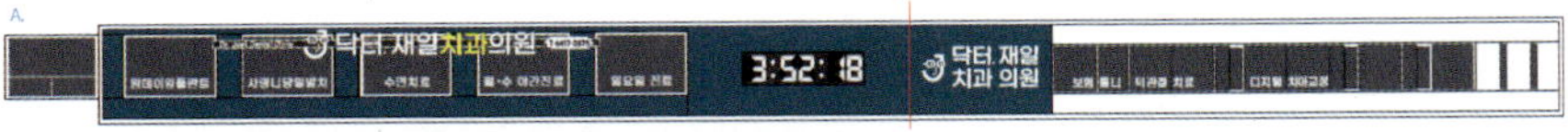

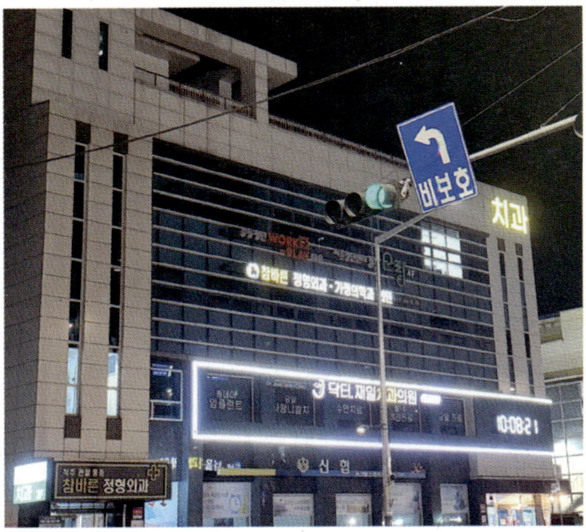

어쨌든 중요한 것은 간판업체는 가능한 미리 선정해서 인테리어 업체와 같이 소통하여 인테리어와 내부 사인이 잘 이루어질 수 있도록 해야 한다는 것입니다. 보통은 간판 업체에서 디자인도 알아서 해주고 내부 사인 문구 같은 것도 일반적인 것들로 하는 경우도 많지만, 저의 경우는 브랜딩을 별도로 했기 때문에 〈브랜드본담〉에서 제공받은 브랜드 가이드북을 가지고 간판 제작 업체 분들과 손쉽게 소통할 수 있었습니다. 그만큼 저는 간판과 내부 사인을 가장 중요한 부분 중 하나라고 봅니다!

저희 병원의 경우 외벽을 갈바로 했으며, 경관조명과 시계도 다는 등 인테리어에 신경을 많이 써서 간판 + 내부사인 = 3,500만 원 정도 투자했습니다. 보통 구건물은 익스테리어를 좀 더 원장님들이 원하는 입맛에 맞게 꾸밀 수 있기에 비용이 비싸지는 경우가 많고, 신축건물 같은 경우는 익스테리어 자체가 어렵기 때문에 기본적인 간판 설치만 해서 1,000만 원대로 마무리할 수 있을 것입니다.

② 냉난방

요즘은 아마 천장형 시스템에어컨을 설치하고, 상담실, X-ray실, 룸 형태의 개별 진료실에는 덕트로 연결해서 찬바람, 뜨거운 바람을 공급하는 것이 일반적입니다. 중앙에서 별도의 스위치를 통해 개별로 조종하는 게 가능합니다. 치과는 아무래도 여러 개의 방으로 이루어져 있는 구조가 많기 때문에 시스템에어컨으로 하는 게 비용이 많이 들기는 하지만 여러모로 장점이 있기 때문에 이렇게 하시는 게 맞습니다. 예전에는 매립덕트형 에어컨을 사용하기도 했지만, 요즘은 그렇게 하는 곳을 보지 못해서 따로 언급은 하지 않겠습니다.

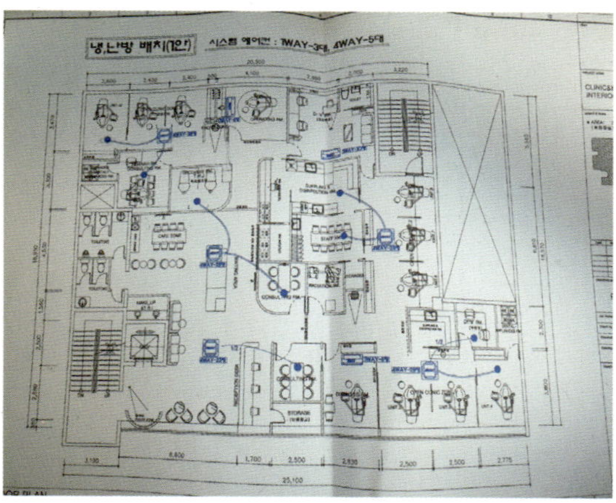

저같은 경우 LG 휘센 에어컨으로 실평수 120평 기준 실외기 1대, 실내기 8대(1way 3대, 4way 5대) 등 장비대 1200만 원 정도, 설치공사비 1,080만 원 정도(부가세 별도)로 계약했습니다. 마지막에 구조가 약간 수정된 게 있어서 위 사진에서 덕트의 위치와 개수가 조금 바뀌긴 했지만 배치가 크게 달라지지는 않았습니다. 지금은 확장 공사를 완료해서 우측 공간에 실내기 2대(1way 1대, 스탠드형 1대)가 추가 설치되어 있습니다.

③ 네트워크

치과에는 그 어떤 병원들보다 컴퓨터가 많이 들어가지 않을까 싶습니다. 진료실에도 체어마다 있어야 하고, 상담실, X-ray실, 데스크, 원장실 등등. 지금 현재 저희 치과에 있는 컴퓨터, 노트북만 해도 35대 이상의 컴퓨터가 있습니다. 보통 치과 네트워크 업체가 네트워크 공사와 컴퓨터, 노트북 등의 견적까지 같이 내주게 됩니다. 인테리어 할 때부터 일반적인 체어에 달릴 컴퓨터 외에 어디에 컴퓨터가 필요한지 잘 구상해서 LAN선 위치를 미리 뽑을 수 있도록 하는 게 좋습니다. 그렇지 않으면 나중에 추가 공사가 필요할 수 있으니까요. 그리고 추후에 컴퓨터를 놓을 만한 위치에도 미리 LAN선을 뽑아 달라고 해주세요. 그리고 컴퓨터 세팅할 때, 어떤 컴퓨터에 CT편집이 필요한지(차팅 컴퓨터, 원장실, 수술실 등), 어떤 컴퓨터의 모니터가 더 커야 할지(상담실 등), 또 어떤 컴퓨터에 듀얼 모니터가 필요한지, 어떤 컴퓨터가 모니터 대신 TV를 설치해서 할지(수술실 등)도 미리미리 체크해 두셔야 합니다. 그리고 이건 알아서 세팅해 주겠지만, 치과 내부용 Wi-Fi, 환자 및 보호자분들이 사용하는 개방형 Wi-Fi를 분리해서 하시는 게 좋겠습니다. 개방형

Wi-Fi 이름과 비밀번호는 대기실에 붙여놔야 하니 환자분들이 쉽게 접근하실 수 있도록 이름도 간편하고, 비밀번호도 간편하게 하는 것이 좋습니다. 저희 치과의 경우 내부 Wi-Fi는 〈doctorjaeil〉, 개방형 Wi-Fi는 한글로 〈닥터재일치과〉로 되어있어서 찾기 쉽습니다.

- 서버 컴퓨터 위치

서버 컴퓨터 위치도 중요합니다. 저와 같은 경우는 제1상담실에 일반 상담용 컴퓨터와 서버 컴퓨터를 따로 놨습니다. 보통은 큰 치과의 경우에는 따로 마련된 창고 같은 공간에 서버 컴퓨터를 따로 놓기도 하며, 많은 경우에는 상담실 컴퓨터를 서버 컴퓨터로 사용하기도 합니다. 저는 가장 중요한 서버 컴퓨터라는 생각에 그냥 따로 고이 모셔뒀네요. 서버 컴퓨터 위치도 중요하니 잘 고민해 보세요.

- 공유폴더 만들기

치과 직원들끼리 자료나 정보를 공유할 수 있도록 모든 컴퓨터에 공유폴더를 만들어 달라고 해주세요. 예를 들어, 업무 분장, 진료 매뉴얼 등 치과에 필요한 각종 정보를 넣어두고, 계속해서 업데이트 해나가면 좋습니다.

- 치과 DSLR 전송

요즘에는 신환을 볼 때나 구환을 볼 때에도 DSLR을 통해 구강내 촬영을 하는 경우가 많습니다. 이럴 때, 촬영을 하면 최대한 빠르게 덴트웹 같은 프로그램에 자동으로 넘어갈 수 있도록 하는 게 좋은데요. 몇 가지 방법들이 있는 것으로 아는데, 저는 camfi를 이용해서 전송하고 있습니다. 제가 개원하기 몇 달 전에 개원하셨던 선배의 소개를 받아 camfi 전문가 분을 통해서 세팅했습니다. 가끔 잘 안 되는 때가 있긴 하지만, 그래도 이 정도면 꽤 만족하면서 사용하고 있어요.

– 치과 무전기, 차임벨

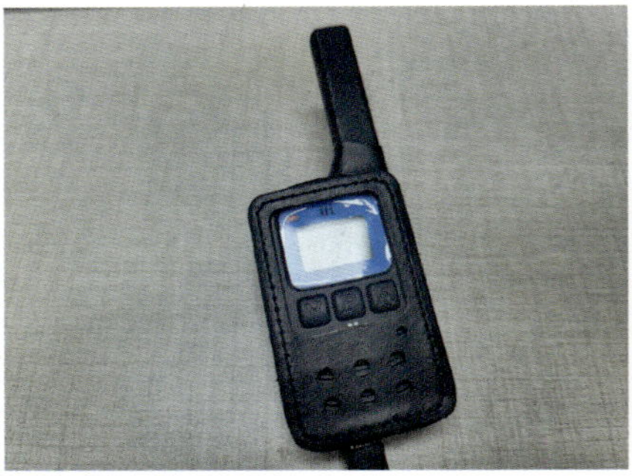

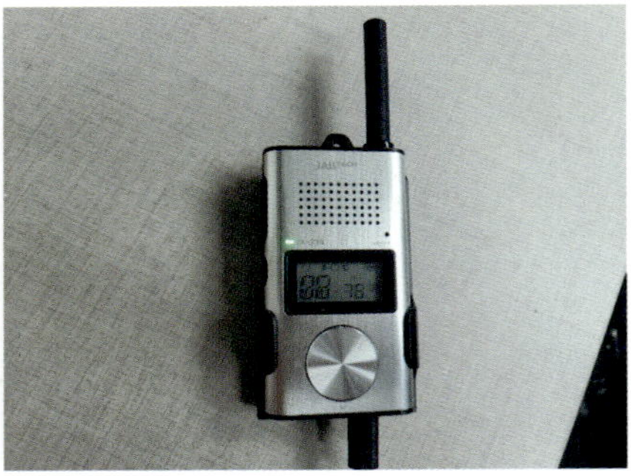

치과에 무전기가 있어서 직원들이 인이어를 끼고 개인별 무전기를 가지고 있으면 여러모로 편리합니다. 일단 사이즈는 작아야 직원들이 편하게 쓸 수 있습니다. 원장님도 끼우고 계셔도 좋고요. 보통 원장님들이 원장실에 있을 때, 직원분들이 무전으로 "원장님~ 3번 체어 마취해 주세요" 이렇게 말하면, 바로 나갈 수 있게 원장실에 무전기만 세팅해 주셔도 됩니다. 저와 같은 경우는 인터넷을 통해 무전기 판매 사이트에서 프로미니 무전기를 개당 7만 원 정도에 샀었는데, 사이즈가 작고 괜찮지만 이제 단종이 되어서 최근에는 잘텍 무전기를 8만 원 정도에 구매하고 있습니다. 지금 치과에만 무전기가 25~30개 정도 구비되어 있습니다.

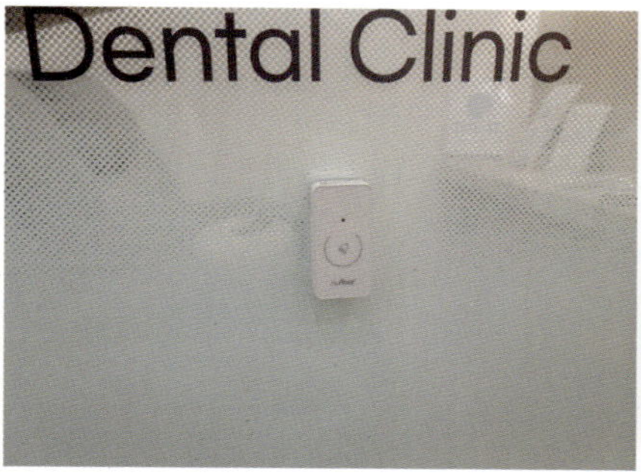

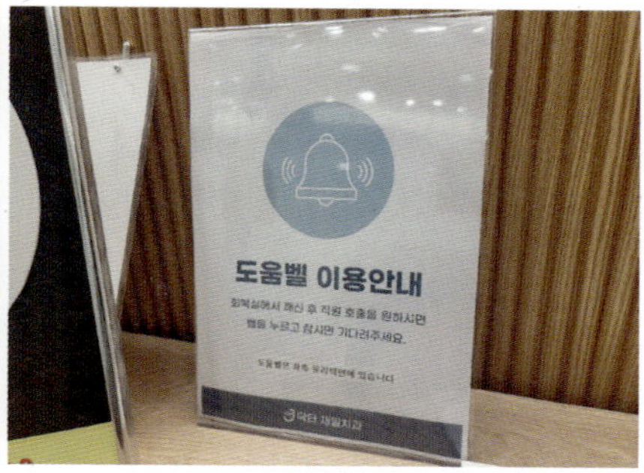

무전기를 이용하지 않으신다면, 무선 차임벨을 사셔서 직원들이 벨을 누르면, 원장님이 듣고 나올 수 있게 하는 것도 좋은 방법입니다. 제가 아는 원장님은 체어마다 뒤에 차임벨을 설치하셔서, 체어에서 벨을 누르면, 원장실에서는 몇 번 체어에서 벨이 울렸다는 신호가 가서 바로 그 체어로 가실 수 있게 세팅해 두기도 하셨더라고요.

저희 치과에도 차임벨이 있는데, 보통은 물리치료실이나 수면마취 회복실에서 환자분들이 누르시면 데스크에 벨소리가 나서 바로 가서 대처할 수 있게 세팅해 두었습니다.

네트워크 견적은 컴퓨터 사양, 대수 등에 따라 너무 다르기에 기준이 없지만, 저 같은 경우 개원 초에 20여 대의 컴퓨터 설치 등 네트워크 견적 2,000만 원 초반 정도 나왔던 것 같습니다. 이후로도 계속해서 노트북, 컴퓨터를 사들였으니 개원 이후 1년 간 네트워크 쪽에만 3,000만 원 이상은 들였던 것 같습니다.

④ 통신

네트워크 업체에 대행해서 통신 쪽은 어랜지 해주셔서 편하게 진행했습니다. 저 같은 경우 병원 내 인터넷과 전화는 SK브로드밴드의 기업 인터넷 + 기업형 인터넷 전화로 세팅했습니다. 아마 이렇게 하는 게 정답일 것이고요. 그렇게 해야 덴트웹과 연동하여 누구한테 오는 전화인지, 부재중 전화는 누구한테 온 것인지 파악할 수 있습니다. 그리고 인터넷 전화의 경우에는 데스크에서 동시에 여러 직원이 다른 사람과 통화가 가능하고요. 당겨받기 기능 등 여러 가지 기능들이 있기 때문에 아날로그 방식에 비해 편하죠.

처음에 기가인터넷 + 전화(유선2, 무선1) + 팩스. 이렇게 해서 월 기본료 58,600원에 했었는데, 개원 이후에 데스크에 유선1, 상담실 두 군데에 유선2, 원장실에 유선1 추가로 설치했습니다. 처음에 왜 세팅을 안 했는지 모르겠는데, 원장실에 키폰이 없으면 직원들이 매번 원장실로 찾아와서 전달해야 하는 불편함이 있고, 원장도 전할 말이 있으면 직접 가야 하기 때문에 키폰은 처음부터 미리 세팅해 두시면 좋습니다.

– 자동 안내멘트

개원 전에 SK브로드밴드에서 자동 안내멘트 설정과 관련하여 예시를 보내 주셔서 세팅을 했습니다. 점심시간이나 휴무시간에는 환자분들이 치과에 전화했을 때, 자동 안내멘트가 나오는 게 여러모로 좋을 것입니다.

⑤ 보안

ADT 캡스와 KT 텔레캅, 에스원 등이 있고, 처음에 견적은 다 받아보았는데, 최종 결정은 ADT 캡스로 했습니다. 인터넷이 SK라서 SK텔레콤에 인수된 ADT 캡스로 결정했는데, 이미 다른 혜택을 받고 있는 게 많아서 크게 메리트 있는 건 아니었습니다.

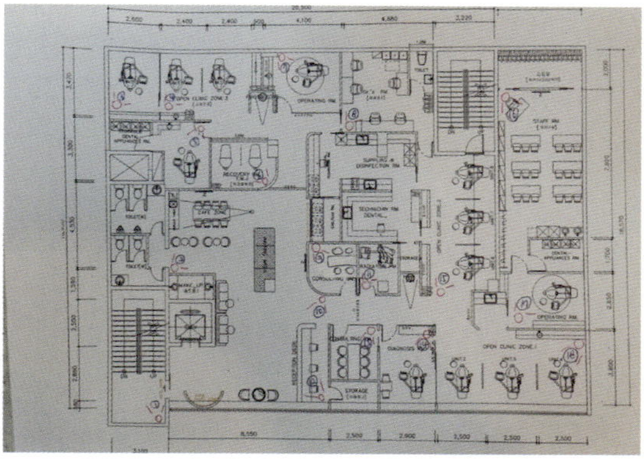

데스크, 대기실, 진료실에는 사각지대가 없는 편이 좋으며, 원장실 설치 유무는 원장님 스타일에 따라서 반반인 것 같습니다.

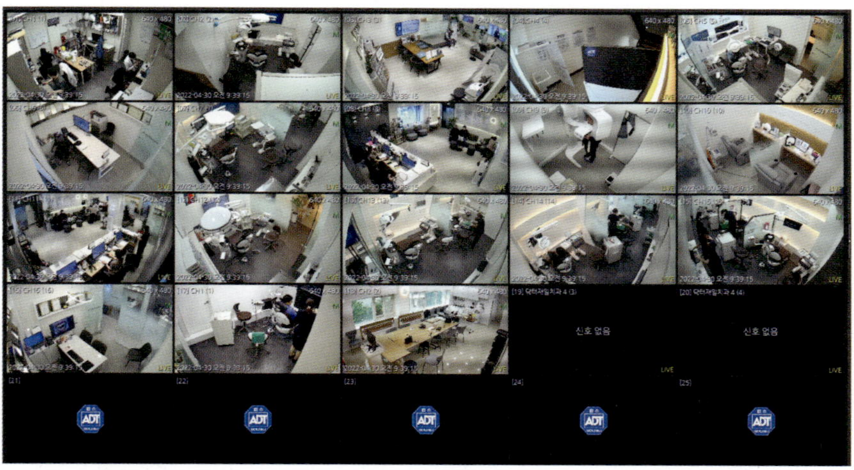

계약 시에 CCTV 16대 143,000원(부가세 포함)이었고, 지금은 확장 공사하면서 2대가 추가된 상태입니다. NVR이라고 컴퓨터 본체 같은 녹화 장치가 있는데, 1대에 최대 16채널까지 가능해서, 저희 치과의 경우 NVR은 2대입니다. 한 가지 팁은 계약 시에 원장실에 놓을 수 있는 CCTV 확인용 모니터를 하나 부탁하시면 설치해 줄 거예요.

– NVR 위치

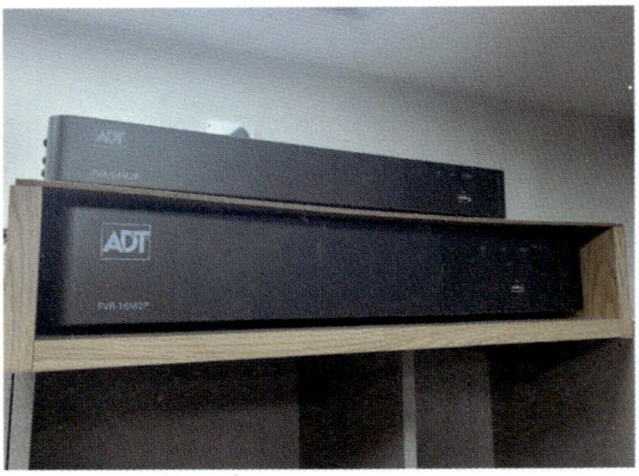

저는 처음에 NVR 위치를 따로 정해 놓지 않았다가 자연스럽게 원장실에 놓기로 결정해서 원장실 내 NVR 위치가 좀 애매하긴 했지만, 어쨌든 원장실에 놓는 게 가장 좋은 듯합니다. 그래야 원장실에서 모니터링 하기에 편합니다. ADT 캡스에서 준 모니터 자체가 크지 않고, 위치가 몸을 돌려야 보이는 곳에 있어서 결국은 제 컴퓨터에서 '뷰가드'라고 인터넷을 통해서 CCTV를 볼 수 있는 프로그램을 설치해서 모니터링하는데, 원장실 세팅 시부터 미리 NVR 위치, 모니터 위치(가능하면 원장실 자리 바로 옆에 세팅 추천) 해놓으면 더 좋을 것 같습니다. 아니면, 큰 TV 같은 것을 설치해서 NVR에 연결해두면 모니터링이 좀 더 수월할 것입니다.

[보안업체 사용의 장점]

① 보안업체 직원이라고 문제가 생겼을 때, 물리력을 사용하거나 하지는 않지만, 누군가 치과에 침입했을 때, 실시간으로 해당 사실을 알 수 있고, 경찰에 신고해 줄 수 있습니다. 가끔 오작동 하는 경우가 있어서 보안업체 직원이 출동해 바로 저한테 전화를 걸어서 알려주기도 하는데요. 그래도 빠르게 대처 가능한 것 같습니다.

② 계약 시에 보안업체에 바로 연락이 가는 비상벨을 2~3개 정도 받아서 데스크에 직원들이 가지고 있다가 문제가 있을 때 누를 수 있게 하는 것도 괜찮습니다.

③ 출입문이 경비, 해제될 때 지문을 이용하게 되는데, 경비, 해제 시에 카카오톡으로 알림이 뜨게 할 수 있기 때문에 혹시 이상한 시간에 경비, 해제가 발생한다면, 휴

대폰으로 CCTV를 확인해서 체크할 수 있습니다. 직원 근태 관리도 가능하죠.

④ 저희 치과도 진료실 주요 컴퓨터에 CCTV 전체 화면을 볼 수 있게 세팅해 놓기도 했는데, 큰 치과라면 진료가 돌아가는 것을 한눈에 파악하기 어렵기 때문에 실장, 팀장이 체크하면서 어랜지를 할 수 있습니다. CCTV만 보면서 어랜지하는 직원이 있으면 좀 더 원활히 돌아갈 수 있겠죠?

⑥ 치과 정수시스템

치과 정수시스템에는 몇 가지 방법이 있습니다.

a. 필터114 같은 인터넷 쇼핑몰에서 구입하여 직접 설치: 저렴하지만 주기적으로 필터를 갈아 끼워야 하는 것이 번거롭습니다.

b. 시판용 정수 시스템: 특별히 신경쓰지 않아도 알아서 해주시지만, 초기 비용이 들어가고, 매달 관리비도 내야 합니다. 저희 치과 같은 경우 초기 비용 100만 원대의 매달 관리비 정도로 견적이 나왔습니다.

c. 덴토존과 같은 플라즈마 살균 시스템: 체어당 설치되는 것으로 비용이 비싸고, 기계실 필터를 별도로 운영해야 합니다. 마케팅적인 측면에서는 괜찮습니다.

d. 노바케어 같은 살균수 시스템: HOCl을 공급하여, 보다 안전한 정수 시스템이 가능합니다. 코로나 시대에는 마케팅 측면에서 좋았습니다. 초기 비용이 비싸지만 유지비가 거의 들지 않습니다(초기 비용 390만 원). 저희 치과가 노바케어 시스템으로 하고 있는데, 확장 공사 시에 단수로 인해 하루 정도 물이 안 나왔을 때에도 문제없이 진료가 가능했습니다. 초기 비용은 비쌌지만, 오래 쓸 걸 생각하면 장기적으로는 이득이 될 것이라 생각합니다.

어쨌든 개인적으로 셀프 설치보다는 업체에 의뢰해서 설치하실 것을 추천드립니다. 개원 시에는 더 중요하고, 신경써야 할 게 많으니까요.

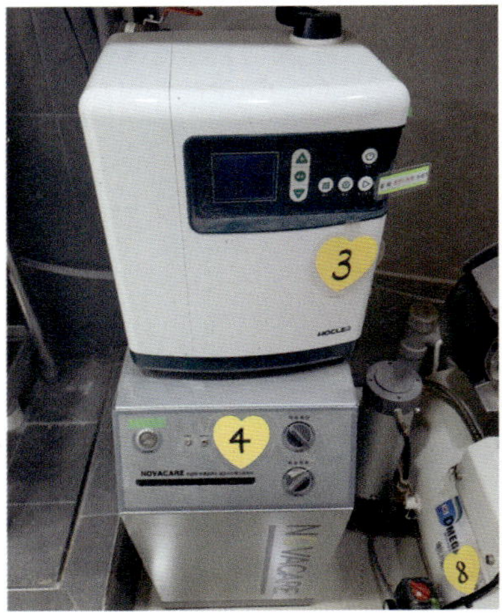

⑦ 정수기

개원 전에 진짜 제일 많이 연락오는 곳이 정수기 업체입니다. 저는 그냥 인터넷을 통해서 쿠쿠정수기에 직접 연락해서 렌탈했고요. 이게 제일 저렴합니다. 저희 치과는 일반적인 정수기 렌탈료를 1대당 15,900원씩 내고 있어요. 조삼모사이기는 하지만, 60개월 렌탈로 해야 확실히 저렴해지기는 합니다.

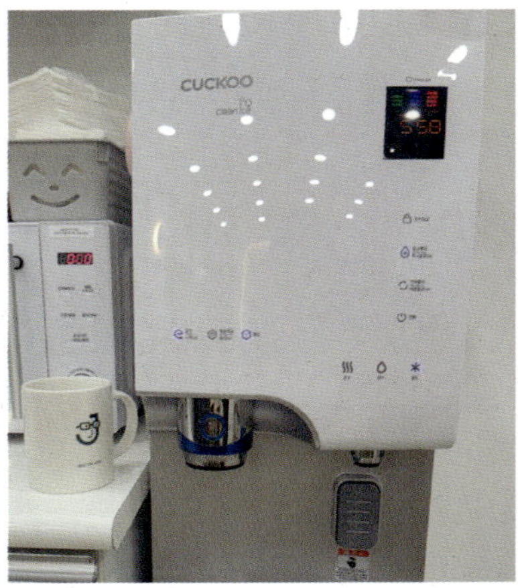

현재는 치과에 정수기 3대(대기실, 소독실, 직원실)가 있는데 원래 대기실에만 1대 있다가 직원들과 환자분들의 동선이 겹치는 게 좋지 않아서 진료실 바로 옆에 있는 소독실에 1대를 추가 설치해서 직원들이나 원장들이 중간에 물을 마실 수 있게 해두었습니다. 그리고 새로 확장한 공간에는 직원들이 얼음 정수기를 강력히 원했던 탓에 얼음 정수기로 하

나 더 세팅해 두었는데, 확실히 얼음 정수기는 렌탈료가 일반 정수기의 2배 이상의 가격이 들었습니다.

렌탈을 하면, 지속적으로 업체에서 관리를 해주기 때문에 정수기는 직접 구입보다는 렌탈을 추천드립니다.

⑧ 의료폐기물 업체

저의 경우에는 컨설팅 대표님 소개로 의료폐기물 업체와 계약했고, 개원 초반 몇 달은 의료폐기물 처리 비용에 있어서 많은 혜택을 받았습니다. 특별히 어떤 업체가 좋다기보다는 의료폐기물 박스에 의료폐기물 외에 너무 여러 가지 쓰레기를 버려서 괜히 비용이 늘어나지 않게 하는 것이 중요합니다. 분리수거 확실히 하세요!

진료 장비 및 임플란트 구매

① 체어

원래 예전부터 체어는 신흥이 제일 좋다는 말을 많이 들어서 나중에 개원하면 신흥 체어로 사야겠다고 막연하게 생각했던 적이 있었습니다. 개원을 준비하면서 보니까 제가 개원 시에 체어 10대 이상을 세팅하려고 하니 신흥은 비용이 너무 높아서 결국 오스템으로 가는 게 유일한 방법이었습니다.

오스템은 체어, 임플란트, X-ray, 재료까지 전부 패키지가 가능해서 임플란트 메인을 오스템으로 선택했기 때문에 별다른 대안은 없었습니다. 체어랑 임플란트 정도만 패키지로 묶어서 계약했어요. 그래도 현재까지 1년 이상 사용하면서 오스템 체어에 대한 불만은 크게 없었고, 특별히 체어가 안 돌아갈 만한 고장은 없었기에 잘 선택했다고 생각합니다. 사실 오스템 체어를 결정하기까지 막판에 한림 체어(포인트 임플란트)나 메가젠 체어(메가젠 임플란트)도 고민을 했었는데, 그냥 단품으로 체어를 사면 가격이 많이 올라가고, 각자의 임플란트를 최소 1~2,000만 원이라도 패키지 계약을 해야 저렴해져서 아쉽지만 포기했습니다. 저는 이미 임플란트는 오스템과 디오로 결정을 했기에 굳이 사용하지 않을 임플란트 패키지를 하면서까지 체어를 다른 것으로 할 생각은 없었습니다. 제가 페이닥터를 하면서 오스템과 디오를 많이 사용했기 때문에 굳이 익숙하지 않은 것을 쓰고 싶지는 않았습니다. 사실 큰 의미는 없지만요.

– Arm type vs Mobile type

체어 자체에 연결된 arm type과 체어와는 관으로만 연결되어 있고 사실상 분리되어 있는 mobile type 2가지로 나뉘게 됩니다. 제 경우에는 예전에 arm type은 시간이 지나면 무거운 걸 올렸을 때 내려가는 경향이 있는 체어들을 많이 봐서 좀 더 안정적인 mobile type으로 선택했는데, 이는 개인 취향인 것 같습니다.

– 체어 대수

정해진 건 없겠지만, 요즘은 8평에 1대 정도가 적절한 수준이라고 합니다.

- 전기모터 여부

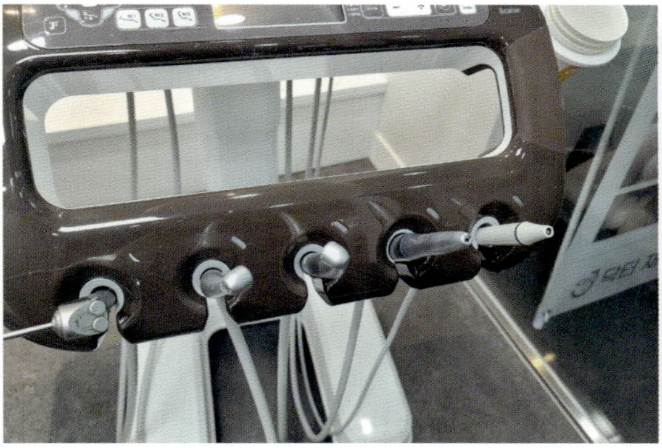

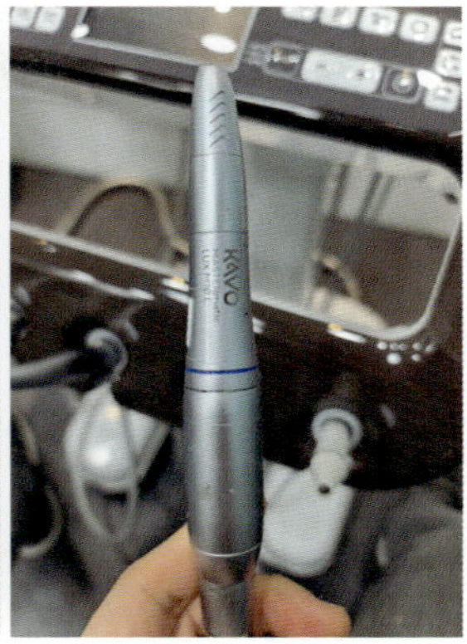

전기모터를 사용해 보신 분도 있고, 사용해 보지 않으신 분들도 많을 텐데요. 사실 대부분의 경우에는 불필요하다고 생각합니다. 전기모터를 홍보할 때, 크라운 커팅, 브릿지 커팅에 특화되어 있다고 말하곤 합니다만, 저와 같은 경우는 로우스피드 위치에 전기모터를 달아서 사랑니 발치에 주로 사용하고 있습니다. '전기모터 = 주수 ok'인데, 로우스피드 자리에 주수가 되게 세팅하는 것과 전기모터를 세팅하는 것이 비용 차이가 크게 나지 않으니 그냥 전기모터로 세팅했습니다.

체어를 살 때에는 애초에 공장에서 전기모터로 세팅되어 나오기 때문에 나중에 교체하는 것보다 비용이 더 저렴하고요. 오스템 기준으로 나중에 전기모터를 설치하려면 100만 원이 넘는 빨간띠의 종속 핸드피스 포함이라 비용이 매우 비싸집니다. 개원 세팅 때는 종속 핸드피스는 필요 없으면 안 사도 됩니다. 제가 개원 시 11대 체어 중 3대만 전기모터를 달았다가 점점 사랑니 발치가 늘어나서 현재 체어 13대 모두에 전기모터를 달아서 추가 비용만 1,500~2,000만 원 정도 더 든 것 같습니다. 할 거면 처음부터 하는 게 제일 낫습니다. 물론 처음에는 부담이 되는 게 사실이지만요.

- 추가 옵션

가능하면 이중시트와 같이 옵션은 무조건 해주는 게 좋은데, 이것도 계약 시에 무료로 업그레이드 해줄 수 있으니 미리미리 말하세요. 보조스툴도 직원들을 위해 필수겠죠?

- 체어에 추가 쿠션

개원 초에 환자분들께서 체어에 오래 누워있다 보면 목이 아프다고 하셔서 추가로 목베개 같은 쿠션을 쿠팡에서 구입했습니다. 그것을 모든 체어에 달아 놓으니 그때부터는 환자분들의 목 불편감과 같은 불만이 거의 사라졌습니다.

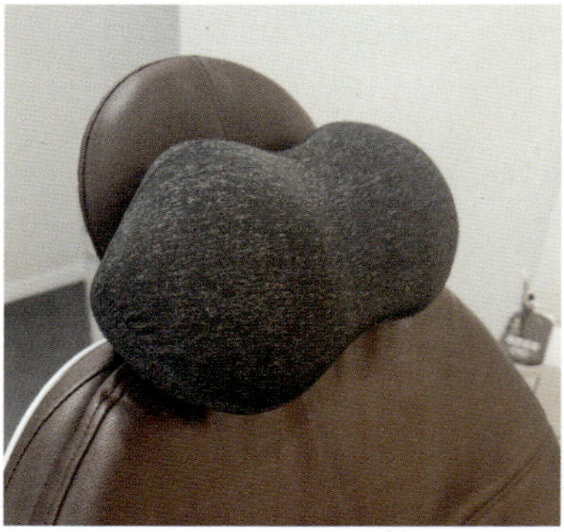

② 골이식재

개원 초에는 당연히 임플란트 패키지를 해야 하는데, 솔직히 내가 어느 정도의 수술이 있을지는 전혀 알 수 없기에 처음에는 2,000~3,000만 원 패키지 정도로 안전하게 가실 것을 추천드립니다. 초반에는 임플란트 픽스쳐 외에도 힐링어버트먼트, 커버스크류, 임프레션 코핑 등 사야 할 것들이 많기는 하지만, 개원 비용도 많이 드는데 처음부터 1억을 계약하기가 저로서는 부담스러웠습니다. 저는 처음에 오스템 BA 임플란트를 3,000만 원에 계약했습니다. 크게 계약해야 단가가 저렴해지기는 하지만, 빨리 소진하면 단가에서 약간 손해 봐도 좋은 거니 처음에는 마음 편하게 시작하시길 바랍니다.

그리고 디오도 트리오스 패키지로 약간 계약했었고, 개원 10개월쯤 되었을 때, 외산 임플란트 문의들이 조금 있길래 스트라우만도 약간 계약했습니다. 지금 와서 다시 생각해 보면, 서브 임플란트 계약은 진짜 최소로만 해도 되지 않을까 하는 게 저의 생각입니다. 상담하기 나름이겠지만, 저희 치과 기준으로는 사실상 메인만 사용하다 보니 서브는 평생가도 소진이 안 될 것 같긴 하거든요. 어쨌든 임플란트는 원장님들마다 원하시는 것과 조건이 다 다르니 잘 고민해서 진행해 보세요. 요즘은 디지털 쪽으로 가는 추세이기 때문에 각 업체에서 함께 판매하는 구강스캐너, 3D프린터 등도 패키지로 할 때, 같이 하셔도 좋을 듯합니다.

그리고 임플란트와 빼놓을 수 없는 골이식재 역시 임플란트 회사들에서 같이 구매할 수 있는데요. 저 같은 경우는 덴티스를 통해서 따로 골이식재만 패키지로 사용하고 있습니다. 이유는 특별한 것은 없고, 페이닥터할 때 매번 쓰던 거라서 가성비가 좋고 특별히 문제 없어서 개원 때도 이어서 쓰고 있습니다. 개인적으로 일정 수준의 안정성이 확인된 골이식재라면 어느 회사의 골이식재를 쓰든 몇몇 경우를 제외하면 임플란트 성공률에 큰 영향을 준다고는 생각하지 않기 때문에 원장님들이 익숙하고, 가성비 좋은 것으로 계약하시면 될 듯합니다.

③ 치과재료 및 소장비

개원 전에 고민했던 것이 '개원 시에 내가 필요한 재료는 어떻게 고르지?'라는 부분이었습니다. 수많은 치과재료에 대한 선택 역시 골치 아플 것 같고, 또 그 재료는 과연 얼마나 구비해야 하는지도 감이 오지 않았기 때문입니다. 그렇지만, 개원을 준비하면서 쉽게 해답을 얻을 수 있었습니다.

우선 인터넷 치과재료 쇼핑몰을 통해서 구입하는 방법이 있습니다. 확실히 저렴하긴 하지만, 일일이 다 보자니 욕심도 생기고, 갖고 싶은 것은 많고, 시간이 너무 오래 걸리는 방법이죠. 그래서 개원 이후에는 이런 식으로 재료를 구입하더라도, 개원 시에는 그렇게 추천드리지 않는 방법입니다.

두 번째로는 오스템 재료 패키지같이 업체가 뽑아준 개원 시에 필요한 재료 리스트에서 선택하는 방법입니다. 물론 어떤 건 싸고, 어떤 건 비싸지만 대세에 큰 지장은 없으니 괜찮은 방법이라고 봅니다.

세 번째로는 오프라인 치과재료상과 거래하는 방법인데, 저의 경우 치과 계약 이후에 개원 컨설팅 업체를 이용했기 때문에 그와 연계된 치과재료상과 미팅을 통해서 재료를 구입했습니다. 보통 하루 날 잡아서 5시간 정도 재료상 사무실에서 하나하나 보면서 재료를 선택하게 됩니다. 그렇게 해서 직원 첫 출근날에 맞춰서 재료가 한 번에 다 들어오게 해서 재료를 정리하면 깔끔합니다. 인터넷으로 하면, 그게 일정치 않을 확률이 있다 보니 좀 번거로울 수 있겠죠. 그리고 치과재료상과 거래를 하면, 혹시 반품하거나 교환할 게 생기면, 직접 오셔서 해주시기 때문에 그러한 부분도 편리합니다.

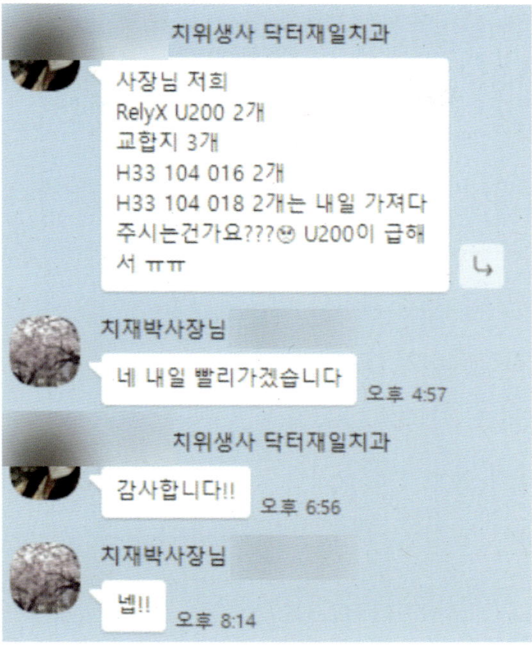

물건이 급할 때, 부탁드릴 수 있으려면 치과재료상과 거래하는 게 편한 점이 많습니다. 가격도 인터넷 가격으로 맞춰달라고 하면, 최대한 맞춰주시기도 하고요. 그런 점에서 저의 생각으로는 친구나 선배들 소개를 통해 믿을 수 있는 치과재료상과 개원 시 필요한 재료를 세팅하는 것이 가장 좋은 방법이 아닐까 생각합니다.

추가적으로 저희 치과에 있는 소장비 몇 가지를 소개해 볼까 합니다. 누구나 구매하는 필수 소장비(오토클레이브, 임플란트엔진, 라이트큐어링, 엔도엔진, 근관충전기, 근관장측정기, 모델트리머, 바이브레이터, 미백기, 샌드블라스터, 보비, 포터블 집진기 등) 외에 처음부터 사지는 않았지만, 점차 필요에 의해서 구매한 것들이 있는데요.

a. 핸드피스 오일링, 소독기 덴트론: 니트람을 사느냐, 플라즈마 소독기를 사느냐, 그냥 수동 핸드피스 오일링으로 계속 하느냐를 상당히 고민했지만, 결론은 국산 제품이라 니트람보다 훨씬 저렴한 덴트론을 선택했습니다. 제가 일일이 확인하지는 않았지만, 수동으로 할 때는 과연 제대로 했을까 싶기는 했지만, 이렇게 덴트론을 사주니 그래도 본인이 맡은 체어의 핸드피스는 가능한 하루에 한 번씩 맡아서 돌리고 있는 편입니다.

b. 포세린 퍼니스: 크라운 세팅할 때, 가장 스트레스 받을 때가 컨택이 loose할 때가 아닌가 싶습니다. 교합이 높으면 갈아내면 되는데, 컨택이 떠있으면 결국 픽업 임프레션해서 보내야 하고 환자분은 또 며칠이나 기다리셔야 하니까요. 그래서 치과에서 의사들이나 직원들이 편하게 컨택, 경우에 따라 교합면 adding을 할 수 있는 포세린 퍼니스를 하나 장만했습니다. 20분 정도면 되기 때문에 환자분께서 잠시만 기다리시면 그래도 당일에 세팅해 드릴 수 있어서 개인적으로는 아주 만족스럽습니다. adding 재료는 기공소에서 보내주시고요.

c. 노페인 무통마취기: 제가 가장 만족스러워하는 장비가 무통마취기 노페인입니다. 제가 개원할 때에는 재료상을 통해서 노페인전용카트까지 140만 원 이내에 구매했었는데, 너무 편하고 좋아서 2~3대 정도 더 구매하려니까 갑자기 그 시점에 가격 인상이 돼서 아무리 저렴하게 구매해도 200만 원에 가깝더라고요. 그래서 1대만 추가로 더 사서 지금 치과에는 총 2대가 있습니다.

d. 진지스타: 제가 예전에 레지던트할 때, 저희 구강외과에 진지브러

쉬가 있어서 임플란트 환자분들 정기관리해드릴 때 사용했었는데, 네오임플란트에서 판매하는 제품입니다. 지금은 진지스타로 이름이 바뀌었는데, 2대를 구매해서 사용하고 있습니다. 일회용팁이 개당 1,000원 정도 하기 때문에 꼭 필요한 경우와 6개월 정기체크 환자분 위주로 해드리고 있습니다.

e. 초음파세척기: 작은 기구들을 넣고 사용하는 초음파세척기 외에 큰 통에 넣고 사용할 수 있는 중국산 초음파세척기를 하나 들여놓았더니 소독이모님께서 아주 만족해 하셨습니다.

f. 알지네이트 자동믹서기: 개원하고 몇 달간은 알지네이트를 그냥 직원들이 스파츌라로 믹스해서 사용했었는데, 좀 더 손목을 아끼라고 자동믹서기를 사줬더니 다른 것을 사줬을 때보다 더욱 좋아하더라고요.

g. 턱관절 물리치료기: 턱관절 물리치료를 하실 예정이라면, 심평원 측두하악관절자극요법 인증기관 교육이수증을 발급해주는 강의를 듣고 신청하면 됩니다. 턱관절 환자분들은 생각보다 많기 때문에 물리치료기 하나 정도 있으면 큰 도움이 되실 거에요.

h. 큐레이: 요새 큐레이를 구매하시는 분들이 많이 늘어나고 있다고 들었습니다. 큐레이 풀세트를 구매하면, 좀 비싸기도 하고, 어차피 DSLR을 적극적으로 사용할 예정이라 구강카메라와 비슷한 큐레이 펜 두 대만 사서 지금까지 잘 사용하고 있습니다. 그 외에는 모든 체어에 X-ray 사면서 서비스로 받은 바텍 구강카메라, 오스템에서 산 구강카메라, e-bay에서 산 구강카메라들로 다양하게(?) 세팅되어 있습니다. 큐레이를 한 대만 사신다면, 예진실에만 놓으셔도 충

분합니다.

i. 산소포화도 모니터링 장비: 저희 치과는 수면마취를 많이 하기 때문에 모니터링 장비를 필수적으로 구비해야 했습니다. 처음에는 큰 사이즈의 심전도, 혈압, 맥박, 산소포화도까지 다 측정 가능한 장비를 구입했는데, 이후에 수면마취 환자분들이 많이 늘어나면서 추가적인 필요성에 의해 산소포화도, 심박수 측정이 가능한 제품으로 5대 정도 추가 구매했네요. 단순히 수면마취 환자분들뿐만 아니라 컨디션이 안 좋은 분들이나 나이드신 분들을 진료할 때 상태 체크를 하면서 진료할 수 있다는 점이 좋았습니다.

j. 임플란트 골융합 측정기: 아마 요즘에는 많은 원장님들이 여러 회사 제품으로 가지고 계시겠지만, 저는 오스템 재료 패키지로 오스텔 비콘(구. 오스텔 멘토)을 구입해 사용하고 있습니다. 임플란트 인상 채득 시에 안정감을 주기에 만족합니다.

④ 엑스레이, CT

엑스레이는 바텍 vs HDX 두 가지만 견적을 받아봤습니다. 파노라마, ceph, CT, 포터블 엑스레이 등까지 해서 두 군데 다 3,800~3,900만 원 정도의 견적이었기 때문에 사실 가격 차이는 없었고요. 제가 페이닥터를 하면서 사용했던 곳들의 CT가 바텍이었기 때문에 어렵지 않게 바텍으로 선택했습니다. 사랑니와 임플란트가 저희 닥터재일치과의 메인 진료이기 때문에 CT 분석할 일이 많아 굳이 새로운 프로그램에 적응하고 싶지는 않았기에 바텍으로 결정한 것이죠. 바텍과 계약하면서 파노라마, CT, Ceph, 포터블 엑스레이, intraoral 센서, 엑스레이용 서버컴퓨터와 모니터, 차폐막, 납복, 갑상선보호대, 소프트웨어(2D viewer, CT viewer) 외에 추가적인 intraoral 센서 1개, 바텍 구강카메라 몇 개를 추가로 받았습니다. 지금은 치과 규모가 크다 보니 필요성에 의해 포터블 엑스레이(250만 원 수준)를 한 대 더 구입해서 사용하고 있는데, 개원 시에 한 대 더 샀으면 좀 더 저렴하게 사지 않았을까 하는 아쉬움이 남네요. 이 정도 대형 치과를 오픈하시는 분들은 고려해 보시면 좋을 것 같습니다.

– 사랑니전문치과나 CT를 많이 찍는 치과라면?

파노라마는 찍으면 바로바로 저장이 되는데, CT는 다 찍고 나서 저장되는 데까지 3분 이상이 걸리는 것 같습니다. 그래서 저희 치과처럼 사랑니 환자분들이 많고, CT를 많이 활용하는 치과는 가끔 바쁠 때 바로바로 찍지 못하고 앞에 환자분 CT 저장되고 나서 찍기 때문에 대기시간이 발생하고, 그럴 때 저도 답답함을 느끼기도 합니다. 확장하면서 빈 공간에 체어를 넣을까 CT를 한 대 더 넣을까 고민하기도 했었습니다. 결국 체어를 넣긴 했지만, 아쉬운 부분은 있네요. 치과 사이즈가 크고, CT 활용도가 높다면 개원 인테리어 시에 CT를 두 대를 넣는 것도 고려해 보실 수 있는 부분이라고 생각합니다.

– 방사선기기 신고

의료기관 개설신고 필증 발급 이후에 방사선기기 신고가 가능하며, 지역보건소에서 처리하면 됩니다. 온라인으로도 가능한 것으로 알고 있는데, 보통 일주일 정도의 처리 기간이 걸리기 때문에 개원 예정일 이전에 완료될 수 있도록 일정을 잘 조율하셔야 합니다. 이 부분은 바텍에서 대행해 주어서 별로 불편감 없이 완료되었습니다. 서류의 경우에는 계약할 때, 바텍 담당자분이 방사선 관계종사자 건강진단표를 주시면서 이것만 미리 작성해 놓으라고 하셔서 개원 준비하면서 시간 될 때, 근처 병원에 가서 검사받고 완료했습니다. 그 외에는 알아서 준비해 주시고, 제가 그 외에 필요한 것만 체크해서 마무리했네요.

– TLD 뱃지

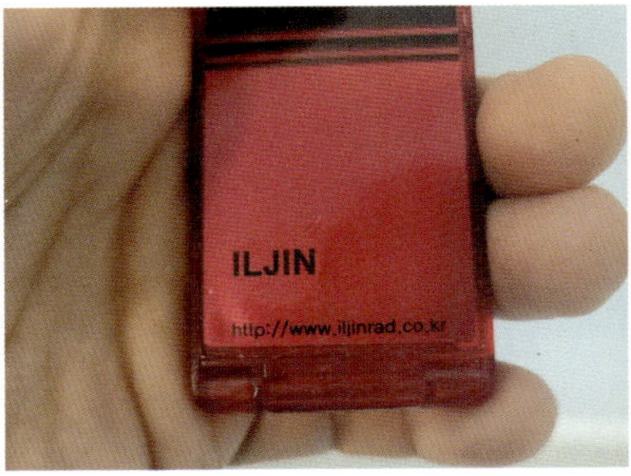

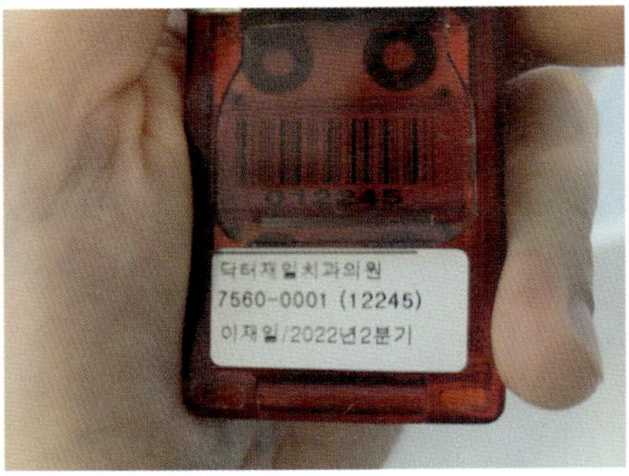

1명만 등록되면 문제없기 때문에 대표 원장을 방사선 관계종사자로 등록해 놓는 게 제일 편합니다. 직원은 퇴사하면 또 재등록해야 하니 번거로우니까 무조건 원장님 본인으로 등록하세요. 몇 군데 업체(일진라드, 서울방사선, 한일원자력 등)가 있는데, 저는 일진라드(구. 일진방사선)라는 곳이 인터넷으로 신청이 가능한 점이 편해서 여기서 진행했습니다. 3개월마다 이전 뱃지를 반납하라고 봉투를 보내주며 새 TLD 뱃지를 보내 주십니다. 새 물건이 오면 바꿔 끼우고, 이전 뱃지는 직원에게 보내주신 봉투에 넣어서 우체국에 가서 보내고 오라고 하면 됩니다.

– PA 찍는 컴퓨터는 카트에 노트북으로 하면 편하다!

치근단 방사선사진을 찍는 방법에는 여러 가지가 있습니다. 첫 번째 방사선실에 고정식 치근단방사선 기계를 설치하는 방법과 포터블 엑스레이를 이용하는 방법이 있습니다. 고정식 치근단방사선 기계의 경우 환자가 이동해야 해서 번거롭기 때문에 로컬에서는 대부분 포터블 엑스레이를 이용하여 진행하실 것입니다.

센서 자체가 개당 200만 원 정도 하다 보니 체어마다 둘 수 없는 게 현실이고, 센서를 중앙에 놔두고 있다가 매번 가져와서 컴퓨터에 꽂고 치근단방사선사진을 찍다보니 약간 번거로운 것은 있지만 단점은 USB 포트가 접촉 불량이 되는 경우가 발생한다는 것입니다. 그래서 저희 치과는 카트에 노트북을 올려놓고, 노트북에 센서를 항상 연결해 둔 채로 카트만 이동하면서 방사선사진을 찍고 있습니다. 센서가 2대, 포터블 엑스레이가 2대라서 카트와 노트북도 2대씩 두는 게 결국 제일 편한 것 같습니다.

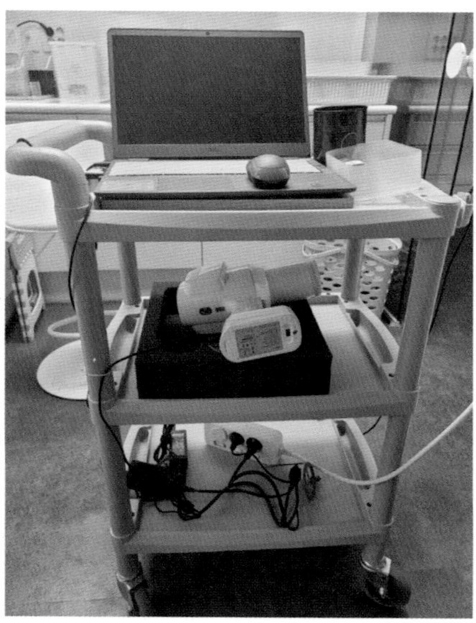

세무사와 노무사 선정

① 세무대리인 선정

세무사 선정도 굉장히 중요한 부분인데요. 직원들 급여 신고, 4대보험 등록 등을 주로 하기에 필수적인 역할을 합니다. 또한 모든 원장들의 바람으로는 세금도 적게 내고, 세무조사도 안 받으면 좋겠다는 내용이 있죠. 이 부분은 개인적으로 검색해서 찾는다기보다는 주변 개원 선배님들의 추천으로 선택하는 경우가 일반적입니다. 저와 같은 경우는 주변 저희 학교와 레지던트 선배님들의 추천이 겹치는 세무사로 선정해서 지금까지 쭉 같이 하고 있습니다. 치과 쪽을 많이 담당해 본 세무사이고, 큰 세무법인 같은 경우는 아무래도 세무조사 시에 대처하는 것이 나을 수 있기 때문에 장점이 있습니다.

아마 개원 1년간은 여러 가지로 궁금한 게 많이 생겨서 세무사님이나 그 밑에서 여러 실무를 담당해 주시는 직원분들에게 연락할 일이 많을 것입니다. 너무 다 맡기기보다는 항상 신경 쓰고, 관심을 가지고, 많이 물어봐야 더 일처리가 깔끔해질 수 있다고 봅니다. 그러다 보면 몇 년 지났을 때, 치과 세무 쪽으로는 준전문가가 되지 않을까요?

세무사에게 나가는 비용도 궁금하실 텐데, 저와 같은 경우 개원 1년간 기장료가 16만 5,000원 정도였는데, 이후에는 10만 원 정도 추가로 올라갔습니다. 보통 병원 규모에 따라 차이가 있습니다. 그리고 처음에는 잘 몰랐는데, 조정료라는 것이 있습니다. 개원 다음 해부터는 매년 5월 또는 6월에 종합소득세를 신고하게 되는데, 이때 세무사가 세무조정을 하고 종합소득세 신고를 대행해 주게 됩니다.

② 노무사 선정

이게 절대적이지는 않지만, 개인적으로 노무사는 세무사 쪽과 연계된 곳과 하는 게 좀 더 세무-노무 소통에 있어서 편한 것 같기는 합니다. 처음부터 대형 치과를 제외하고는 노무사를 쓰는 경우는 거의 없긴 하지만, 직원 문제가 원장님들의 가장 큰 스트레스이기 때문에 노무사를 고려해 보는 것도 좋다고 봅니다. 한 달에 15~20만 원 정도면 우리가 개원 초기에는 잘 모르는 노무 분야를 잘 도와줄 수 있는 지원군이 생기는 것이니까요. 경비처리도 되고요. 보통 세무 쪽에도 물어보면 잘 알려주긴 하지만, 처음부터 노무사를 쓰면, 근로계약서, 취업규칙 등을 법적으로 문제없게 잘 세팅해 주기 때문에 보다 좋은 점이 있다고 생각합니다.

저는 개원 1년 뒤부터 노무사를 썼기에 제가 개원 초에 지인을 통해 받아서 썼던 계약서와 취업규칙 부분을 수정해서 재계약 때부터는 새로운 계약서로 계약했습니다. 3, 4월이다 보니 각종 지원금, 직원 재계약 관련, 코로나 확진자 무급휴가, 유급휴가 관련, 재계약 시에 전년도 안 썼던 연차 수당은 어떻게 지급해야 하는지 등 여러 가지를 여쭤보고, 도움받았습니다.

사업자등록증, 사업자 카드 및 계좌 신고

① 사업자등록증

미리 세무계약을 해놓으셨다면, 세무사 사무실에서 대행해 주므로 굳이 신경 쓰실 필요는 없습니다. 임대차계약서를 비롯해서 달라고 하는 서류만 보내드리면 끝입니다. 다만, 두 가지 고민하셔야 할 부분은 개업 연월일은 언제로 하실지와 면세사업자로 할지, 과세(겸업)사업자로 할지를 생각해 두셔야 합니다. 사실 의료기관 개설신고날짜와 사업자등록증 상의 개업 연월일은 달라도 문제없고, 사업자등록증의 개원 연월일은 은행 대출을 받을 때 중요하므로 최대한 당겨서 신청하셔도 됩니다.

제가 처음에 면세사업자로 별생각 없이 해서 사업자등록증이 나왔었는데, 또 생각해 보니 라미네이트, 치아미백 같은 과세진료도 충분히 하지 않을까 하는 생각에 바로 겸업사업자로 변경했습니다. 이 역시 세무사 사무실에서 대행해 줍니다. 사업자등록증만 바꾸는 건 크게 어렵지 않은데, 추후에 카드단말기나 건강보험공단 인증서까지 나왔을 때, 그리고 이미 개원을 해서 운영을 하고 있을 때는 변경하는 데 여러모로 피곤해지므로 처음부터 확실하게 정해서 하시는 게 낫겠습니다. 겸업사업자는 1년에 2번 부가가치세 신고를 한다는 점이 다른데, 이건 세무사 사무실에서 알아서 해줍니다.

② 사업자 카드 등록

신용카드 많이 가지고 계실 텐데, 그러한 개인 신용카드도 국세청 홈택스 홈페이지에서 사업용 신용카드로 등록하시면 사용한 것을 경비로 인정받으실 수 있습니다.

어떤 카드를 만들어야 하느냐는 사실 정답이 없고, 요즘 카드 혜택 자체가 많이 줄어들긴 했지만, 저의 경우에는 일반 생활비는 현대 M3를 쓰고 있고(거의 10년째 M포인트 때문에 쓰고 있는 듯 합니다), 치과 데스크에는 롯데벡스카드를 비치해 두고서 직원들이 필요한 결제를 할 수 있도록 하고 있습니다. 그리고 금액이 큰 임플란트 및 기타 장비들 결제에는 국민 Bev5를 사용하고 있습니다. 대부분의 치과 업체들과 국민카

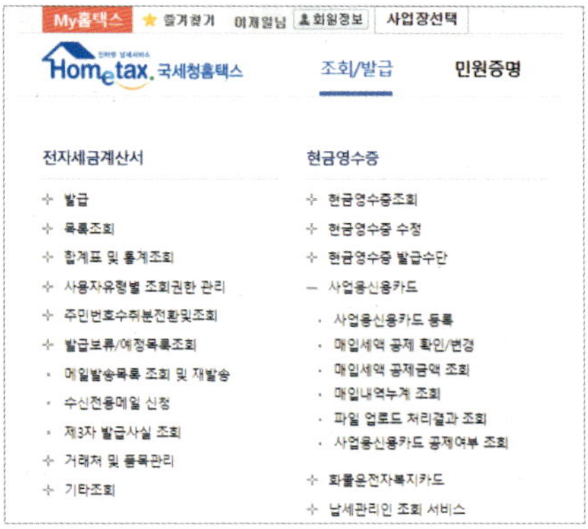

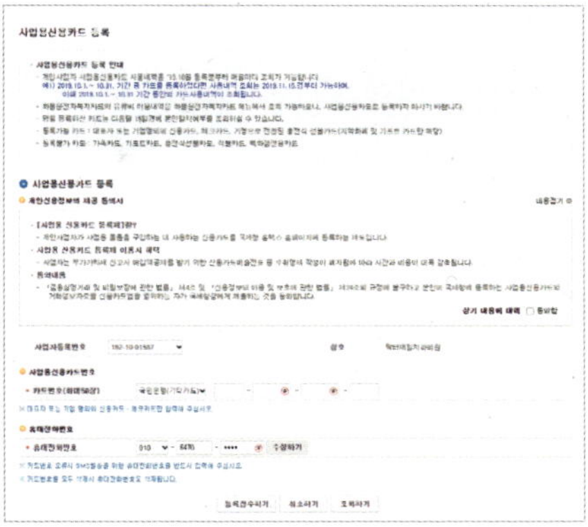

드가 연계를 하고 있어서 12개월 무이자라든지, 추가 캐시백, 포인트 같은 장점이 확실히 있습니다. 또한 금, 토, 일요일에는 포인트 적립 퍼센트가 높아지는 장점도 있어서 임플란트 결제는 금요일에 하는 것이 좋습니다. 또한 Bev5는 4대 보험카드로 한때 대세였는데, 저는 2022년 4월 결제 때부터는 4대 보험은 삼성비즈카드로 자동이체 카드를 바꿨습니다. 4대 보험 납부금액이 많을수록 삼성비즈카드를 쓰셔야 더 좋습니다.

이렇게 모든 개인카드들은 일단 국세청에 신고해서 쓰시면 되며, 그럼 흔히 법인카드라고 하는 사업자카드는 과연 어떻게 만들어야 하고, 언제 사용할 수 있는지 궁금하실 겁니다. 사실 치과는 개인사업자라서 법인카드라는 명칭은 맞지 않고, 사업자카드라는 말이 적절한데요. 일단 본인이 대출받은 은행을 통해서 사업자카드를 만드시는 게 제일 간편합니다. 만들어진 후에는 비용 처리를 위한 상품권을 구입할 때만 쓰면 된다고 알고 있습니다. 그 외에는 특별히 혜택 자체가 없기도 하고요. 개인카드를 사업용카드로 등록했다고 하더라도 상품권 구매는 불가능하기에 하나 만들기는 하셔야 합니다.

③ 사업용계좌 신고

앞서 말씀드린 사업용카드 신고하는 것처럼 사업용계좌도 국세청 홈택스에 신고하면 되는데요. 사업용계좌를 만들 때, 미리 어떤 식으로 운영할지를 고민하여 통장을 그에 맞게 여러 개를 만들어서 관리하는 것이 중요합니다. 물론 이건 원장님 개인 스타일에 따라서 통장 1개로 입출금을 다 관리할 수도 있고, 입금통장 1개, 출금통장 1개로 해서 총 2개로 하는 경우도 상당히 많이 있습니다. 저와 같은 경우는 하나은행 대출을 실행할 때, 통장을 4개 추가로 더 만들었습니다. 그러다 보니 지금 치과 돈 관리 명목으로 사용하는 하나은행 통장이 총 6개네요. 나머지 2개는 하나은행에서 3.6억 정도를 대출받을 때 일시 대출 1.6억 + 마이너스통장 2억을 받았던 통장들입니다. 신용보증기금에서 받았던 3억은 지출 통장에 적당히 나누어서 넣어놨어요. 그리고 추가적으로 국민은행에서 사업용 계좌를 하나 더 만들었습니다. 이건 데스크에서 환자분께 계좌이체로 수납을 받을 때 입금이 되었는지 확인을 해야 하는데, 메인으로 사용하고 있는 하나은행 계좌를 직원들이 보게 할 수는 없으니 깨끗한(?) 계좌를 하나 만드는 게 좋습니다.

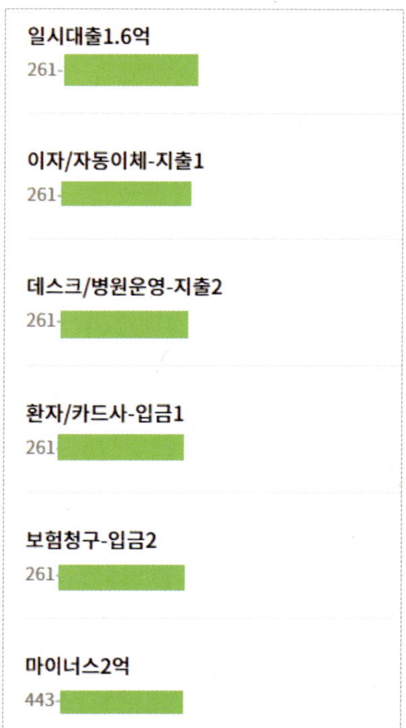
일시대출1.6억
261-
이자/자동이체-지출1
261-
데스크/병원운영-지출2
261-
환자/카드사-입금1
261-
보험청구-입금2
261-
마이너스2억
443-

계좌가 좀 많다고 느끼실 수도

있지만, 주변의 조언을 받고 이렇게 해야 좀 더 수월하게 돈 관리가 될 것이라고 생각해서 이렇게 구성해 봤습니다.

- 이자/자동이체-지출1: 전기요금, SK브로드밴드(치과 통신료), 세무기장료, 노무월비용, 캡스월정료(보안), 노란우산공제, 덴트웹 전자차트 이용료, 보험료, 쿠쿠정수기 렌탈료, 신용카드 이체 등.
- 데스크/병원운영-지출2: 직원 급여, 마케팅 및 브랜딩 비용, 직원 퇴직연금, 기공료, 재료비, 직원 원천징수세, 기타 치과에서 지출하는 대부분의 비용 등.
- 환자/카드사-입금1: 환자분들 카드 결제비, 환자분들 계좌이체(국민은행으로 입금한 것을 확인해서 하나은행으로 틈틈이 옮깁니다).
  → 지출 통장에는 항상 일정 금액이 채워져 있어야 하기에 잘 확인해서 입금1 통장의 돈을 지출1과 지출2 통장으로 옮겨 놓습니다.
- 보험청구-입금2: 국민건강가지급, 국민건강초심, 의료급여초심, 의료급여건생비 등.
  → 개인적으로는 입금2 통장은 종합소득세 낼 때를 대비해서 돈을 모아두는 역할로 사용하고 있습니다. 이렇게 따로 모아두지 않으면, 좀 더 아플 수 있다는 조언을 받아 이대로 실행하고 있습니다.

가전제품(LG, 삼성 B2B, 인터넷)

저희 치과에 현재 있는 가전제품을 나열해 보면서 하나씩 살펴보겠습니다. 원장님께서 구상하시는 치과의 규모에 맞게 몇 개가 필요한지, 사이즈는 얼마면 될지 한번 체크해 보세요.

① **진료 관련 컴퓨터, 노트북 등 관련 제품:** 네트워크 카테고리에서 언급.

② **프린터, 복합기:** 네트워크 업체에서 진료실, 상담실, 데스크 컴퓨터를 네트워크로 연결해 주기 때문에 어디서든 데스크 프린터에서 출력이 되게 할 수 있습니다. 원장실 1대, 데스크 1~2대(데스크에는 팩스, 스캔, 복사 가능한 복합기로), 필요시 상담실 1대(상담 후에 바로 치료계획서, 처방전 등을 뽑아줄 수 있어서 편함), 진료실 or 기공실 1대(기공의뢰서 프린트용).

③ **태블릿PC:** 우선 저희 치과에서 태블릿 PC는 대부분 동의서를 받는 용도로 사용하고 있습니다. 처음에 동의서를 인쇄된 것으로 하려고 상당히 많이 주문했었고, 태블릿은 1대만 샀었는데, 덴트웹과 연결하여 사용하니 동의서를 받으면 바로 차트로 이동되어 너무 편하고, 어르신 환자분들도 크게 불편해하시지 않았습니다. 인쇄된 동의서로 사용하면 결국 스캔을 해서 올려야 하기에 데스크의 일만 늘어나는 꼴이고 관리도 어렵겠더라고요. 데스크 1대, 상담실 2대, 진료실 3대를 배치하였습니다. 상담실에서는 필요시에 미리 동의서를 받으므로

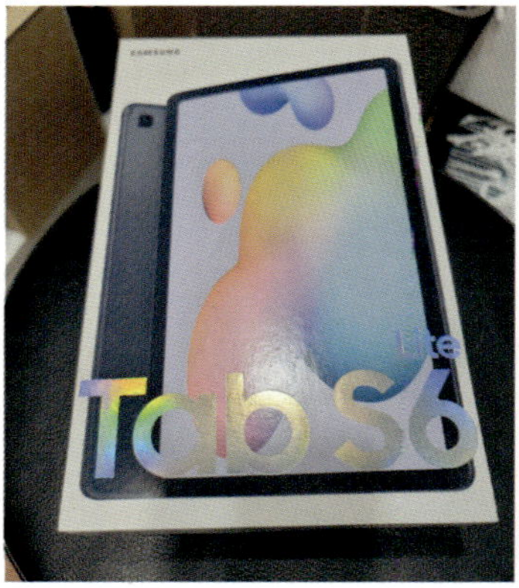

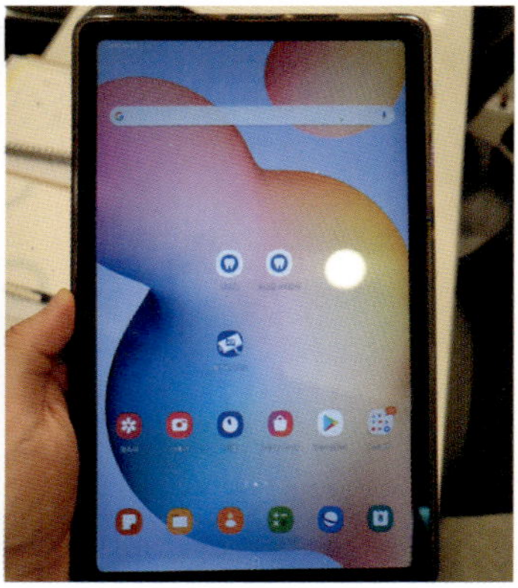

2대를 배치하였고(저희 상담실 2개), 진료실에는 환자분들이 많아서 3대 정도는 있어야 밀리지 않고 처리할 수 있었습니다.
덴트웹 기준 갤럭시탭 S6 Lite 정도면 충분합니다.

④ **TV:** 저희 치과에는 대기실에 TV가 75인치 1대, 55인치 1대, 50인치 1대 이렇게 총 3대가 있습니다. 75인치 메인 TV에는 제가 방송에 나갔던 영상이나 유튜브 영상이 나오고 있고요. 55인치에는 본담에서 제작해 준 치아상식 영상, 50인치는 대기실에서 바로 보이는 디지털 센터 안에 있는데, 업체에서 준 디지털 관련 영상을 틀어 놓고 있습니다. 대기실 TV에서 일반 TV 채널(드라마, 예능, 뉴스 등)이 나오게 하지 마시고, 우리 치과를 알릴 수 있는 영상으로 틀어 놓으세요!
그리고 진료실에는 예진실 및 수술실, 수면 진료실로 주로 사용하는 룸타입 진료실에 50~60인치짜리 TV가 총 5대 있고, 마지막으로 확장 공사하면서 세팅한 세미나실에 85인치 가장 큰 TV가 1대 있습니다. 이렇게 보니 치과에 TV가 9대나 있네요.

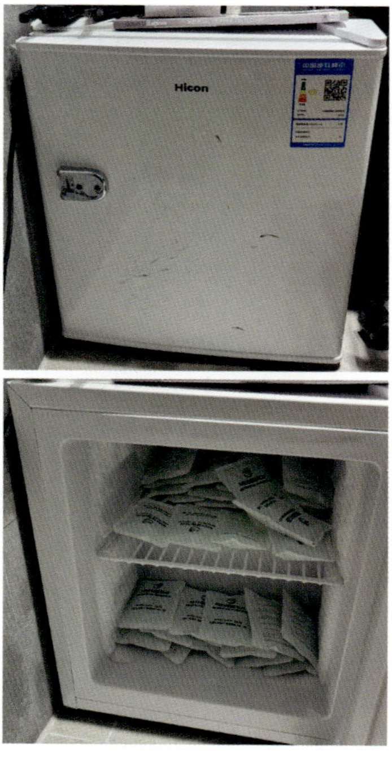

⑤ **냉장고:** 냉장고 자체가 많이 필요한 건 아니지만, 소독실에 냉장보관이 필요한 재료들(아이스팩, 미백제, 보톡스 등)을 넣을 큰 냉장고 1대, 그리고 원장실 1대, 직원실 1대가 기본이고요. 동선을 줄이고자 데스크에서 아이스팩을 드리는 것으로 바꿨

는데, 그러다 보니 데스크 구석에 작은 냉동고를 하나 구입해 두었습니다. 확장하면서 세미나실에 1대 추가해서 치과에 냉장고가 총 5대입니다.

⑥ **세탁기, 건조기:** 소독실의 선반 하부에 9 kg 짜리 LG 트롬 세탁기와 건조기를 1대씩 샀는데요. 이렇게 선반 하부에 놓는 게 공간활용 측면에서는 가장 좋은 것 같습니다. 다만 치과가 더 성장하면서 환자분들이 많아지다 보니 9 kg 짜리는 좀 작긴 합니다. 100평 이상의 치과인 경우에는 더 큰 제품을 사시는 것을 추천드립니다.

⑦ **청소기:** 지금 생각하면 애증의 청소기들이 많습니다. 개원 시에 삼성 업소용 청소기를 샀는데, 이게 끌고 다녀야 하고, 콘센트를 꽂아야 하니 번거롭다고 해서 무선청소기를 샀습니다. 역시나 흡입력이 하루하루 지나갈수록 너무 약해지는 게 느껴져서, 이후에 국산 무선청소기를 하나 더 샀습니다. 역시나 집안용이라 그런지 파워가 점점 약해져서 역시나 사용량이 줄어들고, 직원들은 오히려 빗자루를 더 많이 사용하게 되었습니다. 처음부터 다이슨이나 LG 코드제로처럼 제대로 된 것을 사는 게 더욱 이득이었을 거라 생각합니다.

⑧ **전자레인지:** 원장실 1대, 직원실 1대면 충분합니다.

⑨ **문서파쇄기:** 치과의 여러 문서들에는 개인정보들이 들어있기에 데스크에 문서파쇄기 하나는 있어야 합니다.

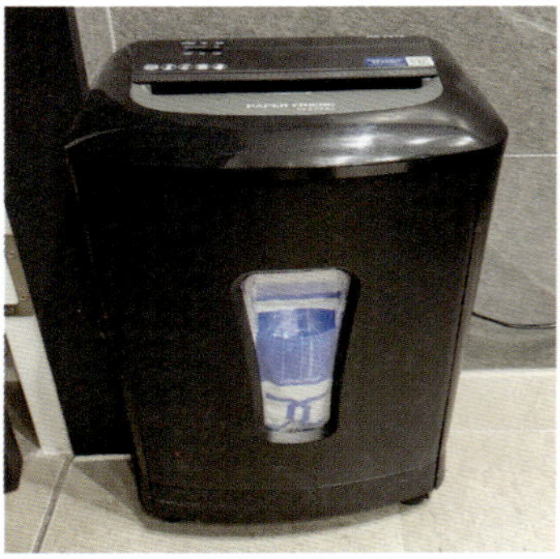

⑩ **지폐계수기:** 환자분들께서 큰 돈을 현금으로 내시는 경우가 있으니 데스크에서 일일이 세어보는 것보다 지폐계수기로 체크하는 게 여러모로 편리하겠죠?

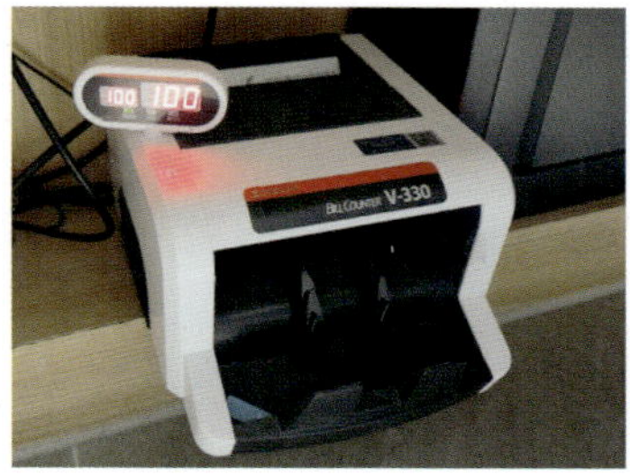

⑪ **혈압측정기:** 저는 오스템 재료패키지에서 차감해서 사용했습니다. 사실 오스템 재료패키지로 살만한 게 혈압측정기랑 오스템에서만 판매하는 제품들입니다. 치과에 꼭 필요한 혈압측정기는 하나 장만해 두는 게 좋겠습니다.

⑫ **체온계, 열화상카메라:** 요즘은 다들 치우셨겠지만, 코로나 시대에는 필수품이었던 비접촉식 체온계와 100만 원 초중반은 하는 열화상카메라! 당분간은 저렴한 비접촉식 체온계 정도만 있어도 되지 않을까 합니다.

⑬ **대기실용 휴대폰 충전기:** 대기실의 두 군데 정도에 여러 대의 휴대폰을 충전할 수 있는 멀티충전기를 비치해 두면 좋습니다.

⑭ **공기청정기:** 대기실과 진료실에 설치해 두면 되며, 상담실에서 문을 닫고 대화를 하다 보면 공기청정기가 있으면 좋겠다 싶을 때가 있어 가능하면 상담실에도 작은 공기청정기를 놔두시면 괜찮습니다.

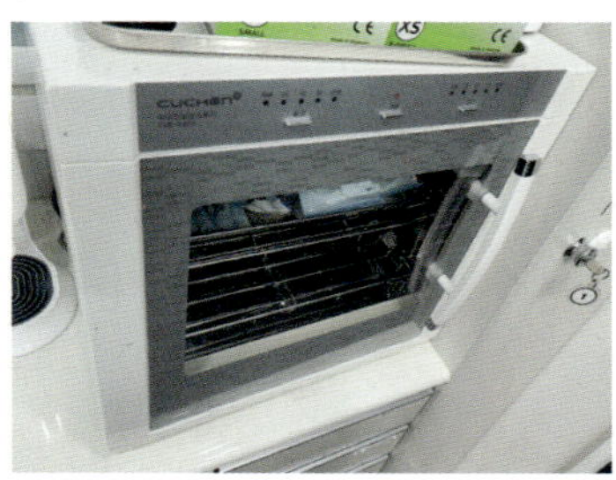

⑮ **자외선소독기:** 진료실에 2개 정도 놔두고, 트레이나 기본 기구를 넣어놓고 있습니다.

대부분 사이즈가 작거나 소량으로만 구입하는 것은 인터넷 쇼핑몰에서 구입하는 게 제일 간편하고, TV, 냉장고, 세탁기, 건조기와 같이 여러 대를 구매하거나 사이즈가 큰 가전제품들은 LG나 삼성 B2B 업체를 통해서 구매하는 게 훨씬 저렴하고 좋습니다. 처음에 TV 같은 가전제품을 여러 대 사려고 하니까 너무 비싸서 검색하다가 우연히 B2B 업체라는 것을 알게 되었습니다. 인터넷을 통해 검색해서 찾아 전화해서 구매 완료 했습니다. 비용이 많이 세이브된 점이 만족스러웠네요.

의료기관 개설신고부터 재료대 신청까지

저 같은 경우는 계약 이후에 행정적인 부분은 컨설팅을 통해서 도움을 받았고, 재료도 개원 시에는 컨설팅 업체에서 직접 운영하는 오프라인 재료상을 통해 구입했던 터라 편하게 진행했습니다. 그렇지만 직접 진행하시는 원장님들도 계시기 때문에 간단하게 설명드릴게요.

① 의료기관 개설신고

보건소의 건강보건행정팀 또는 www.hurb.or.kr 보건의료자원신고포털에서 신고를 합니다.

(구비서류: 신고서, 치과의사면허증사본, 사본 건물평면도 및 구조설명서, 진료과목 및 진료과목별 시설, 정원 등의 개요설명서, 의료보수표)

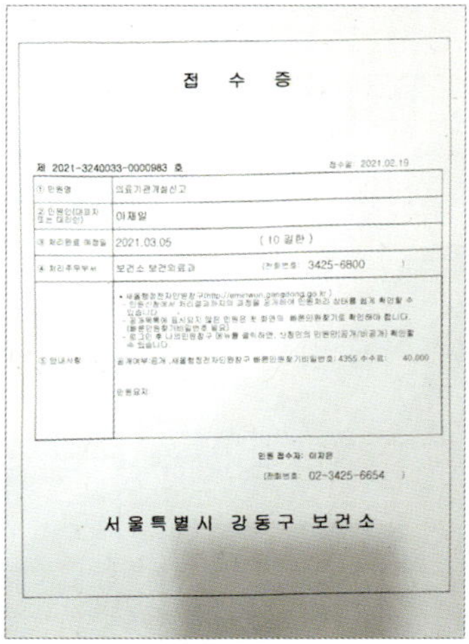

접 수 증

제 2021-3240033-0000983 호 접수일: 2021.02.19

① 민원명	의료기관개설신고
② 민원인(대표자 또는 대리인)	이재일
③ 처리완료 예정일	2021.03.05 (10 일한)
④ 처리주무부서	보건소 보건의료과 (전화번호: 3425-6800)
⑤ 안내사항	• 새올행정전자민원창구(http://eminwon.gangdong.go.kr) 수수료: 40,000

민원 접수자: 이지은
(전화번호: 02-3425-6654)

서울특별시 강동구 보건소

신고를 하면 보건소와 소방서에서 실사가 나오는데요. 보건소 실사 때는 인테리어가 거의 이루어진 상태여야 하고, 오토클레이브가 치과 내에 있어야 하기에 재료상에서 오토클레이브만 미리 가져다 주십니다. 그리고 소방서 실사 때에는 보통 인테리어 쪽에 얘기해 두면 대표님이 알아서 잘 처리해 주십니다.

② 보험공단 공인인증서 발급

보험공단 인증서는 덴트웹같이 청구프로그램을 사용할 때와 심평원에 장비, 인력 등록 시에 필수적이고, 세무사 쪽에서 청구금액 조회를 편하게 하기 위해 공유를 부탁해서 1년마다 공인인증서를 갱신할 때마다 보내드립니다. 어쨌든 발급은 건강보험공단에 구비서류(의료기관 개설신고 필증, 사업자등록증, 신분증)와 함께 USB를 가져가면 넣어줍니다. 저는 역시 컨설팅 대표님이 위임장을 작성해서 대리로 발급받아 주셨습니다. 보험공단 공인인증서는 직원들, 세무사와도 공유하는 것이라

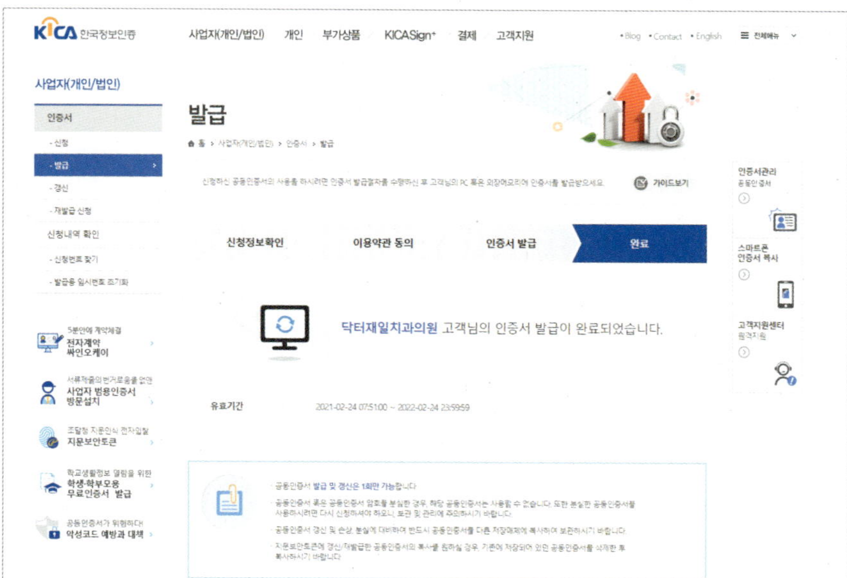

서 비밀번호는 모두가 기억하기 쉽게 만들어주세요.

③ 요양기관번호 발급

www.hurb.or.kr 보건의료자원신고포털에서 신고합니다. 신고 이후에 승인되면 요양기관번호가 발급됩니다.

(구비서류: 의료기관 개설신고 필증, 사업자등록증, 사업자계좌 사본)

④ 심평원에 덴트웹 등의 청구프로그램 등록

저와 같은 경우에는 3월 2일부터 직원들이 출근하여 다음날 3월 3일 오전 중에 덴트웹 설치가 원격으로 완료되었고, 이후에 심평원 등록까지 완료했습니다. 진료는 3월 6일 가오픈, 3월 8일부터 정식 오픈이었습니다. 직원들 첫 출근하는 날에 맞춰서 가능하면 청구프로그램이 세팅될 수 있도록 하는 게 좋습니다. 그리고 청구심사 이후의 상황을 문자로도 안내받을 수 있도록 SMS 신청을 하시는 게 좋은데, 보통은 원장님과 실장님 정도 등록해 놓게 됩니다.

⑤ 장비신고

www.hurb.or.kr 보건의료자원신고포털에서 신고하게 되는데, 보험진료에 필요한 근관장측정기, 광중합기, 치수진단기, intraoral sensor 등을 신고해야 하며, 오프라인 재료상에서 알아서 진행해 주셨습니다. 이런 점은 편했네요. 그리고 대부분의 실장님들은 하는 방법을 아실 거예요. 사이트에서 의료장비신고, 현황변경(장비)신고 들어가서 등록하시면 됩니다.

⑥ 재료대 등록

biz.hira.or.kr 요양기관업무포털에서 신고하게 되는데, 보험진료에 필요한 재료들인 봉합사, 마취제, GI, 아말감, 보험임플란트 관련 재료(픽스쳐, 기성어버트먼트) 등 역시 실장님들 업무 중 하나이기 때문에 대부분 잘 아십니다. 물론 재료상에서 도와주시면 더욱 수월하고요.

청구프로그램 및 카드단말기 설치

① 차트, 청구프로그램 정하기(덴트웹)

저희 학교 1년 선배님이 만드신 덴트웹이 대세이긴 합니다. 누구나 조금만 만져보면 쉽게 익힐 수 있고, 청구 및 차팅하기가 편리해서 아마 요즘 신규 치과는 거의 덴트웹을 쓰지 않나 생각합니다. 제가 다른 프로그램은 사용해본 적이 없어서 덴트웹 외에는 뭐라고 말씀드리기는 어렵네요.

– 전자차트 vs 종이차트

제가 개원 전에 두 군데에서 페이닥터를 했었는데요. 군의관이 끝나고 처음 페이닥터를 했던 곳은 덴트웹을 사용했었고, 개원 전에 1년간 페이닥터를 했던 곳은 종이차트를 사용했었습니다. 각각의 장단점이 있는데요. 개인적으로는 덴트웹과 같은 전자차트의 장점이 너무 크기 때문에 내 치과에서 종이차트를 쓴다고 생각해 보면 너무 답답할 것 같기는 합니다.

전자차트는 우선 치과 내의 모든 것(진료 차팅, 청구, 수납, 예약과 같이 중요한 것을 기본으로 하여, 실장 입장에서는 상담일지, 상담자료를 넣어 활용할 수 있고, 연차, 오프 같은 직원 스케줄 관리 등을 관리할 수 있는 게 가장 좋습니다. 덴트웹 같은 경우는 보험청구 시에도 문제 있는 것들을 걸러주기도 하고, 묶음처방을 해놓으면 기계적으로 빠르게 청구도 가능하기 때문에 편리합니다. 금방 익숙해질 수 있죠. 물론 데이터가 날아가 버릴 가능성도 있지만, 요즘 개원 시에는 네트워크 담당자가 백업시스템을 잘 설치해 주므로 피해를 최소화할 수 있겠습니다. 다만 전자차트 오류로 일정 시간 차트를 사용할 수 없다면, 치과의 진료 프로세스가 중단될 수도 있기 때문에 이에 대한 것은 대비를 해두는 게 좋을 듯합니다.

② 카드단말기 정하기(덴트웹 단말기)

개원 전에 카드단말기 업체들에서 엄청나게 연락이 옵니다. 몇 번 미팅을 했는데, 결국 제가 쓰는 프로그램인 덴트웹이 연동된 단말기 업체를 통해서 진행했습니다. 대체로 크게 차이가 있지는 않은 것 같습니다.

– 카드단말기는 데스크에만?

저희 치과의 경우에는 데스크에 단말기 3대 외에 개원 후, 필요성에 의해서 상담실 두 군데에도 각각 카드단말기를 설치했습니다. 수면마취 환자분이라든지, 임플란트 같은 큰 케이스 등등 상담실에서 카드결제를 해야 할 일이 생각보다 많으니 상담실에도 미리 세팅해 두시는 게 좋을 듯합니다.

수가 정하기, 필요한 안내문과 물품들

① 수가 정하기

수가를 정하는 것은 굉장히 머리 아프고, 스트레스 받는 일입니다. 분명 원장님들 스스로는 '내 실력이 이 정도이니 이 수가는 받아야지' 생각하실 수 있지만, 현실과 이상에는 괴리가 존재합니다. 적어도 요즘 같은 시대에서 임플란트, 교정 같은 주요 비보험 진료의 수가는 개원치과 입장에서 주변 치과와 너무 차이가 나는 것은 좋지 않다고 생각합니다. 덤핑을 치라는 말씀은 아니지만, 대략적인 주변 치과들의 임플란트, 교정 정도의 비보험 수가를 참고해서 수가 책정을 하실 것을 추천드립니다.

임플란트	틀니	보존치료	교정치료
• 스트라우만 • 오스템 • 매직포 • 네비게이션임플란트 • 즉시 로딩 임플란트 • 단순 뼈이식 • 복잡 뼈이식 • 상악동(crestal) • 상악동(lateral) • 타치과임플란트크라운 • 타치과임플란트레진홀 • 지르코니아어버트먼트 • 커스텀 어버트먼트 • 기성 어버트먼트	• 오버덴쳐 • 부분틀니 • 전체틀니 • 틀니수리 및 개상 • 임시틀니	• 치경부레진 • 구치부레진 1단계 • 구치부레진 2단계 • 구치부레진 3단계 • 전치부레진 • diastema • 세라믹인레이 • 골드인레이 1, 2, 3면 • 레진와이어 스플린트 • 레진코어 • 미용치료 • 전문가미백 • 자가미백 • 보톡스 • 라미네이트	• 교정진단 • 성장조절장치 • 클리피씨 • 인비절라인 comprehensive, lite, express • 인비절라인 first • 투명교정 • 인코그니토 설측교정 • 부분교정(MTA 등 종류별) • screw • MARPE • 유지장치 removal • 고정식, 가철식, 유지장치 • 유지장치 repair

기타치료	보철치료	소아치료
• 의식하진정법 • 턱관절, 이갈이스플린트 • 잇몸착색제거술 • 수면무호흡, 코골이장치 • 라미네이트	• 골드크라운 • PFZ 전치부 크라운 • 지르코니아 크라운 전치, 구치부 • PFM 크라운 전치, 구치부 • pontic	• MTA filling • 레진 • SS크라운

저희 치과에서 주로 진료하는 부분들만 간단히 정리해본 것들인데요.

가볍게 참고하시고, 이를 토대로 덧붙이고 수정해서 본인 치과의 수가표를 만들어보세요. 물론 개원치과의 무기 1번이 저렴한 가격인 현실이 안타깝기는 하지만 초반에는 약간 저렴하게 하더라도 점점 자리를 잡아가면서 본인의 가치를 높이시길 바랍니다. 물론 초반에 너무 싸게 하면, 점점 악순환이 될 수 있으니 잘 고민해 보세요.

② 대기실에 게시할 안내문 등

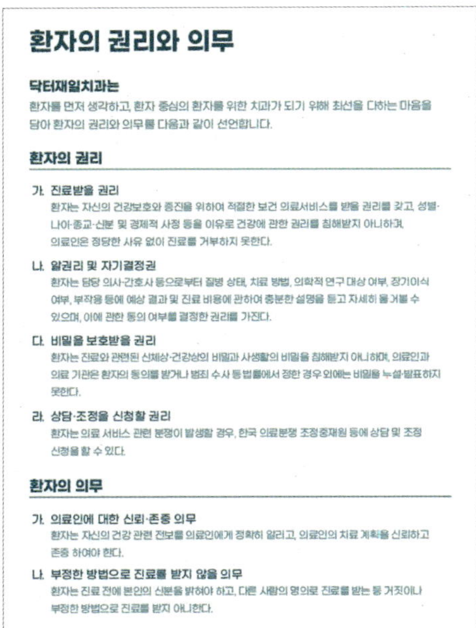

환자의 권리와 의무

닥터재일치과는

환자를 먼저 생각하고, 환자 중심의 환자를 위한 치과가 되기 위해 최선을 다하는 마음을 담아 환자의 권리와 의무를 다음과 같이 선언합니다.

환자의 권리

가. 진료받을 권리
환자는 자신의 건강보호와 증진을 위하여 적절한 보건 의료서비스를 받을 권리를 갖고, 성별·나이·종교·신분 및 경제적 사정 등을 이유로 건강에 관한 권리를 침해받지 아니하며, 의료인은 정당한 사유 없이 진료를 거부하지 못한다.

나. 알권리 및 자기결정권
환자는 담당 의사·간호사 등으로부터 질병 상태, 치료 방법, 의학적 연구 대상 여부, 장기이식 여부, 부작용 등에 예상 결과 및 진료 비용에 관하여 충분한 설명을 듣고 자세히 물어볼 수 있으며, 이에 관한 동의 여부를 결정할 권리를 가진다.

다. 비밀을 보호받을 권리
환자는 진료와 관련된 신체상·건강상의 비밀과 사생활의 비밀을 침해받지 아니하며, 의료인과 의료 기관은 환자의 동의를 받거나 범죄 수사 등 법률에서 정한 경우 외에는 비밀을 누설·발표하지 못한다.

라. 상담·조정을 신청할 권리
환자는 의료 서비스 관련 분쟁이 발생할 경우, 한국 의료분쟁 조정중재원 등에 상담 및 조정 신청을 할 수 있다.

환자의 의무

가. 의료인에 대한 신뢰·존중 의무
환자는 자신의 건강 관련 정보를 의료인에게 정확히 알리고, 의료인의 치료 계획을 신뢰하고 존중 하여야 한다.

나. 부정한 방법으로 진료를 받지 않을 의무
환자는 진료 전에 본인의 신분을 밝혀야 하고, 다른 사람의 명의로 진료를 받는 등 거짓이나 부정한 방법으로 진료를 받지 아니한다.

저와 같은 경우, 본담과 간판업체에서 내부사인을 하면서 여러 가지 필요한 안내문 등을 만들어 주셨습니다. 대부분 간판업체에서 오픈 전에 알아서 챙겨주실 것입니다.

환자의 권리와 의무, 비급여 진료비, 제증명 수수료, CCTV 설치안내, 금연구역 안내는 법적으로 데스크 및 대기실에 게시해야 하는 부분이니 잊지 마시길 바랍니다.

그리고 원장님께서 필요한 안내문을 게시하면 되는데, Wi-Fi 안내는 필수겠죠? 그 외에는 특별한 안내문은 없는 것 같습니다.

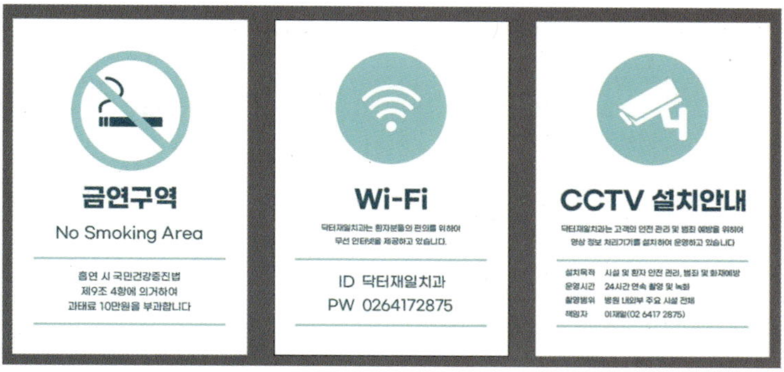
금연구역
No Smoking Area
흡연 시 국민건강증진법
제9조 4항에 의거하여
과태료 10만원을 부과합니다
Wi-Fi
닥터재일치과는 환자분들의 편의를 위하여
무선 인터넷을 제공하고 있습니다.
ID 닥터재일치과
PW 0264172875
CCTV 설치안내
닥터재일치과는 고객의 안전 관리 및 범죄 예방을 위하여
영상 정보 처리기기를 설치하여 운영하고 있습니다
설치목적 시설 및 환자 안전 관리, 범죄 및 화재예방
운영시간 24시간 연속 촬영 및 녹화
촬영범위 병원 내외부 주요 시설 전체
책임자 이재일(02 6417 2875)

③ 미리 개원 전에 세팅해 놓아야 할 클린매트, 쇼핑백, 동의서, 주의사항, 보증서, 소봉투, 대봉투, 명함, 명찰, 초진진료지 등

개원 전에 꼭 세팅이 되어있는 게 좋을 것들이 있는데요. 보통 전문업체가 있기 때문에 다른 치과 예시들을 보고, 참고해서 제작하게 됩니다. 저와 같은 경우는 대부분 본담과 함께 진행해서 디자인도 예쁘게 나왔고, 원하는 문구 수정도 수월하게 이루어졌습니다. 필수품목만 쭉 설명해 드릴게요.

- 클린매트: 체어 트레이에 맞는 종이로 된 클린매트는 요즘에는 필수적으로 많이 사용하고 계십니다. 체어마다 규격과 모양이 다르니 체어 선택에 맞춰서 진행하세요.
- 쇼핑백: 저희 치과는 처음에 환자분 개원 선물과 임플란트 하시는 분들 죽 챙겨 드릴 겸해서 큰 쇼핑백으로 제작했는데, 쇼핑백이 생각보다 크고, 큰 쇼핑백에 선물을 가득 넣어드리기가 아주 어렵더라고요. 그래서 바로 작은 쇼핑백도 주문했습니다.

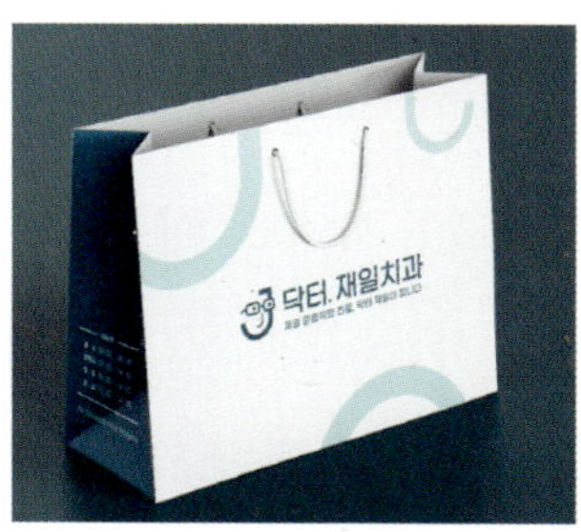
닥터. 재일치과

- 진료 동의서, 주의사항: 본인이 많이 하는 진료 위주로 주의사항을 만들어서 환자분께 제공해 주시면 좋습니다. 저희 닥터재일치과의 동의서의 경우에는 발치 및 수술, 신경치료, 임플란트 수술, 교정치료, 보철물 제거, 적출물인수, 의식하진정법, 타 치과에서 진행 중인 치료와 관련된 동의서 정도를 만들어서 태블릿에 넣어 사용하고 있고요.

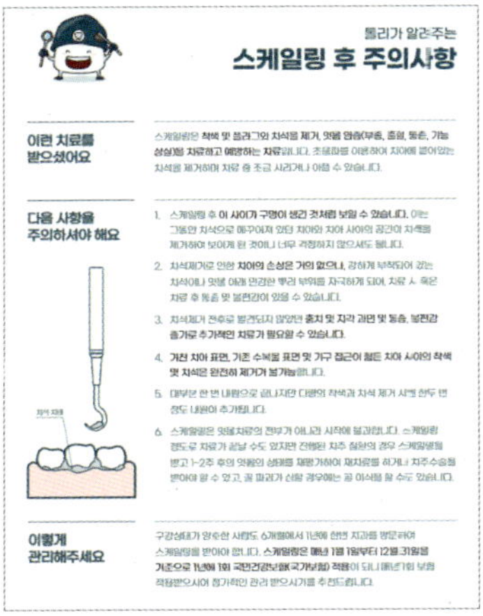

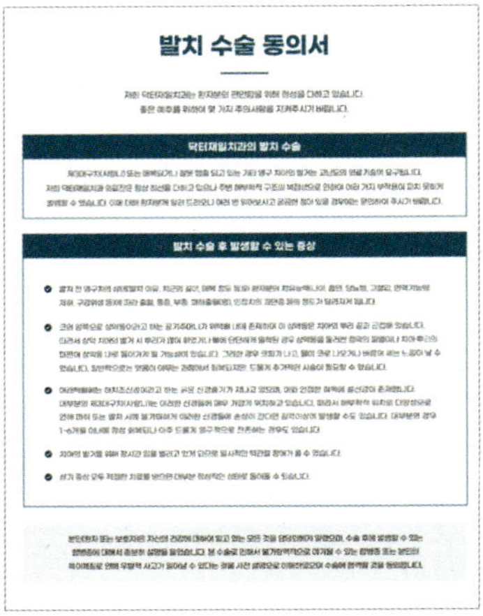

주의사항의 경우에는 스케일링, 발치, 신경치료, 임플란트수술, 임플란트보철 보철물 수복, 상악동수술, 턱관절, 턱관절장치, 틀니, 교정, 교정칫솔질, 보톡스, 치아미백, 자가미백 소아치료, 불소도포, 의식하진정법, 레진/인레이고에 관련된 주의사항을 만들어서 사용하고 있습니다.

- 보증서: 요즘에는 환자분들께서 치료 보증에 대해 문의하시는 경우가 많기에 보증서를 제작하셔서 깔끔하게 a/s 기준을 정리해 놓는 게 오히려 편합니다.

- 소봉투, 대봉투: 현금, 치료계획서 등을 넣을 소봉투, A4 사이즈의 서류를 넣을 대봉투는 필수입니다. 사용할 곳이 너무 많죠.
- 명함: 병원 명함, 대표 원장 명함, 실장 명함 정도는 필수적으로 만드시는 게 좋습니다. 저와 같은 경우는 수습 기간이 지난 직원분들께는 좀 더 소속감을 주고자 명함을 하나씩 만들어 주고 있습니다.
- 명찰: 치과에서 치과의사, 치과위생사, 치과기공사, 간호조무사는 필수적으로 근무 시에 명찰을 달고 있어야 합니다. 치과 코디네이터의 경우에 필수는 아니지만 만들어 주시는 게 좋습니다. 명찰은 자석으로 되어있는 것으로 만드실 것을 추천드립니다.
- 초진기록지: 환자분들이 우리 치과에 와서 가장 먼저 마주하게 되는 것이 초진기록지이고, 그곳에 여러 가지를 담는 것이 좋습니다. 저도 개원 초에 만들었던 초진기록지에서 계속해서 수정을 가해 지금의 초진기록지가 완성되었는데요. 앞 페이지에는 환자분의 기본적인 인적사항을 비롯해서, 마지막 치과 내원 시기, 치과에 오신 이유, 저희 치과를 알게 된 경로, 내원 결심 이유, 전신질환 여부 및 복용 중인 약, 주사, 임신 여부, 음주 및 흡연 여부, 치아보험 가입 여부 등을 적을 수 있게 하여 진료 전에 미리 해당 내용을 파악합니다. 그리고 뒤 페이지에는 치료계획서를 넣어서 제가 환자분의 상태를 보고 진단할 때, 실장님이나 다른 직원들이 제가 말하는 것을 적게 되죠. 앞 페이지의 정보를 통해서 본담과 데이터를 쌓아 나가며 브랜딩 포인트들을 잡아 나가고 있고, 뒤 페이지는 시행착오를 겪어 가면서 제 기준으로는 가장 이상적인 치료계획서를 만들었습니다.

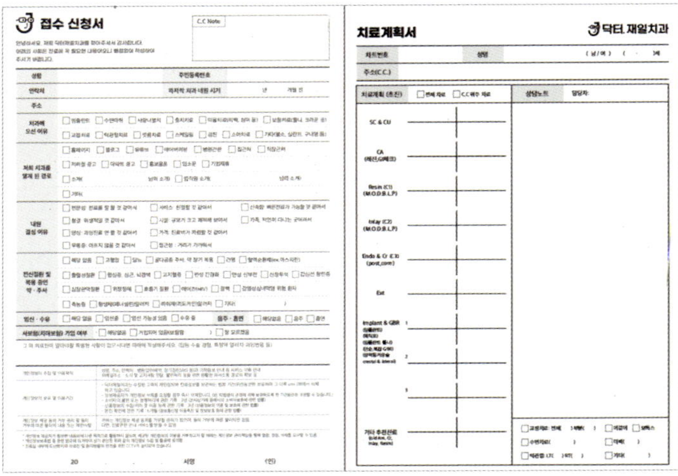

접수 신청서

C.C Note

성함		주민등록번호	
연락처		마지막 치과 내원 시기	년 개월 전
주소			

치료계획서

닥터. 재일치과

차트번호		성함	(남 / 여) (-)세
주소(C.C.)			

SC & CU

CA

Resin (C1) (M.O.D.B.L.P)

Inlay (C2) (M.O.D.B.L.P)

Endo & Cr (C3) (post,core)

Ext

Implant & GBR

④ 치과에 필요한 각종 물품들

치과에 필요한 물품들은 정말이지 끝이 없습니다. 저 역시 지금도 끊임없이 구매 중이기도 하니까요. 쿠팡에 VIP 제도가 있으면 참 좋겠습니다. 필요할 때마다 장바구니에 담아 두니까 다음 날 배송되는 게 너무 편하네요.

볼펜, 네임펜, 수정테이프, 화일, 포스트잇, 라벨테이프, 박스테이프, 휴지통, 각티슈, 물티슈, 페이퍼타올, 점보롤, 종이컵, A4용지, 스테플러, 스테이플러 심, 프린터잉크, 믹스커피, 티백, 면봉, 치약, 일회용 칫솔, 손세정제, 손소독제, 빨래 세제, 섬유유연제 등 소모성 물품들이 많습니다. 모든 것을 나열하다 보면 몇 페이지는 될 듯해서 여기까지만 적겠습니다. 수납장이나 주요 물품 등에 붙일 수 있는 라벨이 나오는 라벨 프린터는 정말 치과를 깔끔하게 해주는 좋은 제품이고요. 데스크에서 사용할 치과 직인과 원장 도장은 미리 인터넷을 통해서 개원 전에 주문

해놓으시는 게 좋습니다. 저는 개원 전주에 실장님께서 주문해 주셨습니다.

원장님은 원장실에 필요한 것만 챙기시고, 나머지는 직원들이 알아서 필요한 것들을 장바구니에 담아 놓으라고 해주시면 됩니다. 그리고 개원 일주일 전부터 직원 출근 이후에는 중간중간 직원들이 다이소에 가서 이것저것 많이 사 오게 될 거예요.

치과보험 가입(국민, 현대 등) 해야 하는가?

오래전에 개원한 선배들끼리 하신던 말씀 중에 사랑니나 임플란트를 뽑다가 신경손상 됐을 때 대비하려면 현대해상이 필수라는 얘기가 있어서 개원하면 나도 현대해상에 가입해야겠다고 생각했던 기억이 있습니다. 물론 가격 비교를 통해서 현대해상 말고, KB손해보험의 배상책임보험에 가입하긴 했지만, 어쨌든 사랑니나 임플란트를 주로 하시는 원장님들은 보험 가입을 해두시는 게 좋을 듯합니다. 저는 연간 보험료 30만 원 중반대 수준이며, 저희 페이닥터 원장님도 사랑니와 임플란트 수술을 많이 하시기에 가입해 드렸습니다.

또한 치과에 무슨 일이 일어날지 모르니, 화재/재물위험 보장을 해주는 보험 역시 필수적인데요. 저는 배상책임보험과 같은 곳에서 연간 75만 원 수준으로 보험료를 납부하고 있습니다. 대한치과의사협회 홈페이지에서 로그인하신 뒤에 공지사항을 보시면, 협회와 협약을 맺어서 2022년 기준으로 화재, 누수 등 보상을 해주는 치과종합보험은 한화손해보험, 치과의사 배상책임보험은 현대해상으로 하고 있으니 직접 운영사에 문의해 보셔도 좋을 듯합니다.

드디어 개원
진료만 잘해서 성공하는 시대는 끝났다!

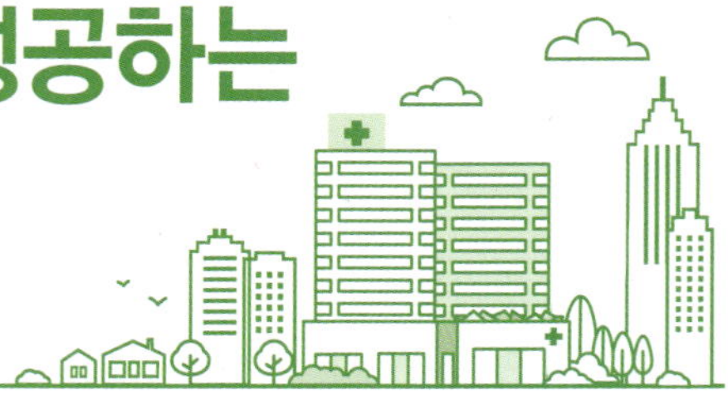

본격 개원 일주일 전, 어떻게 보내야 하나?

보통 개원 일주일 전에는 치과의 기본적인 외형이 완성됩니다. 그리고 직원들은 개원 일주일 전부터 출근해서 오픈 준비의 시간을 갖게 되죠. 재료도 세팅하고, 그러는 와중에 업체에서 와서 필요한 교육도 하고, 여러 가지 부족했던 인테리어도 마무리하고, 각종 장비들도 설치되고 지금 생각해 보면 난장판이었는데요. 아마 이게 대부분의 개원 전 일주일의 모습이 아닌가 싶습니다. 물론 아직 개원하지 않으신 분들의 입장에서는 전혀 머릿속에 그려지지 않으실 듯하여, 닥터재일치과의 일주일을 쭉 나열해 보려고 합니다.

2월 25일: 체어, 파노라마 및 CT, CCTV, 수술실 무영등 설치, 보건소 실사 및 소방 점검, 의료기기 평가

2월 26일: 치과 네트워크 세팅

2월 27일: 대기실 및 룸타입 진료실에 삼성 사이니지 TV 설치

2월 28일: 간판 설치 및 내부사인 세팅

3월 1일: LG 세탁기 및 건조기 설치

이렇게 직원 출근 직전에는 치과를 오픈하기 위한 모습을 갖추는 작업들이 진행되었습니다. 3월 1일이 월요일인데 휴일이라서 어떻게 보면 하루를 까먹은 느낌이라 좀 불안한 마음이 있었습니다. 치과 규모가 좀 있다 보니 개원 준비할 때 하루가 아쉬운데 말이죠.

3월 2일: 개원 일주일 전, 전직원 첫 출근!

- 재료 및 소장비 세팅 및 정리, 오스템 및 디오 임플란트 세팅, 트리오스 구강스캐너 세팅, 덴티스 골이식재 세팅, LUVIS 체어형 무영등 설치, 쿠쿠 정수기 설치, 집진기 책상 설치, ADT캡스 세팅
- 교육: 진료 매뉴얼을 PPT로 정리해서 직원들 교육, 바텍 X-ray 교육
- 추가 면접(정직원, 일요일 직원, 청소이모님).

3월 3일

- 재료 정리, 열화상카메라 세팅
- 교육: 트리오스 구강스캐너 교육, 오스템 교육, 디오나비 교육, DSLR 및 캠파이 교육
- 심평원 등록(청구 프로그램, 장비, 재료대 등)
- 추가 면접(정직원, 일요일 직원)

3월 4일

- 재료 정리, 노바케어 정수시스템 세팅, 턱관절 물리치료기 세팅
- 교육: 노바케어 교육, 턱관절 물리치료기 교육, 바텍 CT 편집 교육

- 추가 면접(정직원, 일요일 직원)

3월 5일

- 재료 정리, 간판 및 내부사인 마무리, 3D 프린터 KARV 세팅
- 3월 6일 토요일 가오픈 전, 진료시뮬레이션(환자가 들어오고 나서부터 치과를 나가기까지): 데스크 응대 및 접수 → X-ray 촬영 → 예진실에서 구내포토 → 의사 진단 → 실장 상담 → 진료(스케일링, 레진, 엔도, 사랑니, 임플란트 세팅 연습) → 덴트웹 차팅 → 데스크 응대 및 환자 퇴실.
- 추가 면접(정직원, 일요일 직원, 청소이모님).

3월 6일: 닥터재일치과 가오픈!

- 토요일에 가오픈하는 게 좋은데, 보통 2시 정도에 일찍 끝나기 때문에 정신없는 게 오랫동안 이어지지 않아서 좋습니다. 월요일 같은 날 아예 첫 진료를 하게 되면, 좀 길어서 지칠 수도 있기 때문이죠.
- 이날부터는 중간중간 치과정리 및 교정재료 세팅을 하면서, 간간히 오시는 환자분들을 봤습니다. 장인어른 임플란트를 하면서 개원 첫 임플란트 달성!

3월 7일: 치과에서 프로필 촬영

결론적으로 정리만 하다가 정신없는 상태로 개원한 느낌을 대부분 원장님들이 받지 않으실까 합니다. 처음부터 어느 정도 잘 세팅된 상태로 개원하면 더할 나위 없이 좋겠지만, 그러려면 직원들이 개원 한 달 전부터 출근해야 할 테니까요.

닥터재일치과의 진료시스템(초진 환자 기준)

아직 저희 닥터재일치과도 개원한 지 2년여밖에 되지 않아 진료시스템을 갖춰 나가는 중입니다. 개원 전에는 처음부터 시스템을 갖춰서 잘 해봐야지 하는 생각이 모든 원장님들께 있으시겠지만, 세세한 것은 시간이 지나면서 자연스럽게 갖춰지고, 그때그때 수정해 나가면서 몇 년 지나야 '이제 좀 갖춰진 것 같네.'라는 생각이 들 것 같습니다. 특별한 것은 없지만, 저희 치과의 초진 환자 기준 진료시스템(환자 내원부터 귀가까지)을 간단히 말씀드릴게요.

1단계: 환자 내원 시, 데스크에서 응대

- 초진기록지 작성(데스크에서 or 대기 소파로 안내해서)

2단계: 초진기록지 작성 후, 데스크에서 환자분 덴트웹 접수

3단계: 환자분 대기시간 최소로 하여, 진료실 선생님이 응대

(덴트웹 '진료중' 버튼 누르기 - 환자분 갈색으로 뜸)

4단계: X-ray 촬영(필요시 환자분 동의하에 CT 동시 촬영)

5단계: 예진실 안내 후, DSLR 통한 구내 촬영

(교합면 2장, 측면 2장, 정면 1장 + 필요시 정면 약간 개구상태 1장, 하악전치부 설측 치석사진 1장)

6단계: 담당 치위생사 또는 실장, 팀장급의 스몰토크

(기본적인 정보 및 C.C 다시 파악)

제가 바쁜 경우, 충치가 있거나 구내촬영 부위에 잘 안 나오는 부분은 큐레이를 통해 추가 촬영

7단계: 대표 원장 진단 및 상담(실장님 콜) - 저희 치과도 그렇게 하고 있지만, 대표 원장이 대부분을 다 설명하고, 실장은 해당 내용을 적으며 파악하고, 이후에 간단한 건 체어에서, 그 외에는 상담실에서 비용적인 부분 위주로 설명할 수 있도록 하는 게 환자 매니지에 더 좋은 것 같습니다.

8단계: 실장 상담

9단계: 가능하면 신환은 당일 진료

- C.C 해결을 위해 대부분 당일 진료를 원칙으로 하고 있습니다. 저희 치과에 많이 오시는 사랑니는 거의 95% 이상 당일 진료를 위해 내원하시기에 더욱더 그렇게 진행해 드리고 있고, 임플란트 수술의 경우도 당일 발치 즉시 임플란트 수술로 하고 있습니다.
- 동의서가 필요한 진료는 태블릿을 통해 덴트웹 연동하여 처리

10단계: 환자분 대기실로 안내

11단계: 덴트웹 차팅 및 원장 확인 하에 필요시 약 처방(완료 후에는 덴트웹 '진료 완료' 버튼 누르기 - 환자분 핑크색으로 뜸).

- 약 처방의 경우에는 보통 기본 처방으로 하지만, 간혹 알러지나 다른 전신질환이 있는 경우 주의해야 하기에 원장님이 직접 체크하셔야 합니다.

12단계: 데스크에서 환자분 진료 완료로 변하면, 다시 한번 체크해서 처방전 드리고, 수납한 후 다음 예약 잡아드리기.

- 기본적인 주의사항은 진료실에서 설명드리지만, 자체 제작한 주의사항 용지나 아이스팩 등은 데스크에서 퇴실 시에 드리고 있습니다.

닥터재일치과의 환자분들을 위한 브랜딩 액션(진료 외적인 부분)

가끔 우스갯소리로 하는 얘기이지만, 이벤트하고 무언가를 제작해서 다른 분들에게 하나라도 더 드리려고 돈을 번다는 말을 합니다. 본담과 개원 준비 중에 제 스타일을 파악하기 위해 인터뷰할 때, 그러한 내용이 '이로움'이라는 단어로 귀결되기도 했죠. 쉽게 말해, 퍼주는 스타일입니다. 그러다 보니 개원 이벤트, 가정의 달 이벤트 같은 것을 항상 생각하곤 합니다. 저희 닥터재일치과에서 개원 이후, 첫 1년간 본담과 함께 어떤 일들을 했고, 앞으로 어떤 것을 계획하고 있는지 말씀드릴게요.

- **개원 선물:** 결국 개원 시에는 칫솔 세트가 최고인데, 판매가 3,000원 수준으로 지퍼백에 담긴 보다 퀄리티 있는 제품으로 결정했습니다.

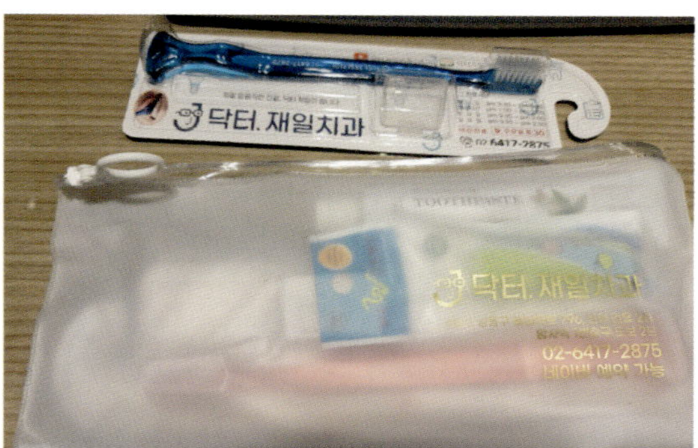

- **칫솔 바꾸는 날:** 매월 11일을 칫솔 바꾸는 날로 정해서 환자분들이 좋은 칫솔을 저렴한 가격에 구입하셔서 새 칫솔로 구강관리를 더 깨끗하게 할 수 있도록 도와드리고 있습니다.

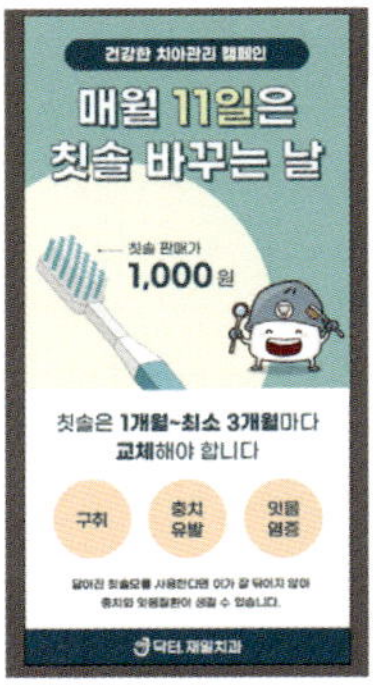
건강한 치아관리 캠페인
매월 11일은 칫솔 바꾸는 날
칫솔 판매가
1,000원
칫솔은 1개월~최소 3개월마다 교체해야 합니다
구취
충치 유발
잇몸 염증
닥터.재일치과

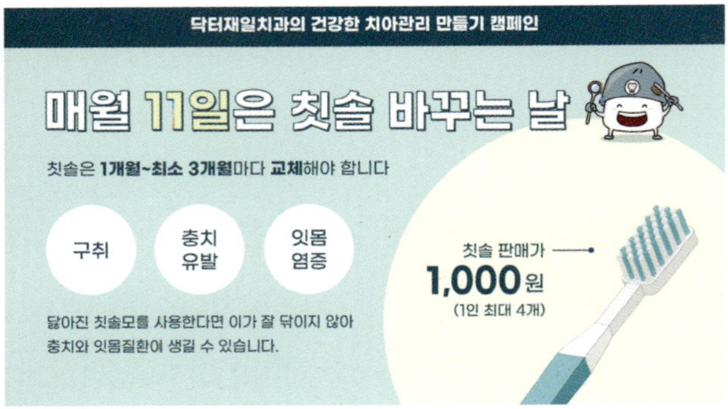
닥터재일치과의 건강한 치아관리 만들기 캠페인
매월 11일은 칫솔 바꾸는 날
칫솔은 1개월~최소 3개월마다 교체해야 합니다
구취
충치 유발
잇몸 염증
닳아진 칫솔모를 사용한다면 이가 잘 닦이지 않아
충치와 잇몸질환이 생길 수 있습니다.
칫솔 판매가
1,000원
(1인 최대 4개)

- **홍보용 굿즈 제작:** 여름에 젊은 층을 위한 지압봉부채, 어르신을 위한 효자손부채를 제작해서 나누어드렸습니다.

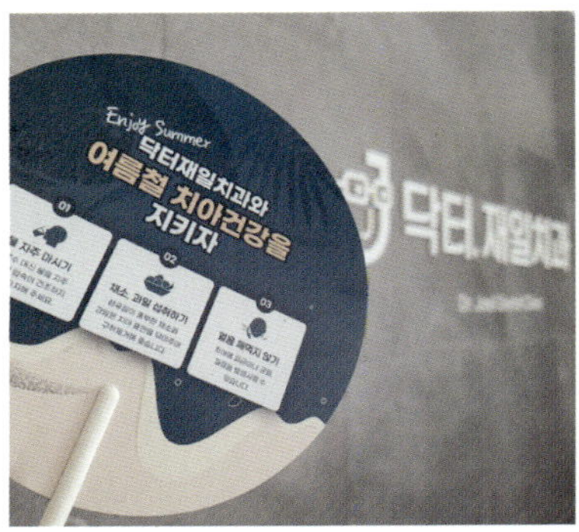
Enjoy Summer
닥터재일치과와
여름철 치아건강을
지키자
닥터.재일치과

- **연말 캘린더:** 대부분의 원장님들이 달력을 만드실 텐데, 저도 만들었습니다.

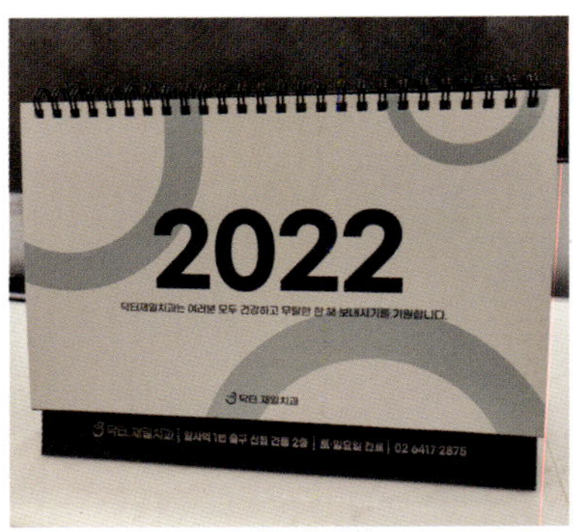
2022

- 1주년 이벤트: 머그컵과 손소독제

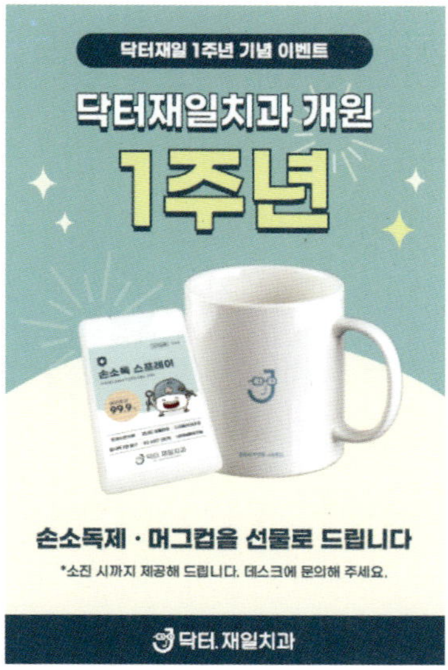
닥터재일 1주년 기념 이벤트
닥터재일치과 개원
1주년
손소독제 · 머그컵을 선물로 드립니다
*소진 시까지 제공해 드립니다. 데스크에 문의해 주세요.
닥터. 재일치과

- 쿠션 제작: 아무래도 치과에 오는 환자분들은 무서움을 안고 계시기 때문에 언제든 품에 꼬옥 안고 계실 수 있는 저희 치과의 아이덴티티가 담긴 쿠션을 제작해서 각 체어마다 위치시켰습니다.

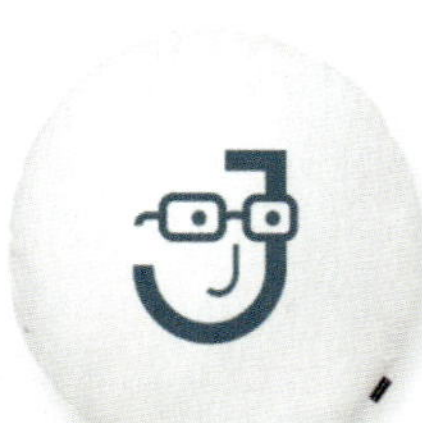
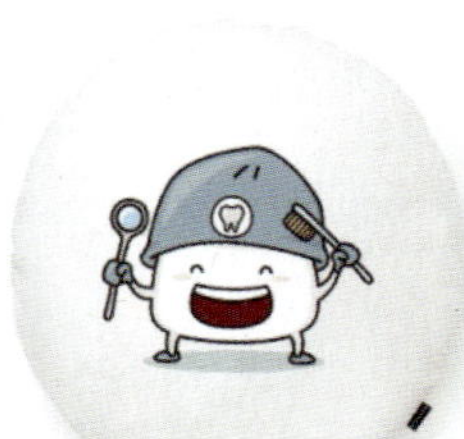
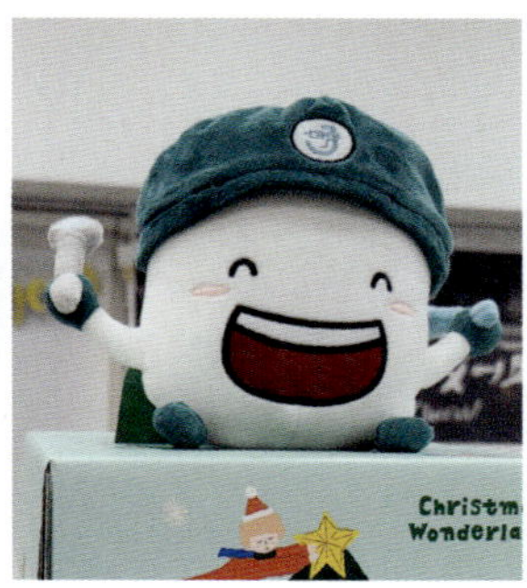

이 외에도 치과 우산 제작, 시장 카트 제작, 닥터자일리톨 마스코트인 톨리인형 제작 등 많은 것을 진행했네요^^

환자 눈에 띄는 우리 치과의 내부마케팅

온라인 마케팅, 오프라인 마케팅도 중요하지만, 요즘은 내부마케팅의 중요성이 점차 높아지고 있습니다. 우리 치과에 직접 오시는 환자분들을 대상으로(실제 환자분, 환자분의 가족분 및 지인분 등등) 우리 치과에 대해 좀 더 알리고, 어필할 수 있는 게 단순히 외부 광고만을 보고 오는 분들보다 진성 환자가 될 가능성이 높기 때문입니다. 그래서 제가 가장 공들이고 있는 부분도 이러한 내부마케팅입니다. 개원 준비과정부터 해서 지난 2년여 동안 본담과 함께 닥터재일치과를 돋보이게 하기 위한 내부마케팅을 진행했습니다. 저의 아이디어와 본담의 아이디어를 합쳐서 우리 치과만의 아이템들을 만들어 나갔죠. 닥터재일치과에서 대기실과 진료실 내부를 보다 매력적이고, 끌리는 공간으로 만들고자 해왔던 것들을 말씀드릴게요.

- **TV 영상:** 제 유튜브 및 방송출연 영상, 임플란트 업체에서 받은 디지털관련 영상, 본담에서 제작해 준 치아상식 영상을 3개의 대기실 TV에서 하루 종일 틀어 놓고 있습니다. TV 방송 틀어 놓지 마시고, 꼭 우리 치과를 잘 알릴 수 있는 영상을 이용해 보세요.

- **X배너:** 개원하면, 여러 업체들에서 X배너는 엄청나게 챙겨줄 거라서 나중에는 짐이 되긴 합니다. 처음에는 욕심이 많아서 다 세워놨지만, 이제는 임팩트 있는 내용, 우리 치과의 무기가 되는 내용을 담은 X배너만 세워 두고 있어요. 아래와 같이 닥터재일치과의 특화진료, 매직포 임플란트, 네비게이션 임플란트, 인비절라인 정도입니다. 암사시장이 있어서 여성분들을 위해 덴티스에서 임영웅 등신대도 받아놨는데, 효과가 얼마나 있는지는 잘 모르겠네요.

- **리플렛:** 임플란트, 교정, 의식하진정법(수면마취)에 대한 리플렛을 여러 개 만들어 대기실 곳곳에 배치해 두었습니다.
- **미니 배너:** 대기실이 넓다 보니 테이블도 많아서 지루하지 않게 여러 가지 미니 배너로 채워 놨습니다. 턱관절 보톡스, 수면치료, 설문조사, 그 외에 업체들에서 준 주요 제품홍보 배너 등을 놔뒀는데, 생각보다 그러한 것들을 보고, 문의해 주시는 경우가 많습니다.
- **상담북:** 우리 치과에서 하고 있는 모든 진료를 상담북 안에 담았습니다. 상담실에서 실장님이 상담 시에 사용하기도 하시며, 여러 권 만들어서 대기실에도 놔두어 환자분들이 편하게 우리 치과에서 어떤 진료를 하는지 미리 접하실 수 있게 해드렸습니다.
- **치과매거진 기고 내용:** 제가 덴포라인 등에 매달 임상 내용을 기고하고 있는데, 해당 매거진을 대기실에 비치하여 환자분들이 제가 잘하는 진료에 대해 자연스럽게 보실 수 있게 했습니다.
- **언론 기사:** 언론에 나왔던 내용을 재편집해 A4 사이즈로 프린트하여 대기실과 진료실에 비치해 두었습니다.
- **화장실 읽을 거리:** 화장실의 변기 앞에 간단한 읽을 거리(치아상식 등)를 붙여 놓았습니다.
- **진료실 컴퓨터 화면 보호기:** 저희 치과는 환자분이 체어에 혼자 대기하고 있는 중에는 덴트웹 대기화면을 띄워 놓고 있습니다. 기본 세팅되어 있는 것도 있지만, 화면에 우리 치과의 특화진료, 각 원장별 소개, 임플란트, 교정, 미백, 잇몸질환, 수면진료, 이벤트 등의 내용

을 넣어놓고 15초~20초씩마다 화면이 넘어가게 해서 환자분이 대기시간에도 지루하지 않고, 우리 치과에 대해 좀 더 알아갈 수 있도록 해놨습니다.

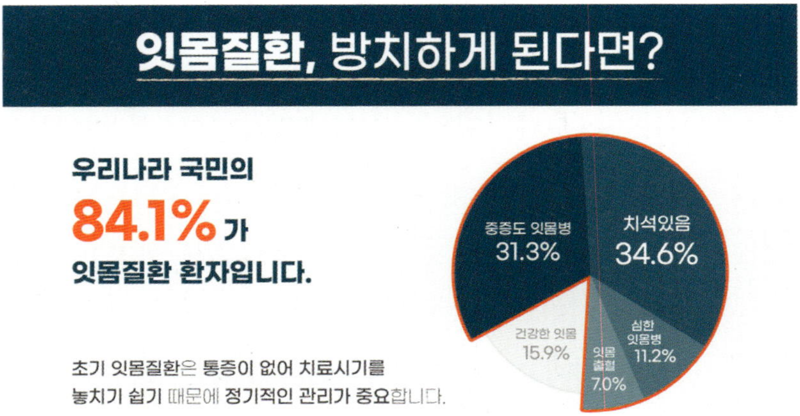

이외에도 앞으로는 인터뷰, 증례집 제작, 그동안 치중하지 않았지만 충분히 우리 치과에서 잘 할 수 있는 진료에 대해 어필할 수 있는 각종 서식류 업데이트를 통해 전문성을 강화하려고 합니다.

시간이 갈수록 외부마케팅보다 내부마케팅, 내부브랜딩에 치중하세요! 대기실에서 환자분들이 지루할 틈이 없도록 만드셔야 합니다(물론 대기시간은 줄여야 합니다). 저는 대기실의 이미지가 치과의 첫인상을 만든다고 생각하기 때문에 이 부분을 다양함으로 채워나가고 있는데요. 다들 저를 투 머치 하다고 하지만, 이게 저의 스타일이고, 이게 우리 치과의 모습입니다. 대표 원장의 스타일을 치과에 녹여내는 것이 좋겠습니다.

원장의 스타화

제 입으로 이런 말을 하기는 쑥스럽지만, 제가 우리나라 치과의사 네이버 개인 블로그 쪽에서는 1위이고, 유튜브도 하고 있기 때문에 원장의 스타화가 어찌 보면 잘 이루어진 치과라고 생각합니다. 요즘에는 블로그나 유튜브를 하시는 원장님들이 많으며, 많은 분들이 이러한 부분에 대한 인식을 갖고 계실 텐데요. 병원(단체)이 원장(개인)보다 유명해지려면 강남에 있는 임플란트 전문 치과들이나 심미 전문 치과들처럼 특화된 경우가 되어야 하고, 그렇게 되려면 막대한 투자가 필요한 것도 사실이죠. 저도 마찬가지이지만 신규 개원 원장님들 중에 그렇게 할 수 있는 경우는 거의 없기 때문에, 원장님이 유명해지는 것이 조금은 더 쉽습니다. 유튜브를 보더라도 개인이 하는 게 잘 되지, 단체가 하는 게 잘 되는 건 드물기도 하고, 블로그를 봐도 제가 환자분들이라면 병원 자체적으로 운영하는 건 괜히 더 홍보성인 거 같고, 원장 개인이 운영하는 건 좀 더 신뢰가 가는 느낌이 들 것 같습니다. 물론 원장의 스타화는 치과 경영 측면에서 여러 가지 장점들이 많지만, 대표 원장님에게 진료가 집중되는 경향이 있는 것도 사실입니다. 그러나 개원치과에서 중요한 건 당장 치과를 일으켜 세우는 것이라 생각합니다.

– 원장의 스타화를 이루는 방법들

엄청 대단한 건 없습니다. 차근차근 만들어나가 보세요. 많은 치과 중에 환자분들이 우리 치과에 내원하시는 이유가 원장님이 될 수 있도록 말이죠.

① **내부마케팅:** 앞서 말씀드렸던 부분과 일맥상통하며, 대기실과 진

료실, 화면보호기 등에 원장님의 장점을 부각시킬 수 있는 내용을 담아주세요.

② **블로그, 유튜브 등:** 귀찮으시겠지만 꾸준히 해주세요. 필요하다면, 방송 출연을 해서 해당 영상을 치과에 틀어 놓으시는 것도 좋습니다.

③ **직원들의 원장님 자랑:** 직원들이 환자분들한테 은근히 원장님 자랑을 해주는 것도 도움이 돼요. 직원들이 마음에서 우러나와 "저희 원장님은 사랑니랑 임플란트 진짜 잘하세요. 제가 다른 치과에서도 일해봤지만, 원장님은 믿을 수 있어서 저희 부모님도 모시고 와서 진료 받으셨어요" 등의 좋은 말을 환자분께 전할 수 있게 매사에 파이팅 해주세요!

상담동의율 관리

– 적절한 상담동의율은 무엇인가?

당연히 상담동의율은 높을수록 좋습니다. 크게 일반진료, 임플란트, 교정 정도로 나누어 볼 수 있는데요. 신환이 왔을 때, 일반진료의 경우라면 90% 이상이 동의되어 거의 그냥 진료로 이어져야 맞다고 봅니다. 그리고 중요한 임플란트의 경우에는 최소 70% 이상을 목표로 하는데, 개원치과라면 일단 한번 와보는 경우도 많아서 초기에는 이보다 낮은 경우가 많고, 점차적으로 70% 이상, 가능하면 80% 이상이 나올 수 있어야 합니다. 교정 같은 경우라면 교정전문치과가 아닌 이상 생각보다 높지는 않지만, 50~60% 정도 이상이면 제 개인적으로는 적절하다고 봅니다. 치과가 1년 이상 되었을 때, 전체적인 동의율은 70~80% 정도 수준이 되는 게 맞으니, 그에 맞춰 문제점들을 파악해서 동의율을 높여 나가는 게 좋겠습니다. 제가 봤을 때, 가장 중요한 부분은 환자와 처음 만났을 때 원장님의 자세하고 친절한 설명이 아닐까 싶습니다. 환자분은 결국 원장님에 대한 신뢰를 가지고 진료를 시작하시는 것이니까요. 그다음이 실장의 능력이 되겠죠.

– 데이터를 쌓고, 리콜체크를 하라

저희 치과는 매주 미동의 환자 리콜체크를 시행하고 있습니다. 현재 총괄실장, 진료실장, 진료팀장 등 4명이 주로 상담을 진행하고 있고, 자신이 맡았던 환자분들이 일주일 뒤에 연락이 없으셨으면, 병원 카카오톡이나 통화를 해서 진행 여부를 확인하고 있습니다. 신환이 많이 오는 때도 있고, 적게 오는 때도 있지만, 적게 올 때는 리콜체크에 좀 더 신경 써서 이렇게 표현하면 좀 그렇지만, 최대한 쥐어짜내는 듯한 느낌으로 노력하셔야 합니다. 그 외에 추가적으로 매주 총 상담금액, 비동의금액, 진행금액, 총금액 대비 진행금액 비교, 진행비율, 동의금액과 비동의금액 비교, 평균동의율, 1,000만 원 이상 건수, 1,000만 원 이상 동의율에 대한 그래프를 뽑아서 갑작스러운 그래프 상의 이상(갑자기 많이 떨어진 경우)이 발견된 때에는 회의를 통해 문제점을 파악하고 있습니다.

리콜일지

이름	날자	진료내용	상담자	내용	계약금액	리콜여부(Y/N)	특이사항(리콜결과)
면	2022-04-09	미확정		- #33,43 : 오스템 / 지르코니아 (Event), 단순 뼈이식			의료보험 살리면 치료진행한다고 하셨으나 아직 살리지 않은 상태. 5월 해피콜 예정
전	2022-04-13	미확정		치과에서 길이짧아 치료 어렵다고 설명들음)- #17 : 오			20220428 해피콜: 아직도 고민중이에요 결정되면 연락드릴께요" -5월말해피콜예정
안	2022-04-08	미확정		아내분 오셔서 하악만 문의비용이 엄두가 안나서 임플			
허	2022-04-13	미확정		라운(구치부)■ 메모 : 당일은 턱관절 불편감으로 내원. 상			20220428 통화넘기심
김	2022-04-13	미확정		트는 네비게이션을 진행했다고 하심. 타치과와 가격비			20220428 해피콜: 전화몰리심-> 카톡
오	2022-04-13	미확정		하악 2개 /개당 10만 설명드림)- 전악 : Fixed Retainer-			재교정- 코로나확진 : 추후 연락드리기
박	2022-04-09	확정		GBR까지만 진행할 수도 있음/치아당 129만*)- #24 : p		Y	피콜-보험약관(매복치상병명)확인후 Dr.L.confirm.진행하기로 하심->약속잡음
오	2022-04-11	미확정		만*)- #37,47 : 근관치료- #37,47 : Resin core- #37,47			20220428 통화X -> 카톡
조	2022-04-08	미확정		5 : pontic- #26 : 오스템 / 지르코니아 (Event), 단순 뼈			종로 동서치과.
위	2022-04-11	미확정		템 / 지르코니아 (Event)- #36,46 : 단순 뼈이식- #47 : 구			
정	2022-04-08	확정		t.가능성)- #15,25,46 : Resin core- #24 : post- #15,2			20220506 치료약속잡고가심
김	2022-04-07	미확정		식(30->25*2)- #15,14,23~25 : 치경부 레진 (Event)■			
구	2022-04-13	미확정		sin core- #37,36,46,47 : Zir.크라운(구치부)(골드시 치			
김	2022-04-11	미확정		아당 5만 설명드림)■ 메모 : 박효순님 소개로 할인들어			20220428 해피콜: 전화몰리심-> 카톡
하	2022-04-09	확정		-)(occl.metal 설명드림/zir.45A)- #16 : 오스템 / 지르코니			진료중
임	2022-04-11	미확정		이- #38,46 : 발치- #46 : 오스템 / 지르코니아 (Event)-			
심	2022-04-11	미확정		세라믹 인레이- #38 : 발치- #25,37 : 근관치료- #25,37			

– 덴트웹 환자상담 탭을 통한 상담일지

덴트웹 자체가 잘 되어 있어서 굳이 엑셀로 모든 환자의 상담일지를 작성하지는 않습니다. 물론 엑셀로 작성하면, 좀 더 한눈에 잘 들어오는 것은 있는데, 좀 더 효율적인 것을 택해서 덴트웹 환자상담 탭을 통해서 진행하고 있습니다. 그리고 위에서 말씀드린 미동의 환자 리콜체크 엑셀파일을 통해서 상태 체크를 하고 있죠.

원장의 진단과 상담자의 상담

신뢰가 가장 중요하기에 진단 시에 꼭 미리 체크해 주셔야 할 부분을 말씀드리겠습니다.

– 구내사진 촬영은 필수

구내사진 촬영을 하는 주된 이유는 상담 시에 환자분과 함께 직접 보면서 진단을 내려드리기 위함입니다. 환자분께 단순히 X-ray만 가지고 설명드린다면, 고개는 끄덕이시겠지만 실제로는 확실히 이해를 못하고 의문을 가지시는 경우도 많다고 생각해요. 그렇기에 구내사진을 통해 가시성 있게 보여 드리는 게 좋고, 이는 상담자가 상담을 할 때에도 큰 도움이 됩니다.

– 초진기록지 뒷면에 진료할 부위 치식을 만드는 페이지를 만들자

저희 치과의 초진기록지 뒷면 모습인데요. 왼쪽이 개원 초, 오른쪽이 지금입니다. 오른쪽과 같이 수정한 이유는 정확한 치식 확인과 진료별로 어떤 게 이루어지는지 구분해서 확인할 수 있게 하기 위함입니다. 그냥 하나에 다 적으면 상담자도 상담을 하면서 정신이 없을 수도 있는 반면, 당일 진료 시에도 진료항목별로 되어 있으면, 바로바로 확인이 가능해서 편리합니다.

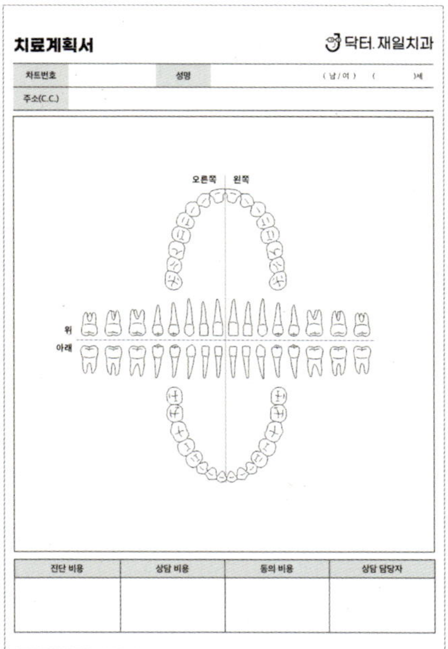

개원 초반

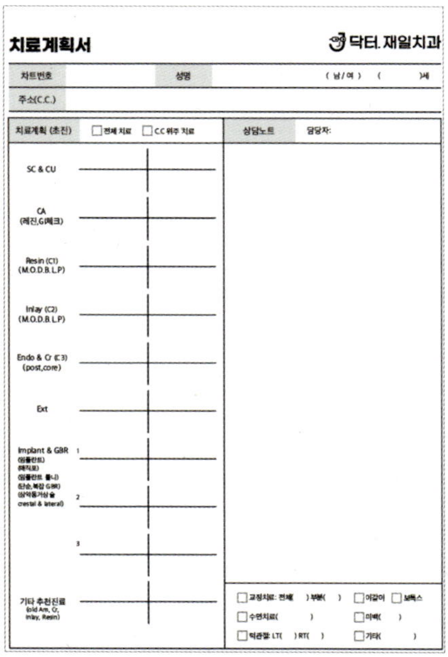

현재

– 진단 시에 환자분께 꼭 미리 말해야 할 부분들

① 만약 인레이로 진단 내렸다고 하면, 꼭 인레이로 치료가 마무리되는 게 좋습니다. 특별한 얘기 없이 인레이하다가 신경치료를 해야 한다고 말하면 환자분 입장에서 신뢰가 떨어질 수 있기 때문입니다. 그렇기 때문에 애매한 경우라면, 크라운 가능성, 신경치료 가능성, 발치 후 임플란트 가능성까지도 미리 말씀드리고, 상담자는 그에 대해 체크해서 상담 시 다시 언급할 수 있어야 합니다.

② 임플란트 뼈이식 여부는 환자분들께도 큰 관심입니다. 어디 치과는 안 해도 된다고 하고, 어디 치과는 해야 된다고 하고. 저 같은 경우는 CT를 미리 캡처해서 보여 드리면서 뼈이식이 어디에 필요한지 말씀드립니다. 실제로 뼈이식을 해야 하는데 원장님이 진단 시에 따로 말씀이 없으시다면, 상담자도 상담 시에 뼈이식을 해야 한다고 말하기가 어려울 수 있습니다. 원장님은 얘기가 없었는데, 왜 뼈이식을 해야 하냐고 물어볼 수 있으니까요. 임플란트 뼈이식이 필요하면, 미리 환자분께 언급해 주세요.

이러한 부분들이 미리 전달되어야, 상담하시는 분들이 더 수월하게 상담이 가능하고, 동의율을 높일 수 있다고 생각합니다. 원장이 하는 말과 상담자가 하는 말이 일치할 수 있게 해야 합니다.

양심치과에 대하여

가끔 치과에 대한 뉴스기사를 보게 되면 치과에 대한 일반인들의 인식이 그렇게 좋지는 않은 것 같습니다. 물론 댓글을 단 몇몇 분들이 더욱 그렇긴 하겠지만 '치과에 가면 견적이 많이 나온다'와 같은 생각은 많은 분들이 가지고 계실 것입니다. 그래서 요즘 〈양심치과〉에 대한 검색도 많이 하시고, 네이버 리뷰나 여러 가지 정보를 통해서 치과를 선택하시는 경우가 많죠.

양심치과에 대한 저의 개인적인 생각을 말씀드릴게요. 저도 그랬지만 개원 초에는 모든 원장님들이 환자분도 상대적으로 적고, 마음도 초조하실 것입니다. 직원 월급은 줘야 하고, 임대료도 비싸고, 몇 억씩 들었던 개원 비용을 생각하면서요. 그렇다고 과잉진료를 하게 되면, 치과에는 더욱 독이 된다고 생각합니다. 치과의 성장에 있어 스스로 발목 잡히는 꼴이죠. 환자분께는 꼭 필요한 치료 위주로 강하게 설명드리면서 그 외의 필요한 진료들은 약간의 선택지를 드리는 방법이 좋습니다. 일종의 환자 맞춤형입니다. 모든 치료를 한 번에 하시고 싶어 하는 분들이 있는 반면에, 일단 급한 것만 하고, 나머지는 조금 더 지켜보면서 천천히 하고 싶어 하는 분들도 계십니다. 너무 강요하는 느낌이 들고, 환자분 입장에서는 괜한 치료를 하라는 게 아닌가 하는 생각이 들지 않게, 환자분의 니즈를 파악해서 그에 맞게 원장님과 실장님께서 상담해 주시면 환자분의 만족도도 올라가고, 자연스럽게 양심치과가 되지 않을까요? 진정한 대박치과는 과잉진료를 해서가 아니라 양심진료를 하고, 환자 맞춤형 진료를 하면서 그것이 선순환이 되어, 과잉진료에 대해 생각할 겨를도 없이 정직하게 잘하는 진료만으로도 좋은 소문이 나서 환자분들이 늘어나는 것이라고 생각합니다.

진료매뉴얼(시스템)을 만들어라

이번 코너 자체가 시스템과 매뉴얼인데요. 지금까지 말씀드린 것들이 쌓이면, 우리 치과를 원활히 돌아가게 만드는 시스템이 되는 것입니다. 그리고 가장 키포인트는 제가 처음에 말씀드렸던 초진환자 기준 시스템의 연장선상으로 각 진료별, 신환과 구환의 진료 전, 중, 후 매뉴얼이 필요하게 됩니다. 물론 이건 아직 저도 완성시키지 못했고, 계속해서 더 나은 방법들을 시도해 보면서 우리 치과에 가장 잘 맞는 것들이 무엇인지 체크하고 있습니다. 요즘은 치과컨설팅 업체들이 있어서 모니터링을 통해 문제를 파악하고, 가장 좋은 매뉴얼, 시스템을 정립하는 데 도움을 주고 있는데, 저를 비롯하여 대부분의 원장님들은 컨설팅 업체를 쓰지는 않으실 것이라고 생각합니다. 그렇기에 개원 초에는 원장님이 직접 진료스타일에 맞게 직원들이 어떻게 해줬으면 좋겠는지 여유 있을 때, 간단하게 정리해 주시면 좋습니다. 예를 들어, 임플란트 수술상은 어떻게 세팅하면 좋을지 사진 찍어서 정리하고, 그 밖에는 사랑니 발치, 신경치료, 레진치료, 크라운치료, 교정치료 등에 있어서 간단한 프로토콜을 정리하는 정도로도 충분하다고 봅니다.

A4 몇 페이지면, 우리 치과의 1차 진료매뉴얼이 완성되는 것이죠. 아무것도 없는 데서 시작하는 것보다 이렇게 시작하면, 기준이라는 게 생기기 때문에 직원들은 가장 기본적인 것을 파악해서 원장님 스타일에 맞출 수 있게 됩니다. 이제 여기서 계속 추가하고, 수정해 나가기만 하면 되는 것이죠. 그렇게 거창한 게 아닙니다. 그리고 사실 개원 초에 여러 치과 경험이 있는 실장, 진료팀장급이 있으면 진료적인 부분에서 기틀을 잡는 데 좀 더 도움이 되는 것은 사실입니다. 개원 초에는 간단하

게 시작하고, 1년 정도 지나면서 문제점을 파악해서 차근차근 해결해 나가는 것이 좋다고 생각합니다. 저도 아직 멀었다고 생각되니 너무 조급해 하지 말고, 하나씩 천천히 해보세요. 어느 순간 크게 수정할 게 없는 순간이 오게 되고, 그렇게 되면 새로운 직원들이 오더라도 빨리 적응하게 되지 않을까 싶습니다.

구인이 어려운 요즘의 직원관리

예전에 개원하신 선배님들이 말씀하시기를 계속 일을 하다 보니 직원 문제가 가장 어렵다고 하셨던 말씀이 기억납니다. 치과는 의료서비스를 제공하는 곳이지만, 진료적인 스트레스는 10% 정도뿐이라고 대부분 그렇게 말씀하십니다. 그만큼 치과의 대표가 되어 급여를 주게 되는 입장이 되면, 직원들이 하는 행동 하나하나가 신경 쓰이고, 각자만의 개성이 있다 보니 때로는 어떤 원장님께는 더욱더 고민으로 다가올 수 있을 것입니다. 요즘은 이력서 자체도 거의 들어오지 않기 때문에 그러한 부분이 가장 현재의 직원관리에 더욱 힘써야 하는 요인이지 않나 생각해 봅니다. 쉽지는 않지만, 직원들이 오래 다니고 싶은 치과를 만들어 봅시다!

문서화되어 있는 취업규칙

치과에서 직원들과 연관된 일들을 너무 그때그때 알아서 처리하는 것은 좋지 않습니다. 실제 근로기준법으로도 직원이 10명 이상이면 취업규칙을 만들어 고용노동부에 신고하고, 치과에도 사인을 받아서 비치해 놓는 것인 원칙인데요. 저와 같은 경우는 개원 초에 양식을 받아서 세팅해두고, 개원 1년 뒤에 노무사를 쓰면서 다시 한번 체크해서 새롭게 세팅해 두었습니다. 어쨌든 아주 일반적인 내용들 외에 직원들이 관심 있게 생각하는 내용들은 문서화해서 그대로 시행하는 것이 원장님이나 직원들도 혼란스럽지 않고, 스트레스도 덜 받는 방법이라고 생각합니다.

- 꼭 정리해두면 좋을 내용: 추가근무(오버타임, 인센티브 등) 기준 / 가족 및 소개환자 진료비 할인 기준 / 점심 및 저녁식사, 간식비 / 연차 사용 기준 / 지각, 조퇴에 따른 연차 차감 기준 등

세미나 / 임상교육

직원 교육은 치과의 시스템을 잡아가는 데 중요합니다. 직원들은 여러 치과에서 있다가 온 상태이고, 그곳의 원장님들마다 진료스타일이 다르기 때문에 저년차 선생님들이 아니고서는 원래 하던 대로 하는 게 맞다는 생각을 하는 경우도 많습니다. 이 직원은 이런 스타일로, 저 직원은 저런 스타일로 자기가 하던 방식대로 하면 시스템이 없는 치과가 되기 때문에 우리 치과에는 나의 스타일에 맞게 직원을 교육해서 진료가 원활히 이루어질 수 있도록 하는 게 좋겠습니다.

그리고 개원 후에 기회가 된다면, 원장님이 직접 하는 세미나, 직원들이 돌아가면서 하는 세미나, 외부 초빙 세미나, 외부 세미나 지원 등을 통해서 직원의 역량을 끌어올릴 수 있으면 더욱 치과가 발전될 것입니다.

면담

개원 초에 저희 직원 선생님이 이전 치과에서는 개원 초에 환자들이 많이 없을 때, 원장님께서 직원 1:1 면담을 많이 하셨는데, 평소에 여럿이 있을 때는 따로 하지 못했던 얘기들을 하면서 오해를 풀어 좀 더 장기근속으로 이루어질 수 있는 것 같다고 했던 말이 생각납니다. 사실 개원 초에는 환자가 없으면 없는 대로, 있으면 있는 대로 정신없고 바쁘기

<1:1 대화의 시간>
미리 생각해볼 것들

더 만족스러운 직원 근무 환경과 치과의 발전을 위해 아래와 같은 부분에 대해 직원 여러분의 솔직한 의견과 실질적인 고민을 공유하고자 합니다.

1. 우리 치과의 좋은 점들

2. 우리 치과에서 개선하면 좋을 것들

3. 본인이 치과에서 일하면서 자신 있는 것들 (강점)

4. 본인이 치과에서 일하면서 부족하다 생각되는 것들 (약점)

5. 본인이 더 배우고 싶은 부분

6. 원내 교육, 세미나를 할 때, 원하는 교육, 세미나의 주제

7. 진료, 덴트웹 차팅 등 진료 시에 어려운 점

8. 우리 치과에서 생활하다보니 불편한 점들

10. 우리 치과의 수가의 적절성

11. 우리 치과에 원하는 직원 복지

12. 우리 치과의 직원 구성의 적절성

13. 우리 치과는 가족과 지인을 소개할만한 치과인가?

14. 회식을 한다면, 먹고 싶은 것! 좋아하는 음식! 가고 싶은 맛집!
(어떤 것이든 말씀해주세요^^)

15. 본인의 취미생활

16. 네이버 블로그와 유튜브에 대한 관심? 직접 운영해보거나 원장님 컨텐츠에 참여해볼 의향?

17. 본인이 우리 치과에 바라는 점들

18. 앞으로 본인의 미래 (실장, 치과위생사, 코디네이터라는 현재의 역할에서의 발전 / 치과 내에서 현재보다 더 나아간 역할에 대한 생각 / 새로운 치과 분야에서의 도전 / 치과 외적인 부분에서의 새롭게 하고 싶은 목표나 꿈 / 결혼, 출산,육아 등의 생각)

때문에 따로 시간을 내서 면담을 하는 게 쉽지는 않지만, 최대한 직원들과의 시간을 가져서 그들의 생각을 들어보는 것이 좋겠습니다. 저도 이 부분은 잘 하지 못했던 것 같아서, 재계약 시에 미리 위와 같은 내용을 프린트해서 주고, 작성하게 한 다음에 이를 토대로 대화하고 있습니다. 그냥 대화하려면, 무슨 얘기를 해야 할지 모르겠을 수 있으니 저희 치과에서 면담 시에 하고 있는 내용들을 참고해서 진솔한 대화를 나눠보세요. 이후에 원장님들이 놓치고 있었던 부분들이 나타날 것이고, 가능하다면 개선해서 직원들이 만족하는 더 나은 치과를 만들어 볼 수 있으면 좋겠네요.

소소한 이벤트

치과에서 할 수 있는 소소한 이벤트들도 있습니다. 직원들 생일 때 다 같이 축하해 주면서 생일 선물도 주고, 가끔 너무 바빠서 힘든 날에는

맛있고, 시원한 커피 한 잔씩 마실 수 있고, 밸런타인이나 화이트데이, 빼빼로데이에는 초콜릿과 빼빼로도 먹고, 설날과 추석 같은 명절에는 보너스도 챙겨주세요.

그 외에 저희 치과는 분기별로 우수직원 포상도 하고 있고(설문조사, 환자분들의 칭찬, 원장들의 평가, 칭찬 스티커 등을 이용), 수습이 끝난 직원들은 유니폼과 근무화를 사주면서, 좀 더 우리 치과 직원이라는 마음이 들 수 있도록 명함도 하나씩 만들어 주고 있습니다. 연말에는 두근두근 경품 추첨 행사도 하고, 비싸고 맛있는 식사도 하고 있어요.

일만 하기에는 너무 고된 치과입니다. 직원들이 있기에 우리 원장들도 돈을 벌 수 있는 것이니 소소하게나마 함께 나눌 수 있으면 더욱 힘이 나지 않을까요?

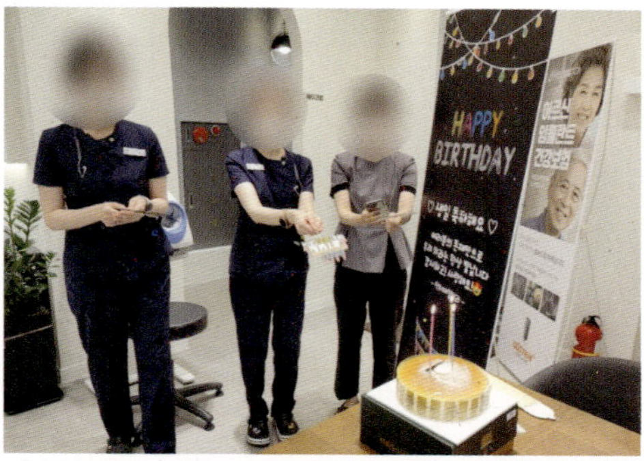

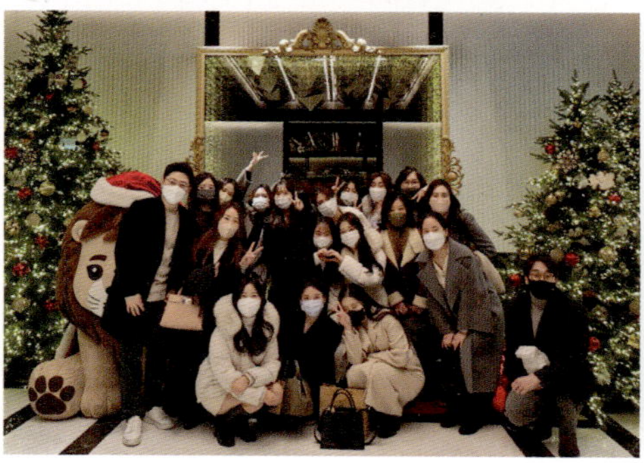

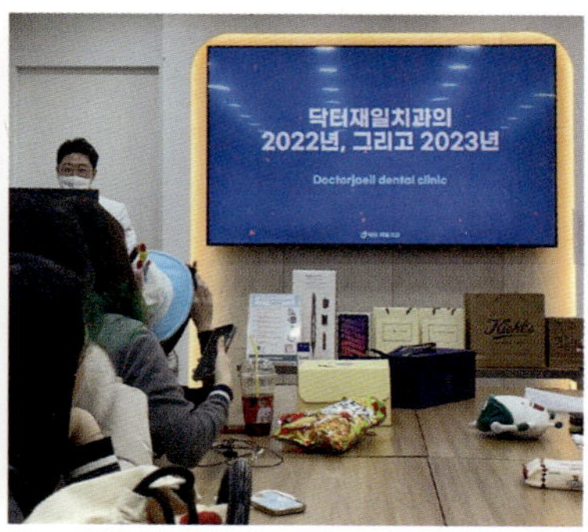

월례회의 / 경영회의

회의를 통해 시스템을 하나하나 만들어 가는 게 중요합니다. 최소한 월례회의를 한 번이라도 해서 다 같이 대화하는 시간을 통해 우리 치과의 현재를 살펴보고, 개선점을 찾아가는 것이 중요하겠습니다. 물론 그냥 회의한다고 하고, 원장이나 실장이 말하고, 직원들은 듣기만 하는 시스템이면 안 되고, 직원들이 각자 맡은 업무 분담에 대해 스스로 준비해서 잘 되고 있는 것과 잘 안 되고 있는 것들을 서로에게 알려주면서 소통할 수 있는 게 좋겠습니다. 편안하게 대화할 수 있는 분위기를 만들어야겠죠.

그리고 실장, 팀장급 직원들과는 좀 더 매출 증대, 상담시스템, 진료시스템 등에 있어서 실질적인 대화를 할 수 있는 시간(경영회의)을 가져 치과의 발전을 이룰 수 있도록 해야 합니다.

2022년 1월 전체 회의 (20220105)

병원 매출, 신환 수

	11월(진료일수 30일)	12월(진료일수 30일)	통계(2달 평균)
매출	○○○○○원 - 공단부담금 : ○○○○○원 - 평균일매출 : ○○○○○원	○○○○○원 - 공단부담금 : ○○○○○원 - 평균일매출 : ○○○○○원	○○○○○원 - 공단부담금 : ○○○○○원 - 평균일매출 : ○○○○○원
신환 수	○○○명(일평균 ○○명)	○○○명(일평균 ○○명)	○○○명(일평균 ○○명)

각 담당 입출내용

임플란트 - 담당자	오□□ : ○○○개 (12월 : ○○○개) 대비 + ○○개) 디□ : ○○개 (+ ○○개) 총 : ○○○개 (+ ○○개) fail (=반품): ○개 re-op : ○개 (김▲▲) 보험(1단계 등록기준): ○개
일반재료 - 담당자	덴□□□□ : ○○○○원 (전달대비 - ○○○○원) 멘□ : ○○○○원 (+ ○○○○원) 거□□□□ : ○○○○원 (+ ○○○○원) B□□ : ○○○○원 (+ ○○○○원) 총 : ○○○○원 (+ ○○○○원)
기공 - 담당자	크라운,인레이 : ○○○개, re-make : ○개, re-make사유: 파절 ○개, 빌팅 ○개, 재제작 ○개 (set 후 다시 제거 후 re-imp) : 모양&shade ○, 아답불량 ○, contact add ○ (덴□□□ ○개, s□□ ○개) s□□기공소 : ○○○○원 (+ ○○○○원) 덴□□□공소 : ○○○○원 (+ ○○○○원) 우□기공소 : ○○○○원 (+ ○○○○원) 하□□□기공소 : ○○○○원 (+ ○○○○원) 샤□기공소 : ○○○○원 (+ ○○○○원) 총 : ○○○○원 (+ ○○○○원)
교정 - 담당자	교정환자 : 12월 진단 ○○명 (이▲▲, 김▲▲-수술케이스, ...) 11월 진단 중 12월 DBS ○○명 교정재료비 : ○○○○원 (+ ○○○○원)
장비 및 기계 - 담당자	하이핸드피스 : ○○개 로우핸드피스 콘트라앵글 : ○○개 로우핸드피스 스트레이트 : ○○개 전기 (하이 : ○○개, 콘트리 : ○○개, 스트레이트 : ○○개) 임플란트 핸드피스 : ○개 * 핸드피스 : 개수, 상태 이상없음
수면치료 - 담당자	수면환자 : ○○○명 미다졸람 ○○○A, 케타민 ○○A 전월 대비 ○○명, 미다졸람 ○○A, 케타민 ○○A 증가

<전달사항>

보험
○○○○○○

세미나
○○○○○○

회식
○○○○○○

업무분담 체크리스트

대부분의 치과에서 직원들이 하는 업무는 크게 다르지 않을 것입니다. 실장이 할 일, 데스크에서 할 일, 진료실 치위생사 선생님들이 할 일(임플란트, 재료, 기공, 장비 등)을 문서화해서 자기가 맡은 일만큼은 확실히 할 수 있도록 해주세요. 업무분담이 정해져 있지 않으면, 저년차에 업무 로딩이 증가할 수밖에 없는 구조가 되고, 그렇게 되면 직원들의 불

업무분장

대분류	소분류	담당자	세부목록	보고시기
고객팀		○○○	사보험 치료확인서 작성	매일
			보험청구	매일
			불만고객 파악 현황보고 및 관리 (덴트웹)	
			환불건 파악 후 보고 및 관리	
			치료확인서, 진단서, 의뢰서 원장님께 체크 후 발급	
			해피콜 전화드리기	
			불만고객 현황 및 환불건 월별 정리 후 보고	매월말
			학교 구강검진	
		○○○/○○○	상담일지 (덴트웹 환자상담탭) - 상담자 본인	매일
			주요환자 상담 후 현황보고 - 상담자 본인	매일
		○○○/○○○	매일 건물 내 우편함에서 우편물 가져오기	매일
			예약현황 체크 후 스케줄표 출력	
			해피콜 전화드리기	
			택배 관리	
			환경관리(게시판, 화초, 구강위생용품)	
			공식SNS(인스타그램) 및 공식블로그, 홈페이지 관리	
			대기실, 메이크업룸, 화장실 비품 재고파악 및 보고	매월말
			생필품, 장바구니 담기	상시
			당일매출확인 및 정산체크 (일계표, 덴트웹)	매일
진료팀	진료실재료주문	○○○/○○○	일반재료 재고 파악 및 주문	상시
			미백제 관리 및 주문	상시
			라이트건, root zx	고장시
			지출결의서 보고	매월말
	임플란트	○○○/○○○	재고 파악 및 주문 / 리스트	상시
			임플란트 수술 관리	매월말
			임플란트 모터, ISQ, 드라이버, 오스템 체어	고장시
			지출결의서 보고	매월말
	교 정	○○○/○○○	진단 & DBS & DBD 파악	상시
			진단 & DBS & DBD 보고	매월말
			교정카 관리 및 주문 / 리스트	상시
			지출결의서 보고	매월말
	의약품	○○○/○○○	미다졸람 주문 및 관리	상시
			IV 시행자 명단 관리 및 보고	상시
			미다졸람 사용 후 NIMS 등록 및 보고	상시
			앰플 및 기타 의약품 주문	상시
			보톡스 주문 및 투약 보고	상시
			지출결의서 보고	매월말
	기공물관리	○○○/○○○	기공물 관리 및 기공물 체크	매일
			골드 주문 및 통계	매월말
			기공물 통계	매월말
			지출결의서 보고	매월말
	진료 장비 A/S 적출물 관리	○○○/○○○	적출물 관리	상시
			x-ray, 카메라	고장시
			석션, 컴프레서, 정수기	고장시
			핸드피스 오일링	상시
			기계관리 업체 리스트 관리 및 수리내역 보고	매월말
소독실	소독장비	○○○	오토클레이브 청소 및 관리	매월말
			초음파세척기 청소 및 관리	상시
			세탁기, 건조기 청소 및 관리	상시

만이 생길 수밖에 없습니다.

저희 치과는 앞의 업무분장표와 같이 각 역할에 2~3명씩 정해놓고, 오프인 날에도 해당 업무가 잘 이루어질 수 있도록 했습니다. 만약 직원 수가 적어서 1명씩밖에 정할 수 없는 경우라면, 다른 업무를 맡은 선생님이 해당 업무 선생님 부재 시 백업해 줄 수 있도록 하는 게 좋겠습니다. 그리고 시간 날 때, 각 업무에 대한 매뉴얼을 만들어서 혹시 업무가 바뀌고, 새로운 선생님이 투입되어도 그 매뉴얼을 통해 금방 익힐 수 있도록 해주세요.

치과 데이터 관리

요즘 개원은 데이터 싸움이라고 해도 과언이 아닙니다. 저와 같은 경우는 매달 마지막 날 모든 정산이 끝난 후, 덴트웹의 해당 월 데이터를 다운받아서 본담의 데이터 분석을 통해 우리 치과의 현재를 알고, 어떤 부분에 더 집중해야 하는지 파악하고 있습니다.

그 외에 진료권 점검을 통해서 매출의 적절성, 우리 지역의 유동인구 추이 등을 확인하면서 주로 어떤 C.C의 환자분이 무엇 때문에 우리 치과에서 치료를 받는지도 확인해 볼 수 있습니다. 예를 들어, 우리 치과에 2030 세대가 가장 많이 오고, 그들의 내원 이유가 전문성이라면, 제 블로그를 비롯하여 네이버 플레이스, 홈페이지, 파워링크 등을 통해 내원하신 것이기에 그동안의 효과와 앞으로의 브랜딩 포인트를 알 수 있게 됩니다.

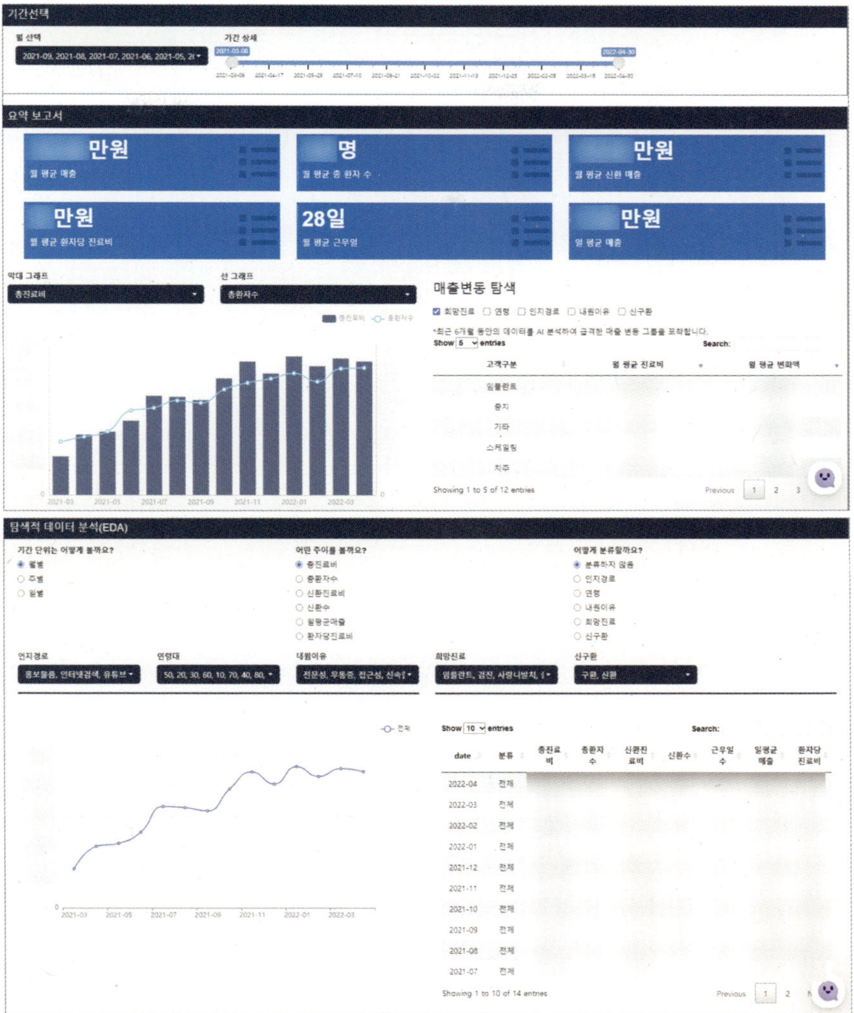

2 매출 및 브랜딩 정리

요약하면, #젊은사람들 #전문성 #온라인

지난 1년 간 치과가 가지고 있는 **전문성과 특화진료를 강조하는 방향으로 브랜딩 진행**

인플루언서 치과의사 닥터자일리톨의 치과 온라인 관리

네이버 리뷰

많은 원장님들이 별점 테러에 힘들어하셨고, 저 역시 가끔씩 발생하는 별점 테러에 고통(?) 받았지만, 이제 별점은 없습니다. 아무리 친절하고, 좋은 진료를 하더라도 모든 환자분들을 만족시켜 드릴 수는 없기에 가끔씩 악플이 달릴 수는 있지만, 환자분들을 위하는 마음으로 가능한 만족스러운 진료를 해드린다면 자연스럽게 네이버 리뷰 관리는 될 것입니다. 요즘 젊은 분들은 네이버 리뷰를 보고서도 많이 오시기 때문에 개원치과에서 리뷰 관리는 필수라고 생각합니다.

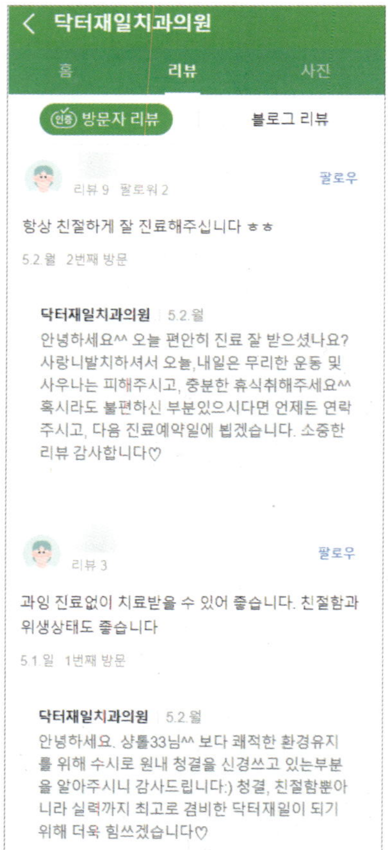

환자분께서 네이버 리뷰를 달아주시면, 답글을 통해 그 환자분께도 감사를 표하고, 리뷰를 보시는 환자분들께 좀 더 관리되고 있는 치과라는 이미지를 심어 주시면 좋습니다. 저는 한동안 제가 관리하다가 요즘은 데스크 선생님께서 관리해 주시는데, 보통은 실장님이 관리하시는 치과가 더 많습니다. 하루에 한 번은 체크하라고 하셔서 답글이 밀리지 않는 느낌이 좋겠습니다.

네이버 플레이스

네이버에 '지역명 + 치과' 검색을 한다면, 가장 먼저 보이는 부분이 네이버 플레이스입니다. 제 개인적인 생각으로는 요즘은 네이버 플레이스 첫 페이지에 나오는 게 환자 유입에는 매우 큰 역할을 하지 않을까 싶습니다. 그래서 한동안 네이버 플레이스 상위노출 업체가 호황을 이루던 시절이 있었는데, 네이버에서 소위 작업하는(?) 업체들을 첫 페이지에서 밀리게 하는 바람에 요즘 플레이스 업체는 거의 사라졌다고는 합니다. 정공법으로 가는 것이 좋아요. 제가 있는 지역에는 아직도 어뷰징을 통해 플레이스 작업을 하는 곳이 있는데, 이러한 것이 당장은 효과가 있을지 몰라도, 한 번씩 네이버에서 로직 점검을 하면 페널티를 많이 먹어서 다시 플레이스 순위가 밀리게 되니 주의하시는 게 좋겠습니다.

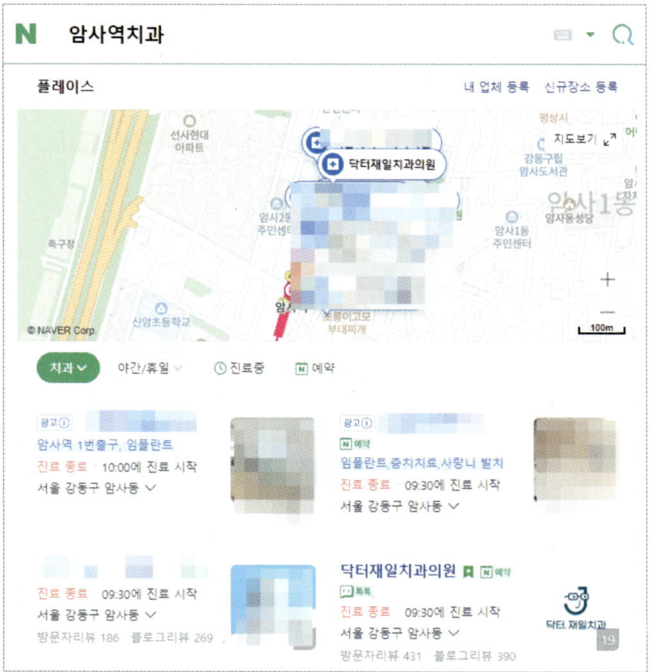

TIP! 정공법으로 플레이스 순위 높이는 방법들

어찌 보면, 인내와 노력이 필요하긴 한데요. 키포인트는 치과 관련 정보가 계속 업데이트 되고 있다는 것을 네이버에 보여줘야 합니다.

① 블로그 꾸준히 쓰기
② 네이버 영수증리뷰/예약자리뷰가 꾸준히 올라갈 수 있도록(이건 환자분이 해주셔야 합니다)
③ 네이버 플레이스 업체 정보사진 주기적 업데이트
④ 네이버 예약을 많이 활용: 아래에서 다시 말씀드리겠지만 덴트웹을 연동하여 사용하고 있는데요. 세팅만 해놓으시면, 젊은 분들은 네이버 예약으로 많이 예약해 주실 거예요. 네이버 입장에서 이 치과가 이용자들에게 선택을 잘 받는지 판단할 때 참고할 수 있는 정보로는 네이버 예약이 가장 직접적이라고 생각합니다.

꾸준히 하시다 보면, 한 단계 한 단계씩 올라가실 것이라고 봅니다. 그리고 요즘은 플레이스 광고도 생겨났으니(아마 플레이스 업체가 설 곳을 없애려는 네이버의 전략이자 광고가 아닐까 싶습니다) 의료심의 받아서 잘 이용해 보시기 바랍니다.

네이버 톡톡

네이버 톡톡 역시 환자분들이 접근할 수 있게 연동되도록 해놓으시고, 홈페이지에도 톡톡 링크를 걸어 놓는 것이 좋습니다. 전화로 문의하시는 경우도 많지만, 젊은 층의 경우에는 온라인을 통해서 하는 경우가 상당히 많습니다. 진료 전, 진료 후 환자분들이 궁금한 부분을 네이버 톡톡을 통해 남겨주시면, 치과에서는 실시간으로 체크해서 답변할 수 있도록 하시면(실시간이 쉽지는 않기 때문에 틈날 때마다 체크!) 도움이 되실 거예요. 실장님과 데스크 코디네이터 선생님이 보통 이 부분은 답변을 하시고, 특이사항이 있다면 원장님께 여쭤보고 답변을 달 수 있도록 하세요.

카카오 플러스친구

저는 네이버 톡톡보다 카카오톡을 이용해 문의하시는 경우가 훨씬 많을 것이라고 생각했었는데, 개원해 보니 생각보다 카카오플친을 통해서 치과에 접근하는 경우는 많지 않습니다. 저희 치과에 온라인으로 해주시는 질문이나 문의사항은 대부분 네이버 톡톡으로 연락이 오지만, 15~20% 정도는 카카오플친을 이용해 주시기에 버릴 수는 없는 부분이고, 또 다른 하나의 대화 창구로 이용하고 있습니다. 역시 실장님과 데스크에서 관리하고 있고요. 제 명의로 치과 전용폰을 하나 세팅해 두었고, 카카오톡에서는 '닥터재일치과'라고 등록해서 실장님이 환자분과 카카오톡을 통해 대화하는 용도로도 쓰고 있습니다.

TIP! 치과폰 하나 만드세요

치과폰이 하나 있으면 좋습니다. 경비처리도 가능하니, 자급제폰 하나 구입해서 요금제도 알뜰폰 요금제로 제일 싼 걸 하시면 됩니다. 치과에서만 쓰는 것이니 Wi-Fi를 사용하면 되니까요. 저희 치과에서는 구환분들과 실장님이 대화하는 용도로도 이용하며, 그 밖에는 기공물 shade 촬영해서 바로 기공소 단톡방으로 보내는 용도, 데스크에서 네이버톡톡, 카카오플친 답변다는 용도, 덴탈잡과 같이 구인사이트 치과 대표번호 용도로도 사용하고 있습니다.

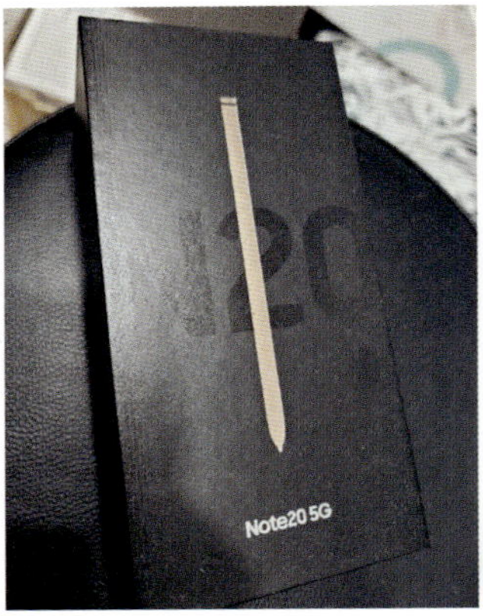

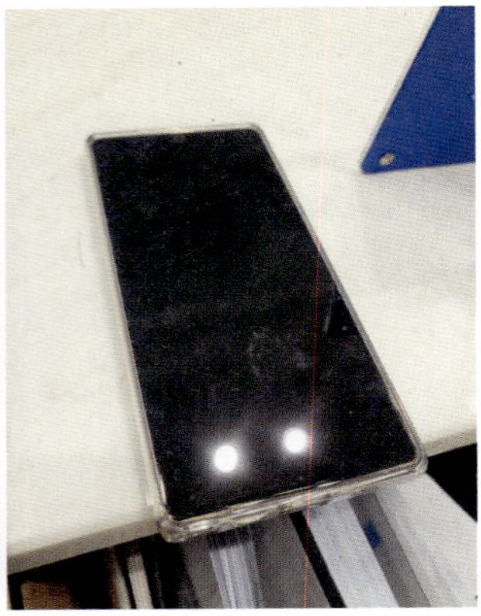

네이버 예약

덴트웹과 연동되어 있어 환자 관리에 매우 좋습니다. 젊은 분들은 전화보다는 스마트폰을 이용해 예약하는 것을 선호하기에 그에 대한 맞춤형이라고 생각하고요. 저희 치과 같은 경우는 평일에는 하루에 5~10명(신환, 구환 포함) 정도는 네이버 예약으로 예약을 잡아주시고, 특히나 일요일에는 거의 10명 이상의 신환분들이 네이버 예약으로 신청해 주십니다. 제가 다니는 미용실이나 식당을 네이버 예약으로 하면, 자동확정 기능으로 세팅을 해놓으시는데, 치과에서 그렇게 하면 예약표 자체가 가끔 꼬여버리는 경우가 있어서 데스크에서 관리하는 게 좋습니다. 덴트웹 내에서 확정을 누르면, 연동되어 치과 예약창에 들어가게 됩니다. 일단 자동확정하고 애매하면 전화를 해도 되긴 하지만, 저희 치과는 혹시 시간변경이 필요한 진료라면 미리 연락드려서 시간을 조정할 수 있게 해드리고 있습니다.

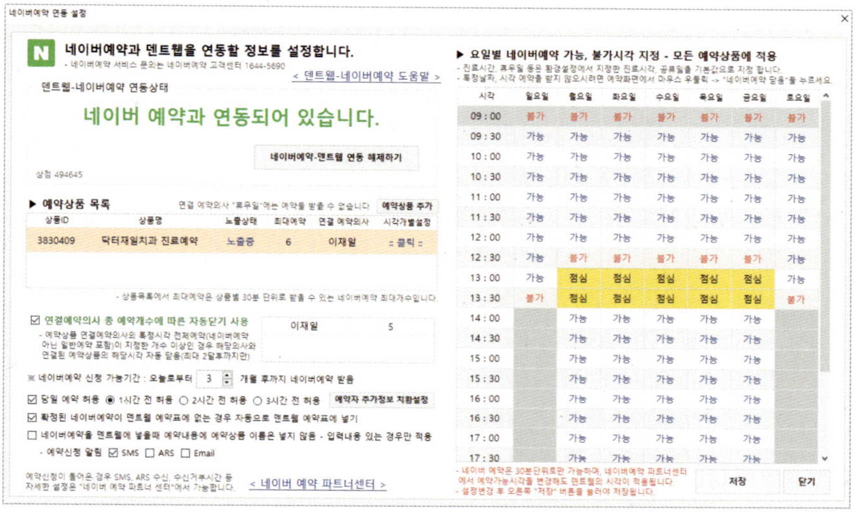

시간당 네이버 예약 가능 횟수는 덴트웹에서 조정 가능하니 치과 사정에 맞게 설정해 놓으시면 되고, 진료 몇 시간 전까지 예약 가능한지도 설정해 놓으실 수 있습니다.

이건 여담이지만 환자분들이 보통 예약하시는 시간이 저녁 및 밤, 새벽 시간입니다. 아마 하루 일과가 끝나고 집에서 쉬는 동안 예약하시는 것 같습니다. 저는 제 개인 스마트폰을 연동해서 환자분이 예약신청을 하시면 네이버 스마트플레이스 앱으로 알림이 오게 해놨는데, 이게 방해가 되신다면 치과폰이나 덴트웹이랑만 연동시켜 놓으셔도 됩니다.

네이버 파워링크

치과 검색 시에 네이버 플레이스보다 더 먼저 뜨는 게 하나 있죠. 바로 파워링크입니다. 입찰형식으로 키워드를 세팅하기 때문에 "○○역 치과" 키워드를 비롯해서 인기 많은 키워드는 한 번 클릭에 저희 지역

기준으로는 15,000~20,000원 전후입니다. 아마 강남 지역은 주요 키워드 파워링크 상단에 뜨려면 몇만 원씩 할 거예요. 예전에는 이런 걸 왜 하나 싶었는데, 어느샌가 저도 하고 있더라고요. 체감상 확 와닿지는 않지만, 그래도 효과는 있다고 하니 주변 경쟁 치과들은 하는데 안 할 수도 없어서 하고 있습니다. 하루에 얼마 제한을 걸어 두면, 그 금액만큼 소진될 시 파워링크에 노출이 안 되게도 할 수 있으니 예산을 잘 고민해서 세팅해 두시면 될 듯합니다.

인스타그램 & 페이스북

개인적으로 비용 들여서 마케팅할 필요는 없다고 생각하는 것이 인스타그램과 페이스북입니다. 인스타그램과 페이스북 내의 광고 영역에 특정 나이대를 타겟으로 가격 측면에서 메리트 있게 하거나 교정 환자 모델을 모집하는 등의 방식으로 하는 건데, 의료법 위반 측면이 있고, 그러한 방식으로 활용하는 게 아니면 효과도 거의 없다고 생각합니다. 그리고 치과 공식 인스타그램을 업체에 비용을 지불하여 인스타 피드를 예쁘게 꾸미는 것은 안 하셨으면 좋겠습니다. 그보다는 실제로 원장님,

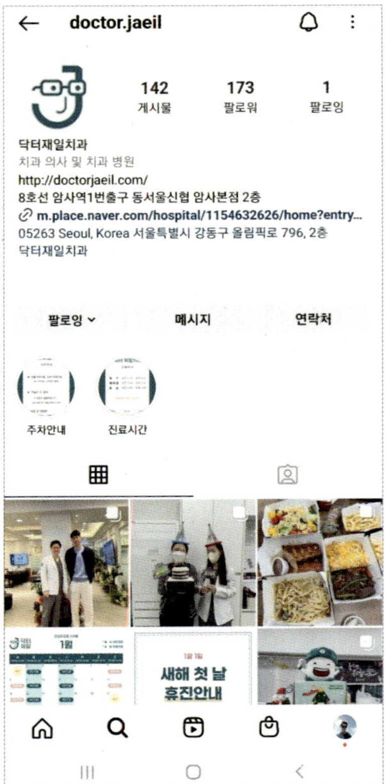

실장님, 직원분들이 관리하면서 치과 스케줄, 환자분들이 사다 주신 간식 사진, 치과 라이프같이 자연스러운 모습들을 올리시는 게 더 좋지 않나 생각해 봅니다.

유튜브

제가 개원하기 전에는 유튜브도 일주일에 한 개씩은 촬영하면서 열심히 했었는데요. 개원 이후에는 일이 많고, 고되다 보니 촬영 자체가 불가능하네요. 물론 유튜브보다는 블로그라는 생각 때문에 좀 더 등한시하고 있는 것도 사실이지만요. 분명 유튜브를 보고 내원하시는 분들이 드물게 있긴 하시지만, 그 수가 네이버 블로그에 비하면 굉장히 미약한 수준이고, 저라면 치과를 검색할 때 네이버로 검색하지 유튜브로 검색하지는 않을 것 같습니다. 유튜브로는 어떠한 진료에 대한 시술과정이 어떻게 이루어지는지 정도를 검색해 볼 것 같고요.

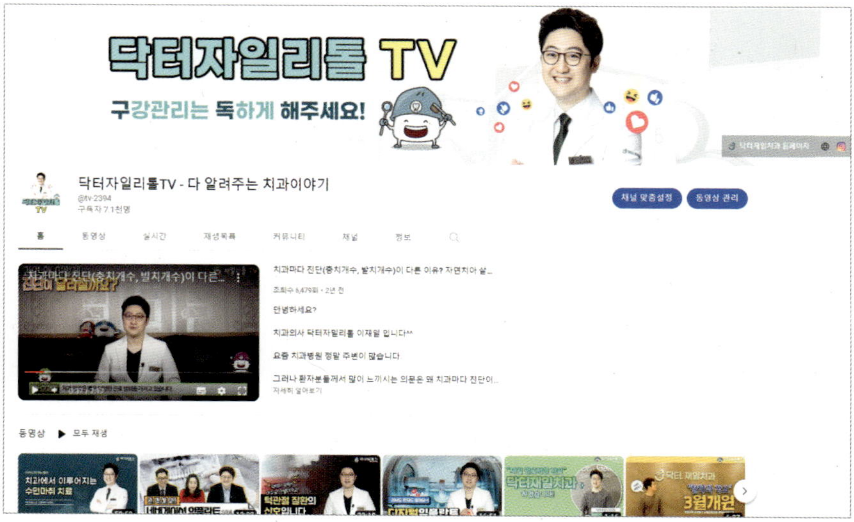
닥터자일리톨 TV
구강관리는 독하게 해주세요!
닥터자일리톨TV - 다 알려주는 치과이야기
채널 맞춤설정
동영상 관리
치과마다 진단(충치개수, 발치개수)이 다른 이유? 자연치아 살...
안녕하세요?
치과의사 닥터자일리톨 이재일 입니다^^
요즘 치과병원 정말 주변이 많습니다
그러나 환자분들께서 많이 느끼시는 의문은 왜 치과마다 진단이...
동영상
모두 재생
치과에서 이루어지는 수면마취 치료
턱관절 질환의 신호입니다
3월개원

그럼에도 불구하고, 열심히 하신다면 유튜브도 분명 좋은 채널인 것은 맞고, 앞으로는 더욱더 주목받겠지만, 현실적으로 치과 내에 촬영과 구성을 도와줄 수 있는 경영지원 선생님이 없으시다면 쉽지는 않을 듯합니다. 영상촬영이기 때문에 외부에 지속적으로 맡기기에는 비용적인 부담도 있을 것이고요.

네이버 지식인

저는 매일같이 2017년부터 하루도 빠지지 않고, 네이버 지식인에 5개 정도의 답변을 달아 드리고 있고, 그 덕에 치과의사 중에서는 가장 높은 순위에 있습니다. 꾸준히 답변드리다 보니 가끔씩 네이버 지식인에 답변 달린 것을 통해서 저희 치과에 내원해 주시는 경우가 있지만, 보통의 경우라면 크게 효과가 없을 것이라고 보입니다. 아마 네이버 지식인이 요즘은 광고성이 많다 보니 검색했을 때 지식인을 확인하지 않고, 신뢰도가 떨어져 있기도 하고요.

개인 아이디로 네이버 지식인을 하기보다는 전문가 계정을 통해서 좀 더 신뢰성 있는 답변을 제공하는 편이 더 좋다고 생각합니다. 전문가 계정을 만들려면 대한치과의사협회 홈페이지에서 정기적으로 모집할 때 신청하시면 됩니다.

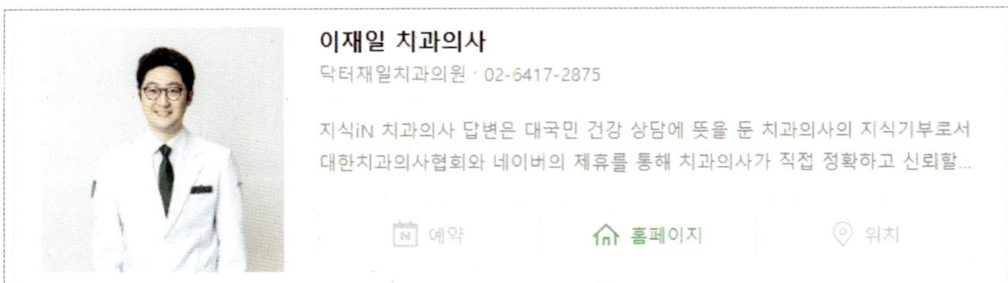
이재일 치과의사
닥터재일치과의원 · 02-6417-2875
지식iN 치과의사 답변은 대국민 건강 상담에 뜻을 둔 치과의사의 지식기부로서
대한치과의사협회와 네이버의 제휴를 통해 치과의사가 직접 정확하고 신뢰할...
예약
홈페이지
위치

개인 계정으로 하든, 전문가 계정으로 하든 하단에 우리 치과를 알릴 수 있는 지식인 카드가 노출될 수 있도록 하면 좋습니다.

네이버 블로그

“잘 키운 블로그 하나, 돈천만원 마케팅 안부럽다!”

치과의사 닥터자일리톨이 말씀드리는 온라인 관리의 하이라이트! 네이버 블로그입니다. 우선 저는 2개의 블로그를 운영하고 있는데요. 제가 2017년부터 시작했던 〈닥터자일리톨의 투스토리〉 개인 블로그와 2021년 개원에 맞춰서 만들었던 〈닥터재일치과〉 공식 블로그입니다.

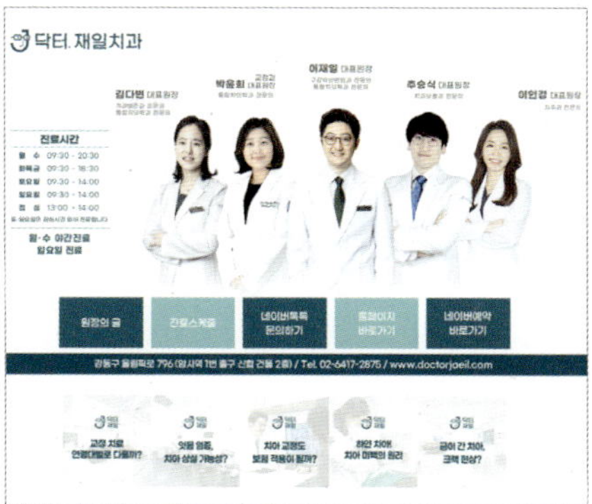

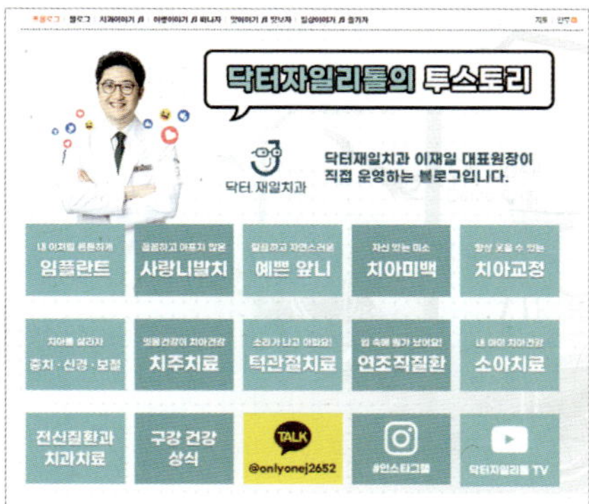

우스갯소리로 개원 전에 아는 원장님이 제 블로그 얼마면 팔 거냐고 여쭤보신 적이 있었는데 그때 별생각 없이 5억 정도라고 말했던 기억이 난다고 앞에서도 언급했었죠? 그 원장님께서 본인 마케팅 업체에 문의해 보니 3,000~5,000만 원 정도 수준이라고 했다고 하더라고요. 개원 2년여가 지난 지금 만약 똑같은 질문을 다시 받는다면, 지금은 그때 말했던 것의 10배 내지 20배? 사실 그냥 팔지 않을 거라고 말할 것 같습니다.

치과를 비롯한 제 모든 것이 담겨있는 소중한 공간이기도 하고, 치과에도 가장 큰 도움을 주는 존재이기도 하기 때문이죠. 그만큼 잘 키운 블로그 하나는 마케팅 업체에 돈천만원 주고 하는 마케팅이 절대 부럽지 않습니다.

"브랜딩 블로그"

최적화 블로그에 대해 많이 들어 보셨을 것입니다. 치과 마케팅 업체에서 500만 원 전후로 최적화 블로그를 구입해서 치과 홍보를 할 때 사용하는 것이고, 그 블로그에 글을 쓰면 어느 정도 상위노출이 되는 것이지요. 최적화 정도가 강할수록 그 비용은 비싸지게 되는 것이고요. 다만 언젠가 그 업체와 계약 해지를 한다면, 그 블로그에 있던 내용들도 함께 날아가 버리기 때문에 나중에는 업체를 바꾸고 싶어도 상당히 어려워지는 상황이 될 수 있습니다. 그렇기 때문에 시간이 좀 걸려도 질 좋은 브랜딩 블로그를 원장님께서 직접 만드는 게 제일 좋습니다. 제가 5년여간 블로그를 하면서 제 스스로 터득한 노하우나 이것저것 검색해 보면서 알게 된 내용들이 많지만, 이러한 것들을 책에 모두 담을 수는 없고, 이제 막 블로그를 시작하시는 개원치과 원장님들에게 도움이 될 만한 포인트들만 간단히 소개해 드릴게요.

TIP! 블로그 만들기와 꾸미기

블로그 만들기

아직 블로그 개설을 안 하셨다면, 블로그 만들기부터 하세요. 제 공식 블로그를 보면 그래도 1년 정도 열심히 하니 그래도 조금씩 상위노출이 되고 있긴 하더라고요. 알려진 바에 따르면, 2015년 10월 이전에 만든 블로그에서는 최적화 블로그가 상대적으로 수월하게 만들어질 수 있다고 하고, 신규 아이디로는 쉽지 않다고 합니다.

블로그 꾸미기

이제 블로그를 만드셨으면, 꾸며야 하는데요. 예쁘게 꾸미려면 전문가의 도움을 받아야 하고, 본인이 포토샵이나 그림판, 파워포인트만 적당히 하셔도 어느 정도 퀄리티가 있는 배경을 만들 수 있을 것입니다. 저 역시 그림판과 파워포인트로만 4년 동안 셀프 꾸미기를 해왔답니다.

- **블로그 제목과 블로그 내 나의 이름:** 제 블로그 이름이 〈닥터자일리톨의 투스토리〉, 블로그 내 이름이 〈닥터자일리톨〉인 것처럼 필수는 아니지만 이러한 식으로 비슷하게 만들어 주시면, 사람들에게 좀 더 친숙하게 다가갈 수 있지 않나 생각합니다.

- **카테고리:** 사실 치과 블로그라면 치과 내용만으로 이루어지는 게 최적화가 되어 상위노출을 더 빨리 만들 수 있는 방법입니다. 그러나 어떻게 치과 내용만으로 블로그를 채워나갈 수 있을까요? 굉장히 힘들고, 에너지가 많이 필요한 부분이죠. 치과 내용만 쓰다 보면,

점점 블로그에 흥미를 잃어갈 테니 개인적으로는 제가 하는 것처럼 맛집, 여행, 육아 등의 다른 내용도 써주시는 게 좋다고 봅니다. 주력 카테고리(치과): 다른 카테고리 = 6:4 or 7:3 정도 비율은 할 수 있도록 노력해 주세요. 물론 저는 1일 1블로그를 중요시하기 때문에 그 반대 비율로 하고 있지만요.

블로그 글쓰기(★★★★★)

제일 중요한 부분이므로 별표 5개! 위에 말씀드린 것들은 부가적인 요소일 뿐, 결국 글을 잘 써야 합니다. 재밌고 가독성 있게 잘 쓰는 것은 개인별 능력 차이가 크기 때문에 제가 따로 언급하지는 않고, 테크닉적인 부분만 간단히 말씀드릴게요. 아래 내용들이 100% 정답은 아니고, 네이버 직원이 아니면 답은 아무도 모르지만, 제가 성공적인 블로그를 만들어 왔던 경험으로 발견해 온 노하우이니 참고만 해주세요.

① **1일 1 포스팅:** 제가 개원 전까지는 거의 1일 1 포스팅을 했고, 가끔 1일 2~3 포스팅을 했던 적도 있는데, 요즘은 많이 내려놔서 1주일 5~6 포스팅을 하고 있는 중입니다. 저는 그동안 하던 습관이 있어서 하는데, 처음 시작하시는 원장님들은 1주일 2~3 포스팅 정도를 목표로 해보세요.

② **글 제목과 키워드 선택:** 결국 블로그는 키워드 싸움이 아닌가 싶습니다. 저희 닥터재일치과를 예로 들어보면, "강동구치과", "암사역치과", "암사동치과" 같은 키워드를 네이버 검색창에 쓰고, 엔터를

눌렀을 때 VIEW 탭에 가장 높은 곳에 위치하는 게 제일 좋겠죠? 모든 원장님들이 지역키워드를 쳤을 때, 항상 상위노출되기를 원하실 것입니다. 제 블로그를 보시면, 주로 센 키워드를 위주로 하고 있는데, 처음 시작하시는 원장님들은 센 키워드를 써 봐야 전혀 노출이 안 되고, 뒤 페이지 어딘가에 겨우 검색될 것입니다. 초기에는 센 키워드 + 약한 키워드 조합이나, 아니면 아예 약한 키워드만 노리셔도 됩니다. 키워드를 정하실 때, '내가 환자라면? 뭐라고 검색할까?'를 항상 고민해 보시고, 환자분의 심리를 고려한 키워드를 선택해 보세요.

③ 제목은 키워드의 나열이 아닌 자연스럽고, 재밌게

- **암사역치과 암사역임플란트 뼈이식 수면마취 전문 닥터재일치과 (×)**
- **암사역치과 임플란트와 뼈이식은 수면마취로 편안하게 (○)**
- 제목은 짧은 게 좋다고 하는 말도 있는데, 개인적인 생각으로는 적당히 길어도 되며, 세부키워드 3~4개 정도는 더 들어가도 된다고 봅니다.

④ 센 키워드와 약한 키워드

- 센 키워드 예시: 서울치과, 강동구치과, 암사역치과, 암사동치과 등과 같이 지역키워드 + 치과 같이 광범위한 것들
- 약한 키워드 예시: 암사역치근단절제술, 암사동네비게이션임플란트, 암사역잇몸미백, 암사동수면마취와 같이 다른 치과에서 잘 사용하지 않는 세부적인 진료과목이 들어간 것들

- 약한 것부터 차근차근 써 나가시면, 점점 사람들이 검색하고, 클릭 횟수가 늘어나고, 블로그 지수가 높아지면서 점점 센 키워드를 써도 검색이 잘 되실 것입니다.
- 본문 글자수와 키워드 반복: 글자수는 1,500자 이상이 좋다고 하는데, 그보다는 주제와 연관된 단어의 선택이 훨씬 중요한 부분입니다. 가끔 보다 보면 글은 엄청 짧은데 상위노출되는 글들도 많거든요. 주요 키워드는 제목, 본문, 태그 3군데에 다 반복하셔야 하며, 제목에 내가 쓴 주요 키워드가 "암사역치과"였다면, 본문에는 "암사역치과"가 3~5번 정도 반복되는 게 좋겠습니다.

⑤ **본문 내의 사진과 동영상:** 사진은 10개, 동영상은 1개 이상 들어가면 좋습니다. 상위에 노출되는 업체를 낀 치과들의 글을 보니 요새 추세는 동영상을 섬네일로 하는 것이라서 저도 그렇게 하고 있습니다. 글 내부의 사진은 캡처 사진도 상관은 없지만, 우선적으로는 직접 찍은 사진으로 하시는 게 좋고, 가능하면 한 블로그 내의 사진은 같은 기종의 스마트폰과 카메라로만 하시는 게 제일 좋습니다. 사진 메타값을 통해 카메라 기종도 알 수 있거든요. 혹시 다른 사람한테 받아서 올린 사진이 많으면, 블로그 지수에도 안 좋은 영향을 줄 수 있습니다. 그리고 괜히 다른 사람이 찍은 사진은 절대 사용하시면 안 됩니다. 혹시 언론사를 비롯한 누군가의 저작권이 있는 사진을 사용했을 때, 법무법인을 통해 해당 부분을 캡처해서 내용증명이 날라올 수 있고, 그렇게 되면 최소 몇백만 원 정도로 합의를 해야 하는 경우도 있었습니다.

제가 말씀드린 내용들만이라도 숙지하셔서 블로그를 시작하세요. 일단 하세요!

오프라인 관리

개원 초에 오프라인 마케팅, 과연 필요할까요?

지역에 따라 다르겠지만, 초반 1~2달의 오프라인 마케팅은 분명히 효과가 있고 도움이 된다고 생각합니다. 아무래도 오프라인 마케팅은 인건비가 들어가는 일이니 온라인 마케팅에 비해서 비용이 꽤나 비싸고, 요즘에 보면 한 달에 1,000만 원 정도는 들어가는 것으로 알고 있는데요. 많이 부담되는 금액이긴 합니다. 그렇지만 주변에 경쟁 치과가 많고, 신도시도 마찬가지이지만 특히나 구도심이라면 초반에 우리 치과를 알리는 것은 굉장히 중요하다고 봅니다. 그리고 온라인마케팅을 한다고 환자가 바로 오지는 않습니다. 보통은 1달, 2달, 3달 시간이 흐르면서 조금씩 쌓이게 되죠. 블로그로 유명한 저도 처음에 2달 이상은 온라인 내원 환자분들의 비율이 거의 없다시피 해서 굉장히 초조했었던 기억이 납니다. 그러한 시기에 오프라인 마케팅은 시작부터 환자분들의 내원에 큰 도움이 된다고 봅니다. 물론 초기에 비해 점점 효과는 떨어지게 되고, 대신 이후에 온라인을 통환 환자분의 내원이 늘어나니 적절한 시기에 비중을 줄이는 게 맞습니다. 이후에도 오프라인 마케팅을 진행하게 된다면, 단순히 홍보물을 제공하는 것에서 나아가 제휴 마케팅이나 좀 더 지역에 밀착형으로 진행되는 동네행사 참여, 시장이나 주요 거점(미용실, 식당 등)의 상인들과 교류하여 우리 치과의 이미지를 지속적으로 높이는 방식으로 하는 게 좋겠습니다. 참고적으로 오프라인 마케팅 시에 전단지 등을 배포하는 행위는 의료법적으로 문제가 될 수 있으니 그러한 부분을 잘 참고해서 진행하셔야 할 것입니다.

버스 광고, 지하철 광고, 아파트 광고

저는 현재 암사역 지하철 역사 내 지하철 광고만을 진행하고 있는데, 저희 지역 내 주요 치과들은 모두 지하철 광고를 하고 있기에 자리가 하나 남는 곳이 있어서 했습니다. 버스나 지하철 광고 자체는 장기적으로는 인지도를 높이면서 이미지를 각인시킬 수 있지만, 효과가 크지 않다는 게 단점이죠. 그리고 아파트 광고는 저는 진행하지 않지만, 하시게 되면 엘리베이터 내의 거울이나 게시판 광고를 통해 인지도를 높일 수 있다고 생각합니다. 제가 사는 아파트에는 엘리베이터 내에 사이니지 TV를 설치해서 영상 광고를 하고 있는데, 주변 치과가 광고하더라고요.

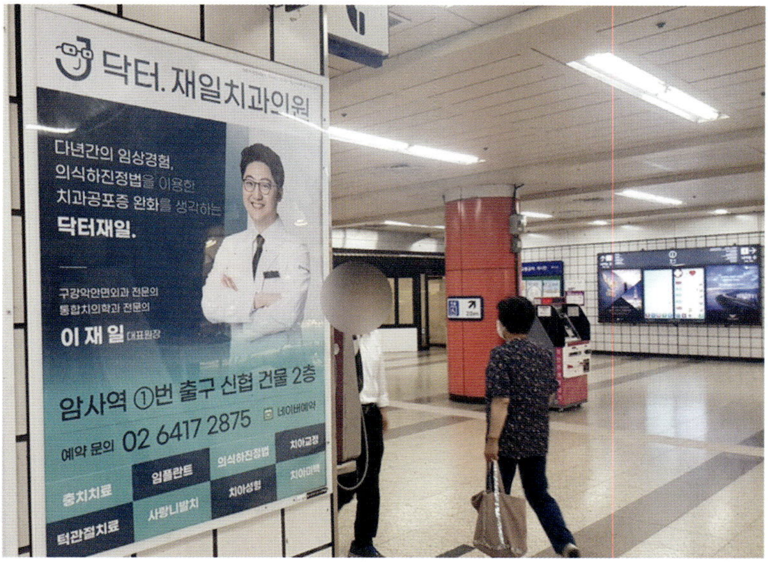

마무리하며

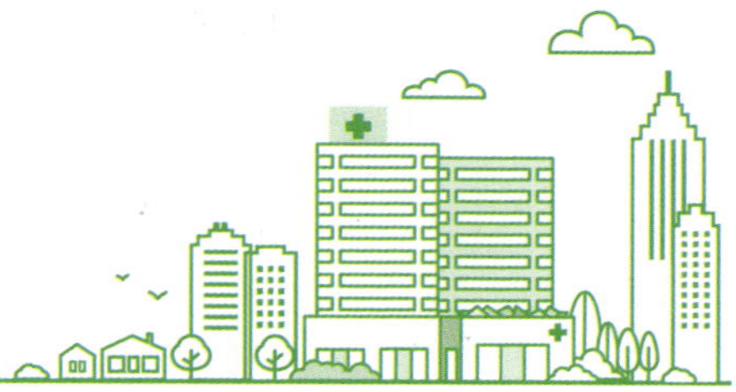

저의 개원 이야기는 여기까지로 마무리해 보려고 합니다. 말로 풀어내면 끝없이 말씀드릴 수 있을 텐데, 책을 통해 풀어내려니 한계는 분명히 존재하네요. 그렇지만, 개원을 앞두고 자리를 보러 다니시고, 이제 막 졸업하셔서 언젠가 개원해야지 하는 분들께는 미리 준비하는 입장에서 충분히 도움이 되시리라고 생각합니다. 본담에서 데이터 파트를 맡으신 이동권 대표님, 브랜딩 파트를 맡으신 정영화 대표님과 함께 실제 개원한 지 얼마 안 된 치과의사인 제가 실전 개원 노하우 파트를 맡아 각자의 영역에서 실질적인 내용들을 전달해 드렸다는 것에서 많은 것을 생각해 보실 수 있는 책이라고 생각합니다.

항상 파이팅 하시고, 원하는 목표를 이룰 수 있는 성공 개원하시길 바랍니다. 감사합니다!